心理咨询与治疗系列教材

心理咨询的伦理与实践

[美] 莱恩·斯佩里（Len Sperry） 著

侯志瑾 译

The Ethical and Professional Practice of Counseling and Psychotherapy

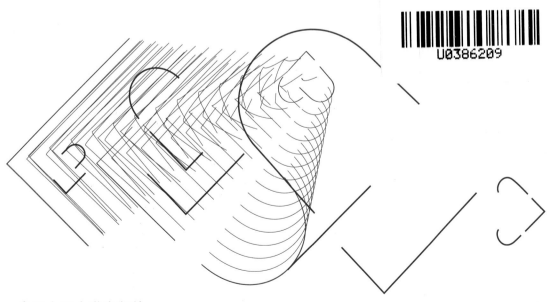

中国人民大学出版社

·北京·

对我和越来越多的同事而言，伦理似乎远不是一系列的规则和逃避法律责任与专业责难的策略，而是一种在与来访者、受导者、学生以及同事关系中共同存在的方式，这种方式促进发展，防止伤害。在关系中，共同存在促进发展并防止伤害。毫无疑问，还有一些更令人兴奋的词，但是在今天的专业实践中，词汇反映了重要的变化。

将其描述为一本关于咨询与治疗领域伦理问题的书是不够准确的，因为这本书并没有反映传统的或者常规的伦理观点。比较准确地说，这是一本对伦理问题较敏感的咨询与治疗的专业实践图书。我们有意选取了能够反映这样观点的书名《心理咨询的伦理与实践》。

在助人行业发展的此时此刻，的确没有必要在咨询与治疗领域中再有另外一本关于伦理问题的书籍了。20世纪七八十年代，当伦理课程进入研究生培训计划的时候，对这样的书有很迫切的需要。当今，越来越多的焦点聚集在将伦理与文化问题、灵性问题和个人信念问题相整合上，因此只聚焦在伦理问题上的课程、工作坊和书籍的吸引力和即时性减少了。

不幸的是，这一常规观点省略了一些与对咨询和治疗进行有效伦理实践关系极为密切的思考。最常见的情况是，这些有关伦理的文本中所暗示的伦理和法律问题是可能导致专业责难和玩忽职守诉讼的灾难。因此，专业伦理课程的目的是训练学生通过应用这些专业伦理守则及相关法则的原则或者指南进行反应，避免导致危险。而更加积极的姿态是将伦理的、法律的、专业的问题和挑战视为个人发展与专业发展的机会。这本书倡导这样一种积极、发展的观点。本书相当详细地涉及了专业伦理传统的核心精华——保密、知情同意、利益冲突与界限、胜任力，还倡导咨询机构的人事部门把伦理问题视为个人发展与专业发展的挑战这样一种观点。本书还包括了一些咨询师和治疗师在日常实践中面临或者将要面临的重要话题。这些话题包括：组织机构的伦理、所谓其他的多元文化伦理领域——那些涉及灵性和宗教问题的领域，在咨询和治疗中使用不同的干预方法。这本书的基本假设是，除了要有伦理守则和法律条例方面的知识，遵守伦理的咨询师和治疗师也应该是追求个人和专业卓越的有效能的专业人员。

这本书以容易理解、具体、易读的风格写作，并在心理健康领域中拓宽了伦理的传统观点，也有些地方包括了一些主题，学生以及实习临床心理师会发现这些主题是与他们的个人努力及专业需要相一致的。

多数教科书都描述了伦理实践的一般原理，这本书也以整章的篇幅介绍了深入而广泛地应用这些原理于心理健康咨询、婚姻与家庭咨询、学校咨询、职业与康复咨询以及临床督导等特定领域的做法。这一特点可以让授课者在给学生提供不同专业领域详细资料和临床介绍的时候，更深入地强调一两个领域，或者纵览所有的领域，同时无须再参考第二手资源。

学习促进者推动读者学习和记忆是本教材的另外一个基本特征。每一章都包括了学习目标、大量的案例、关键概念和术语的定义、图表，以及包括重要术语的词典（附录B）。每一个章节都超越了专业伦理守则，即其他教科书的传统焦点，强调咨询师和治疗师能够在个人及专业生活中成长并达致卓越的方法。这本书还涉及了组织伦理——其他教材没有提到的话题，因为诊所、机构或者第三方付费的组织动力会显著影响咨询师与治疗师的伦理行为。组织伦理提出了一些问题，如：为什么一些学校或者诊所中好的咨询师和治疗师会出现一些有伦理、法律或道德问题的行为？因为，组织动力能够对伦理决策施加非常大的影响，对此熟悉是非常基本的。本书还特别关注对灵性和宗教问题的伦理思考，以及在咨询和治疗中可供选择的干预方法，包括使用灵性和其他干预方法可能带给咨询师和治疗师的法律诉讼，这些题目在其他教科书中都没有涉及。此外还有一个特别的部分（附录A）描述了伦理决策制定的心理学和哲学基础，供那些想要和需要更深入讨论的读者参考，这些在其他的教科书中也没有。

这本书主要作为咨询心理学研究生伦理课程的教科书使用，也可以供人类服务及相关领域的本科生使用。本书最大的部分——第三部分将会令从事实务工作的咨询师和治疗师感兴趣，因为特别涉及心理健康咨询、婚姻与家庭咨询、学校咨询、康复咨询和临床督导中的伦理敏感的专业实践问题。

本书在处理专业伦理问题上有点儿不同于其他教科书。本书试图清楚地阐释那些你可能并不是很清楚的有关伦理和专业实务工作的各种信念。你不一定同意所提出的各种观点，但是我相信你肯定能够发现，所讨论和讲解的一些案例会激发你反思甚至可能改变你处理专业和伦理问题的方法。因此，也希望这本书能够促进你作为专业咨询师或者治疗师的个人成长。

 # 致谢

在过去35年里，我出版了一些教科书和专业著作。就我个人经验而言，写一本教科书通常既有挑战性，也有满足感，但是似乎总是前者多于后者。然而在写教科书的过程中有机会与我珍视的同事一起合作是最有满足感和有收获的事情了。本书第三部分就是我与心理健康、婚姻与家庭、学校、康复咨询领域中那些公认的专家一起合作写的。这些专家都是与我在佛罗里达大西洋大学共事的同事。本着实务工作的目的，我们一起合作，如今第三部分已经成为本系教学用书，为此我感谢下列同事的重要贡献。

马歇尔·弗雷恩（Michael Frain）博士，副教授，康复咨询；拉里·康托施（Larry Kontosh）博士，副教授，康复咨询；亚历克斯·米兰达（Alex O. Miranda）博士，副教授，心理健康咨询；保罗·佩卢索（Paul R. Peluso）博士，副教授，心理健康咨询；林达·韦布（Linda Webb）博士，学校咨询。

我也非常感谢另外两个专家提供了非常有价值的反馈和重要的章节：詹姆斯·比特（James R. Bitter）博士，东田纳西州立大学婚姻与家庭治疗教授；莫林·达菲（Maureen Duffy）博士，巴里大学婚姻与家庭治疗教授、主任。

最后，我感谢弗吉尼亚·拉尼根（Virginia Lanigan）的专业与技术支持，Allyn and Bacon 出版社负责本书的编辑及她的同事，特别是斯科特·布莱斯扎克（Scott Blaszak）和格雷戈里·厄尔布（Gregory Erb），还有 Walsh & Associates 公司的凯西·惠蒂尔（Kathy Whittier）和凯瑟琳·亨得利克斯（Katherine Hendricks）的文字处理支持。

 ## 如何从本书中收获更多

学习伦理不必然是干涩或无聊的。设计这本教材希望能吸引你的注意，并帮助你从学习经验中收获最多。这里有一些活动能够聚焦你的注意并使你的学习个性化。

了解专业伦理真正是做什么的

从阅读第 15 章或者第 1 章开始。第 15 章与本书的其他章节非常不同，第 15 章没有包括理论、新的概念或者问题，而是追踪了两个有经验的咨询师整个一周的生活。你将了解到他们每一天以伦理敏感性面对专业问题。如果你有很少或者没有专业经验，你可以对专业咨询师和治疗师做什么、他们如何考虑专业和伦理问题以及如何对其进行反应窥见一斑。

阅读专栏并做记录

每一章都包括几个介绍和阐释那一章重点的案例。这些案例包括个案、知情同意书、督导协议、重要的法律案例等。这些案例以"专栏"的形式呈现。当你通读一章的时候，你可以跳过这些专栏，也可以停下来、阅读、思考、对其提出的问题进行回应。

接受新的术语、议题和定义

每一章都从一系列的主要术语开始。大多术语在章节中有所讨论，在附录 B 中也有定义。当你遇到一个新的术语或者不熟悉的术语时，可立刻查阅并做笔记。

个人发展与专业发展

本教科书中一个持续不断的主题是咨询师和治疗师在一个发展的旅程上，该旅程开始于培训，并期望持续一生。第 2 章首先讨论了发展阶段。在监控你的专业与个人生活以及深入发展你的事业的过程中，你将养成一个良好的习惯。

掌握专业伦理守则

新手咨询师和治疗师需要非常熟悉一般的专业守则（如美国心理学会和美国咨询协会等的专业守则）和一些特殊守则（如美国婚姻与家庭治疗协会、美国学校咨询师协会、美国心理健康咨询师协会、国际婚姻与家庭咨询师协会）。为了帮助你对这些守则有全面理解，并能够运用于咨询实践，书中以案例场景的方式呈现了第 6～14 章的各种活动。你将看到一个个咨询的场景，其中有受训者或者有经验的咨询师或治疗师采取的行动。你将被问及是否同意他们的决定，然后提供你基于专业伦理守则或原则做出该选择的理由。让你自己沉浸在这些案例的情景中，这能够给你理解和运用各种伦理守则的经验。

进行深入分析

第 5～14 章中每一章近结尾的部分都有各种情景下咨询实践中通常会遇到的详细个案。太多的咨询实践都涉及做出伦理决策的问题，这个教程让你可以跟踪咨询师或者治疗师的决策过程。你可以以两种方式处理这些案例。第一种方式是浏览背景资料并跟随思考和决策过程，以获得对案例的整体把握。这是一个简便的学习方法。不幸的是，这样没有什么持久力和收益。另外一种方法是阅读背景资料，然后思考你可能会如何处理其中所涉及的专业和伦理问题。然后你可以全面考虑决策制定的七个步骤，每次考虑一个步骤，这需要花更长的时间，但是学习的收益是长期的。

找到你自己独特的伦理模式和决策制定风格

我们所有人都透过特殊的"眼镜"或者模式看待伦理和道德问题。第一章总结了六种伦理理论。找出一种对你最有意义的。附录A提供了对每一种伦理理论的更加详细的描述，并且有练习可以帮助你进一步理解。每个人都有独特的风格来处理专业问题或者有伦理意义的话题。你要为自己起草一个自己的伦理描述，包括在第2章中所讲到的伦理决策风格。值得花时间完成这样一个个人的描述。

目 录

第三部分　特殊领域的伦理和专业实践 / 121

第 10 章　学校咨询 / 123

第 11 章　心理健康咨询 / 161

第 12 章　夫妻与家庭咨询和治疗 / 199

第四部分　伦理与有效的咨询与治疗 / 315

第一部分

伦理、专业以及环境
方面的考虑因素

　　第一部分包含五个章节，是全书的介绍与概览。第1章从描述对伦理实践与专业实践新兴的综合理解开始。文中区分了关于伦理实践与专业实践的三种观点，并提出观点三是新近出现的趋势，其特点是用发展的、关系—多元文化的、注重环境的方式对待来访者。第2章探讨了咨询过程的发展性因素，因为这与理解伦理问题和解决伦理困境有关。这一章叙述了咨询师或心理治疗师从初级学员水平到专家级咨询师所经历的发展阶段或层级，说明专业与伦理的思考和实践在不同层级间如何发展。第3章关注咨询过程的关系—多元文化因素，强调伦理敏感性与文化敏感性和胜任力密切相关，此外也讨论了对灵性问题的敏感性及其在伦理方面的启示。第4章探索了咨询过程的组织—团体因素，阐明学校、诊所或机构的组织动力如何能够并确实影响到咨询师与治疗师的专业行为和伦理行为，说明组织伦理是对专业伦理的必要补充。第5章基本上是综合从第1章到第4章的材料，描述并说明伦理决策的方法，这种方法本质上是在心理咨询与治疗过程中临床实践决策的一种发展的、关系性的、注重环境的策略。

第1章

心理咨询的伦理与实践

这是周一的上午 8 点半，格里·杰克逊（Geri Jackson）是一位注册心理健康咨询师、婚姻与家庭治疗师，同时也是当地一所大学的教授。她有一堂课在 9：20 开始。

我要在事先确定的答疑时间赶到办公室，但我发现凯西已经等了我半小时。这是秋季学期第一周的第一天，凯西在夏季学期的一门核心课程中得到了 F，但我并不知道这件事。在已经完成的所有咨询课程中，她除了那门课之外，其他的 18 个学分全部得了 A。

格里：你已经等了很久？

凯西：没有。我只是需要和你谈谈。

格里：好，我来开门。进来吧。

凯西：这个夏天我遇到了一些问题，私人问题。

格里：你想要告诉我吗？

凯西：嗯，我遇到一个问题，所以我想我完成不了"创伤与虐待"这门课程，所以我就退课了。

格里：嗯。

凯西：然后我又遇到一个更大的问题，我没有再退其他的课，结果得了 F。我和那个老师谈过，但是他说他无能为力。

格里：你能告诉我那个"更大的问题"是什么吗？

凯西：嗯……（一个很长的停顿）是身体健康方面的，我想。

很明显，凯西对于谈论这个问题很犹豫，无论它究竟是什么问题。我并不想强迫她这么做，但是我知道她面临着一个不太严重的学业困难。如果我知道更多的细节的话，或许我可以帮助她去解决。我开始想：

唔，可能是一个身体健康方面的问题，或许是有生命危险的问题或者是一个说起来非常尴尬的问题，尤其是在一个周一的早晨。或许是一个发生在别人身上的健康问题，或许是她的双胞胎姐妹，在这个夏天完全吸引了她的注意力。我可以仅仅将它作为一个学业问题来回应，但是她看起来承受了更多的压力。如果我开启了另一种可能性，就是去关注她的个人生活，那么我是进入了一个"咨询"关系吗？一次会谈也算得上是咨询关系吗？我和她的师生关系这个事实是否已经决定了我可以跟她谈及个人问题？是不是这些想法就已经使我的能力打了折扣，让我难以像一个有同情心的普通人一样去回应她？对一个学生的同情和作为一个咨询师的共情，它们之间的界限在哪里呢？或者说它们之间究竟应不应该有界限呢？避免多重关系的专业要求，以及不要对同一个学生既做咨询师又做老师的专业要求，这些都很重要，但是它并非不受外界影响，而是受各种不同方面的影响（ACA，2005）。

　　格里：我可以看出这对你来说很困难。我很乐意听任何你想告诉我的事情。但是如果对你来说和另外什么人谈更方便的话，我们可以安排一下。

　　凯西：不，我不想和别人谈，我只需要看看怎么解决一下这个 F。

　　格里：好，那我们从这儿开始。改变这个分数可能是非常困难的，你已经和老师谈过了，而且不管是什么原因，他看起来并不想在你这个问题上再做什么了。

　　凯西：是的，是这样。

　　格里：那么下一步就是就这个分数向系主任提请审核，但是她不太可能推翻老师的决定或是要求老师改分数，除非有非常非常充分的理由，并且是比身体健康问题更为明确的原因。（略停）另一方面，你在其他课程里都得了 A，

这一点会被考虑在内。事实上你已经得了足够的 A，你的 GPA 不会落到 3.0以下，更不会因为这个 F 面临试读。如果愿意的话，你可以直接选择重修这门课程，两次的成绩都会保留在你的成绩单里，以备某时你可能需要向你将来的工作单位解释。如果你的成绩保持良好，也通过了综合考试，你就会毕业并且获得学位。

　　凯西：（语调中有一些伤感）我会考虑的。

　　格里：好的，明天下午一点到三点我会有空，如果需要帮助的话再来找我。

　　作为一个专业咨询师和治疗师的一天就这样开始了。这个案例材料片段是从一个咨询师的一周专业生活中截取出来的，在第 15 章中有详细的叙述。你的老师可能会布置你现在就去读那一章，或者你可能想要翻到那里，跟随杰克逊女士度过典型的一周，其中她遇到了一些情境，要求她做出符合伦理的专业决策。

　　咨询师和治疗师面临各种有趣的挑战，比如专业咨询师和治疗师之间的竞争，不断增加的地方、州、联邦法规，以及大量围绕专业工作的法律诉讼和危机管理问题。尽管如此，像杰克逊这样的咨询师仍然会觉得从事心理咨询与治疗是一份激动人心的工作。有发展前景的整合型理论、创新的评估以及结果测量技术、高度有效的干预方法、源于大型元分析及纵向研究和质性研究的临床上有用的研究发现，这些都使这个专业既具有挑战性，又十分令人满意。在所有这些发展中有一股新兴的潮流，虽然还有些模糊，但是正有力地重塑我们目前对于专业实践伦理的理解。这个新兴的对于伦理实践与专业实践的综合理解与目前的理解方式有很大的不同。本章会介绍这种新兴的趋势，同时也会说明本书的基本假设和前提，并定义基本词汇。本章最后会讨论伦理思维与伦理决策的范畴和维度，还有对之后四章的概述。

学习目标

阅读完本章后，你应该能够：

1. 说出本书的五个基本前提。
2. 说出伦理实践与专业实践三个观点的特点。
3. 定义伦理、个人伦理、专业伦理和组织伦理。

4. 解释为什么考虑环境、专业和伦理三个方面的因素是绝大部分心理咨询与治疗中决策的基础。
5. 列出伦理实践与专业实践决策策略的八个步骤。

关键词

应用伦理	伦理两难困境	伦理	组织伦理
个人伦理	专业伦理		

过去的咨询实践决策

　　我很清楚地记得，在我读研究生时的一次讨论会上，一位备受尊敬的教授被问到如何应对在咨询会谈中提及自杀念头的来访者。这位教授毫不迟疑地讲述了他的导师——一位来访者中心理论取向的杰出倡导者，怎样应对一个来访者威胁要从他办公室的窗子跳下去的情况。据说那位导师顺应来访者的引领，以共情的态度确认了他的决策，但没有试图劝阻或保护来访者。这位教授指出，这仅是"跟随来访者的引领"这个经典临床方针的又一例证。当另一个参加讨论会的学生问起那位导师是否会因为来访者自杀成功而感到内疚，答案是否定的，因为来访者向那位导师保证他已经仔细地考虑过这个决策并愿为之负责。在我们继续讨论这个问题之前，另一个学生的提问将讨论带向了完全不相关的方向。

　　所以对于我，很可能还有绝大多数（如果不是所有）参加讨论会的人来说，既然这位教授和他的导师这样说，那么事情就是这样了。这个案例大概反映了 20 世纪 60 年代晚期对于自杀意图的处理方式。我不记得当时有人问那样的专业决策是否符合伦理。我肯定没有问，因为我毫不怀疑地接受"跟随来访者的引领"这样的临床方针。我既没有考虑过用其他的专业资料来支持这个决策，也没有想过是否可能有伦理标准来指导实践决策。大约是在 20 世纪 80 年代早期，关于自杀的法律条文波及咨询专业。随后，很多州制定法律，明确说明临床工作者有义务保护来访者免受伤害，包括自杀（Behnke, Winick & Perez, 2000）。相应地，咨询师如果与考虑自杀的来访者会谈，那么他们应该考虑如下几个治疗方案并选择一个：让来访者住院、在一个保护性的环境中对来访者提供支持（如危机干预中心）、尝试与来访者订立不自杀的协议、提供自杀热线的电话号码、让来访者可以与咨询师随时电话联系，等等。大家认为这些选择是良好的专业行为，并代表了多数群体所期望的关怀标准。

　　此外，专业实践情境中（包括自杀）一些伦理方面的标准也开始出现。所有上文提到的治疗方案都要与咨询的基本伦理规则一致，即促进来访者的福祉，这是美国咨询协会伦理守则[①]

---

① 本书中有时也称为伦理准则。

（2005）的第一条守则（A.1.a）。同时，守则B.1.c要求咨询师防止来访者面对明显的、即将出现的危险。值得一提的是，这些关于促进来访者福祉和保护来访者免受自杀伤害的伦理原则，为评估各种专业选择和考虑因素，并为做出重要的咨询实践决策提供了更为全面的纲领。

在那整个学期中，那位教授表达得很清楚：实践中的决策只有一个标准，就是"跟随来访者的引领"。尽管这个临床方针对我和对其他人都很有用，但是实证研究并不支持在所有情境中使用这个原则。研究显示，在某些特定的情境中这个方针是不可取的（Sperry，1999）。

 ## 如今的咨询实践决策

直到不久前，我们还只有三个主要标准或是支持资源可以用于临床实践的决策：一是研究，二是临床知识以及该领域教授、督导师或专家的意见，三是个人临床经验。大约20年前，第四套标准出现了：法律条文、伦理法规和标准、伦理准则。之后又加上了其他标准，如最佳实践方法、有实证基础的指导，以及临床结果的元分析研究。尽管有各种资源，很多咨询师和治疗师还是习惯于仅仅依赖于两个标准来进行临床实践的决策：有威望的同事的建议和个人经验。他们较少基于研究、最佳实践方法和伦理准则去做决策。

表1.1列出了支持实践决策的各种标准或来源。

表1.1　用于支持临床实践决策的标准和资源

专业的	伦理的
元分析结果研究	伦理敏感性
过程与结果研究	伦理理论
有实证基础的指导	伦理原则
最佳实践方法	伦理价值观，如自主、善行
理论和学术建议	专业伦理法规

续前表

专业的	伦理的
个人自身的专业经验	专业伦理标准
教授、督导师或专家的意见	关怀标准
临床知识	法律条文和规定

这场讨论的底线是，就像有些临床情境仅仅依靠一种专业资料的支持来做决策可能是不明智的一样，参考单一的伦理资料做出实践决策同样可能过于草率。尽管如此，如果治疗师对伦理仅有的理解就是促进来访者福祉的伦理准则，具体到这个问题上也就是保护来访者免受自杀的伤害，那么这个准则还是很可能会"战胜""跟随来访者的引领"这样的临床方针，也就可能预防自杀的发生。

本书的一个基本原则是，提供有效的、有伦理敏感性的心理咨询与治疗不仅要求考虑专业标准或伦理标准中的任何一个，而且要求在临床实践中同时考虑专业和伦理的资源和标准（见专栏1.1）。

专栏1.1　来访者对治疗的期望应该引导咨询过程吗？

珍妮由于抱怨"可怕的噩梦"来向你寻求专业咨询。珍妮相信她现在的状况"与小时候的乱伦经历有联系"，她希望咨询能够特别帮助她解决早期的性创伤问题，让她可以"继续生活并对自己感觉好些"。咨询是否应该指向珍妮提出的早期创伤以满足她的治疗期望呢？

在这个案例中，满足来访者表达的治疗期望可能是完全正确和合理的，但也可能不是，这取决于几方面的因素。让我们假设在完成对这位来访者初步评估的过程中，你发现除了童年性和情绪方面的虐待，她还来自一个混乱且功能不良的家庭，而且讨论性虐待在她的文化中是一种禁忌话题。那么接下来你要做些什么来决定是否赞同来访者的治疗期望？我们建议你先考虑专业领域的因素，然后考虑伦理领域的因素。

专业领域的考虑

基于这个评估发现，似乎有几个专业标准，例如调查研究所得、咨询结果研究以及最佳实践方法"征服"了临床知识中"跟随来访者的引领"这样的方针，也就是要去肯定她的请求，将治疗从一开始就主要集中在处理虐待问题上。这个案例在第5章中还有相当详细的讨论，在这里简短地说一下。如果一开始就集中在虐待问题上，来访者要面对这种治疗方法还过于脆弱，缺乏心理复原力。看起来更为必要和可取的做法是在集中讨论虐待问题之前，先帮助她提高心理复原力，做好准备面对讨论痛苦和创伤的内容所必经的压力过程。

伦理领域的考虑

然后，在你最后做出决策之前，我们建议你考虑伦理的维度。既然没有伦理标准与此案例的特定细节直接相关，伦理敏感性和伦理价值观提示，最好的促进来访者福祉的方式是讨论帮助来访者做准备的可能性，也就是提高她的复原力，目的在于面对伴随着痛苦的情绪和回忆而不可避免的情况恶化。在这个特定的案例中，毫无保留地肯定来访者的治疗期望很可能是不太符合伦理的。最后，我们建议你同时回顾专业方面和伦理方面的考虑。这样的一个评估得出的结论就是，肯定来访者的请求既在专业上不够可靠，同时也不符合伦理。

伦理方面的考虑因素在咨询实践决策中的关键角色

你会注意到我们没有将咨询实践决策简单地等同于伦理两难困境。事实上，按照我们的估计，伦理两难困境既不是这种情况的主体，也不是它的唯一内容。这样的咨询实践决策最好是首先对相关的专业思考（包括标准或是支持的资源）进行批判性回顾，然后再从对这些方面的考虑回到对个案所包含的相关伦理因素的分析。换言之，伦理理论、原则和价值观提供了一个更为广阔的角度，让我们在其中对于个案所附带的专业因素进行有判断力的思考。

伦理实践与专业实践的前提和观点

那么伦理实践与专业实践的这个新兴趋势是什么？或许应该从这种新趋势的基本前提开始谈起。接下来，我们将描述有关心理咨询与治疗的三个观点，这些观点能够提供背景知识，以便更好地理解专业实践的发展。

基本前提

伦理实践与专业实践是紧密相连的整体
可靠而合理的专业实践是高度符合伦理的，因为伦理价值观渗透在专业实践之中。理想的伦理价值观与最好的实践、研究、临床知识和专业经验是一致的，但是当存在潜在冲突的时候，伦理价值观会"战胜"临床知识和临床经验。这就与另一种观点形成对比，即将伦理实践视为与专业实践相分离，只是一种附加或者独立的考虑因素，而不是专业实践决策中需要整体考虑的因素。与其教导咨询师和受训人员在实践中如何更加讲求伦理，不如教导他们在实践中如何更加专业更有用。很难证明割裂伦理因素与专业实践因素之间联系的做法是正确的，并且这样也不利于个人及专业的健康发展。对伦理敏感且工作有效的咨询师和治疗师不仅熟知伦理守则和法律条例，同时也会追求个人和专业上的卓越表现。

积极伦理是消极伦理和保守伦理的必要补充

有些临床工作者和许多正在受训的临床工作者将专业伦理视为一种必要的恶。在如今这个充满诉讼的社会里，伦理在一些专业的工作坊和讨论会中被当做一种防御策略或风险管理策略来教授。积极伦理学（Handlesman, Knapp & Gott-lieb, 2002）平衡了这种观点。它对消极伦理学的补充在于，它认为风险管理策略是一种必要的考虑，但它并不是伦理决策的充分条件。积极伦理学将伦理价值观而不是伦理守则和条例视为伦理实践的出发点。它强调伦理敏感性是专业实践的核心，并认为伦理推理和决策基于环境，而不仅仅是一个线性过程。此外，积极伦理学认可自我关怀、个人成长和专业成长是具有伦理敏感性、有效专业实践的核心。

伦理实践是一种鲜活的关系性体验

伦理实践与专业实践不仅是个人独自进行的努力，而且包含与他人的关系。对专家级治疗师的研究表明，和来访者、同事、家庭成员建立并维持健康有力的关系对于开展既有效又有伦理敏感性的专业实践发挥着关键作用（Skovholt & Jennings, 2004）。

伦理实践是一个发展的过程

对于咨询师和治疗师发展阶段的研究支持以下观点，即专业人员的伦理理解和实践是不断进步的，尤其是在受到督导和与同事以及专家协商的情况下，这种进步推动着专业实践中的伦理敏感性的改进（Stoltenberg, McNeill & Del-worth, 1998）。

伦理实践与环境因素存在相互影响

环境因素，比如文化或组织动力对个人的伦理决策与行为有着重要的影响。组织伦理包含个人和组织的动力，以及对文化和灵性因素的意识（Sperry, 2003）。

伦理实践与专业实践的三种观点

若干年前有一部科幻电视剧集，可能是《阴阳魔界》（Twilight Zone），说一个疯狂的工程师设计了一个机器人作为某大商店的客户服务代表，想要自动处理顾客的商品退货。这位科学家开发并测试了三种不同的计算机芯片，估算成本效益并试探顾客的反应。第一种是"恪守规定原文"的芯片，使用该芯片的机器人客服严格执行退货的有关规定。测试结果表明，使用该芯片可以取得最高的成本效益，但是有很多顾客面对那种对商店规定看起来"不动头脑"的解释，感觉受到搪塞。举例来说，一个15天前购买了商品并持有购物发票的顾客被拒绝退货，因为商店规定的退货期限为14天。第二种是"把握规定本质"的芯片，使用该芯片的机器人客服对客户很友好，在执行商店退货规定方面有很大的自由度。顾客对此反应普遍较好，在成本效益方面仅比第一种稍差。第三种芯片是混合型：机器人有时严格执行商店的规定，有时并不如此。结果部分客户感到失望和不满，而另一部分则没有。这个项目进行到最后，有一个被拒绝退货而愤愤不平的顾客打来电话威胁要炸毁商店。警方在处理时无意中导致电流过量起火，烧毁了当时正在充电的机器人——它还插着第一种芯片。

在许多方面，这个故事与伦理的三个观点极为类似。尽管心理咨询师和治疗师不是机器人，但他们的伦理观点确实像计算机程序一样影响着他们如何看待专业情境和伦理情境。而且，这些不同的观点可以导致不同的结果。我们可以用三种观点来描述目前心理咨询和治疗的实践（Sperry, 2005）。这三种观点（权且用数字命名）最好被理解为分布在一个连续体上，观点一和观点三接近两端，而观点二在中间的一点（见图1.1）。在后文中，我们还会从咨询师和治疗师的职业发展角度讨论这些观点。

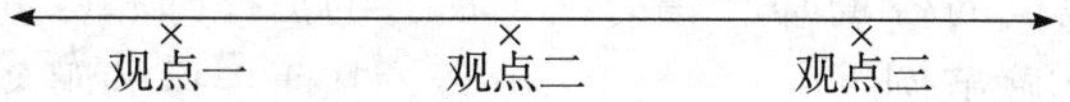

图 1.1　伦理实践观点的连续体

观点一

在这种观点中，伦理实践与专业实践通常不被认为是相互关联或者整合的。伦理思考的焦点局限于伦理守则、伦理标准和法律条例，强调强制的法则和标准。进一步说，伦理行为的目标是风险管理。个人伦理和专业伦理在很大程度上是分离的。从发展的角度说，该观点与受训者、刚入门的治疗师和咨询师的需求较为一致，他们在特定的场景和环境中会向准则和条例寻求指导。然而，其同样反映了某些有经验的咨询师的实践状况。该观点最纯粹的形式反映的是防御性的、消极的伦理。

观点二

处于观点一和观点三的中间位置，倾向于作为向观点三的一种过渡。它代表的情况是既努力服从伦理标准和规则，同时又愿意考虑自我反思、环境因素和自我关注。持有此类观点的人可能经历的认知与情感的冲突程度取决于他们对于观点一的忠诚度，忠诚度越高，冲突就越少，反之，则越多。那些采纳第二种观点的人会对整合个人价值观和专业价值观有一定兴趣。很可能目前实务界大多数的咨询师和治疗师是介于观点二和观点三之间。

观点三

该观点提供了一种综合的关注点，有可能将专业守则、其他伦理惯例和个人伦理结合在一起。美德和价值被视为与伦理守则、标准和规则同样重要。它主要的关注点在于积极的行为和美德、伦理理想、个人品质的发展，以及将个人生活哲学与专业目标、职业抱负结合起来。这种观点重视自我关怀，认为这是非常必要的，因为据信专业人员只有照顾好自己，才能更好地照顾别人。在此观点中，预防和危机管理与个人发展和专业发展相结合。伦理决策包括专业的、环境的、伦理领域的考虑，也包括个人的、关系的和组织因素的考虑。伦理敏感性在此观点中至关重要，它是一种个人伦理和专业伦理原则的结合。毋庸多言，此观点反映了一种积极伦理，它也表明在心理咨询与治疗的伦理实践和专业实践中出现了新兴的趋势。表1.2总结了观点一和观点三的一些不同特点。

表 1.2　　两种伦理实践观点的特征

观点一	观点三
通常不认为伦理实践与专业实践相互联系或结合为一个整体。	伦理实践与专业实践是整合相连的。
首要关注以规则为基础的伦理，如标准和条例。	首要关注美德和关系伦理或关怀伦理，同时留心标准和条例。
通常不认为专业伦理对于个人福祉不可或缺。	通常认为专业伦理对于专业实践和个人福祉是必备的。
具有法律敏感性，主动关注危机管理。	具有伦理敏感性，同时留心风险最小化的需要。
通常将专业伦理与个人伦理分别考虑。	通常将专业伦理和组织、个人伦理综合考虑。
更符合受训者、入门级治疗师和咨询师的特征。	更符合专家级治疗师和咨询师的特征。

从观点一向观点三的转变

自从20世纪70年代末80年代初，专业伦理成为咨询师和治疗师训练的一部分，应该说观点一在教学和专业实践中都是主流模型。尽管观点一仍然很常见，在受训者和刚入门的咨询师和治疗师之中尤其普遍，但观点二可能反映了如今越来越多从业者的感受，观点三则似乎反映了该领域中的其他趋势，包括统一和综合，例如整合取向的治疗、在治疗中结合多元文化和灵性的因素，等等。近期的研究显示，专家级治疗师和咨询师实行并效仿一种基于发展的、积极的伦理，这正符合观点三的特点（Skovholt & Jennings，2004）。他们以此为其他有抱负的咨询师和治疗师提供了有用且必要的专业实践范例。

本书的一个基本前提就是，从入门级到高级到专家级治疗师和咨询师的自然进步过程包含了从观点一到观点二到观点三的转变，而本书被用于描述并促进这个发展的进程。

尽管这三种观点看似各自独立，但我们必须指出，伦理标准和法律条例并不仅限于观点一。所有的治疗师和咨询师，无论他们赞同哪一种观点，其所提供的服务都应该反映基本的关怀标准和强制性的伦理法规和标准。

 ## 基本术语

如果我们能对本书中使用的词语有一个共同理解，那应该非常有用。由于在关于心理咨询与治疗伦理的常规课本和传统教学中强调伦理标准，也就是专业伦理，我们基本无须提供关于伦理的哲学基础或是描述伦理理论的背景信息，它们与观点一的想法一致。此外，由于并不期望学生真的可以将他们的个人伦理与专业伦理结合起来，就更没有必要讨论个人伦理了。然而，由于结合个人伦理和专业伦理，以及意识到伦理背景因素是观点三的特征，我们需要对个人伦理和组织伦理进行定义，并与专业伦理相互区分。

普通伦理

伦理可以定义为"关于道德的行动、道德的决策，以及怎样过好生活的哲学研究"（Brincat & Wike，2000，p.33）。伦理与道德有所不同。道德可以理解为一些行动，即做出选择和决策，评判、证明以及支持这些行为，而伦理是学习如何做出或应该如何做出这些选择的行动。如果用好坏和对错来区别也很有效，"对错之分仅仅用于行动，好和坏不是描述行动，而是描述动机、意图、手段、结果、目标等"（p.33）。

伦理领域的概念化皆由普通伦理（general ethics）和应用伦理（applied ethics）所构成。普通伦理旨在为所有个体提供一个道德纲领，而并不是仅仅针对于那些处于团体和专业领域中的人们。普通伦理专注于更具有全面性的伦理事件。它的概念性纲领通常建立在宏观抽象的层面上，而几乎不根植于具体的事件。换言之，它通常形成规则和原理，然后将这些理论应用于实际案例。普通伦理包括元伦理学（metaethics）、约定俗成的伦理以及说明性的伦理。

应用伦理

可以说，应用伦理是指伦理与现实世界相遇的部分。与普通伦理不同，应用伦理始于案例或情境，并运用这些来理解和发展规则和理论。典型的应用伦理分支包括专业伦理、组织伦理、环境伦理，以及社会和政治伦理。更具体地说，有些伦理的起源涉及专业问题，就称为专业伦理，而有些伦理来自于我们对环境的关注，则称为环境伦理，以此类推（Brincat & Wike，2000，pp.56-60）。

专业伦理
专业伦理是这样一种形式的伦理，当专业人

员面对案例或情境提出的伦理问题或道德问题时，它帮助他们决定如何去做。它会考虑一个人专业选择的道德性，其形式是特别针对某个专业的伦理守则或标准。有些案例和情境所提出的问题仅仅挑战特定的一部分专业人员，如业务主管或组织顾问，而另一些则涉及所有专业人员都要面对的问题。专业伦理可以划分为法律伦理、医药伦理、商业伦理和工程伦理。简而言之，专业伦理考虑一个人专业选择的道德性。一般来说，绝大多数专业通过专业组织（如美国咨询协会和美国心理学会）建立伦理守则以指导专业成员的伦理实践。

组织伦理

组织伦理是这样一种形式的伦理，它认识到组织因素的影响，并涉及有意识地运用价值观去指导在组织系统中的决策。商业伦理和专业伦理是从个体的角度去看一个既定的伦理问题，而组织伦理不同，它是从系统的角度看待那个伦理问题（Sperry, 2002）。

不同于专业伦理聚焦于专业人员及其在专业实践中的伦理考虑，组织伦理关注组织环境，同时也关注正在考虑伦理问题的专业管理者或执行者。组织伦理强调组织和组织动力的影响，比如组织的使命、它对于客户和广大社区的责任、它与相关机构和专业组织的关系，以及它为了承担这些责任所提供的领导方式。简而言之，组织伦

理包括有意识地运用价值观去指导组织系统中的决策（Worthley, 1999, p. 9）。

大多数专业人员或专业团体采取同样的专业伦理守则，与此相似，有人可能会预期有相应的组织伦理守则。除了医疗保健机构鉴定联合委员会（Joint Commission on the Accreditation of Hospitals and Health Care Organization, JCA-HO）要求保健机构达到并维持特定的组织伦理标准以达到其认证，通常并没有全行业的组织伦理守则。尽管如此，某些企业、临床机构和学区还是建立了"行为准则"，为其雇员的伦理行为提供指导方针。

最后应该说明，尽管专业伦理和组织伦理有所不同，但并不意味着伦理问题会自动分为专业伦理问题或组织伦理问题。例如，保密一直以来被视为专业伦理问题（Sperry, 1993），同时它也可以并且应该从组织的角度去关注（Worthley, 1999, p. 29）。类似地，医疗管理的伦理问题已经有很多讨论（Sperry & Prosen, 1998；Worthley, 1999），但是很少有从组织伦理角度去讨论它的。这是非常不幸的，因为诸如服务提供者和病人的关系、获取保健护理以及利益冲突，这些问题远比从专业伦理角度进行的分析更为宽泛。换言之，从专业和组织两种视角考虑和分析伦理问题可能会更为合适和更为有利。组织伦理将在第 4 章中有更详尽的讨论。

伦理两难困境

伦理两难困境（ethical dilemma）所指的情境包含的伦理考虑因素会使专业人员感到困惑，或许是因为相互抵触的伦理标准同样适用，或是因为伦理标准与道德标准有冲突。伦理两难困境

也可能会出现在这些情况下，即由于情境的复杂性，某些特定的伦理标准显得模糊，或是有其他因素妨碍了清晰地运用伦理标准（Ahia, 2003）。

个人伦理

个人伦理（personal ethics）是这样一种形式的伦理，它反映了个体关于他/她应该如何生活，或是他/她应该为何而奋斗的内在感觉，它

会作为道德决策或判断的基础，或是指导行为的基础。一个个体的"道德指针"和良知反映了这些伦理信念和价值观。

伦理思维与决策的领域和维度

　　这一部分为第一部分的其余内容提供了总览。它描述了伦理决策的综合模型。所提出的模型是一个关系性的、发展的、与环境有关的过程和策略。它植根于观点三，并反映了本章早些时候所阐述的基本假设。首先，我们会简单讨论三个相互关联的领域，随后将对于环境领域的几个维度做更详细的说明。表 1.3 显示了各领域和维度之间的关系。注意环境领域包括三个维度：个人—发展维度、关系—多元文化维度和组织伦理—团体价值观维度。这些维度和领域构成了伦

理实践与专业实践决策策略的基础，该内容将在下一节说明。

表 1.3　　伦理思维的各种领域和维度之间的关系

专业领域
伦理领域
环境领域
个人—发展维度
关系—多元文化维度（包括灵性）
组织伦理—团体价值观维度

专业领域

　　本书的一个基本假设就是，伦理实践和专业实践并非互不相关的实体，而是相互联结为一个整体。其启示在于，要做一个有伦理敏感性的咨询师，也必须在发展治疗关系、案例概念化、计划和实施干预，以及应对移情和反移情方面能够胜任并达到熟练。此外，它还要求从专业角度对技术和实践问题进行概念化，运用来自几方面的资源：研究文献（包括有实证基础的研究、最佳实践方法、咨询理论、学术争论）和临床知识（例如临床观察或是那些虽然没有实证支持，但是代代相传备受推崇的方法），还有督导、协商和自身的专业经验。

伦理领域

　　在伦理考虑的方面，起点是治疗师自身的伦理敏感性和自我了解。另外，非常重要的是具有关于伦理理论、原则、价值观和专业守则及法律条例的工作知识。除此之外，接受督导以及与同伴或专家协商也是很有帮助的，有时甚至是必需的。

环境领域

　　之前曾提到过，伦理敏感性要求一种能力，即在咨询过程中识别并应对专业和环境领域中的伦理和道德方面的因素。环境意味着任何发挥作用的文化、组织、社区、人际或是个人的动力。本书所提倡的伦理思考和伦理决策方法强调环境领域。环境领域包括三个维度：个人—发展维度、关系—多元文化维度，以及组织伦理—团体价值观维度。

个人—发展维度

　　这个维度首先反映了一名专业人员的伦理敏感性，以及他/她有效地同时考虑专业和伦理两方面因素的能力。它包含个体的伦理价值观、伦理决策风格以及咨询发展水平，也包括其特有的人格特征和需求、未完成事件，以及应对伦理问题、决策制定和解决伦理两难困境中的盲点。我们相信，关于这个维度的自我了解对于提供具有

伦理敏感性且有效的心理咨询与治疗至关重要。第 2 章会对这个维度展开更为充分的讨论。

关系—多元文化维度

咨询理论、临床知识和对于心理治疗过程和结果的研究承认，治疗者和来访者之间的关系（无论积极或消极）对于来访者的影响超过咨询过程中的其他任何因素。由于它的强大影响力，禁止咨询师将自己的价值观强加于人就出现在所有咨询和心理健康专业的伦理守则中。我们首先会关注一个里程碑式的研究，它说明了关系维度在专家级治疗师生活中的重要性。专家级治疗师反映了咨询师成长漫长艰辛的旅程中的一个缩影，因此去理解他们的经验、信念和价值观都是很有帮助且有启发性的。

尽管已经有大量的研究验证了治疗关系制造改变的潜力（Lambert，1992；Wampold，2001），但仍然值得提及最近关于专家级治疗师的实证研究，以澄清它在伦理领域的影响。专家级治疗师报告，建立、维持和尊重关系是他们的核心伦理价值观，同时这些关系提高了他们在实践中符合伦理的能力。他们相信来访者和治疗师之间关系的治疗潜力是实现来访者积极改变的关键（Jennings, Sovereign, Bottoroff & Mussell，2004）。第 3 章对关系—多元文化领域有进一步的展开。

多元文化维度。 有效的治疗关系的基础是治疗师对多元文化维度的敏感性，以及对根植于多元文化维度之中的灵性维度保持敏感。多元文化维度可广义地理解为民族或种族、性别和年龄、经济地位、国际、残障、性取向，以及宗教和灵性。本书的一个基本原则就是，具有文化胜任力的咨询即为具有伦理敏感性的咨询。在众多咨询师和治疗师应该发展的文化能力中，对于来访者伦理和精神世界观保持敏感性是非常关键的。

灵性维度。 就像专业伦理标准要求咨询师和治疗师对文化问题保持敏感一样，标准同样也要求他们对宗教和精神信仰、价值观以及相关问题保持敏感。这种敏感性不仅对于帮助来访者进入咨询过程至关重要，对于信任和治疗性改变也同样重要。由于宗教问题和来访者的要求，譬如让咨询师和他/她一起祈祷，有时会令人不舒服，甚至引发负面的反移情，因此有伦理敏感性的治疗师至少需要培养最低限度的能力，比如能够做一个简短的灵性评估，知道何时和怎样转介来访者去寻求牧师的帮助或是精神指导。

组织伦理—团体价值观维度

通常，临床工作者和临床管理者处理伦理两难困境时考虑的首要观点是个人伦理和专业伦理。由于临床背景下的组织动力具有强大且普遍的影响，首要考虑组织伦理会很有帮助，有时甚至是必需的。当我们提出这个问题："在其他方面表现良好的、符合伦理的临床工作者会参与道德上有问题的甚至是非法的专业行为吗？"个人伦理和专业伦理的视角均不能对此提供太多解释，因为它们都不涉及组织或其特有的动力。我们可以用系统的方式看待一个机构以及它的组织动力。也就是说，机构是一个系统，它有一些子系统：结构、文化、策略、管理者和职工，并处于一个超系统之中，也就是机构的外部环境，包括社区动力（Sperry，1996，2003）。这六个子系统中的任何一个都可以并确实影响着伦理决策。组织伦理是这样一种形式的伦理，它认识到组织因素的影响，包括有意识地运用价值观去指导组织系统中的决策。商业伦理和专业伦理是从个体的角度去看待一个既定的伦理问题，而组织伦理不同，它是从系统的角度看待伦理问题。最后必须指出的是，社区的价值观和动力不仅影响组织，也对组织内外的个体均施以显著的影响。第 4 章会对这个维度做更加充分的展开。

心理咨询与治疗实践中的决策策略

本书的一个基本假设是，良好的伦理实践同时也是有效的专业实践。其启示之一就是伦理实

践和专业实践是相互联系的，可以被视为同一硬币的两面。另一启示则在于二者的决策过程很相似。我们并不将涉及伦理实践考虑和涉及专业实践考虑的决策视为有明显差异的过程，相反，我们主张二者不仅过程相似，而且有些方面本质相同。根据我们的观察，无论这个问题首先是专业实践问题还是伦理实践问题，咨询师和治疗师都使用相似的过程。因为很多人受到普遍观点的影响，认为伦理决策是独特的，且与临床或专业决策分离，所以，如果凭直觉判断，这种相似性可能并不明显。我们认为大多数（如果不是全部）心理咨询与治疗中的决策都包含非常相似的过程，伦理决策并不是一种神秘的、孤立的、分离的过程。

与大多数其他理智的线性模型相反，我们所提出的伦理决策模型是一个关系性的、发展的、考虑环境的策略。表1.4说明了伦理实践与专业实践决策策略的八个步骤。第5章会对这个决策策略给予更为详细的讨论，并说明其在临床实践中的应用。读者会注意到，步骤0是指一种持续的准备状态，这种准备针对可预见的专业和伦理问题。而步骤1～7只有当问题出现时才发挥作用。

表1.4　伦理实践与专业实践的决策策略

0. 增强伦理敏感性，并预先考虑专业—伦理因素。
1. 界定问题。
2. 辨识受决策影响的参与者。
3. 辨识对参与者来说可能采取的行动以及潜在的利益和风险。
4. 基于各种因素的考虑、评估各行动方案的利益和风险。
5. 与同事和专家商讨。
6. 决定实施最可行的备选方案，记录决策过程。
7. 实施、评估、记录已做出的决策。

 要点

1. 过去，专业实践中做决策主要基于经验、临床知识和研究。随后，带有专业行为特定标准的法律条例和专业伦理守则及时出现了。不幸的是，专业伦理与专业实践日益分离，这种状况现在看来应该改变了。

2. 本书的基本前提是：伦理实践与专业实践是紧密相连的整体；积极伦理是消极伦理和保守伦理的必要补充；伦理实践是一种现实的、关系性的体验；它是一个发展的过程；它与环境因素存在相互影响。

3. 三种观点描述了当今心理咨询与治疗实践的特点：观点一、观点二和观点三。观点一代表了一种消极的、防御的方式，聚焦于守则和危机管理。观点三代表了一种更为积极、整合且关注环境的方式。观点二处于一种折中的位置。

4. 心理咨询与治疗实践中的决策需要考虑专业的、伦理的和环境的因素才能最好地完成。环境领域——个人—发展维度、关系—多元文化维度和组织伦理—团体价值观维度——对于做出决策非常关键，这也是观点三的想法的核心部分。

5. 伦理是关于道德行为的研究，也就是道德决策，或是如何过有益的生活。专业伦理帮助专业工作者基于其行业特有的法规和标准去考虑专业选择的道德性。组织伦理意识到组织因素的影响，包括有意识地运用价值观去指导组织系统中的决策。

6. 伦理实践与专业实践的决策策略的步骤如下：增强伦理敏感性，并预先考虑专业—伦理因素；界定问题；辨识受决策影响的参与者；辨识对参与者来说可能采取的行动以及潜在的利益和风险；基于对各种因素的考虑评估各行动方案的利益和风险；与同事和专家商讨；决定实施最可行的备选方案，记录决策过程；实施、评估、记录已做出的决策。

总结

观点三的想法反映了当今对于伦理实践与专业实践的新兴理解方式——整合的、注重环境的理解方式。观点三是一种整合的观点，在于它认识到个人的、关系的、文化的、组织的和社区的动力能够并确实对专业与伦理的思维、决策和实践产生影响，由此坚持伦理实践和专业实践是深深交错、相互联系的。尽管观点三不同于观点一，但它同时也肯定了观点一聚焦于了解法律和伦理守则，以及预见并减少诉讼的做法。此外，本章表明，心理咨询与治疗实践中的决策需要考虑专业的、伦理的和环境的因素才能最好地完成。它同时也指出环境领域——个人—发展维度、关系—多元文化维度和组织伦理—团体价值观维度——对于做出决策非常关键，这也是观点三的想法的核心部分。

简而言之，本章说明了环境的、专业的和伦理的三方面的考虑是心理咨询与治疗中绝大多数决策的基础，同时，良好的伦理实践也是有效的专业实践。第一部分随后的章节会拓展这些主题，第 2 章讨论个人—发展维度以及它在决策过程中的重要性。

 复习问题

1. 哪种支持伦理决策的资源你用起来比较自在？

2. 你会如何描述你自己的"个人伦理"？

3. 你认为你会不会在自己的咨询生涯中达到观点三的要求？什么障碍会干扰你达到观点三的能力？

4. 在你看来，对于咨询专业来说学习和理解伦理为什么重要？

5. 在你看来，伦理实践与专业实践的决策策略实用性如何？如果有困难的话，这个决策过程的哪部分对你来说可能比较困难？

第2章
个人伦理与发展伦理

伦理敏感性要求个体具备能力以辨认和应对咨询过程中专业和环境领域的伦理和道德方面的问题。本书强调环境领域的重要性。我们设想环境领域包括三个方面的内容：个人—发展维度、关系—多元文化维度和组织伦理—团体价值观维度。本章关注咨询过程中的个人—发展领域，尤其是当它与理解伦理问题和解决伦理两难困境相互联系时。本章从讨论咨询师和治疗师的成长旅程开始，描述他们在学习和实践心理咨询与治疗技术的过程中，个人和专业的发展过程，该讨论包括对伦理发展过程的描述，随后从核心伦理价值观的方面来描述专业发展和个人发展的终点，就像专家级治疗师和咨询师的那些特点所表明的，这些核心伦理价值观是最高级别专业技能和伦理敏感性的基础。本章最后集中讨论了促进伦理发展的方法。

 学习目标

阅读完本章后，你应该能够：

1. 描述咨询师和治疗师专业发展的四个水平。

2. 描述咨询师和治疗师伦理发展的四个水平。

3. 列出并定义心理咨询与治疗的核心伦理价值观。

4. 描述专家级治疗师如何在心理咨询与治疗中体现核心伦理价值观。

5. 列出并简单描述与心理咨询和治疗相关的六种伦理理论。

6. 对发展伦理敏感性的两种方法进行讨论。

关键词

伦理原则　　　　　　　伦理理论　　　　　　　伦理价值观　　　　　　伦理美德
个人伦理

咨询师与治疗师的专业发展

咨询师与治疗师发展的水平

很明显，近来大家对于咨询师发展模型相当有兴趣。这种兴趣很大一部分与致力于发展有效的临床督导模型和方法有关。由斯托尔滕贝格（Stoltenberg）、麦克尼尔（McNeill）和德尔沃思（Delwarth）（1998）提出的整合发展模型（Integrated Development Model）是获得广泛认可和应用的督导模型，它描述了咨询师发展的若干不同水平。这里将简单描述咨询师和治疗师发展的四个水平（改编自斯托尔滕贝格等人 1998 年的成果）。在下一节中我们会描述咨询师和治疗师在这些不同水平中回应伦理问题的方式。

水平一

水平一是指刚开始学习的学生，正在完成课程，并参与实践培训。这些人往往动机很高、极端焦虑、依赖督导师的指导和安排。由于缺乏专业咨询经验，他们倾向于高度自我关注，通常表现出有限的自我觉察。因为这一水平在专业上相当于婴儿从呱呱坠地到蹒跚学步的阶段，所以我们并不期望处于水平一的人对于自己的优势和弱点具有成熟完善的觉察。他们对表现的焦虑程度很高，这并不令人感到意外。尽管如此，他们正努力模仿有经验的咨询师和治疗师，并将其作为一种手段，用以发展必需的技能和信心，超越自己焦虑的新手状态（Stoltenberg et al.，1998）。

水平二

水平二是指更高年级的学生，通常参与更为高级的咨询实践或实习培训。就如同青少年挣扎着建立个人的同一性一样，处在水平二的人正尝试建立专业同一性，同时在独立行使职责和倒退到水平一的依赖之间摇摆不定。这可能会是一个动荡的时期。与处于水平一有高度动机相比，处于水平二的咨询师动机强度容易起伏不定。这种波动很可能是由于具有足够的经验从而认识到咨询过程的复杂性。即便在最理想的督导条件下，处于该水平的个体还是会出现信心动摇，可能经历短暂的绝望和困惑。在咨询师发展的这个阶段，自主与依赖之间的冲突很可能会增强，因为水平二的咨询师在尝试着独立行使职责。尽管如此，该水平中咨询师的共情能力，以及更为深入地关注来访者动力问题的能力，都表现得明显得多。后果之一就是水平二的人可能会特别容易被来访者或明或暗的操纵所影响，因为他们倾向于过分接受来访者的观点和需要。相应地，关系的羁绊在该水平中并不少见（Stoltenberg et al.，1998）。

水平三

水平三主要是指那些已经完成培训，成为专业的咨询师或治疗师的人。经历过水平二中潜在的动荡后，水平三的受训者看起来转变为动机稳定的状态，也不再会被自己的怀疑击倒。他们的专业同一性已然成形，习惯于自主，对自己的优势和弱点有准确的认知。这些咨询师之前的自我觉察相当有限，现在他们能够聚焦于来访者、咨询过程，以及他们个人的自发反应（Stoltenberg et al.，1998）。

水平四

水平四，或是斯托尔滕贝格（stoltenberg et al.，1998）及其同事称为水平 3i 的咨询师，其特点在于有能力综合使用水平三中所掌握的技能，并能够更好地整合理论和实践。他们表现出高度的自我觉察，并关注他们对来访者和同事的影响。处于该阶段的人能够有效地监控其专业生活对个人生活的影响或是反方向的影响。当他们的专业成就获得承认，他们通常对自己的努力和成功持谦虚态度。并不意外的是，他们能够独立地与各种情况的来访者开展工作，即便是长期和困难的问题。他们已经拥有稳固的同一性，其他同事经常向他们寻求建议或讨论。值得注意的是他们表现出稳定而一贯的动机，没有关于自我效能感的关注和怀疑。最后，经常可以观察到他们表现出培育性、对年轻同事的关心和对同行的尊重。表 2.1 对这四个阶段做了总结。

表 2.1	咨询师与治疗师的发展水平
水平	描述
一	高度自我关注，自我觉察有限；担心对来访者犯错和对被督导师评价感到焦虑；依赖督导师；寻求对待来访者的"正确"方法；需要积极的反馈和少量对峙；动机和焦虑水平都很高；集中关注掌握技能。
二	能够更多地关注来访者和表现共情，但是可能与来访者产生关系羁绊和界限不清的问题；依赖和独立的经验相互冲突，表现为对督导师的抗拒；在自信和困惑的感觉中摇摆不定。
三	变得更加自我觉察，可以在保持对来访者关注的同时反思自己的个人反应，并在关于来访者的决定中运用这些反思；对专业判断的自信增加；督导变得更为平等；动机水平比较固定；偶尔怀疑自己的效能。
四	高度自我觉察，关注他们对来访者和同事的影响；能够有效、独立地与各种类型的来访者工作；对自我效能有信心；表现出培育性、对年轻同事的关心和对同行的尊敬。

伦理发展的水平

我们已经从四个水平描述了从入门级的受训者到资深的从业者之间一条可预见的发展路线或是发展轨迹。如果说处于不同专业发展水平的咨询师和治疗师会以不同特点的方式处理和应对伦理问题，应该也并不令人意外。换言之，就像从专业的婴儿（水平一）到专业成人（水平四）有一个进展的过程，在应对伦理两难困境时也有这样的变化过程，从孩子般依赖技术以及对专业伦理标准恪守其字面意思的解释（水平一）到更加成人化的符合规则精神的解释。

水平一

该水平中的受训者急于学习和使用合适的伦理守则和规章条例，其中很多人将守则和条例视为不容置疑的规则，并对其心怀畏惧。通常，他们对待伦理问题表现出"严格按章办事"的姿态，牢记守则。有些人会过于关注危机管理，因为担心需要负责。幸运的是，通常他们遇到的伦理情境大都比较清楚和明确。当出现复杂的案例时，他们乐于寻求外部指导。而当他们经历艰难的决策过程时，这种请教对于指导和支持他们既有必要也很有帮助（Stoltenberg et al.，1998）。有意思的是，有些受训者对于伦理问题、伦理守则和条例采取放任的做法，表现出相对无动于衷的态度，很少寻求讨论。总的来说，两类受训者的行为主要从观点一出发。

水平二

处在该水平的受训者倾向于将守则和条例视为指导方针而非规则。一般来说，他们非常明白并致力于达到伦理要求，去尊重和支持来访者的福祉。尽管如此，这些受训者偶尔会回避处理一些伦理和法律问题，因为这些问题与他们关于来访者最佳利益的看法有冲突。由于受训者自主需要的增加，老师和督导师帮助他们谨慎考虑造成利益冲突的可能，应该会比较有帮助，其中的挑战在于如何在鼓励受训者自主性的同时又继续监督他们的案例。伦理决策成为受训者和督导师之间发生矛盾的核心领域，这并不令人惊讶（Stoltenberg et al.，1998）。有些受训者可能会公开或暗地里挑战伦理守则或条例，也可能有选择地寻求与自己一致的意见。该水平的受训者主要采取观点一。

水平三

在这个水平中，咨询师和治疗师能够从更为广阔的视角去看待标准和指导方针，包括来访者的权利以及自己的专业责任。守则、标准和条例更可能被视为伦理思考的起点而非终点。因此他们可能会回顾这些守则，收集其他信息，提出可能的选项，并平衡权利和责任，做出决定。此外，他们倾向于发展一种更为个人化的专业伦理守则。他们在个人和专业方面的日益成熟为自己提供了理想的环境，他们开始更为充分地整合其专业同一性和个人同一性，包括他们的性别、种族、灵性以及其他个体差异和独特性（Stoltenberg et al.，1998）。此外，随着他们从强制伦理转向理想伦理，他们在生活中寻求个人和专业的平衡，尤其是个人价值观和专业价值观之间的平衡。他们基本上以观点二为出发点，但正在向观点三转变。

水平四

处在这个水平的咨询师和治疗师会觉得很容易平衡强制伦理和理想伦理。他们不仅承认而且超越了守则和规定的要求。他们从胜任发展到熟练掌握，从避免伤害发展到自我了解。他们继续发展自己的品质和美德，在伦理挑战面前表现得很有勇气。通常，他们会认为建立和维持健康有力的关系是伦理敏感性和实践胜任力的关键。在水平 3 中开始的个人同一性和专业同一性的整合仍在继续。在巩固其专业自我的过程中，他们建立了一套完整的关于专业实践的哲学，既反映了高水平的专业能力，又反映了高度的伦理敏感性。不仅如此，这套关于专业实践的哲学还与他们个人的生活哲学自然地结合在一起，反映出他们独特的风格、信念和价值观。毫无疑问，该水平的咨询师和治疗师采取观点三。表 2.2 总结了咨询师和治疗师伦理发展的四个水平。

表 2.2　　　　　　　　　　　　　　　　咨询师与治疗师的伦理发展

水平	处理和应对伦理问题的方式
一	大多将伦理守则和条例视作不容批判和怀疑的，并心怀敬畏；对伦理问题持有"严格按章办事"的姿态，牢记伦理守则并机械地运用；有些采取放任的态度，对伦理问题似乎无动于衷；两者都主要采取观点一。
二	倾向于将守则和条例视为指导方针而非规则；可能会轻视守则和条例的价值及其临床应用，也可能公开或暗地里挑战它们；可能有选择地寻求与自己一致的意见；主要采取观点一。
三	将守则和条例视为伦理思考的起点而非终点，平衡权利和责任，做出决定；随着从强制伦理转向理想伦理，在生活中寻求个人和专业的平衡；基本上以观点二为出发点，但正在向观点三转变。
四	平衡强制伦理和理想伦理；不仅承认守则的要求，而且超越了这些最低标准；继续发展自己的品质和美德，巩固整合个人方面和专业方面的生活观点；主要采取观点三。

至今为止，很少有关于伦理价值观的研究关注经验丰富的专家级治疗师。但是，已发表的研究成果正在提供一些相关的理解，围绕着专业判断在个体职业生涯中的发展过程（Conte, Plutchik, Picard & Knauss，1989；Hass, Malouf & Meyerson，1998；Jensen & Bergin，1988）。这些研究表明，当涉及伦理方面的考虑时，有经验的治疗师和刚入门的治疗师确实表现不同。例如，蒲柏（Pope）和巴伊特（Bajt）调查了熟知伦理的高级咨询师（Pope & Bajt，1988），发现他们并不是使用"教科书伦理"来指导自己的专业决策，这些经验丰富的从业者使用在多年实践中发展出来的"基于环境的伦理"。这些作者所说的"教科书伦理"我们称为"技术伦理"或是"规定条文"伦理，而他们所说的"基于环境的伦理"我们称为"积极伦理"或"规定精神"伦理。

心理咨询与治疗中的伦理价值观

伦理原则和伦理价值观这两个词在专业伦理文献中有很多不同的含义。我们相信对关键术语的准确说明是非常重要的。读者会注意到我们对伦理价值观的定义在很多专业伦理教科书和文章中被称为伦理原则。按照哲学对伦理的说法，价值观是"单个的词或短语，用于表示人类理想的事物"（Brincat & Wike，2000，p.141)，而原则是关于什么应该做或不应该做的标准化陈述。简而言之，原则通常连接或结合两个或两个以上的概念或价值观。"善行"被认为是一种伦理价值观，而"咨询师的首要责任是尊重来访者的尊严以及促进来访者的福祉"（ACA，2005，A.1.a)

则会被认为是一个伦理原则，其中包含了三种价值观和结构：有责任感的咨询师，尊重来访者的尊严，以及促进来访者的福祉。

换句话说，原则建立于价值观之上，并给予价值观以方向。原则给予价值观的指示方向理应是正面的，但它也可能是负面的。举个例子，一群罪犯可能具有同样的价值观，比如自主、贪婪、控制和暴力，但是这些达成共识的价值观可能会侵犯某些社会基本价值原则，例如"个体的私人财产应该受到保护"，"偷窃和暴力扰乱公共秩序"，以及相关的权利法案和宪法保障。

伦理原则

再重复一下，伦理原则被定义为一个社会中高水平的规范或方向，与其道德原则相一致，并构成道德行为或态度的更高标准（Ahia，2003）。在助人专业中，伦理原则被描述为具有毫无争论余地的约束力，也就意味着无论什么时候，只要它们与相当的或是更大的义务相冲突，它们就都

具有约束力（Beauchamp & Childress，1989）。在我们看来，仅有很少几条咨询实践的基本伦理原则，但是伦理价值观则有好几个。这些基本的伦理原则包括"提供对伦理敏感的、有效的关怀"，"尊重和促进来访者的福祉"，以及"以最符合来访者利益的方式行事"。

伦理价值观

伦理价值观是信念、态度或好的道德品质，在日常生活中可以作为有用的指导（Corey，Corey & Calanan，2003）。它们是单个的词或短语，用于表示人类理想的事物（Brincat & Wike，2000）。有几种伦理价值观被指明适用于心理咨询与治疗专业，包括善行、无伤害、自主、诚信、正直、公正和对人的尊重（Kitchener，1984）。

随着专业群体的想法从观点一向观点三转变，他们通常从对伦理标准的集中关注变为在伦理标准之外关注伦理原则和伦理价值观。还记得前文说过，和伦理原则及伦理价值观不同，伦理标准是对实践的最低期望。它们代表了义务，并为违反伦理标准所实施的惩罚奠定基础。在美国

心理学会（APA）最近发布的伦理守则修订本（现在称为《心理学家的伦理原则和行为守则》）中，伦理标准是五条伦理原则。之所以说明这五条伦理原则（在我们看来是伦理价值观），其目的是引导和激励心理学家朝着专业的最高伦理理想而努力。这五个规定是善行和无伤害、诚信和责任、公正、正直以及对人的尊重（APA，2002）。这个列表与布兰卡（Brincat）和维克（Wike）提出的一系列核心伦理价值观非常相似（2000）。请注意APA列出的前三条包含了最初由基奇纳（Kitchener）等人在1984年提出的五条伦理价值观，然后增加了两条：正直和对人的尊重。APA挑选的价值观与布兰卡和维克

(Brincat & Wike，2000) 提出的有着极为明显的相似性。接下来是对心理咨询与治疗七个基本伦理价值观的描述，并有与每一个伦理价值观相关的关键的实践方面的考虑。

自主

自主（autonomy）是自我决定和自我定向的权利，包括选择的自由。然而，实现个人选择的能力要受到其他人自主性的限制。因此，在某些情境中个体的选择是有限的，如绑架或谋杀，而且在这些情境中否认个体的自主性是符合伦理的。若咨询师和治疗师不去对来访者的决定进行不必要的干扰，他们就可以为来访者创造自主的环境。同样，他们可以用坦率、诚实和易于理解的方式向来访者提供必要的信息，鼓励和促进自主性，这样做的基础是这位来访者有能力以自主的态度使用这些信息。与此伦理价值观相关的咨询实践因素包括胜任力、专业表露、知情同意、隐私权利，以及保密。

善行

善行（benevolence）主要是一种有益于他人的义务和责任。它包括帮助目前的和潜在的来访者，以及所有人的义务。它要求咨询师以助人的精神参与专业活动，在他们自己的能力范围内工作，为公共的福祉作出贡献。它也要求咨询师能够提供允诺的服务，来访者有权对此有所期望。与此伦理价值观相关的咨询实践因素包括从业能力、知情同意和双重关系。

无伤害

这个词起源于拉丁文，意思就是"不进行伤害"。无伤害（nonmalificence）经常被引用为所有助人行业最基本的伦理价值，它要求咨询师和治疗师只使用不太可能导致伤害的干预方法。与此伦理价值观相关的咨询实践因素包括从业能力、知情同意、双重关系和公开声明。

公正

公正（justice）包括公平和平等，这不仅要考虑治疗过程，还要考虑获得治疗以及在治疗中获取其他必要的资源。此外，咨询师和治疗师有义务确保他们的治疗过程，以及他们的机构和组织，在提供服务方面没有歧视，他们的行为方式也必须减少对他人的歧视。与公正的伦理价值观相关的咨询实践因素包括法定诉讼程序的考虑、进入申诉程序以及辩护问题。

诚信

诚信（fidelity）包括诚实、忠诚，确保信守承诺。因为通常认为信任的联结在咨询关系中对其效果至关重要，所以这个原则对于心理咨询与治疗中的个体有特殊含义。由诚信培养出的品质而形成的治疗要素，很多理论家对此赋予特别的重要性。有些对于诚信的解释强调对来访者做出承诺的特性，以及专业人员和来访者之间的社会契约。然而，将这个概念缩小到对法规的关注，仅仅承认具体的、直接的承诺，从而忽视在关系的特征中所包含的其他内容，这在讨论咨询师和来访者的关系方面是有局限的。与此伦理价值观相关的咨询实践因素包括专业表露、知情同意、保密问题、避免误解或隐瞒真实情况，以及避免双重或多重关系。

正直

正直（integrity）是指在心理咨询与治疗的实践中提倡准确、诚实和坦率。它意味着不偷窃、欺骗、弄虚作假、使用托词和有意的曲解。此外，它意味着尽力信守承诺，并避免轻率和不明确的承诺。进一步说，当在某些情境中欺骗有其伦理上的理由，可以将利益最大化而将伤害最小化，此时专业人员有义务严肃考虑欺骗的必要性和可能的后果，他们有责任去纠正任何使用这些方法可能导致的不信任或其他有害影响。与此伦理价值观相关的咨询实践因素包括知情同意、保密问题，以及避免双重或多重关系。

对人的尊重

对人的尊重（respect for persons）意味着尊敬所有人的尊严和价值，以及隐私、保密和自我决定的权利。它包括认识到那些由于其自身弱点损害了自主决策的来访者或是其他人，或许需要特殊的预防措施来保护他们的权利。它意味着意识到并且尊重文化、个体和角色的差异，包括基于年龄、性别、性别认同、民族和种族、文化、宗教、性取向、残障、语言和社会经济地位的差异。进而，它意味着尽力减少基于这些因素的偏见所造成的影响，以及无意识地参与和纵容他人的偏见行为所造成的影响。与此伦理价值观相关的咨询实践因素包括知情同意、保密问题、多元文化敏感性以及灵性敏感性。表 2.3 提供了对这些伦理价值观的简短描述。

表 2.3　　心理咨询与治疗的伦理价值观

伦理价值观	简短描述
自主	为自己的行动和自我定向负责；在不妨碍他人自由的前提下自由选择。
无伤害	避免、最小化或防止对来访者施加伤害，无论是否是有意的。

续前表

伦理价值观	简短描述
善行	促进他人的益处，为来访者以及其他共事的人的福祉贡献力量。
公正	鼓励公平、公正，对所有个体均一视同仁。
诚信	做出真实的承诺，重视对来访者及他人的承诺，维持真诚一致的交流。
正直	提倡准确、诚实、坦率，尽力信守诺言的同时避免轻率和不明确的承诺。
对人的尊重	尊敬尊严、价值、个体差异，以及所有个体的隐私、保密和自我决定的权利。

专家级咨询师的伦理价值观和伦理实践

关于有经验的咨询师的伦理实践，到现在为止最出色的研究，或许是一个专家治疗师研究（Skovholt & Jennings, 2004）。伦理价值观研究是一个更大的研究的一部分，整个研究与专家级咨询师的概况以及发展的影响因素有关。该研究指出专家级咨询师所持有的五个典型价值观，包括胜任力、关系联结、无伤害、自主，以及善行。

胜任力

该研究中的专家级治疗师都非常明确地看重在临床工作中的出众能力。他们有很强的动机来超越伦理和实践标准所要求的最低能力标准，成为该领域的专家。尽管已经具有多年的培训和经验，这些治疗师仍然继续寻求正式或非正式的培训来拓宽其专业能力，以此提高他们的技能。这种发展能力的动力与对个人局限的觉察结合在一起，促使这些治疗师成为终身学习者。此外，通过协商、督导，以及他们自己的治疗，他们帮助自己获得机会让别人批判性地评估他们的工作。他们对专业成长的投入支撑着他们的能力，能力又反过来增加他们的伦理敏感性。而且他们报告说，当他们对自己的技术和能力变得更加自信时，他们发觉自己对不确定性，以及每一个临床情境的复杂性和独特性变得更加容忍。

关系联结

该研究最为有意义的整体发现就是专家级咨询师对关系联结的重视。建立、维持并尊重关系是这些专家级咨询师的又一重要伦理价值观。他们高度珍视他们与来访者、同事、家人和朋友的关系互动和联结，与同事之间发展坚实的专业关系是他们的核心价值观之一。他们认同这样的信念，即为了保持胜任力，培养专业能力，治疗师必须持续保持与该领域其他人的关系，获得督导、协商，以及平等的支持和友谊。正如我们所预期的，这些治疗师相信来访者与治疗师的关系是影响来访者积极改变的关键。很显然这些咨询师非常关心来访者的福祉，而这种关怀的态度增强了治疗关系。有趣的是，这些治疗师对建立有力的治疗联盟的重视也在新近出现的，关于治疗关系和治疗结果之间联系的研究中反映出来（Lambert, 1992；Wampold, 2001）。这些研究者指出，关怀的伦理与这些专家级咨询师所体现的关系联结伦理价值观有着密切的联系（Gilligan, 1982）。该研究的更多结果在第 3 章中还有说明。

无伤害

除了重视帮助他人，专家级治疗师也会意识到在治疗关系的环境中造成损害和伤害的巨大可能性。他们对可能对来访者有负面影响的方式很警觉，并发展出测量工具使这种可能性最小化。他们相信要预先管理自身的个人和专业压力源，因为这些压力因素如果不加控制、放任自流，就可能导致有害的行为。对于他们来说，谦逊可以弥补夸大和傲慢的潜在可能，而这些可能导致对来访者的伤害。

这些治疗师致力于自我觉察，这既包括理解和满足他们的个人、情感和生理需求，也包括认识他们自己的"未完成事件"、个人冲突、防御机制和弱点。最重要的是觉察这些问题可能如何干扰他们与来访者的工作。他们选择通过旅行、运动、灵性方面的行为、个人体验和友谊来满足自身的需要。最后，他们认为特别有必要认识、监控和管理可能对他人造成伤害的反移情。

自主

个体有权决定自己的人生路线，这是指导这个研究中的专家级治疗师做出伦理实践决策的另一核心价值观。这些治疗师致力于鼓励来访者的自我决定，同时避免在工作中强加治疗师自己的信念和价值观。信任来访者自己的力量甚至可能促进与治疗师的积极联结。自主性往往是专家级治疗师个人发展的核心原则之一，他们对自主性非常认同。并不令人意外的是，这些治疗师相信鼓励来访者的自主性是伦理实践的核心部分。最后，尊重来访者自我决定的态度也很可能会减少伤害来访者的风险。

善行

专家级治疗师表示，他们致力于减少人类的痛苦，为促进他人的福祉而工作。在他们作为治

疗师的独特角色中，他们有机会表达关怀，通过帮助别人将痛苦的经验转化为个人力量的资源，他们在这个助人的过程中体验到极大的满足。尽管如此，他们承认他们并非完全出于利他的动机，他们进入这个领域也为了实现助人的个人需求，并从他们的专业工作中持续获得个人的利益。

简而言之，该研究中的专家级咨询师看来是在一种更高级的美德伦理状态下行事的。美德伦理强调发展治疗师的美德和品质，而以规则为基础的伦理强调履行专业义务。相比于关注特定的行为规范，如保密或交易，这些治疗师似乎基于一个更为微妙和有原则的心态，去应对错综复杂的伦理实践。

基于这个研究，学生和从业人员所面临的挑战不仅仅是了解伦理守则，而是继续发展他们的品格，以及当面对伦理挑战情境时勇敢行动的能力。由于伦理守则的不完整和不固定的特点，认识到仅仅使用伦理标准指导专业实践的局限是很重要的。这个研究强化了几个基本伦理原则的重要性：善行、无伤害和自主性。此外，专家级治疗师的表现超越伦理守则和基本要求，不断在其专业奋斗之路上提高能力。最后，这个研究强调了专家级咨询师重视建立关系的特点，以及关系如何增强了他们在伦理实践中的能力，增加了他们对于其专业角色伦理要求的理解。

心理咨询与治疗中的伦理理论

伦理理论是指为伦理情境提供导向的广泛观点。一个伦理理论是"我们选择解释并实践价值观的方式，换句话说，是一个专业人员将关于其专业中什么是有价值的选择付诸实践的方式"（Brincat & Wike，2000，p.112）。主要的伦理理论包括结果伦理、权利伦理、职责伦理、美德伦理、关怀伦理和叙事伦理。

一个伦理理论包含两个任务：第一是提供伦理导向，包括前提假设和优先顺序，也就是说，什么是最重要的，是结果，还是责任、品质、关系，等等；第二是解决价值观之间的冲突。因此每一种道德理论都要提供一个价值观的水平，由此使得人们得以解决伦理两难困境并为达成的解决方案辩护（Brincat & Wike，2000）。

六种伦理理论

在各种伦理理论中，这里只简单描述六种并

在附录 A 中进一步阐述。表 2.4 为结果伦理、权

利伦理、职责伦理、美德伦理、关怀伦理和叙事 伦理给出了简要描述。

表 2.4   伦理理论的简要描述

伦理理论	简要描述
结果伦理	以达到最佳结果为目标的伦理理论。某种行为只有趋向于产生更多的好结果时才被认为是正确、适当的（对所有涉及的人而言）。
权利伦理	该伦理理论假定个体是其被赋予的那些权利的载体。当一种行为尊重权利时，它就被认为在道德上是好的和正确的，反之，当它侵犯权利时就被认为是错的。
职责伦理	顾及个体选择意图、行为方式及行为本质的伦理理论。如果做出某行为是出于责任，有良好动机，方式可以接受，行为本身的本质良好，则认为该行为在道德上是良好的、正确的。
美德伦理	该伦理理论认为伦理主要关于内在特质和性格，而非外在表现和行为。基于该理论可以假定美德可以使一个人成为道德上的好人。
关怀伦理	植根于人和人际关系的伦理理论，做出道德决定时关注人际关系而非行动、职责或行为的结果。如果一个行为表达出了关怀或是维持了一段关心他人的关系，就被认为在道德上是好的和正确的行为。
叙事伦理	强调叙述或者故事及其背景在伦理决策中非常重要。一种行为如果能够反映出个体生活及其生活环境中的文化和传统正在发生的故事，那么从道德的角度它被认为是好的和正确的。

对心理咨询与治疗实践的启示

这些理论如果对咨询师和治疗师有任何用途和价值，那可能是什么呢？它们确实在几个方面是有用的（Brincat & Wike，2000）。第一，这些理论帮助我们对自己或他人的理论思考获得领悟。如果你知道你的督导师或主管是个结果论者，那么你就可以预期，与结果有关的原因对于他/她来说特别有说服力。理论学家的区别不在于他们的行动，而在于他们怎样决定要如何行动。以结果伦理的观点行事的人，和从关怀伦理出发行动的人可以相互区别，只要理解他们为什么做出特定的决定。第二，这些理论的作用在于它们解释了一个人与价值观的关系。一个人的伦理理论表明了他/她所重视的价值观。例如，善行和无伤害受到结果论者的高度重视，而善行和

怜悯更是为关怀伦理取向的人高度重视。第三，有时结合来自两种或多种理论的见解很有帮助，甚至是必要的。职责伦理取向可以最好地解决有些价值观冲突，而另一些伦理情境需要美德伦理的观点。此外，有些理论与其他理论特别一致。例如，一位参考职责伦理的咨询师可能会发现考虑责任的同时考虑结果很有帮助。类似地，具有叙事伦理观点的治疗师可能发现他/她需要美德伦理或权利伦理以便为来访者建立一个在他们的生活故事中为之奋斗的目标。

以上是对伦理理论的简短介绍以及概览，因为它们与心理咨询和治疗的实践相关。感兴趣的读者可以在附录 A 中找到对这六种理论更为详细的叙述和讨论。

伦理守则与实践行为

在心理咨询与治疗中，伦理守则意在"展示预期的专业行为及责任"（Eberlin，1987，p.384）。尽管如此，涉及伦理两难困境的研究经常发现，在咨询师或治疗师关于应该做什么的知识和他/她实际的行为之间存在差异（Bernard，Murphy & Little，1987）。为什么会有这些不一致？研究者提

出，当治疗师认为某个不符合伦理的行为违反了一条明确的专业守则时，他们更可能按照认为应该的方式去做，当违背伦理的行为受到法规先例或特定实践行为的支持时尤其如此（Bernard et al.，1987）。然而，在更多依赖个人判断的时候，从业者们相对较少做出"正确的行动"。这种情况

出现在书面伦理指导方针不够清楚，治疗师们依赖于他们自己的个人价值体系和他们对伦理守则的理解时（Wilkins, McGuire, Abbot & Blau, 1990）。关于对"正确做法"的知行不一，一个可能的解释是，有些咨询师苦于在某些原则方面的不足，如正直和诚实（Smith et al., 1991）。莱斯特（Rest, 1984）提出，有些临床工作者不能将事先知道的伦理行为坚持到底，可能是缺乏行动的勇气。至今为止，关于治疗师价值观的研究倾向于关注治疗师对什么因素构成心理健康的概念化。基奇纳（Kitchener, 1984）认为，有些形式上的组织伦理太过宽泛，有的又太局限。看来为了理解伦理决策，了解那些影响每一个特定情境的治疗师的核心价值观非常重要。

促进心理咨询与治疗中的专业发展

为了促进咨询师与治疗师的伦理发展，人们使用了各种教育和培训方法。最常见的方法似乎是正式的课程，这些课程与专业伦理和法律问题，以及它们对咨询过程、咨询师、治疗师以及整个专业的影响有关。第二种常见的方式则是伦理工作坊。无论课程还是工作坊，其重点都在于掌握伦理守则和标准、伦理原则和价值观、决策制定和解决模型、法律问题和风险管理等方面的内容。关于这种方法是否可以有效提高伦理敏感性存在着不少争论。有些人坚持认为，提高伦理敏感性的方法是强调个人反思、角色扮演，以及在实践中解决真实伦理两难困境的持续经验，这些的效果要超过记忆和通过纸笔测验（Gottlieb, Knapp & Handlesman, 2002; Handlesman, Knapp & Gottlieb, 2001）。这一节要描述和说明两种促进伦理敏感性的教学活动，还阐述了伦理敏感性会自然产生于具有伦理敏感性的专业文化之中。

伦理自传

在这个练习中，个体写出他们的背景中有什么始终帮助他们辨别是非，以及辨别什么是符合伦理的专业行为。这个练习的目标是帮助提高伦理敏感性。个体可用 2～15 页纸写出自己的想法，长度并不那么重要，重要的是发展伦理敏感性这个结果。经验显示，这个练习能够帮助个体清楚地将专业伦理与个人道德联系在一起。结果是个体"为应对自己的直觉和伦理守则之间出现的不可避免的冲突打下良好的基础"（Kuther, 2003）。

伦理决策风格

每个学习心理咨询与治疗的人都有独特的经历、需求、期望和对其专业生活的梦想，也有着独特的伦理决策风格。这种独特的风格反映了一个人关于道德价值观和道德问题的早期经验以及持续至今的经验。我们可以假定，这种风格受到父母、亲戚、同伴，还有重要他人如老师或辅导员的塑造和影响。这种风格是潜在的，也就是说并非有意识地表述出来，但它"弥漫"在这个人所有或绝大多数的伦理和道德决定之中。一个好的临床培训项目为学生提供机会觉察并批判地审视自己的潜在风格。这个过程或许会在一门"伦理实践与专业实践"的课程中开始，通常最有可能在督导中完成。

在帮助学生理清他/她的潜在风格的各种不同方法中，伦理家谱图是一种特别有用的方法（Peluso, 2003）。在这种方法中，个体可以通过画出家谱图描述各种关系，以及关键人物如父母以何种方式应对道德问题和进行道德决策，从而理解他/她自己的风格。在专栏 2.1 的案例中，伦理家谱图的方法用于理清杰西的伦理决策风格。

| 专栏 2.1 | 个人伦理决策风格 |

杰西是一名 28 岁、刚刚离婚的咨询专业硕士研究生。她已经完成了绝大部分课程，并开始兼职咨询实习。在实习开始时，她的督导师鼓励她通过完成伦理家谱图来澄清自己的伦理决策风格。以下是她的收获。

在对心理健康咨询专业感兴趣之前，杰西大学毕业后在高中教了五年语文，并与一个酗酒的销售经理结婚两年。尽管他们最初认识时他显得充满乐趣，轻松愉快，但他逐渐变得在情感上难以接近，因为他的工作要求他每个月有三周都出差在外。他们最终在三年前离婚。

杰西是家里三个孩子中最大的一个。她描述她的父亲大半辈子都在酗酒，而她的母亲则挑剔且冷漠。她承认，当父亲无法保持清醒时，母亲对他的羞辱和回避令她感到生气。作为一个孩子，母亲对待父亲这种"苛刻的爱"的态度，杰西认为不公且残忍。而作为一个成年人，杰西则承认她母亲很沮丧，很可能没有别的办法去面对她父亲反复的酗酒状况。但杰西仍然与父亲关系亲近，觉得他很有趣、关心她。而且她总有点相信如果母亲不是这样苛求和不近情理，父亲也许不会喝这么多酒。杰西感觉卷入了父母的冲突，她发誓要以她自己的方式去应对，而非以母亲那种"严格的规矩"。尽管如此，她也对父亲感到失望，正是他自身的软弱，难以下定决心以及支持家庭，致使母亲不得不接管一切。杰西意外地发现自己并不是很叛逆，青春期也没有参加任何危险的行为。她仅有一次喝醉回家，那是她高中的舞会，她很困惑地发现母亲什么也没说，表现得好像一切正常，除了对杰西含糊不清的说话以及呕吐的反应。母亲对她的宗教信仰和道德规范严加管束，杰西认为自己更多地相信灵性，但不太有宗教信仰。

杰西的父亲在做困难的决定时，其风格是花时间去弄清所有可能的后果。这是一个令人不堪重负的过程，结果就是他回避做任何决定。而她母亲的风格反映了她被迫应对那些丈夫没有或不愿做出的困难决定，因此她发泄自己的愤怒和报复。当出现困难的道德或伦理决定时，她母亲倾向于表现得严厉和教条，而他父亲则犹豫或放弃。杰西总结了她自己的潜在风格，也就是她会考虑所有事实，然后采取行动，"但绝不武断"。她惊讶地发现自己做出伦理和道德决定的潜在风格是她父母两种截然相反的风格的令人不快的结合。

伦理文化适应

伦理文化适应是指融入专业文化的过程，这种文化承认守则和规定的重要，同时也重视和效仿价值观、美德、伦理敏感性、自我关怀、道德传统，促进良好的行为而不仅仅是回避有风险的行为。在这样的伦理文化中，信息和技能不仅被教授，同时也进行示范。示范包括觉察自己的伦理价值观、明确地考虑实践的伦理，然后根据那些伦理价值观采取行动（Gottlieb et al.，2002）。

要点

1. 咨询师与治疗师的专业发展有四个水平。它们展示了咨询师和治疗师从入门级受训者到专家级咨询师和治疗师过程中感受、想法、行为的发展模式。

2. 咨询师和治疗师在这些不同的水平上处理和应对伦理事务的方式可以被描述为伦理发展的渐进层级。从技术性的依赖，以及对专业伦理标准恪守原文的解释方式发展到更为成熟地把握规定精神的解释方式。

3. 心理咨询与治疗的七个核心伦理价值观是

自主、无伤害、善行、公正、诚信、正直和对人的尊重。

4. 伦理价值观与伦理原则的区别是：伦理价值观是单个的词或短语，用于表示人类理想的事物；而伦理原则是关于应该做什么不应该做什么的标准化陈述。

5. 在经验丰富或专家级的咨询师和治疗师中，五种核心价值观对于他们的个人和专业生活非常重要。这些价值观是胜任力、关系联结、无伤害、自主和善行。

6. 伦理理论是为伦理情境提供导向的广泛性观点。六种与心理咨询和治疗相关的伦理理论是结果伦理、权利伦理、职责伦理、美德伦理、关怀伦理和叙事伦理。

7. 伦理敏感性对于有效且熟练的心理咨询与治疗实践而言必不可少。促进咨询师与治疗师的伦理发展理应是研究生课程和继续教育培训的目标。

 总结

成为一个有能力的心理咨询与治疗的从业者需要经过一个发展历程，咨询师与治疗师在学习和实践技能的过程中获得个人成长和专业成长。发展伦理敏感性——当然同时发展专业能力——是这个发展历程的核心部分。这些专业和个人发展有一些专家级治疗师和咨询师作为例子。正如研究显示，这些专家级治疗师和咨询师充分体现了伦理/专业思考和决策的第三种观点。我们主张，成为一个熟练且有效的咨询师或治疗师的过程包括越来越多地体现观点三的想法和决策方式。

 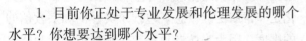 **复习问题**

1. 目前你正处于专业发展和伦理发展的哪个水平？你想要达到哪个水平？

2. 根据你的看法为七个核心价值观按重要性排序。

3. 你的伦理价值观有哪些？你的伦理原则又是什么？

4. 你认为有必要使用本章中简述的六个伦理理论之一来做出合理的伦理决定吗？

5. 你的伦理敏感性如何？你可以做些什么来提高伦理敏感性？

第3章

伦理中的多元文化、关系和灵性问题

伦理敏感性包括辨识和应对咨询过程中专业与环境领域的伦理和道德因素。本书强调环境领域的重要性。我们设想环境领域有三个维度：个人—发展的、关系—多元文化的以及组织伦理—团体价值观的维度。本章关注咨询过程的关系—多元文化维度，尤其是当它与理解伦理问题和解决伦理困境相互关联时。这些讨论从关系维度开始，并进一步推进到多元文化维度，特别强调与这些维度相关的伦理和专业方面的考虑。多元文化是非常广泛的概念，包括了灵性的和宗教信仰的维度。因为来访者越来越多地期望治疗师能够讨论灵性与宗教信仰问题，所以灵性维度的伦理方面在本章中也有涉及。

 学习目标

阅读完本章后，你应该能够：

1. 解释下列陈述：具有文化胜任力的咨询是具有伦理敏感性的咨询。

2. 描述伦理决策关系或合作模型的要素和过程。

3. 描述一个具有文化敏感性的策略以解决伦理问题和两难困境。

4. 描述灵性维度和多元文化维度的关系。

5. 从核心文化和灵性胜任力的角度描述灵性敏感性。

关键词

伦理敏感性　　　　　　多元文化维度　　　　　　关系维度　　　　　宗教信仰
灵性敏感性　　　　　　灵性

关系维度

这一部分强调在咨询和心理治疗中的关系维度，尤其是这个维度对伦理的一些启示。在对于关系维度以及相关的伦理观点进行简单描述之后，我们会探索咨询过程中的关系伦理、督导过程以及伦理决策的过程。

关系维度指的是治疗关系及其背景，治疗的过程就是在其中体验并且发生的，在不同的心理治疗流派中描述关系的方式有显著差异。尽管如此，大多数流派都承认这种关系的重要性。各种流派都发现了治疗关系与咨询结果之间的相关。据估计，心理治疗中30%的变异归功于"关系因素"，而40%的因素是归功于"来访者资源"或是"自然恢复"的因素（Lambert，1992）。基于对心理治疗研究的分析，施特鲁普（Strupp）得出结论说，治疗关系是"所有形式的心理治疗中的共同要素"（Strupp，1995，p. 70）。奥尔林斯基（Orlinsky）、格劳（Grawe）和帕克斯（Parks）等人的研究进一步表明，来访者对治疗关系投入的程度是咨询结果的关键决定因素。总而言之，那些动机强、投入并且与咨询师合作的来访者会从咨询经验中获益最多。

对关系形成有重要作用的，就是卡尔·罗杰斯（Carl Rogers）称为有效咨询和心理治疗的核心条件：共情、尊重和真诚（Rogers，1951）。看起来，当来访者感觉到被理解、安全、有希望时，他们就更可能冒险去表露自己痛苦的感情，以及他们生活的一些细节，同样也会冒险以更有适应性和更为健康的方式去思考、感受和行动。尽管如此，这些核心条件必须真正被来访者感受到，而这些核心条件会依赖于来访者内部动力和文化背景而使其有不同的体验。邓肯（Duncan）、索洛韦伊（Solovey）和鲁斯科（Rusk）等人声称，当咨询师与来访者建立起一个对真诚、理解、共情的定义相一致的关系，就会发展出一个最有帮助作用的联盟（Duncan，Solovey & Rusk，1992）。

专业伦理守则是一系列规则，我们期望咨询师和治疗师遵守这些规则。它们反映了我们的法律体系公正、权利以及义务的取向，把义务放在个体或是个人的领域而不是关系的领域。公正取向表现出关注个体对于伦理的理解，这体现在个体的道德发展阶段中（Kohlber，1981，1984）。与之相对应的是伦理的关系理论，它植根于关怀伦理（Gilligan，1977，1982）。在这样一个伦理的关系理论中，道德责任指向的是关系而不是权利和义务，而符合伦理的决策是关注关系如何被特定的行动或者互动所影响。另一个关于关系伦理的观点反映了社会建构主义者的观点（McNamee & Gergen，1999）。

咨询的关系维度

咨询理论和临床知识都一直将来访者和咨询师或是治疗师之间的关系抬高到超越所有咨询过程中其他因素之上。大部分实务工作者的经验看起来也会验证这个假设，即来访者和咨询师的关系质量比理论取向或者是干预技术更为重要，研究也继续从实证的角度验证这个假设。我们简短地回顾一下这些研究，尤其是与关系领域的伦理有关的研究。我们首先来关注一个里程碑式的研究，说明关系领域在专家级治疗师生活中的重要性。因为专家级治疗师的状态反映了咨询师发展的漫长的，有时是非常艰苦的旅程的缩影。因此去理解他们的经验、信念和价值观是非常有用和有启发性的。

这个关于专家级治疗师重要研究的有些结果已经在第 2 章里有所报告（Skovholt & Jennings，2004）。这里我们会更为详细地描述与关系领域有关的一些研究结果。这个研究的一个最重要的发现是这些专家级治疗师都会非常强调建立和形成关系，以及这样做会如何提升他们符合伦理的实践能力（Jennings，Sovereign，Bottoroff & Mussell，2004，p.122）。

我们发现，对于这些专家级治疗师来说，建立、维持并且尊重关系是一个核心的伦理价值观。他们高度珍视他们与来访者、同事、朋友甚至是更大的社区之间的关系互动。更进一步说，在他们与他人的关系中，他们持有较高的伦理标准，尤其是

诚实和整合。他们报告说他们努力在自己的价值观和自己与他人发生联结之间形成一种一致性。

他们也报告说，为了维持能力水平和作为专家的专业水平，他们相信他们应该继续与该领域的其他人保持联系。

那么，并不令人意外的是，他们相信与来访者的关系是影响来访者积极改变的关键。咨访关系的潜在治愈力，被不断增加的普遍研究所发现。在一篇对心理咨询与治疗文献深入而详尽的综述中，万姆波尔德（Wampold）发现，成功的治疗结果更多地依赖于共同因素，尤其是来访者和咨询师的关系质量，超过其他的因素。实际上这些关系因素可以解释超过 70% 的治疗结果（Wampold，2001）。

最后，他们相信个人生活中的健康关系是防止倦怠和损害的后盾。正如我们所知，在本研究中，专家级治疗师阐明了他们的关系如何增进他们对于自己专业角色伦理要求的理解（Jennings et al.，2004）。

督导的关系维度

除了来访者和咨询师关系的伦理意义之外，被督导者和督导师的关系的伦理解释也很重要。很多人都会赞同，如果督导师和被督导者之间的关系有问题的话，就不可能发生有效的督导（Bernard & Goodyear，2004；Bradley & Ladany，2001；Holloway，1995）。进一步说，还有"平行过程"这个现象，也就是说治疗通过被督导者转移到来访者那里。那么看来，无论如何，督导师和被督导者之间的关系会以某种形式影响到来访者。换言之，如果一个督导师真的关心来访者的福祉，那么他/她也会在关心被督导者方面做得很好（Nelson，Gray，Friedlander，Ladany & Walker，2001）。

因此，早期督导的关键任务就是建立一个很强的工作联盟。它可以作为一个基础，以便将来在督导中的问题和两难困境都可以被控制、管理和解决。持续不断地维持这个联盟是在这个关系整个过程中督导师的责任。更进一步说，由于督导包含评估性的要素，那么一个很强的督导联盟就很关键，它建立在双方就督导的评估方面有怎样的期望能够达成共识上。关于督导目标和任务不一致的期望，以及对评估过程不一致的期望都会导致误解、批评和有害的冲突（Nelson，Gray，Friedlander，Ladany & Walker，2001）。第 14 章会进一步地讨论督导中的关系维度。

伦理决策中的关系维度

在大多数情况下，伦理决策模型是理智的、线性的，假定出自个体的角度，也就是说非关系

性的观点（Cottone，2001；Davis，1997）。戴维斯（Davis）描述了一个伦理决策的关系性模型。

它建立在合作以及包含的价值观基础上。他主张有效的伦理决策是由咨询师、来访者之间积极的合作关系来实施促进的，他还暗示说，建立这种关系的咨询师和治疗师会较少面临有问题的伦理状况。戴维斯将他提出的方法称为解决伦理问题的合作性模型。

这个模型的核心是这样一系列的四个步骤：

■ 第一步是辨认卷入这个两难困境的参与者。

■ 第二步是清楚地说明每一个参与者的观点。

■ 第三步是找出一个解决的方案，该方案能够令所有参与者都满意，这个过程基于聚焦于找出和讨论期望及目标的团队工作。

■ 第四步是明确并实施对于实现这个解决方案需要做出的个人努力。

多元文化维度

如今多样性和多元文化维度越来越重要，那么这一节就来描述多元文化维度的伦理启示。让我们从描述多元文化开始，然后讨论文化敏感性以及胜任力，这些是我们在伦理决策中关注文化因素的背景知识。

多元文化维度可以使用广义的方式理解，也可以使用狭义的方式理解。狭义地说，多元指的是种族和民族；广义地说，它包含种族和民族、国籍、性别、年龄、地位、残障、性取向、宗教信仰和灵性。咨询师或治疗者有或者没有对于这些不同群体的经验，他们的工作都可能会有局限，尽管如此，我们仍然期望他们认可并且尊重多样性，努力增进来访者的福祉、被尊重与尊严。

今天，专业人员已经越来越多地意识到，当咨询师和来访者来自不同文化的群体时，他们之间可能存在一些不同，这与价值观、对情境的感知，甚至交流的风格有关。更进一步说，他们发现，即使是咨询过程，对来自某些文化的来访者来说，也可能是不舒服的或者是不能被接受的。

本书的一个基本前提为具有文化胜任力的咨询就是一个有伦理敏感性的咨询。这一节从对文化敏感性和文化胜任力的讨论开始，然后推进到将文化敏感度与胜任力融入伦理困境的解决策略上。在这个非常具有实践意义的层面，文化上有胜任力的咨询就被证明是一个有伦理敏感性的咨询。

伦理敏感性和胜任力

有效的咨询师与治疗师对文化敏感的方式进行实践。文化敏感性实践的重要特征是在文化方面的胜任力。多元文化能力的发展对于咨询行业是一个很大的贡献。有一些研究者（其中包括 Arredondo et al.，1996；Pedersen，2000；Sue，1998）发展出了一系列能应用到咨询专业中的胜任力。

休（Sue，1998）和他的同事提出，成为一个具有文化胜任力的从业者需要三种能力。第一种包括从业者对于种族、文化、民族、性别以及性取向的态度和看法。从业者应当显示出监控个人偏见的能力，发展出一种积极的观点看待多元文化，理解一个人的偏见可能会干扰提供有效的咨询服务。第二部分是认识到文化胜任力需要从业者知道并理解他/她自己的世界观，还要求从业者拥有关于他/她需要面对的各种不同群体的特定知识，对社会政治的影响有基本的理解。第三部分包括有效使用评估技术、干预技术以及服务不同来访者群体的必要策略。

美国多元文化咨询与发展学会（The Association of Multicultural Counseling and Development，AMCD）以及美国咨询教育与督导学会

（Association for Counselor Education and Super-vision，ACES）合作制定了咨询师及其他心理健康教育者的胜任力指导方针，题为《多元文化咨询能力及标准》（Multicultural Counseling Competencies and Standards，Arredondo et al.，1996）。这些指导方针指明了多元文化胜任力的四个主要要素。第一条指导方针是觉察个人自身的文化背景对于其经历、态度、价值观和行为的影响，这也包括个人自身的文化会以何种方式限制或促进其与不同群体来访者的工作效能。第二条指导方针涉及个人对于文化差异以及来自不同文化来访者的适应程度。它指出了发展一种态度的重要性，就是重视并欣赏文化差异，而不是轻视或忍受它。第三条强调了诚实面对自己消极的情绪反应，以及预想自己对于其他文化观念的重要性。它也说明了，要认识这种反应可能对来访者产生的消极影响，并致力于改变这种态度。最后，第四条指明尊重和欣赏不同文化的信念，这可以反映在重视两种语言的使用，以及尊重社区、支持网络上。

这份重要的文件同时也指出了以具有文化敏感性和胜任力的方式工作所必需的知识基础。最后，它描述了咨询师和治疗师必须发展和维持的几种技能，以便可以提供具有文化胜任力的咨询。

核心文化胜任力

关于这些不同的胜任力，韦尔费尔（Welfel，2000）提供了一种有用的综合方式来阐述五种胜任力。在我们看来，表现出这五种胜任力的咨询师和治疗师可以被认为是有文化敏感性的。这里对五种胜任力稍加修改并简要描述如下。

显示出具备文化意识

这第一种胜任力明确了一种对于其他文化价值的开放态度。韦尔费尔主张，理解个体文化传统对其自身的成长、价值观、信仰和社会行为方面的影响，是这种开放性态度的先决条件。其中的假设逻辑在于，如果一个人理解自己的行为和文化的根源，那么他/她就不大可能假定其具备普适性或可推广性。

理解来访者的文化

第二种胜任力要求了解一种或多种特定文化的知识。不幸的是，对于普通文化现象的忽视将反映在错误的诊断和治疗中。因而对于咨询师或者治疗师来说，当来访者深受其自身文化和新的外来文化困扰时，具备关于特定文化的知识就显得极为重要。

与他人合作及协商

第三种胜任力要求咨询师具备与文化中的其他关键个体相互协作的能力。了解在何时以何种方式求助于这样的个体是解决伦理困境的重要因素。咨询师和治疗师也需要知道如何为其自身以及同伴和督导师寻求支持，以获取更多的关于来访者文化背景的信息。

使用具有文化敏感性的干预方式

第四种胜任力要求咨询师能够调整干预方式，或使用专为跨文化咨询设计的干预方式。因为传统的决策和问题解决方式对于情境的文化因素缺乏完备的考虑，咨询师需要具备足够的技巧以便适应并且使用为跨文化咨询设计的替代方式（Pedersen，2000）。

表现出宽容的态度

最后，第五项胜任力要求咨询师发展和表明其具备一种对于模棱两可和存在分歧的是非观的宽容。这种能力来自尊重自主性的原则。韦尔费尔称，如果一个来访者可以自由地选择一个行动计划并且考虑了其替代方案，那么只要这个计划不会给来访者或者他人带来很严重的风险，咨询师就有责任尊重这种选择。

专栏3.1总结了这五种能力。

<table>
<tr><td>专栏 3.1</td><td>五种核心文化能力</td></tr>
</table>

咨询师需要显示以下能力：

1. 表现出对自身文化的觉察和对其他文化价值观的开放。
2. 知道并且理解来访者的文化。
3. 和文化中的重要个体合作以支持来访者，也包括为自身寻求支持，在文化问题上向他人请教。
4. 利用适用于来访者需求或者为跨文化咨询设计的干预方法。
5. 发展和表现出对于模棱两可或者存在分歧的是非观的宽容。

来源：改编自 Welfel（2002）。

文化意识的首要性

在这五种胜任力中，对于咨询师或者治疗师来说最困难的，也是第一位的，在于证明和表现出对于个体自身的文化意识和对于其他文化价值的开放态度。为什么？问题在于"文化封闭"，一种文化的井蛙之见。在 40 多年前，雷恩（Wrenn, 1962）对于"文化封闭"的咨询师描述道：他们关于真实的定义从自身文化体系的假设出发，对于其他人的文化价值观不敏感，而且在实践中陷入自己的思维定势，而拒绝改变和接受任何替代方式。如今，许多文化视野狭窄的学生接受咨询培训，因为其有限的文化经历，他们或许会在不知不觉中将其自身的文化价值强加给其他学生或者来访者。解决这种"文化封闭"问题的办法就在于提高文化敏感性。出于这个原因，在咨询和治疗培训计划中促进和期望教员、职工和学生的文化敏感性就显得极为迫切。在我们看来，具备文化敏感性的第一步就是拥有文化意识。

一个咨询师的文化认同、文化适应、宗教和灵性价值观，以及性别角色的社会化，可以被视为咨询师的文化世界观，将能够显著地影响他/她对于来访者境况的接纳程度。当涉及伦理事宜时，咨询师的文化世界观将会决定其在特定的情境中是否会陷入伦理两难困境。咨询师对于其自身文化世界观的觉察水平将会是伦理两难困境中的一个有用的因素，这丝毫不令人惊讶。专栏 3.2 解释了这一点。

<table>
<tr><td>专栏 3.2</td><td>文化因素与伦理两难困境</td></tr>
</table>

一个最近被诊断为长期衰弱的尼日利亚学生来到大学的咨询中心，寻求解决因健康状况导致的痛苦。这个来访者一年前移民到美国，两个月前接受医疗诊断。她被分配给一个重视家庭联结的拉美裔咨询师。进行了一些讨论之后，这个咨询师建议来访者返回其祖国以便寻求家人的支持。由于这个学生的文化中也很重视家庭的支持，这个咨询师的建议没有导致任何的伦理两难困境。可是，如果这个学生被分配给另外一个更重视自由选择，或者强调自主性高于家庭内部相互依赖的咨询师，潜在的"留下来或者回家"这样相互矛盾的行为，在这种境况下就很可能导致陷入伦理两难困境。

文化因素的考虑与伦理决策

到目前为止，关于文化敏感性和文化胜任力的探讨都是基于理论和学术层面的。那么在思考伦理问题时，考虑文化方面的因素是否有任何的实践相关性呢？答案是大有关系。在伦理决策和伦理问题的解决过程中，尤其是在涉及伦理两难困境的时候，这一点可以立即被证实。咨询专业的文化批判就在于"尽管在咨询理论中添加文化视角已经取得了很大的进步，但是这些概念化并没有能够考虑伦理决策模型的发展"（Garcia, Cartwright, Winsto & Borsuchowska, 2003, p.275）。但是，这些作者和一些其他作者（Tarvydas, 1998）曾就伦理两难困境的解决提出了必要的框架和实用策略。

他们为解决伦理困境而提出的框架中包含五种态度：反思、关注环境、平衡、合作和宽容（Tarvydas, 1998）。下面介绍前四种。

■ 反思涉及一个咨询师对于他/她自身以及其他相关参与者的感受、价值和技能有所觉察。

■ 关注环境是指对于场景中的有作用的因素保持关注，例如个人的因素、关系的因素以及文化动力、组织动力和团体情绪。

■ 平衡指咨询师在权衡所有涉及的参与者所呈现的问题和视角时所付出的努力。

■ 合作是说咨询师始终保持一种态度，即在可能的范围内，尽力将所有参与者纳入决策之中。

考虑到分析和解决伦理两难困境的实践策略和文化敏感性的策略，专栏3.3提供了一些文化方面的考虑。在伦理决策中，强烈建议咨询师与治疗师考虑这些因素。

专栏 3.3 　　　　　伦理问题分析和解决中一些文化方面的考虑

● 收集相关的、对问题产生影响的文化信息，比如移民、家庭价值观、宗教与灵性价值观、社区关系。

● 基于来访者的文化价值观确定涉及的关键参与者。

● 确定在两难困境中如何采取行动的过程是否反映了你的或者来访者的，或者双方的文化世界观。

● 评估你的职业伦理准则的文化敏感性，评估法律与来自文化视角的伦理准则间的潜在冲突。

● 确保所选择的行动方案反映了参与者的文化世界观。

● 使用关系性的方法以在可能的行动方案上达成一致。

● 识别决策和计划实施过程中与文化相关的资源和策略。

● 预期成功实现计划会遇到的文化的、个人的和组织上的障碍。

来源：改编自 Garcia, Cartwright, Winston & Borsuchowska (2003)。

 ## 宗教和灵性维度

专业伦理准则要求咨询师和治疗师对于文化问题保持敏感，也要求对会影响来访者的宗教和灵性问题保持敏感。这一节将会详细介绍咨询实践中的一系列宗教和灵性问题的伦理含义。对于咨询和心理治疗中的一些比较常见的宗教和灵性问题也做出了解释。

似乎越来越多的成年人和老年人将灵性纳入其日常生活。调查研究表明，94％的美国人信仰上帝，10个人中就有9个人会祈祷，97％的人相信他们的祈祷会得到回应，五分之二的人报告说曾经有过改变其人生的灵性体验（转引自 Steere, 1997, p.43, 54）。因而，来访者会期待咨询师和治疗师在治疗中纳入灵性维度毫不让人奇怪。

本节从定义咨询背景中的灵性问题开始，接

着讨论一些涉及灵性维度的伦理问题。本节还阐述了在变化的咨询背景中灵性所占据的位置。

灵性

灵性这个词可以引发很多想象和联想,从传统的形式,比如祈祷和斋戒,到现代的形式,如占卜、冥想,以及其他形式的灵性活动。事实上,灵性比任何这些表现都更为基础。与宗教不同,宗教是通过神圣的事物寻找意义,其中包含一个共同的信仰体系作为背景,如教义和共同的仪式行为(如礼拜仪式),而灵性更多与个体在努力寻找、保存和转化神圣的事物的过程中,如何思考、感受、行动以及互动相关。它与人们最深层的愿望有关,那种所有人都体会到,但是无法满足的愿望,因为这种愿望总是比其他的更为强烈。灵性主要是关于我们如何处理这种愿望。因此,灵性不是生活的附加物,也不是只有少数人追求或是希望在咨询或治疗中谈及的方面。相反,每个人都具有灵性的因素,反映在日常的想法、感受和行动中,对生活可能有益也可能有破坏性。从这个角度来看,灵性以及灵性维度并不是治疗中的边缘话题,也不只是“在灵性方面比较敏感的”治疗师所关注的因素,而正是或者可以成为任何治疗过程中的基本考虑因素(Sperry & Shafranske,待发表)。因此,现在受训的咨询师应该至少有一点关于宗教和灵性问题的正式培训。

对于宗教和灵性的专业态度与个人态度

对咨询师与治疗师专业生活的主要启示在于,他们的“常规及惯例关注”要求在临床实践中对灵性和宗教因素保持敏感。而在咨询师和治疗师的个人生活中,这并不意味着期望他们改变其对于宗教和灵性领域的基本信念或意识形态。更明确地说,咨询师可以维持原有的立场身份,如不可知论者、无神论者以及作为某一特定信仰或精神道路的名义上或虔诚的追随者。考虑到在专业和个人两方面对宗教及灵性因素的敏感性,一共有四种可能的态度。图 3.1 描述了这些态度。例如,因为咨询从业者支持宗教/灵性敏感性是常规和惯例的实践行为,咨询师和治疗师必须采取态度三或四,因为态度一和态度二不符合目前主流的专业标准。现在,咨询师是否采取态度一或态度二纯粹是个人选择。简而言之,咨询师只需要在专业实践中表现出一点对于宗教和灵性问题的敏感性,而与他们的个人信念和行为无关。在下一部分“在咨询专业实践中结合灵性维度的程度”中会提到,尽管水平一(没有灵性评估,不处理也不涉及宗教/灵性问题)在过去是可以接受的,但现在的咨询专业实践必须在水平二到水平四之间。

个人的

专业的		低	高
	低	一	二
	高	三	四

说明:
一=不关注或不可知论的个人态度,无评价或“科学的”专业态度。
二=有灵性方面的个人体验,但是持无评价或“科学的”专业态度。
三=不关注或不可知论的个人态度,但是对来访者的灵性/宗教问题保持敏感。
四=有灵性方面的个人体验,并且对来访者的灵性/宗教问题保持敏感。

态度一和态度二不符合美国咨询协会伦理守则(2005),态度三和态度四符合。

图 3.1 灵性敏感性以及专业和个人的态度

在咨询专业实践中结合灵性维度的程度

在前文中，我们描述了专业和个人对宗教/灵性敏感性投入的不同态度或不同类别。在这部分，我们将讨论精神健康工作者将灵性维度纳入其专业实践的不同方式。我们会描述和说明四种水平的结合。这些水平的划分基于纳入如下三个治疗因素的程度：（1）灵性方面的经历回顾或评估；（2）某种程度上讨论来访者的宗教和灵性问题，或使用一些灵性方面的实践方法；（3）向宗教或灵性方面的相关人员（如主教、牧师、神父、拉比或精神领袖及教牧咨询师）转介或寻求合作的程度。专栏3.4总结了这四种水平。

专栏 3.4	在咨询专业实践中结合灵性维度程度的四种水平
水平一：没有	没有灵性评估。 对灵性问题不做讨论。 没有考虑灵性方面的顾问，即使有需要也是如此。
水平二：有限	灵性评估。 对灵性问题没有讨论，或有简短的、个别的讨论。 如果需要的话转介给灵性方面的顾问。
水平三：适度	灵性评估。 对灵性问题有些讨论。 如果需要的话与灵性方面的顾问合作。
水平四：最大程度	灵性评估。 对灵性问题充分讨论。 如果需要的话与灵性方面的顾问合作。

这一节简单描述了这四种水平，并对水平二、三、四做了说明。结合的程度也与专业和个人对于宗教/灵性敏感性投入的态度类型相关。读者会注意到，这些说明既描绘了精神健康工作者专业工作的结合程度，也包括他们个人对宗教/灵性敏感性的态度，这反映在他们独特的宗教信仰、灵性行为，以及是否从属于特定的宗教团体上。请记住，描述某个特定精神健康工作者的个人态度是附带的，并非特定水平的专业结合程度所必备的特点。

水平一：没有结合

在该水平中，老式的精神健康实践工作不包括三个治疗因素中的任何一个。咨询师不实施灵性评估，即使是一个简短的历史回顾；不讨论宗教/灵性的因素或问题；也不会发生向宗教/灵性相关人员转介或寻求合作的情况。正如在前文中提到的，这个水平的结合程度在常规及惯例的关注方面，与精神健康工作组织所宣称的立场不符。

水平二：有限结合

在该水平中，咨询确实包含了三个治疗因素中至少一个，有时是两个。最低限度是，咨询师进行了灵性评估，通常是一个筛查性的对灵性经历的简短回顾。如果有必要的话，咨询师也可能基于灵性评估，将来访者转介给一个合适的宗教/灵性相关人员，甚至是尝试进行简短的或个别的灵性方面的干预。

在这个结合水平上，咨询师理解和尊重来访者的承诺包括了对灵性和宗教问题的简短询问，方式就和在综合咨询评估中询问工作经历或性方面的问题一样。

水平三：适度结合

在该水平中，咨询包括了全部三个治疗因

素。首先是灵性评估，其通常比简短的或筛查性的灵性经历更为详细，此外咨询师还能够并愿意涉及一些在评估中出现的与灵性/宗教相关因素的讨论。这通常意味着咨询师不仅在个案概念化的过程中结合了灵性/宗教因素，同时也在治疗过程中涉及了这些因素的讨论，或是以某种方式结合了灵性的干预或实践方法。如果需要的话与合适的宗教/灵性相关人员进行合作，不像在水平二中只是进行转介，在水平三中咨询师仍然会活跃地参与协同治疗的过程。

水平四：最大限度结合

在该等级中，咨询充分纳入了三个治疗因素。通常，在一个更为详细的灵性评估之后，咨询师可以将宗教/灵性的影响和相关的心理、生理、社会因素共同概念化，如果需要的话与合适的宗教/灵性相关人员进行合作。在这个水平工作的咨询师拥有充分的培训和经验，既可以讨论灵性/宗教的相关影响，又可以在治疗过程中结合灵性的干预或实践方法。目前，只有极少的治疗师和咨询师拥有足够的培训和经验可以在这个水平上开展实践工作。总的来说，这样的人通常也在他们自己个人的灵性经历上有高度的投入。

灵性评估

要引出宗教和灵性问题，并发展一个合适的治疗计划，必须是在假定已经完成了灵性评估的前提之下。引出宗教的相关经历，或者按它目前的名称"灵性评估"，现在被认为是初始评估必不可少的部分。鉴于这种评估并没有标准化的格式或方案，以下是四个对引出关键信息颇为有用的问题：

1. 宗教或灵性对你来说重要吗？

2. 你的宗教或精神信仰对你看待自己的问题和考虑自己的健康方式有影响吗？

3. 你愿意和我讨论你的宗教或精神信仰和行为吗？

4. 你是某个宗教或精神团体的成员吗？（Koenig & Pritchett，1998）

正如前文所说，灵性评估在水平二、水平三和水平四中普遍存在。这是采取了对灵性/宗教敏感性高水平的专业投入（态度三）。此外，实施治疗计划则反映了与宗教/灵性维度较高水平的结合（水平三）。

咨询师的灵性和宗教胜任力

在之前的章节我们提到，咨询和治疗不是没有价值倾向的，价值倾向影响着咨询过程的方方面面：评估、治疗目标、干预的使用以及治疗结果的评估。我们要将表露价值观和强加价值观区别开来。价值观的表露包括咨询师和治疗师在适当的时候表露自己的价值观，并无固定计划，而强加价值观则包括有计划的表达。最常见的情况是，强加价值观伴随着对来访者的劝说和批评。

咨询中的灵性、伦理及宗教价值观学会（Association for Spiritual, Ethical, and Religious Values in Counseling，ASERVIC）的委员会在咨询及相关教育项目认证委员会（CACREP）标准中提出了一个灵性和宗教胜任力清单（见专栏 3.5）（Favier, Ingersoll, O'Brien & McNally，2001，pp. 178 - 180）。其中包括评估来访者对宗教和灵性关注的能力、针对来访者的精神或宗教信仰及行为表达共情的能力、评估灵性或宗教问题与咨询目标相关性的能力。通常督导师应该了解这些特定的能力，也了解被督导者的能力水平，然后会讨论这些来访者的价值观和信仰对实施治疗过程有何影响。

专栏 3.5   咨询师的灵性和宗教胜任力

与咨询师有关的胜任力

● 解释灵性、宗教和超个人体验这些方面的关系。

● 描述个体的灵性、宗教以及超个人的信仰和行为。

● 找出关键生活事件以及它们如何影响个体的精神或宗教信仰。

与来访者有关的胜任力

● 针对来访者的精神或宗教信仰及行为表达共情。

● 获取信息以便更好地理解来访者的精神世界观。

● 评估灵性或宗教问题与咨询目标的相关性。

● 识别何时咨询师对灵性、宗教和超个人问题的理解和宽容不能恰当地服务于来访者。

● 如果需要的话寻求协商或进一步的教育。

● 如果需要的话将来访者转介给牧师、神父、拉比（犹太教神职人员）等精神领袖。

来源：改编自 Association for Spiritual, Ethical, and Religious Values in Counseling（Favier, Ingersoll, O'Brien & McNally，2001，pp. 178 - 180）。

咨询和治疗中移情和反移情的问题并不少见。反移情经常出现在来访者描述或处理灵性或宗教问题时，这应该并不令人意外。督导师应很好地掌握在这些宗教和灵性问题上管理反移情的特定策略。斯佩罗（Spero, 1981）的论述具有很好的临床参考价值。

除了涉及评估宗教和灵性价值观、信仰及其他关注点的伦理，咨询师还应当接受并愿意与来访者讨论这些问题。如果他们受过足够的训练，还可以使用灵性取向的干预和方法。在有些情境

中这些干预显得很合理；在有些情境或环境中，这些干预显然不恰当，或相对不合适（Sperry, 2001）。咨询师和治疗师面对的最为敏感和复杂的伦理问题之一就是来访者要求咨询师和他们一起祈祷。使用祈祷作为治疗干预是否明智，这是一个很重要的专业和伦理问题，幸好适用和不适用的相关事宜已有讨论（Koenig & Pritchett, 1998）。咨询师可能对这些问题不是非常熟悉，他们应当通过查阅文献或请教他人获取信息。

 ### 要点

1. 伦理敏感性是指辨识涉及他人福祉的情境或是情况。

2. 有文化敏感性的咨询实践要求咨询师具有文化胜任力。

3. 成为有文化胜任力的从业者至少需要三方面的能力，其中包括（1）监控个人偏见的能力，发展出一种积极的观点看待多元文化，理解一个人的偏见可能会干扰提供有效的咨询服务；（2）知道并理解自己的世界观，也知道和理解来访者的文化世界观；（3）有效地使用评估技术、干预技术以及服务不同来访者群体的必要策略。

4. 当出现伦理问题时，咨询师的文化世界观会界定一个特定情境是否属于伦理两难困境。

5. 关系维度包括信任、建立相互关系、伦理敏感性，以及接受独特性的能力。它同时促进咨询的过程和结果。

6. 如果督导师和被督导者之间的关系不适当或有问题，那么不太可能进行有效的督导。

7. 多元文化维度是指诸如种族、国籍、经济地位、性别、年龄、残障、性取向，以及宗教和灵性这些影响咨询过程的因素。

8. 由于来访者越来越多地期望咨询师和治疗

师在咨询中处理灵性及宗教问题，咨询师和治疗师可以预期应对这些问题的伦理方面的考虑。

9. 灵性是每个人无法满足的、最深层的愿望。它包括个体应对这个愿望的方式：在寻求满足这种无法满足的愿望时如何思考、感受、行动以及互动。

10. 宗教是通过神圣的事物寻找意义，其中包含一个共同的信仰体系作为背景。共同信仰体系的例子包括教义和共同的仪式行为，如圣餐仪式或集体礼拜。

11. 灵性敏感性是指承认宗教或精神信仰、价值观以及其他因素在他人生活中的重要性或影响力。

 ## 总结

本章介绍了心理咨询与治疗专业实践中的关系—多元文化维度。认为文化因素影响咨询师与来访者的关系，能够并且确实会影响伦理问题。因此在伦理实践和专业实践的决策中需要考虑关系和文化的因素。有效咨询要求咨询师和治疗师发展并提高他们在文化敏感性和文化胜任力方面的能力，而这些文化胜任力会进一步增强伦理敏感性。因此可以总结为文化上有胜任力的咨询是伦理上有敏感性的咨询。

 ## 复习问题

1. 你如何提高自己的文化胜任力？

2. 你认为在做伦理决策的时候应该考虑什么样的文化因素？

3. 你认为灵性和宗教是合适的咨询主题吗？解释你的答案。

4. 你认为是否应该要求没有宗教和灵性经验的咨询师表现出灵性敏感性？解释你的答案。

5. 什么文化因素可能影响咨询过程？咨询师如何避免这些因素对咨询过程产生消极干扰？

第4章

组织伦理

伦理敏感性包含辨识和处理咨询过程中专业和环境领域的伦理和道德问题。本书强调环境领域的重要性。我们设想环境领域中有三个维度：个人—发展维度、关系—多元文化维度和组织伦理—团体价值观维度，本章聚焦于咨询过程中的组织伦理—团体价值观维度。首先描述组织和组织动力，作为对组织伦理的介绍；随后定义组织伦理，并将其与个人伦理、专业伦理和商业伦理相区别，还讨论了组织动力如何影响各种伦理实践与伦理两难困境；最后考虑团体价值观对于专业与伦理决策的潜在影响。

 学习目标

阅读完本章后，你应该能够：

1. 解释为什么在其他方面优秀且遵守伦理的治疗师和临床主管会出现道德上有问题或是违法的专业行为。

2. 列出一个组织中可以影响伦理决定的六个子系统。

3. 定义组织伦理，并与个人伦理、专业伦理和商业伦理相区别。

4. 讨论组织动力如何影响治疗师和咨询师处理保密和知情同意的问题。

5. 讨论组织伦理如何既可能促进又可能阻碍伦理两难困境的解决。

6. 解释团体价值观能够如何影响专业与伦理决策。

关键词

团体价值观	伦理氛围	伦理审查	组织伦理
个人伦理	专业伦理		

组织系统和动力

一个组织及其动力可以被想象成一组五个相互交叠的同心圆，分别代表结构、文化、策略、领导和员工五个子系统，它们都在一个更大的圈之内，大圈代表着组织的外部环境（Sperry，1996，2003）。应当指出的是这六个子系统中的任何一个都可以影响伦理决定。

结构子系统

结构是指帮助一个组织实现其预期任务和目标的机制。任务被划分为小的、个人范围内的工作或角色，然后集合成为更大的单位设置，称为组、部门或区域。它规定了所有角色相互报告的关系、他们控制的范围和职权的范围，以及他们在角色等级中的位置——称为组织结构图。一个组织的结构系统规定了个人角色的表现方式。角色是一系列期望，预先设定了特定工作岗位的人可接受的行为界限。规范用于定义群体行为。规范是团体对于什么是适当的行为的共同期望。它们不是像政策那样书面的期望，但是仍然人尽皆知。

文化子系统

文化是指表现出组织特点的共同经验、信念、设想、故事、习惯和行为的集合。文化的主要决定因素是高级主管的价值观、组织的历史，以及主管对于组织的远见。这些通过雇员们共同的经验、记忆、故事和行动转化为文化。企业文化为新的情境和新的雇员提供行动向导。文化之于组织就像是人格或气质之于个体。因此，文化定义了组织无论向内还是向外的身份。企业文化或许很难用语言描述，但是每个人都知道。它赋予组织独特的风格，本质上就是"我们这儿做事的方式"，它也微妙地控制着成员的行为。因此，管理人员可以通过有效地管理组织文化来影响工作者。有趣的是，事实显示，组织文化中主流的、制度的组织伦理将会是组织内伦理行为的核心成分（Sims，1991）。实际上，这样的组织伦理制度化是必需的，可以"有效地阻止在大型甚至是有很高声望的组织里发生频率日渐增长的、明目张胆的不符合伦理甚至是违法的行为"（Sims，1991，p.493）。

领导子系统

领导子系统包括组织的领导功能和管理功能。领导是指一种影响的过程，其主要功能包括：培养高度的士气与承诺感，促进员工提供高质量的服务，尊重客户，以及彼此合作。管理功能包括计划、组织、安置、指导和控制。因此，有效的领导阶层会创造出一个愿景，告诉员工企业正向哪里走，以及将如何到达那里。然后领导阶层通过遵守伦理、态度开放、善于赋权和鼓舞人心等方式激励员工投入愿景。

员工子系统

员工子系统包括雇员彼此之间、雇员与领导、雇员与组织的使命和特定目标之间的联结方式。这个子系统也可以被称为"追随风格"，是领导和组织成功的关键。研究显示，特定组织内的员工会偏爱专制、民主或参与式的领导风格。当领导风格与员工的追随风格相符合时，员工会表现得最好。例如，一名认可专制方式的下属会对专制的领导风格做出良好的反应。领导风格和追随风格之间的不匹配很可能会导致冲突、压力、员工效率降低和表现不合格。

策略子系统

策略是指组织实现其既定目标的总体计划或行动方针。组织策略基于组织对于愿景和使命的声明。愿景声明所回答的问题是"这个组织可以成为什么以及为什么"，而使命声明回答的问题是"我们在经营什么样的行业以及我们的顾客是谁"，策略回答的问题是"我们要怎么做"。有三种水平的策略：（1）全体策略，说明整个组织的方针；（2）业务策略，涉及公司内的个别业务或部门；（3）功能策略，专门针对组织内基本的功能领域——市场、财务、人员等。

环境子系统

这五个子系统相互作用并彼此产生共同影响。这些子系统的构造也受到超系统和环境的巨大影响，尤其是在重大变动时期，如经济衰退、战争或其他自然灾难。环境子系统是指组织系统之外影响它并与它产生互动的因素，也包括技术因素，例如一个社区的心理健康需求、治疗师的水平和获取治疗的机会，还有关怀标准。

 # 区分个人、专业、商业和组织的伦理

对于组织动力的简短介绍为讨论组织伦理以及组织对伦理行为的影响打下了基础。那么究竟什么是组织伦理呢？它和个人伦理、专业伦理，还有商业伦理有所不同。这一节简单回顾和区分了个人伦理、专业伦理、商业伦理和组织伦理。

个人伦理与个体关于他/她应该如何生活以及为什么而奋斗的内部感受有关，成为个体做出道德决定和判断的基础，并且引导他/她的行为。它们是一个人的"道德指针"或者说良心的根源所在（Shelton，2000）。个人伦理反映出个体关于人生意义和目的、对与错、好与坏、工作与职业、关系以及其他各方面的信念、价值观和态度。它们可能植根于传统或宗教的原因。

专业伦理致力于帮助专业人员在他们面临个案或情境、提出伦理疑问或道德问题时，决定自己做什么。有些个案和情境提出的问题只有特定的专业人员才会遇到，比如商业主管或组织顾问，而有些需要处理的问题则是所有专业人员都会遇到的。简而言之，专业伦理考虑一个人专业选择的道德性，大多数专业建立了伦理守则以指导专业成员的伦理实践，美国医学会所说明的医生的伦理守则就是一个例子。

商业伦理被定义为"研究个人道德规范如何应用于一个商业企业的活动和目标。它不是一个单独的道德标准，只是研究商业环境如何对有道德的个人提出其特有的问题，而个人担当了这个系统的代理人"（Nash，1993，p.5）。

商业伦理和组织伦理经常被视为同义词，实际上它们非常不同。"商业伦理关注个人在组织之中的选择，而组织伦理关注个人和组织的选择。"（Boyle，DuBose，Ellingson，Guinn & McCurdy，2001，p.16）更进一步说，组织伦理研究个人道德规范和组织道德规范在组织的活动和目标中的应用。这些规范在企业策略、结构、行为守则、与雇员和顾客的合同，以及企业文化中有所反映。

组织伦理也不同于专业伦理。不像专业伦理那样关注一个专业人员以及他/她在专业实践中的伦理问题，组织伦理关注考虑伦理问题的管理人员或临床工作者，也同样关注组织环境。组织伦理强调组织或组织动力的影响，例如组织的使命、它对来访者以及大社区的责任、它与相关机构以及专业组织的关系，以及它为了承担这些责任所提供的领导。它包括澄清和评估组织的政策和行为中所体现的价值，同时寻求方法建立道德上可接受的、以价值观为基础的实践和政策（Ells & MacDonald，2002）。简而言之，组织伦理包括有意识地使用价值观去引导组织系统中的决策（Worthley，1999，p.9）。

大多数专业人员或专业团体采取同样的专业伦理守则，与此相似，有人可能会预期有相应的组织伦理守则。除了医疗保健机构鉴定联合委员会要求由它授权的保健机构遵守组织伦理的标准以维持认证，很少有诊所或机构采用正式的组织伦理守则，或者甚至是行为守则，为其员工的伦理行为提供指导方针。

除此之外应当指出的是，专业伦理可以与组织伦理相互区分，并不意味着伦理问题和两难困境可以自动地分为专业的或组织的伦理问题或两难困境。例如，尽管传统上认为保密是一个专业伦理问题（Sperry，1993），但它也可以且应该从组织的角度去看（Worthley，1999，p.29）。同样，尽管关于管理式医疗的伦理有过许多文献（Moffic，1997；Sperry & Prosen，1998），但很少有人从组织伦理的角度去讨论它。这是最大的遗憾，因为像咨询师和来访者的关系、获得医疗的机会，以及利益的冲突，这些内容比从专业伦理角度进行分析所能得到的内容要宽泛得多。换句话说，从专业伦理和组织伦理两个伦理角度去考虑和分析伦理两难困境可能会更为合适和有利。表4.1对这些定义做了总结。

表 4.1　　　　　　　　　　　　　　　　　　定义

术语	定义
个人伦理	该伦理形式反映个体关于他/她应该如何生活以及为什么而奋斗的内部感受，成为个体做出道德决定和判断的基础，并且引导他/她的行为。一个人的"道德指针"或者说良心可以反映出这些伦理信念和价值观。
专业伦理	该伦理形式致力于帮助专业人员在他们面临个案或情境、提出伦理疑问或道德问题时，决定自己如何去做。它考虑一个人专业选择的道德性，由个人专业特定的伦理守则与标准来说明。
组织伦理	该伦理形式承认组织因素的影响，包括有意识地使用价值观去引导组织系统中的决策。与商业伦理或者专业伦理的特点不同，商业伦理或者专业伦理是从个人的角度看待特定伦理问题，组织伦理从系统的观点看待同样的伦理问题。

组织伦理是组织成功的核心

一个组织要成功，则它在伦理方面的基础结构必须与它的策略和核心价值观相匹配。有趣的是，事实显示，伦理行为可以反映这种匹配。如果没有这样的匹配，那么"不符合伦理的行为将会被认为是运行不力和质量低下的主要原因"（Bottorff，1997，p.59）。因此，组织伦理策略应该"培养一个有道德的组织，其伦理原则鼓舞员工做出合适的决策和道德的行为"（Magil & Prybil，2004，p.227）。令很多人惊讶的是，研究发现有很明确的结论：符合伦理的组织比不符合伦理的组织更加成功（Verchsor，2003）。符合伦理的组织的成功反映在几个表现指标上，与此有关的研究证据还在增加。更具体地说，符合伦理的组织显示出更低的员工离职率、更高的员工留任率、更高质量的服务和更高水平的创新。此外，如果组织是营利性组织，其收益也更高（Magil & Prybil，2004）。

组织文化与领导阶层的中心角色

这样的组织伦理策略在一个组织中如何发展？它必须渗透在所有的组织动力之中，从策略到结构到文化到领导到跟随到环境……或许最重要的两种动力是文化和领导。关于促进伦理决策的组织因素，近期研究提供了一些线索。一个关于模范企业和全球化管理的初步研究发现，下列因素对雇员进行伦理决策发挥了核心作用：组织文化重视伦理并奖励符合伦理的行为、基于道德哲学的伦理分析、个人和组织价值观的一致性、伦理培训（Bowen，2004）。显然，重视和奖励伦理思考与伦理行为的组织文化是核心因素。

更进一步说，因为领导阶层直接推动着其他各种组织动力，所以一个组织的伦理策略必须开始于领导阶层的参与。当组织领导传达出道德的完善、鼓励伦理敏感性、支持和加强伦理行为，那么这个组织就会以符合伦理的方式运转。

这对于咨询机构的启示何在？我们强烈建议这样的组织（包括心理健康诊所、社会服务机构和学校）将伦理与咨询结果、合格的服务、学生的表现，以及法律和财政事务等同视之。这些组织的主管必须传达出道德的完善性、鼓励伦理敏感性、支持和加强伦理行为。他们通过拥护组织的伦理价值观、要求遵守专业伦理规定，还有促进个人价值观和组织价值观的高度符合，来支持符合伦理的行为。除了所有这些，还有雇用具有伦理敏感性和胜任力的职员。

三种不同的观点

诸如个人、专业或组织伦理这样的伦理分类虽然很有逻辑，但是在现实世界中并不特别有用。在现实世界中，一个具有特定价值观和伦理标准的临床主管进入了这个有着特定价值观和伦理准则的行业，在一个有着特定价值观和伦理标准的企业内谋得职位。换句话说，无论何时那位主管在临床环境下遇到一个伦理问题，都有三种观点在发挥作用：他/她自己的、专业的和组织的。在最好的情况下，三套价值观和伦理标准都是相似或相容的。在最糟的情况下，这三套是冲突的。例如，两个临床主管面临同样的伦理两难困境。对于一个人来说，"忽视"一个明显的利益冲突令人极度困扰，而对于另一个人来说，这看起来没什么问题。从第一位主管的角度去看，个人伦理和组织伦理之间存在着不相容之处或是冲突，而对于第二位主管来说或许并非如此。第一位主管也许还感受到了其专业伦理守则的约束，这来源于专业的角度。

要点在于这三种角度可以并且确实对于许多主管在工作场所经常遇到的伦理问题施加了影响，可能三者之一所施加的影响大于另外两种。对于很多人来说，由于组织动力的特点，临床工作者和主管会迫于很大的压力去采纳其组织的伦理观点。

 系统因素影响组织伦理

企业运用其特有的结构和文化可能会影响主管的观点，而这种观点是他/她在工作场所符合伦理地开展工作所必需的角度。"我们建立的有创造力的体系、设定的目标、使用的语言、收集信息的方式、交流信息的渠道，所有这些都会影响任何人辨别是非的能力。"（Nash，1993，p.121）具体地说，纳什（Nash）指明了四种系统因素或组织动力，看来是导致不符合伦理的组织行为的主要原因：（1）盈亏底线的重要性不容置疑；（2）过分强调短期效益或便利；（3）利己动机的诱惑；（4）个人代表组织政治体制，"分饰两个角色"的困难（Nash，1993，p.121）。下一节中我们将对这些系统因素进行描述和说明，还包括每个因素所引起的伦理两难困境的应对策略。

个人伦理与组织政策之间的冲突

每一位临床主管都身兼数职，以此承担其专业和个人以及家庭的义务。主管们例行承担了上司、教练、朋友、顾问、忠诚的支持者、父母和配偶的角色。他们也会采取个人价值观，或许与组织价值观匹配，或许不匹配甚至相反——无论是组织宣称的还是书面的价值观。当主管的个人角色和价值观与组织的角色和价值观相互冲突的时候，问题就出现了。个人伦理问题和良知不可避免地卷入进来。主管们时常要面临内心的冲突，一方面是他们作为机构领导要做的，一方面是他们作为个人或公民可能会认为什么是正确的做法。

不必说，组织对其员工，尤其是主管的影响巨大。除了其他各种事情以外，组织还期望主管维护和增进组织的形象。这种义务与那种涉及个人良知和组织政策的伦理两难困境密切相关。主管们指出，对组织的忠诚可能会助长一种"遮掩耳目"的氛围，他们还相信"家丑不可外扬"是企业中的普遍共识。然而，虽然顺从组织的观点本身不是坏事，但它能够也确实影响了伦理决策。因为企业形象的激励力量与有魅力的领导所产生的影响类似。正是因为雇员倾向于将有魅力的领导理想化，并遵从他们的指示，所以"组织形象越有魅力，雇员对于公司利益的忠诚和承诺越强……组织的感召力可以促使主管们扮演起在组织中的角色，从不放下"（Nash，1993，p.217）。结果是他们不太可能去考虑他们自己的价值观和观点，或从一个更为宽广的视角判断问题。用心理学的说法，一个主管随后可能会将"对公司的忠诚这样一个合理的义务误解为无条件的绝对忠诚，而事实并非如此"（Nash，1993，p.217）。参见专栏 4.1 中的案例。

专栏 4.1	案例：分裂的忠诚

一个朋友和同事来找你寻求建议。这个人新近得到一个晋升机会，但是有一名竞争者，所以希望就这件事得到你的建议。你刚刚得知你所在的单位只有一个季度的时间来改进表现，否则将会倒闭。单位里没有其他任何人知道上级的决定。你的同事在这次变动中的作用非常关键，你不能想象在没有他的情况下完成。然而，你如果告诉他这个单位或许会在三个月内倒闭，那么很可能会立刻失去他。即便他拒绝了另一个职位留下来，消息也可能会被泄露，导致单位其他成员消沉。伦理两难困境在于：你要告诉你的朋友高层领导者的决定吗？如果你告诉他，他或许会尊敬你的诚实，冒着风险留下来和你一起工作，勇敢地支撑单位的绩效。或者，他可能会离开并将消息泄露给单位其他成员，导致严重的士气低落问题。然而，你如果隐瞒了信息，就为雇员关系中欺骗的文化贡献了一份力量。这在短期有可能是破坏性的，也有可能有益，但长期来说肯定会对你有负面的影响。你会怎么做？

从组织伦理的角度来说，一位主管考虑的应该不只是自己和朋友之间的关系。他/她应当考虑他/她和其他成员，以及企业之间的关系。每一种关系都有其附带的义务，最后可以精简为这个组织的契约：提供价值并在此过程中获得公平的回馈。根据纳什（Nash, 1993）的文献，你作为主管，必须为朋友、其他雇员和企业本身提供价值，并且你有权期望所有这三者给予回馈。

从这个角度来说，这个问题的重点就会有所不同，首要问题不是保密而是他人的福祉。你可以把这次会面或谈话视为一个机会、一个为各方提供价值的机会。因此，不需要透露企业新近的决定，你可以将这位可贵的同事的请求视为一种信息来源，其中透露了他的动机、对单位的贡献，以及企业满足其需求的程度。你可以将讨论引向更为广泛的方向，讨论另寻职位的各种原因，这些可以为企业和你以及这位同事都提出有价值的看法。不一定要回避保密问题，你可以去讨论秘密的特点，只有有限几个人知道的信息，及其为各方所带来的伴随责任。正如这位同事要求你对他换工作的事情保密一样，你也可以为这样的相互理解创造条件，即你们都有秘密，有义务保守秘密，且别人信任你们可以保守秘密。你应当告诉他，你不能告诉他关于工作保障的问题，但是你可以像上文所建议的那样拓展这次讨论。

这个解决方案并不强迫你抛弃作为朋友和上级的双重身份。它要求你对手头的问题有一个长远的看法，而不是将这个问题的伦理分析仅限于个别的决定。在这个案例中，关于在工作中建立关系的方面，早在这个问题出现之前，你作为一名主管就应该谨慎避免变换角色，成为这个雇员特殊的朋友，使其在某些时候会排斥你作为主管的组织角色。

总结这一节，有三种策略来应对这些冲突。第一种用简单而直接的方式解决良心冲突：将个人良知与组织角色和价值观分开，并且认同组织的观点。第二种策略是随着情境改变而改变角色和价值观，善意的主管可能这一刻是朋友而下一刻是企业的发言人。第三种策略是努力实现一种个人伦理和企业伦理的整合途径，而不是这些非此即彼的状况。因此，主管与其将员工的效率或者按时计费视为首要价值和目标，不如关注与他人的关系和服务他人，而将生产效率视为这个关注点的副产品。

组织动力对于伦理两难困境的影响

当今心理咨询与治疗的实践与 20 年前的临床实践相同之处甚少。那时的临床工作者（现在称为提供服务者）工作相当独立，对于他们如何开展实践基本没有什么限制。他们主要基于来访者的需求来决定治疗的时间，他们的治疗结果评价相当主观，通常取决于被介绍来的来访者数量的增加，包括满意的来访者的介绍以及其他来源的转介。如今的临床实践，特别是在心理健康诊所和机构中的实践，其特点在于日益强调质量、责任制，尤其是客观的、可量化的测量。成本—效益、治疗成效和效率已经成为提供心理健康服务的指标。临床结果是质量和成本—效益的关键指标。临床工作者对于临床结果评估的反应从完全的接受到愤怒和不信任。那些看法最为消极的人将结果评估视为对其临床实践风格的侵扰，甚至更糟，认为是对保密的违背。几乎没有人怀疑日益强调质量、成本—效益和责任影响了临床实践风格，特别是对临床决策有所限制。但是，对

结果的评估是否真的构成了违反保密或其他伦理原则的行为，就不那么明确了。

由于结果评估与控制成本和改进质量相联系，这样的评估不仅仅是对于特定种类的认证很重要，而且被认为是良好的商业实践。其结果是很多诊所也已经开始评估临床结果。

"为什么在其他方面优秀且遵守伦理的治疗师和临床主管会存在道德上有问题的或是违法的专业行为？"这个问题不仅仅是个学术问题。尽管测量临床结果是一种良好的商业行为，但是会有几种伦理两难困境与评估、监控和管理临床结果相关。下一部分将会描述一些组织因素，它们既会增加专业伦理两难困境，如保密和知情同意，也会增加更为复杂的组织伦理两难困境，如财政的考虑因素、效率与便利，还有个人与组织的伦理冲突，这都是管理式行为保健机构（Managed Behavioral Health Organizations，MBHO）的临床工作者和主管可能面对的问题。

组织伦理与专业伦理

保密和知情同意是传统上和专业伦理相关联的两个原则。这一部分将讨论组织伦理对专业伦理的影响。

保密

和咨询师与来访者关系的其他方面类似,保密问题可以伴随结果评估、测量和管理的使用发生。来访者应该以书面形式被告知维持保密的范围(通过咨询师的交流或书面记录的形式),他们也同样应该被告知临床结果问卷所提供的数据将如何得到保密。诊所需要制定书面政策与程序,声明谁可以接触此类信息,以及信息的用途。由于临床结果数据在评估水平和管理水平上都倾向于收集计总,因此保密会受到一些限制。另一方面,在监控水平上,个体数据和政策需要特别指明咨询师及员工将会保证此类来访者数据的安全。

前文我们指出保密也可能被视为组织伦理问题,这里将做出简要的说明。从组织伦理的角度来看,一个诊所的结构或文化可能实际上危及保密。常见的例子包括不合理的结构——关于限制接触来访者记录敏感部分的政策或者强制执行政策,比如诊所的文化助长了在别人可以听见的范围或在非诊所职员面前详细谈论案例资料,或诊所职员使用不友好的绰号称呼有问题的来访者的风气。

知情同意

知情同意是一种更为广泛和复杂的法律和伦理问题。在管理式医疗机构中,知情同意常常围绕着经济因素。举例来说,一个管理式医疗机构可能给其职员施压,让他们不要告知客户那些他们不愿意支付费用或者不能报销的特殊或昂贵的治疗方法。简要来说,与知情同意相对立,他们完全阻断了特殊或昂贵治疗手段的相关信息。

当涉及临床结果,知情同意可能与治疗方式的选择关系不大,而更多地涉及临床结果信息将会如何被使用。在这种情况下,知情同意问题可能不仅会涉及来访者,还会涉及咨询师,当涉及来访者概况和咨询师概况时尤其如此。首先来看来访者概况。获得来访者概况是一个复杂的过程,要将来访者个人的大范围数据结合在一起,在诊断之外预测来访者对于治疗的可能反应和各种治疗选择的总体成本。MBHO 的管理者可以基于结合来访者概况的成本预测做出一个治疗授权,只给咨询师留下很小的决策权。例如,假设概况预测一名来访者通过单独的心理药物治疗或者单独的焦点心理治疗可以得到适度的改善,但是通过结合了药物的心理治疗能够改善得更多一点。MBHO 将决定为来访者提供成本最低的治疗方法即心理药物疗法,使用已经在他们的处方之中的普通抗抑郁药。或者,假如来访者概况提示只有在 MBHO 网络之外的治疗选择才可能有效,MBHO 可能禁止咨询师告知来访者这样的治疗选择。尽管向客户提供最便宜的治疗或许是一种精明的商业行为,但是它以牺牲知情同意作为代价。

类似地,咨询师概况也可能产生知情同意的问题。咨询师概况是一种精密的预测方法,用于辨别一个咨询师的专业优势和不足。根据咨询师概况,MBHO 管理层能够得出临床工作人员在不同的诊断表现中(包含年龄、性别等等)"成功"的情况。它可以使用此类概况有选择地拒绝授权其接收某些来访者,或者系统地将这些来访者转介给更为"成功"的咨询师。同时,诊所可能与咨询师共享概况数据以设立督导、培训,甚至更为专门的训练，比如特定的继续教育课程，能够提高咨询师与某些特定类别来访者工作的成功率。共享此类概况信息将可以构成知情同意，并显示出对于咨询师的尊重与关注。

 ## 咨询实践与组织伦理

一个组织伦理观点的基本前提是主管，即负责为特定企业做出决策的个人。其决策和行为反映组织价值观以及或多或少的个人价值观。企业运用其特有的结构和文化会影响主管的观点，而这种观点是他/她在工作场所符合伦理地开展工作所必需的角度。"我们建立的有创造力的体系、设定的目标、使用的语言、收集信息的方式、交流信息的渠道，所有这些都会影响任何人辨别是非的能力。"（Nash，1993，p. 121）具体来说，纳什识别出一些可能会导致不合伦理的组织行为的系统因素或组织动力，在这里我们会考虑三个方面：盈亏底线或者经济的考虑、效率和便利、个人与组织的伦理冲突。下面我们将对各个系统因素，以及处理其所引发的伦理困境的策略进行描述和阐释。

财务方面的考虑

说组织过于看重盈亏底线是不公平的，因为盈亏底线是组织表现和成功的量化指标。但是这个指标是有局限的，而且在有些情况下，对于质性因素的测量不准确，比如来访者满意度、团体合作，以及如伦理行为等管理职能的关键方面。从理论上来说，盈亏底线是道德中立的。然而，在实际操作中，高标准的行为可能会"为了动机或评估的目的与盈亏底线相联系……通过金钱奖励来激励伦理行为"（Nash，1993，p. 134）。

那些允许盈亏底线支配他们想法的企业被限制在简单化的问题解决方法中。"这可能会导致漠视或无礼，因为抛弃了其他那些共情的、关系性的思考。只要盈亏底线处在主导的地位，其他的伦理规范就只是陪衬或是被压抑了。"（Nash，1993，p. 158）

当一个管理式医疗机构（Managed Care Organization，MCO）总是考虑盈亏底线，其道德力量可能会在面对缩减开支的议程时让步。道德义务（如有效的治疗和合格的护理）可能会牺牲在成功的祭坛之上，因为盈亏底线倾向于诱使主管将伦理两难困境视为收益和道德之间的选择。就拿监控临床结果的事来说，尽管医疗保健机构鉴定联合委员会和美国国家质量保证委员会（National Committee on Quality Assurance，NCQA）现在要求评估临床结果，但是在具体操作上还是有一些空间的。设计和实施一个前后结果测量系统比起更为费时费力的系列评估结果监控要便宜得多。由于结果监控比起结果测量来可以显著地改进治疗效率以及护理质量（Brill & Sperry，1997），很难想象一个声称重视效率和质量的诊所只是从道德上证明结果测量的必要性。他们的理由更有可能是出于财政的、盈亏底线的考虑。

效率与便利

除了财务隐患之外，便利性也是伦理问题的来源之一。短期压力可以有效地使道德推论保持沉默，因为主管没有那么多时间去考虑伦理决策那些复杂耗时的后果分析。根据纳什所述，短视思维是一个在见解和估算两方面的道德失误。首先，它没能"采取符合商业目的的见解，适当地纳入与创造价值和建立关系的活动有关的动力"（Nash，1993，p. 166）。其次，它的估算也不成功，因为没能足够向前看或者向后看，主管"几乎没有什么支撑点可供良知与一个整合、有效的决策方式联系起来"（Nash，1993，p. 166）。纳什报告了对数百名主管进行的调查，她发现"绩效的短期性特征被一致引述为个人伦理最大的压力因素"（Nash，1993，p. 166）。她指出，在专利到期时用仿制药充斥市场就是一个财政错误行为的典型事例，它发生在决策的时间期限严重受限的情况下。

结果就是，当效率和便利的合理压力主导了一个人的思想和交流时，他/她就有变得目光短浅的危险。诸如正直、热情和诚实这样一些价值要求更长的时间。进一步说，效果可能会和效率与便利不相兼容。

短视观点为这些分析创造了心理上的障碍。对于企业来说，太专注于眼前，排除对长期负面后果以及对此时此地过程中的诚实和信誉问题的考虑，不恰当地助长了一种贪婪的风气和不光彩的组织行为。对于个体而言，短视观点压抑了对于因果关系的觉察，助长了妄想，不可避免地腐蚀良好的领导价值。

在短期内，结果测量系统比结果监控系统和结果管理系统要更为高效和便利。成功地实施结果监控和结果管理系统需要临床实践模式的基本改变（例如，独立和实践限制最小化变为标准化和实践指导），还需要行为保健诊所或系统整体文化的改变（例如，将来访者的需求与支出作为治疗长度的标准）（Sperry，Grissom，Brill & Marion，1996）。通常，这些改变并不会很快发生或者毫无阻力，因此它们不符合便利与短视思维。尽管如此，但这些实践模式和临床文化的改变将增强和提升治疗效果和关怀质量。

个人伦理与组织伦理的冲突

每个人都要为实现其组织义务和个人或家庭责任而身兼数职。临床主管和临床工作人员往往承担着上司、教练、朋友、父母、配偶和行为健康保健倡导者的角色。这些个体也体现出个人价值观，与那些声称的或是书面写出的组织价值观可能相符也可能不相符，甚至相反。当主管的个人角色和价值观与组织角色和价值观相互冲突时，就会出现商业问题。这将不可避免地牵涉个人良知。这些人持续地面临内心矛盾，一方面他们想做企业忠实的代表，另一方面关于什么是正确的做法他们有自己的观点。这样的冲突被称为"分饰两个角色"的两难困境。

不用说，组织对主管的影响巨大。组织期望主管维护和增进组织的形象。伦理两难困境经常出现在个人的良知和组织的政策之间，也就是"分饰两个角色"。纳什在对组织主管的研究中发现，"创造一个良好的企业形象"是"挣钱"之后最常被提及的组织期望（Nash，1993，p. 216）。被访谈者将这个问题的道德性看得相当模糊。这些人说，组织忠诚往往助长一种"遮掩耳目"的氛围，他们还相信"家丑不可外扬"是企业其他成员的普遍共识。并不令人惊讶的是，顺从组织的观点虽然本身不是坏事，但能够也确实影响了伦理决策。用心理学的说法，一个主管可能会将对公司的忠诚这样一个合理的义务误解为无条件的绝对忠诚，而事实并非如此。后果就是他们不再考虑自己的价值观和观点，或是从一个更为广泛的角度判断问题了。

我曾在临床主管中观察过这种"分饰两个角色"的两难困境，特别是那些在知名度高的诊所中工作的人，这些诊所正试图实现或维持它们的NCQA认证。常见的情况是，这些主管感到压力要"确保"诊所或系统遵从NCQA的标准，这些标准可能非常难以在特定的情况或资源分配下实现，如果不是毫无可能的话。对于让这些人创造性地证明这种"遵从"，企业可能有极大的压力。主管害怕被管理人员和同事视为不忠诚或是缺乏团队精神，这种心态可能产生破坏作用，让他们感到要在伦理方面做出妥协。不必说，对这些诊所的真正挑战是去促进一种文化：除了高效率和高质量的关怀，还要奖励伦理和道德上的出色表现。

在咨询背景下评估组织伦理

这部分讨论组织伦理的评估在咨询背景下的应用。它描述了伦理审查和一个组织伦理问卷。第三部分的章节将会说明这个问卷在学校咨询、心理健康咨询、夫妻和家庭咨询，以及职业和再就业咨询背景下的使用。

伦理审查

伦理审查是一个审查或调查，用于检视和评估一个组织背景下伦理政策的实施以及伦理事件。在咨询背景下，伦理审查可能对评估目前组织中伦理相关实践的适当性、在需要的时候改变做法，以及监控这些改变的实施有所帮助。伦理审查最早出现在 20 世纪 80 年代的企业背景之中，作为对各种企业丑闻的回应。在营利性企业中，常规伦理审查由会计师事务所完成。简而言之，伦理审查是对一个组织的伦理政策及实施进行调查，对一段时间范围里组织内发生的伦理事件进行评估。

最近，伦理审查被引入健康医疗组织和社会服务机构，一方面是认证的需要，另一方面也是因为管理式医疗和全面质量保障运动所要求的责任制文化。在心理健康领域，雷默（Reamer，2000）提倡在社会工作的培训和实践中也需要伦理审查。

如何完成一个审查？在正式的方式中，审查由一位外来的顾问进行——往往是以会计师事务所的形式。实施访谈和调查，检查组织的文件，以及对伦理政策实施和伦理事件的记录。常见的情况是使用一个标准化的评估计划来识别和检视相关的伦理问题。这样一个标准测量提供了"标杆"，或是允许与拥有相似使命和结构的组织相互比较。如果不太正式的话，可能仅仅进行一个简单的调查，包括组织核心价值观、伦理政策，以及与专业伦理守则和标准相关的伦理实践，方式是简短的纸笔调查或问卷。

在组织背景下通常会使用三种类型的伦理审查，如果它们是企业、学校、机构或诊所的话：合格性审查、文化审查和系统审查。

合格性审查。最基本的伦理审查就是合格性审查。这种审查确定组织的伦理符合最低标准的程度，而这个标准由法律条文、规定和政策，还有特定的专业守则和标准设定。雷默提倡在社会服务机构进行这种伦理审查。他主张审查应当评估在多大程度上"社会工作者和机构拥有适当的程序，辨识与伦理有关的风险，防止伦理相关的投诉和控告"（Reamer，2000，p. 356）。

人们开发出一个对社会工作机构的详尽的合格性审查，并在一些社会服务机构中使用（Reamer，2001）。它会评估下列伦理和法律因素：伦理风险、来访者权利、保密和隐私、知情同意、服务的提供、界限问题和利益的冲突、文件整理、人格诽谤、来访者记录、督导、员工发展与培训、磋商、来访者转介、欺骗、终止服务与放弃来访者、从业者损害，以及员工使用的伦理决策过程和方法。

文化审查。这种审查评估雇员或员工对组织的标准和行为有何感受。文化审查评估员工感知到的个人、团队、单位或整个组织的重要性排序和伦理效能。

系统审查。这种审查将合格性和文化作为更大的整体的一部分进行审查，也就是组织的伦理原则、指导方针和过程在组织系统内整合的程度。系统审查将组织视为一个系统，检验这个系统内的伦理问题，以及系统及其运转的环境中的关键因素之间的伦理问题。它检验几个要素之内和之间的关系：环境、资源、核心价值观、使命、战略目标和个人价值观，涉及法律、法规、政策和专业伦理。

组织伦理问卷

　　为什么一个咨询受训者、专业咨询师或治疗师应该考虑对他/她实习或受雇的咨询环境进行组织伦理评估呢？主要原因在于，学校、机构或诊所的组织动力可能显著地影响实习生或专业咨询师、治疗师的伦理与专业实践以及工作满意度。那些有着表达良好的伦理价值、原则和专业标准，以及那些依据这些价值观、原则和标准行事的组织，比起并非如此的组织，更能促进来访者咨询的积极结果，促进员工的个人成长和专业成长、工作满意度，更可能有更高的员工承诺，员工更少离职，更可能获得高质量的咨询结果。特别是当一个咨询实习生或学校咨询师的核心伦理价值观与学校真正的伦理价值观相一致的时候，情况就更是如此。另一方面，一个咨询组织的伦理文化或氛围越不积极健康，咨询实习生或学校咨询师就越可能体验到工作压力。使用问卷（就像下文那样的问卷）评估组织伦理会很有帮助，因为关于一个特定学校、机构或诊所，你可能会寻找在那儿实习培训的机会，或者考虑作为一个专业咨询师或治疗师在那里工作。

　　从以上描述的三种伦理审查的角度来看，专栏4.2中所提供的组织伦理问卷是一个系统审查，虽然是缩短和简化的审查。

专栏 4.2　　　　　　　　　　　　　组织伦理问卷

　　指导语： 基于你目前关于一个特定咨询组织的伦理价值、氛围和实践的经验，使用下列1~5的等级对以下每一个项目进行评估。

1＝完全不同意；2＝比较不同意；3＝不确定；4＝比较同意；5＝完全同意

_____ 1. 有正式说明伦理价值观、原则和专业标准的伦理政策。

_____ 2. 组织实际的核心价值观和政策符合它所宣称的核心价值观和政策。

_____ 3. 组织对其核心价值观、伦理政策和专业标准的承诺受到领导阶层的拥护，并在组织中通过员工适应、培训项目和定期会议进行例行的传播。

_____ 4. 员工理解并认同组织的核心价值观和伦理期望。

_____ 5. 员工认为在其工作的任何方面遇到了伦理问题，都会获得关注。

_____ 6. 伦理行为被认可和奖励，不道德和不符合伦理的行为受到制裁。

_____ 7. 所有员工和来访者都获得尊重、公正和平等的对待。

_____ 8. 组织的伦理承诺和伦理政策的基本原则以及专业标准，都在员工和其他会议中经常讨论。

_____ 9. 在组织中保密和来访者隐私得到有效保证。

_____ 10. 在这个组织中专业胜任力的增长获得高度重视和奖赏。

_____ 11. 建立和维持合适的界限，避免有害的利益冲突是组织期望的行为。

_____ 12. 知情同意在咨询开始时就会提供给来访者，并在之后持续进行。

_____ 13. 有正式的程序和部门供员工举报疑似不符合伦理的行为，或是提问以澄清对伦理政策和标准的理解，而不必害怕报复和惩罚。

_____ 14. 我的伦理价值观和原则与组织的伦理价值观和原则相一致。

_____ 15. 组织拥有积极和健康的伦理文化或氛围。

_____ 总分

组织伦理问卷分数分析

　　第三部分的第10章到第13章对于在特定背景下使用该问卷提供了计分和分析说明：学校咨询、心理健康咨询、夫妻和家庭咨询，以及职业和再就业咨询。

伦理合格性审查

在咨询背景下系统审查与合格性审查有什么不同呢？专栏 4.3 提供了简化版的伦理合格性审查，因此读者可以与组织伦理问卷进行比较。向感兴趣的读者推荐雷默问卷（Reamer，2001），它是一个为社会工作机构设计的完整的合格性审查，看起来适用于任何咨询组织，或许有时需要一点调整。

专栏 4.3   **伦理合格性审查**

指导语： 基于你对一个咨询组织关于咨询实践的专业伦理标准以及管理和法律条文的经验，使用下列 0~3 的等级评估以下每一个项目。更具体地说，你的评分应当反映组织对于来访者或员工造成的伤害，或者涉及以下方面的不当行为的危险程度。

0＝没有危险；1＝危险很小；2＝中等危险；3＝高度危险

_____ 1. 来访者权利   _____ 6. 利益冲突

_____ 2. 保密和隐私   _____ 7. 文件整理

_____ 3. 知情同意   _____ 8. 来访者记录

_____ 4. 提供专业服务   _____ 9. 员工培训

_____ 5. 界限问题   _____ 10. 督导

_____ 总分

伦理合格性审查分数分析

总分为 10 分或略低代表危险很小，可以接受。总分大于 10 分，或任何单个项目高于 2 分，表明需要注意降低危险，方法包括提高对于特定专业伦理标准、规定和法律条文的遵守程度。

 # 团体价值观

价值观可理解为认为什么是好的和理想的事物，风气则是指可以说明一个团体或社会的理想、信念和规范的基本特点的潜在观点。本书中所使用的团体价值观一词是指特定的团体的理想、信念、规范等，可引起支持或反对它们的情绪反应。"支持或反对它们的情绪反应"这个短语是该定义的关键所在。简而言之，团体价值观反映了团体中大多数成员认为重要、良好和理想的事物，如果其价值观岌岌可危，则会影响他们的决定和行为。

团体价值观的影响

某些团体价值观获得了完善的表述和开放的讨论，而另外一些却不尽然，团体成员将努力捍卫其认为重要和正确的价值观。若人们意识到此类团体价值观受到威胁，就很可能诱发团体的抗拒反应。根据这种反应的程度，团体成员和/或领导或许会采取决断行动以保护团体免受实际的或是感受到的威胁。

关于团体价值观和付出努力保卫团体价值观

的例子比比皆是。一些社区的选举或许会持续否决学校公投，但是在另外一些社区中，这种公投将会得到压倒性赞同，因为此类公投被认为与社区中对儿童和教育进步的重视相一致。某些社区很乐意接纳无家可归的个人，而另外一些则会显示出对这些人的不耐烦和厌恶，期盼实施禁止游荡的法律。类似地，取决于其价值观，社区或许会或许不会试图满足残障人士和精神病患的需求，以及为他们提供合适的治疗方案，由此也可以预测他们是否同意发起对此类服务的资助。

毫无疑问，正如咨询师和治疗专家辨识和理解组织伦理及其动态是一种明智的做法一样，辨识和理解社区伦理及其动态也非常重要。专栏4.4中的案例证明了这一点。

专栏 4.4　　　　　　　　　　　　　团体价值观的作用

杰西·里韦拉正在考虑申请一个新近开始招聘的职位，作为康复咨询师在一个国家资助的职业康复机构工作。这个机构在一个大城市，在他成长并读完大学和研究生的地方以北200英里。他很喜欢现在正在实习的私人机构，并且为大社区中试图满足残障人士需求的态度所打动。遗憾的是，这个机构只能提供给他入门级的职位，而那个北部的职位是一个更为高级的职位，工资也更高。当杰西就新近招聘的职位面试时，他尽力评估组织伦理和动力以及团体价值观在试图满足社区中残障人士的需求方面态度如何。他很惊讶地发现，尽管这个机构非常关注提供和改进高质量的服务，尽管这个机构所在社区声称很重视残障人士以及新的康复机构，但实际上无论是对残障人士的需求，还是对康复机构与当地的商业组织合作以支持社区的工作坊，这个机构和社区都显得无动于衷。尽管工资更少，但是他相信他的核心价值观和他现在所工作的组织的核心价值观，以及现在所工作的社区的风气能更好地匹配，而这是更加重要的事情。

辨识团体价值观

就咨询专业人员怎样识别或改变团体价值观的问题做更为详细的讨论超出了本章的范围。尽管如此，有几条评论可能还是有些帮助。基本的辨别和理解团体价值观的策略包含以下几点：第一，阅读本地新闻，尤其是那些开放性的版面或栏目，其包含了给编辑的信或是关于本地事务的社论意见。它通常还会包括一个或多个由地方或全国性专栏作家撰写的常规专栏。在这种版面和栏目中表达的意见可能会非常贴切地反映出团体价值观，或是恰恰相反。可以问问社区中约10人对本地报纸的看法，并以此作判断。第二，尝试探知这个大社区关于某个特定的机构、诊所或地方学校系统，或是关于那个组织中特定的领导或新闻制造者的看法。比较社区对于那个组织或领导名声的评价，以及社区对该组织或个人提供经济和情绪支持的行动。

 要点

1. 组织动力可以显著影响组织成员的态度和行为。后果就是在其他方面优秀且遵守伦理的治疗师和临床主管可能会存在道德上有问题的或是违法的专业行为，这反映了组织与个人的核心价值观和伦理之间的不匹配。

2. 组织中有六个子系统可以影响伦理决定：策略、结构、文化、领导、员工以及外部环境。这些子系统反映出一个学校、诊所或机构的组织动力。

3. 个人伦理是一个人对于价值观的内在感

受，以及道德决定的基础。一个人的"道德指针"或是良知反映了这些伦理信念和价值观。

4. 专业伦理是指一个专业的伦理守则、标准或指导方针，它帮助专业人员在面对一个提出伦理疑问或道德问题的案例或情境时决定如何去做。

5. 组织伦理反映了组织因素的影响，包括有意识地使用价值观去引导组织系统中的决策。

6. 商业伦理和专业伦理从个人的角度看待一个既定伦理问题的特点，组织伦理则从系统的角度去看待同一个问题。

7. 伦理氛围是组织文化的一个维度，反映了员工对于组织的伦理程序及实践所共同持有的观点。

8. 伦理审查是对一个组织的伦理政策及实施进行调查，对一段时间范围里组织内发生的伦理事件进行评估。

9. 团体价值观是指特定的团体的理想、信念和规范，可引起支持或反对它们的情绪反应。

10. 咨询师和治疗师会很好地认识组织伦理和团体价值观，以及它们是否与自己的核心价值观相匹配。他们也会很好地理解组织伦理和社区价值观对于他们在专业和伦理问题上的决策的影响。

 ## 总结

组织伦理反映了组织的动力，它可以有力地影响专业人员在组织环境之内的专业与伦理决策。尽管组织伦理不能取代个人、专业或商业伦理，但是它显著地拓展了伦理观点，将组织因素和动力包含在内。同样，团体价值观也能够影响专业和伦理决策。因此，治疗有效且具备伦理敏感性的治疗师与学校、诊所或机构主管较为熟悉组织伦理和团体价值观维度。认可并理解这些动力至关重要，可以帮助人们做出特定的、明智的伦理决策，以及评估专业工作者是否适合正在接受的培训或其工作，或者为是否接受培训或要去这些组织、社区工作提供参考。这些对组织与社区伦理和价值观的调查可以为拥护和改变组织或社区的价值观提供计划。本章提供了一个简单的策略，旨在增加对于组织伦理和团体价值观的伦理敏感性，希望它可以达到目的。

 ## 复习问题

1. 如果你工作的组织和你的伦理价值观不同，你会怎么做？

2. 在何种情况下适合实施伦理审查？

3. 如果你的个人伦理与专业伦理相冲突，你会怎么做？

4. 你的社区有些什么价值观？你如何确定你的社区价值观？

第5章

心理咨询与治疗中的伦理及专业决策

在传统或常规的心理咨询与治疗伦理课本中，这一章的标题大约会是"心理咨询与治疗中的伦理决策"。第1章中提到了本书的一个基本原则：良好的伦理实践是有效的专业实践。这句话的含义是，这二者之间的密切关系使得良好的伦理实践能够也应当反映有效的专业实践。反过来说，有效的专业实践也能够并且应该反映良好的伦理实践。简而言之，伦理实践决策与专业实践决策并非截然分开，这对咨询实践具有重大启示。既然两个领域中的决策过程很相似，我们发现使用简略说法"心理咨询与治疗中的决策"来替代"心理咨询与治疗中的伦理及专业决策"在教学上十分实用。本章讨论了决策过程，同时还描述和说明这个过程涉及伦理、专业和环境三个方面的考虑因素，这符合本书的另一原则。

 学习目标

阅读完本章后，你应该能够：

1. 解释以下陈述：在心理咨询与治疗中，良好的伦理决策与有效的专业决策相一致。

2. 识别心理咨询与治疗决策中环境的、专业的和伦理的考虑因素。

3. 描述伦理与专业决策策略的八个步骤。

4. 在咨询案例中应用八步骤决策策略。

关键词

专业与伦理决策　　专业实践与伦理实践的决策策略

心理咨询与治疗中的决策制定

本书的一个基本假设就是良好的伦理实践是有效的专业实践。启示之一在于伦理实践与专业实践相互联系，可以被认为是同一枚硬币的两面。另一个启示则是二者中的决策过程很相似。考虑伦理实践的决策过程与考虑专业实践的决策过程并无明显的差异，我们认为，这两个过程不仅很相似，而且过程中的某些方面本质上是相同的。我们观察到，无论问题主要是专业实践问题还是伦理实践问题，咨询师与治疗师处理起来都会经历相似的过程。由于很多人可能已经适应了这种想法，就是伦理决策过程是独特的，与临床或专业决策相分离，因此凭直接的感觉这种相似性可能并不明显。我们主张，心理咨询与治疗中的绝大部分（如果不是所有的）决策都有着相似的过程，伦理决策过程不是神秘的、孤立的、单独的过程。思考专栏 5.1 中的案例。

专栏 5.1	回应来访者对于咨询的期望

一名新的来访者英迪拉前来拜访多梅纳——一名注册心理健康咨询师，寻求咨询。她说她之前从未接受过任何咨询或治疗，但是最近做了一些梦，甚至是噩梦。而当她看奥普拉脱口秀节目的时候，她很惊讶地得知她的这种令人困扰的梦很可能暗示出早年的性虐待。她希望咨询师帮助她处理她认为存在的童年早期的虐待问题。多梅纳作为一个谨慎的心理健康咨询师，听了英迪拉对于治疗的期望之后，进行了一个初步评估，包括家庭和成长史。然后她将决定治疗的目标和重点，留意来访者的期望是否是恰当的、现实的。正像多梅纳这样，从业者会进行某种形式的决策，他们比照相关的伦理、专业和环境的考虑因素，权衡来访者要求的利益和风险。

无论从业者的决策过程是瞬间发生的还是花了几分钟或更多时间，每个人都经历了某种决策过程。我们认为，不管从业者的决策是即刻做出，源于直觉的，还是刻意的，花费了更多时间，一个决策都是在考虑一些环境的、专业的和伦理的因素之后做出的。让我们来简短地看一下这三种考虑因素如何与英迪拉的请求和咨询期望相联系。

环境的考虑因素

环境是指正在发生作用的任何文化的、组织的、社区的、人际的或个人的动力。英迪拉的成长史和应对与机能的个人水平得到评估。她的成长史强烈地提示她在 5～12 岁之间遭到过一个叔叔持续的性虐待，而且她在应对处理创伤及虐待问题中的压力方面表现得能力有限。事实上，她达到了边缘型人格障碍的标准，机能处于中低水平，机能的整体评估（GAF）得分为 55。其他关键的环境考虑因素包括多元文化维度。英迪拉是一个穆斯林，与家人讨论性虐待史是一种禁忌，对外人，如医生或治疗师说起这些事情也是被绝对禁止的。从组织伦理—团体价值观维度来看，值得一提的是，多梅纳从业的专业群体倾向于支持在处理创伤事件包括早期性创伤时使用回溯式的治疗。

专业的考虑因素

从专业角度考虑实践问题的因素包括几个方面的来源：研究文献，包括有实证基础的研究、最佳实践方法以及类似的材料，还有咨询理论、学术争论以及临床知识（如临床观察或方法，虽然没有实证支持，但是受到推崇并代代相传）。围绕治疗虐待和创伤问题的最佳实践方法和研究显示，来访者的准备程度和复原力是重要的考虑因素。即使是那些具有相对较高的准备程度和复原力，也就是心理机能较好的来访者，也会觉得处理创伤性记忆和情感非常痛苦。拒绝或延迟与那些没有足够心理复原力的来访者进行此类工作并不少见，这些来访者在设法处理极端痛苦的记忆时情况很容易恶化，尤其是那些有早期性虐待经历的人（Sperry，1999）。例如，对于具有边缘型人格障碍、机能水平中低的来访者，有些治疗方法，如辩证行为疗法会阻碍针对创伤的治疗工作，除非在治疗过程中更晚的时候使用。

伦理的考虑因素

考虑到伦理的因素，我们从这条伦理基本原则开始，即为了来访者的最大利益而行事，这是良好和有效咨询的主要标准。这个案例中包含的伦理价值观包括自主性、善行和无伤害。这三种价值观在此处存在冲突。自主性包括尊重来访者的意愿和自我决定的权利，在这个案例中就意味着同意英迪拉对咨询的期望。善行包括做好事、提供帮助、使来访者受益。而无伤害包括专业人员不要伤害来访者的责任。基于专业的考虑因素，我们有理由认为，将治疗首先集中在虐待问题上可能对英迪拉造成伤害。这三种价值观之间的冲突可以通过求助于两条核心伦理原则而获得合理的解决。进一步说，如果不先处理文化问题（对讨论虐待问题的禁忌）就关注虐待问题，这也是有问题的。遗憾的是，多梅纳会面临一些隐蔽或公开的压力，要求对来访者进行回溯式的治疗策略，因为这看来是那个团体的专业常规。

在英迪拉的案例中，要表现出伦理敏感性和有效的关怀以实现她的利益最大化，或许意味着在开始治疗过程之前先讨论必要性和可行性，让她对处理痛苦、创伤性的内容所必然产生的压力感受有所准备。最后，应该指出的是，在这个特定的案例中，标准临床知识的一条基本原则"跟随来访者的引领"，即毫无保留地同意来访者的治疗期望，可能既不符合伦理，专业上也不可靠。补充有趣的一点：在这种情况下，遵从这条临床指导不符合知情同意的原则。

咨询师或治疗师可能会只考虑专业和环境方面的因素。但是基于这两种因素，结果仍然是一样的：延迟满足来访者的请求，首先致力于提高来访者的心理复原力。然而，将伦理考虑因素包含在内的价值在于，它提供了一个更为宽广的背景去理解专业和环境因素。在这个案例中，为来访者的最大利益而行事的伦理原则确认了延迟创伤治疗的决定。此外，提供充分知情同意的伦理原则强化了服务提供者的责任，要与来访者讨论，告知来访者延迟满足其请求的合理和明智之处。

伦理决策的方式

在文献中存在着几种伦理思考的模型。基奇纳（Kitchener，1984）描述了一种决策过程，从来访者境况的信息开始，并且通过从业者的第一印象、他/她直觉的道德感认为正确的做法进行评估。接下来这种直觉要在"批判评估"层面接受评估，基奇纳用这个术语来指以下过程：从一般的伦理原则、伦理理论和专业守则的角度评估来访者的境况，然后权衡各种选择，考虑可能的结果，评估决定的影响。其他人也提出了多种决策方法，大多是线性的理性决策框架（Corey, Corey & Callanan, 2003；Remley & Herlihy, 2001；Welfel, 2002），也有一些是非线性的（Cottone & Tarvyda, 2003；Davis, 1997）。

这些伦理思考和解决方式中最好的那些有一个很重要的贡献，就是它们在即时的情况、单纯的估计和单一的伦理标准或法律条文之外扩展了伦理思考的背景。本书所提倡的方法是基于非常广泛和全面的综合分析。

 ## 专业实践与伦理实践决策策略

以下是本书所重点讨论的正式的决策策略。正如前文所述，这种很正式的决策策略基本上是对于很多咨询师和治疗师在进行涉及伦理问题的专业决策时已经使用的非正式模型所做的一个清晰的表达。这种决定或者说决策策略是一个包含了八个步骤（一个准备步骤，七个正式步骤）的过程，以下将对每一步进行简单描述。专栏5.2列出了这些步骤，而专栏5.3列出了一些问题，以引导使用这个策略的过程。

专栏5.2　　　　　　　专业实践与伦理实践的决策策略步骤

0. 增强伦理敏感性，并预先考虑专业—伦理因素。
1. 界定问题。
2. 辨识受决策影响的参与者。
3. 辨识对参与者来说可能采取的行动以及潜在的利益和风险。
4. 基于对各种因素的考虑评估各行动方案的利益和风险。
5. 与同事和专家商讨。
6. 决定实施最可行的备选方案，记录决策过程。
7. 实施、评估、记录已做出的决策。

专栏5.3　　　　　　　专业实践与伦理实践的决策策略：概要

1. 界定问题。
   这里存在伦理两难困境吗？如果存在，你要如果界定？
   案例中的什么情况使你以这种方式界定它？
2. 辨识受决策影响的参与者。
   什么人与此有直接关联？什么人有间接关联？
   它会如何影响你、你的来访者，还有其他人？
3. 辨识对参与者来说可能采取的行动以及潜在的利益和风险。
   你还能想到什么潜在的选择或行动方针？
   每种行动方针对于每个参与者的风险和利益何在？

4. 基于对各种因素的考虑评估各行动方案的利益和风险。

  A. 环境的因素。

  (1) 个人—发展。

    (a) 伦理敏感性与个人价值观。

      ● 你对这个案例在伦理上的感受或直觉是什么？

      ● 你的个人价值观可能会在这里发挥怎样的作用？

    (b) 发展水平、伦理观点和伦理决策风格。

      ● 你的发展水平和伦理观点会在这里发挥怎样的作用？你的决策风格呢？

    (c) 盲点：关于伦理决策风格。

      ● 你的盲点、未完成事件，或是反移情可能会在这里发挥怎样的作用？

  (2) 关系—多元文化的。

    (a) 与来访者或参与者之间关系的特点。

      ● 来访者信任与依存的程度如何？其他参与者呢？

    (b) 种族/性别/亚文化群。

      ● 如果有任何种族、性别或文化的因素在发挥作用，那会是什么？

    (c) 灵性—宗教信仰。

      ● 来访者和其他参与者的灵性或宗教信仰是什么？它们的影响何在？你的信仰又会有什么影响？

  (3) 组织伦理—团体价值观。

    (a) 组织伦理、价值观和动力，如学校、机构等。

      ● 规定的核心价值观和实际的核心价值观各是什么？有怎样的动力？影响如何？

    (b) 社区的价值观、历史和观点。

      ● 社区对于两难困境的态度如何？对其有什么影响？

  B. 专业的因素。

  (1) 关怀的标准。

    社区中相关的关怀标准是什么？

  (2) 研究、最佳实践方法、实证基础等。

    如果适用的话，研究、最佳实践方法等对此怎么说？

  (3) 咨询理论和临床知识/传统。

    学者们对这个问题怎么说？如果存在意见的不一致，哪一种论点最有说服力？

    临床知识比如咨询传统，对此如何解释？

  C. 伦理/法律的因素。

  (1) 伦理理论、价值观或原则。

    有什么理论、价值观或原则适用于这个个案？

  (2) 伦理守则与标准。

    哪条伦理守则适用？伦理标准呢？

  (3) 法律条文。

    有任何适用的法律条文吗？如果有的话是哪一条？

5. 与同事和专家商讨。

  你的督导师、同事、律师等对解决这个两难困境提出了怎样的观点？

  如果它们与伦理标准和原则有差异，那么区别在哪里？

6. 决定实施最可行的备选方案，记录决策过程。

   最初的选择仍然切实可行吗？是否有必要做出调整？

   什么是最好的选择？你的依据是什么？

   你应当告知你的督导师或行政主管这个决策吗？

7. 实施、评估、记录已做出的决策。

   你应当如何实施这个决策？

   各种伦理检验的结果如何（包括公开、普遍、道德线索和公正四个角度）？

   你会如何记录这个决策、它的过程以及依据？

决策策略的八个步骤

步骤 0：增强伦理敏感性，并预先考虑专业—伦理因素

伦理敏感性既是咨询实践的一种观点，也是解释某个情境中道德和伦理含义的能力，无论这个情境中是否包含了伦理两难困境。专家级的咨询师和治疗师正是在实践这种观点，这反映了他们促进其来访者福祉的不懈追求。随着伦理敏感性的逐渐增加，加上成为咨询师和治疗师的第二本能，他们可以更为容易地预期各种专业和伦理的考虑因素，常常在这些因素变成挑战或两难困境之前便主动做出响应。例如，具有伦理敏感性的治疗师意识到，保证保密、保护隐私，以及保证来访者及时了解可能的知情同意内容，都是咨询中持续过程的一部分。当预期到这样一种持续的责任时，他们就会主动回应这些或是其他伦理—专业的考虑因素。毫不意外的是，这样的主动姿态看来可以推迟伦理问题和两难困境的出现。因此，刚入门的咨询师和治疗师的挑战就在于增强这种敏感性和主动的态度。既然本书强调个人发展维度的重要性，那么这个很适合作为决策策略的真正起点，尽管它是一个普遍和持续的过程，而不是对于一个既有伦理问题或两难困境的特定行为。

步骤 1：界定问题

假定存在问题，那么决策过程始于信息收集与问题界定。有必要澄清这个问题主要是伦理的、法律的、专业的，还是几者的结合。经常出现的最初和首要情况是伦理两难困境，当然也要考虑法律和专业方面的因素。

步骤 2：辨识受决策影响的参与者

由于关系维度对有效的专业实践非常关键，辨识关键的参与者，也就是受到这个两难困境问题影响的人，这一点至关重要。需要注意你和来访者以及其他参与者的关系——来访者的家人、你的督导师、机构或学校工作人员，或是其他人。还要注意问题以及随后的决策会如何直接或间接地影响你、你的来访者和其他关键参与者。

步骤 3：辨识对参与者来说可能采取的行动以及潜在的利益和风险

对于一个问题可能有很多可能的解决方式，但只有几种现实或可能的行动方向。头脑风暴可以帮助找出可能的解决方法，而对每一个方法的现实性评估则将选择范围缩小到最有可能性的行动方针。这个步骤还包括就缩短之后的选项列表，列出对关键参与者来说每一种方法的风险和利益。

步骤 4：基于对各种因素的考虑评估各行动方案的利益和风险

这一步是决策过程的核心。正如前文所述，这一步包含在很多（如果不是所有的）实践决策之中。尽管咨询师和治疗师或许对他们的决策过程没有充分的觉察，但很多人会习惯性地在他们的专业工作中使用这一步。典型的情况是，开始是对环境方面因素的评估，然后是专业因素，接着是伦理因素。

取决于你的工作环境。

步骤 5：与同事和专家商讨

这是对步骤 4 中所考虑因素的核对和确认。它包括回顾关怀的标准：一个受过合适训练的咨询师在类似的情况下会怎么做。除了与同事和督导师商讨，还应该包括与伦理委员会、律师和专家的商讨。或者是因为离个案太近，或者是因为自己没有认识到的盲点，个人可能会遗漏一些观点，而这项商讨会给这个情境提供新的观点。它还能在一个困难的情境中提供支持和鼓励。

步骤 6：决定实施最可行的备选方案，记录决策过程

当有额外的信息时，也许有必要调整步骤 3 中做出的决策。在那之后，要做出最佳或是最可行的决策，则需仔细考虑步骤 4 和步骤 5 中获得的信息。实际情况是：问题或是两难困境越明确，决策越明确；问题或两难困境越微妙，决策越困难。再次强调，由于关系维度在此过程中的核心位置，应该考虑让来访者以及一位或更多关键参与者加入。来访者参与的程度可以是共同检视可能的行动方针，也可以仅限于讨论已经决定的行动方针对于来访者的结果。无论如何，之后要记录决策、决策制定过程以及决策的依据。你可能应当将你的决策告知督导师或行政主管，这

步骤 7：实施、评估、记录已做出的决策

最后一步是实施决策的行为过程，评估决策对来访者的短期和长期影响。由于决策过程对你有发展性的影响，从四种常见的"伦理检验"的角度回顾决策和决策制定过程会很有帮助：公开、普遍、道德线索和公正。公开检验提出的问题是这样的："如果我的行动被媒体报道，我会觉得不舒服吗？"而普遍检验是在问："我会把我的行动方针推荐给一个面临相似困境的人吗？"道德线索检验检查那些尽责和有良心的专业人员在做决策之后是否有时仍残存怀疑或不适的感觉。接下来，公正检验通过提问"你在相似情境中是否会做出同样的反应"以评估公平的问题。

这些"检验"可以提供一种思考的视角，结束那些可能是困惑的、焦虑的、令人恼火的体验。然而遗憾的是，满足或平静的感觉并不意味着做出了"正确的"决策。有时，最好的决策并不为他人所理解或很好地被接受。同时，对于那些人格特点为"需要"被他人喜欢和认可的咨询师和治疗师来说，尽管这种反应也许会令他们不安，但是做出并实施一个伦理上良好但并不受赞同的决策会是一个个人成长和专业成长的机会。正式的决策过程结束于记录以及评估决策实施得如何。

 ## 伦理实践与专业实践的决策策略案例分析说明

专栏 5.4 提供了一个体现伦理两难困境的个　案，之后是关于个案的讨论。

专栏 5.4	案例：左右为难的父亲

蒂姆是一名 46 岁的白人男性，最近由于抑郁开始由注册心理治疗师杰弗里进行心理治疗。杰弗里获得执照约一年时间，三个月前开始参加临床工作。尽管蒂姆在过去四个月中服用家庭医生开的抗抑郁药，但是他从没有进行过心理治疗，现在却认为有需要。他报告两年前曾有一次自杀尝试，但是既没有住院，也没有接受心理治疗。他曾有过十年的婚姻，那次婚姻留下了两个孩子，现在分别是 9 岁和 6 岁。一年前他离婚，前妻获得了孩子的监护权。尽管他可以每月两次在周末探访，但是前妻拒绝让孩子去他的住处，也拒绝带孩子拜访蒂姆的父母，而他们在离婚前曾积极参与照顾孩子。大约七周前，蒂姆和前妻再次谈了这个问题，她同意孩子可以每隔一周去看他一次。一周之前

他的小女儿透露她母亲的男朋友对她有猥亵行为。蒂姆非常苦恼，立刻给前妻打电话，要求她的男朋友搬出去。她否认发生过任何事情，说她的男伴在所谓的非礼行为发生时甚至不在家。如果蒂姆再做什么，那么探访就会停止。出于过去的经验，蒂姆不愿打电话给儿童与家庭服务部门或家庭法庭。他曾因为另外一件事联系过那些机构，但它们没有采取行动。若他的前妻得知他的控告，她会几个月都不让他见到孩子。目前，他认为他唯一的选择就是和孩子保持亲密的关系，不做任何冒犯前妻的事，比如让她生气或是提出控告，希望她不要收回他和孩子见面的机会。据说过去他曾说过孩子对他来说意味着一切，没有孩子，他几乎没有什么活下去的理由。他工作努力、尽责，没有吸毒史，坚决拒绝采取任何可能威胁到他看孩子的机会的行动。心理治疗师杰弗里确认存在儿童虐待的可能性，以及蒂姆曾意图自杀并将继续抑郁的可能性，他还相信这里存在着潜在的伦理两难困境。

步骤1：界定问题

杰弗里给儿童与家庭服务部门打匿名电话询问，被告知这不是强制性举报，因为虐待的叙述是第三方信息。他被告知，由于情况看起来不要求强制性报告，所以心理治疗师违反保密原则将不受到法律保护。杰弗里被进一步告知儿童与家庭服务部门的不成文政策是敦促来访者自己给州立机构打电话。这个问题被界定为一个伦理两难困境，包括来访者的自主性和儿童的福祉。既然杰弗里没有立场自己去提起正式控告，那么就没有违背保密原则的问题了。

步骤2：辨识受决策影响的参与者

至少有七个人卷入其中，并会切实或潜在地受到这个问题及其解决方法的影响。蒂姆说他不想联系任何权力机构。蒂姆的小女儿有可能处于危险之中，他的大女儿也有可能，而她们意识到自己可以选择什么方式获得帮助的可能性不大。儿童与家庭服务部门对像蒂姆的女儿这样的未成年人负有责任，而其工作人员的错误可能被追究法律责任。杰弗里也可能因为伤害蒂姆或他的孩子而被追究法律责任。蒂姆的前妻面临虐待调查并被追究法律责任。最后是祖父母，他们可以令人信服地接过孩子的监护权。

步骤3：辨识对参与者来说可能采取的行动以及潜在的利益和风险

最初，看起来有两种可能的行动方针。一种做法就是杰弗里力劝蒂姆联系儿童与家庭服务部门，不是发出正式控告，而是按照其不成文的政策进行匿名报告。第二种做法就是克制这种急迫倾向。第一种选择的益处在于孩子们会被带离存在潜在虐待可能性的环境，风险就是或许会被无限期地拒绝探视。第二种选择的益处在于蒂姆也许能继续探视，风险是虐待儿童可能会继续发生。

步骤4：基于对各种因素的考虑评估各行动方案的利益和风险

环境领域的考虑。这位治疗师处在发展水平二和水平三之间，对自己独立和主动的模式有所觉察。在考虑这件事的时候，他意识到蒂姆的被动和害怕报复让他觉得很有问题。他希望蒂姆能有勇气去做正确的事情，也就是正式对虐待进行报告。治疗师认识到他需要特别警惕，监控自己对来访者的反移情，并谨慎考虑来访者的最大利益，而不是他自己的利益。文化、性别和宗教的考虑因素看来在这个案例里没有什么作用。组织方面，儿童与家庭服务部门存在"说服"来访者自己报告虐待的政策，治疗师的这个想法获得了证实。诊所关于儿童虐待问题的"政策"是保守被动的，这一点也很清晰。他的督导师支持州立机构的政策，并相信无论成文或不成文的政策治疗师都应当遵守。而且，诊所中的大多数专业人员，包括诊所主管，都表示州立机构不认为这件事情应当举报，因为它包含第三方信息。因此，他们劝他只是监控情况。他不能相信自己竟在这样的地方工作，他自己的价值观和诊所的价值观鲜有相同之处，特别是在支持来访者方面。

专业领域的考虑。回顾研究和学术文献，杰弗里深深感到文献对于类似蒂姆及其女儿的这种情况相当不确定。尽管儿童的报告常常是准确的，但是有时孩子或是对监护权有争议的父母会做出错误的断言。杰弗里很清楚他对于虐待事件获得的是二手信息。在读研究生的学校里，他的老师和督导师强烈拥护来访者的自主性、未成年人的福祉和权利，特别是那些经历过虐待的人。他们主动敦促报告任何虐待。

伦理领域的考虑。 美国心理学会和美国咨询协会守则中的有些内容适用于此，特别是以下这些来自美国咨询协会伦理守则的条目（2005）。A.1.a 部分关于首要责任：咨询师的首要责任是尊重并增进来访者的福祉；B.1.d 部分关于例外：咨询师对信息保密的普遍要求在此情况下不适用，即需要透露信息以预防对于来访者或其他人清晰和迫近的危险，以及当法律要求透露保密信息时；D.1.k 部分关于负面条件：咨询师警惕其雇主存在不当的政策或行为，可通过在组织内的建设性行为，尝试影响、改变这些政策和程序；D.1.j 部分关于雇主政策：接受受雇于某个机构或组织意味着咨询师同意它的基本政策和原则，咨询师在可接受的行为标准方面与雇主努力达成一致，这其中允许改变机构的政策以有利于来访者的成长与发展。关于强制性报告的州立法律要求，当咨询师合理地相信一个儿童遭受了虐待时应对儿童虐待进行报告。然而，法律看起来对于第三方报告虐待语义不明，例如蒂姆的女儿这种情况。从伦理价值观来看，在无伤害、善行、自主和诚信之间有着明显的冲突。

步骤5：与同事和专家商讨

鉴于这是杰弗里第一次直接遇到儿童虐待的问题，他相信他需要相当多的指导和帮助。他与几个自己的同伴谈及此事，其中有在同一个诊所的，也有在其他诊所的，还有他目前的督导师。正如前文所述，大部分人和他所在的诊所的督导师表示，由于牵涉了第三方信息，州立机构不会认为这种情况应该报告。他只是被劝导监控情况，不要对来访者制造压力让他去提起控告。该

州执照委员会的伦理委员会格外关注保密问题和儿童的福祉，来自那里的建议似乎有些自相矛盾。他联系读研究生时所在学校的教授，教授劝他敦促来访者报告。杰弗里还和一个在健康俱乐部里认识的律师交谈，他的从业范围正是家庭法。律师建议请求法院更改监护安排。

步骤6：决定实施最可行的备选方案，记录决策过程

尽管开始有些困惑，但是杰弗里在了解了蒂姆所处的位置及其沉默，他自己的个人需求、组织动力、伦理守则、原则和价值观，还有来自咨商所得的信息后，选择了第一种做法，但是做了一点轻微的调整。他强烈地劝导来访者给州立机构打匿名电话，但不迫使他做出正式报告，由此尊重了来访者的自主权。

步骤7：实施、评估、记录已做出的决策

计划实施如下：第一，与蒂姆开诚布公地讨论，比较匿名报告和不报告的结果。第二，强烈敦促蒂姆打匿名电话，询问相关信息，了解如果报告这种情况将会发生什么。第三，如果蒂姆不报告，停止说服他。如果他打了电话，给他提供必需的支持。第四，告知诊所负责人这个决策并记录下决策、过程和依据。制订计划之后，杰弗里使用公开、普遍、道德线索和公正检验进行检验，对自己做出的决定感到满意。

蒂姆同意打匿名电话，而杰弗里为他提供了情感上的支持。三个月后，儿童与家庭服务部门报告他们的调查结果是证据不确凿。作为治疗的结果，无论前妻如何威胁，蒂姆改变状况的决心显著增加了。在心理咨询师的鼓励下，蒂姆请求家庭法庭更改监护协议，一位有名的专家完成了关于儿童监护权的详尽评估，证明这种请求有足够的说服力。监护权被授予蒂姆的父母，蒂姆和他的两个女儿计划搬去他父母的农场。

▍ 应用伦理实践与专业实践的决策策略

阅读专栏5.5中的案例，按照八步骤决策策略做分析。

专栏 5.5   **练习案例**

　　萨拉是一名小学咨询师，四年级学生弗雷迪被他的老师转介来咨询。对于萨拉来说，无论在专业还是个人方面这都是困难的一年。她对于日渐增加的个案数量感到不堪重负，也由于去年 8 月结束的一场激烈的离婚战感到难以集中精力。弗雷迪自从父母一年前离婚之后，在班里的成绩维持在平均水平之上，但是老师注意到，一判完分他就把自己的作业纸和美术作品撕了，对学校的活动也没有了惯常的热情。她曾和他谈过，但是他否认有任何问题。假设你是萨拉，当你和弗雷迪第一次见面时，他就诉说母亲不再让他把信或是完成的课业寄给住在北部的父亲。他想念父亲，并且觉得作业不再重要了，所以把它们撕了。他问你是否能偶尔把他的信和作业寄给他父亲，他也允许你和他妈妈讨论这个问题。弗雷迪的妈妈生气地禁止你与弗雷迪的父亲有任何交流。她告诉你她是唯一的监护人，而弗雷迪的父亲已经搬走了，不想"被与弗雷迪有关的责任所困扰"。她勉强同意你继续咨询弗雷迪在学校里的"行为问题"，但是告诉你不要给他希望，让他以为可以见到父亲或与父亲交流。尽管你继续对弗雷迪提供支持性的咨询，但你认为与弗雷迪父亲联系的事到此为止了。到学年结束为止，你都没有得到弗雷迪的父亲或母亲的消息，而弗雷迪的问题变得更糟了。你不去联系弗雷迪的父亲的决定正确吗？

要点

　　1. 涉及伦理问题的传统决策通常包括线性的过程和特定的步骤：界定问题事件，列出可能的行动方向，从相关的伦理守则和法律条文中寻找依据，向同事或专家请求磋商，决定一种做法，实施并评估结果。

　　2. 良好的伦理实践能够也应该反映有效的专业实践，有效的专业实践能够也应该反映良好的伦理实践。

　　3. 专业实践与伦理实践中的决策在策略和过程两方面都非常相似。

　　4. 首先考虑专业方面的材料和分析（如研究文献、最佳实践方法、理论或实证基础），然后考虑伦理方面的材料（理论、价值观、原则和守则）以对决策做出加强或调整。在这个意义上，专业实践与伦理实践中的决策可以是相互依存的。

　　5. 专业实践与伦理实践的决策策略是非线性的，八步骤的决策策略强调整个环境的、专业的和伦理的考虑因素，而不仅仅是简单地考虑伦理和法律因素。

总结

　　本章描述和说明了做出涉及伦理问题专业决策的一种非线性方法。这种方法是传统的伦理决策模型的替代品，传统模型是线性的，不考虑环境因素。在专业实践与伦理实践中决策策略是必需的，因为假定专业实践与伦理实践是相互依存的过程，在一个领域中决策应当同样了解另一个领域。首先考虑专业方面的材料和分析，然后考虑伦理方面的材料以对决定做出加强或调整，在这个意义上它们是相互依存的。八步骤的决策策略强调整合环境、专业、伦理的考虑因素，而不是仅仅考虑伦理和法律的因素。

　　尽管最初这种策略有时十分耗时，但最终的

决策会反映环境的特点、专业和伦理的考虑因素，这些都反映出来访者的独特需求。被考虑的环境因素是人际的、文化的、组织的和社区的因素。咨询师或治疗师自身的个人和发展问题也在考虑之列，这就意味着决策最后的行动方针基于认识到咨询师和治疗师也有自己的需求和"未完成事件"，否则这些会对决策产生不明智的影响。

复习问题

1. 什么来源的信息或支持会帮助你做出伦理决策？

2. 在什么情况下你会不经过特定的决策过程就做出伦理决策？

3. 如果你面临一个困难的伦理决策，你会考虑什么样的文化因素和专业因素？

4. 如果你面临一个困难的伦理决策，你会考虑什么样的法律因素和伦理因素？

5. 如果你意识到自己做了一个糟糕的伦理决策，你会怎么做？

第二部分
专业实践的伦理标准

　　第二部分包括四章，描述了专业实践中最为普遍的四种伦理方面的考虑因素。据称专业实践中几乎所有的法律和伦理问题都可以归入这四种考虑因素之下。本部分对于保密、知情同意、利益冲突以及胜任力提供了宽泛的概述，这四个方面有时被称为专业伦理的"四驾马车"。此处对这四个方面都做了笼统的定义和阐述，第三部分对之会有更为详尽的讨论，并且在各章中继续说明它们的应用。不同的章节会分别关注下列专业实践的特定领域：心理健康咨询与治疗、婚姻咨询与家庭治疗、职业发展与康复咨询以及临床督导。

　　与这本书的基本宗旨一致，第二部分的章节会从两种伦理观点讨论这些因素。一是根据最基本的、最低要求的伦理标准，也就是观点一；二是根据更为积极的伦理观点，也就是观点三。表Ⅱ.1提供了第二部分四章的预览，它总结了观点一和观点三在保密、知情同意、利益冲突和胜任力这四个方面的情况。

表Ⅱ.1　　　　　　　　　　　　　　　　从两种伦理观点看关键伦理问题的比较

伦理问题	观点一	观点三
保密	从狭窄的、法律的角度看待警告或保护的义务、法定报告，以及《健康保险携带及责任法案》的规章，如保护性报告、治疗师拒绝泄露内情权。目标是避免法律责任或专业上的非难。	被视为咨询关系的基础，由此可以并更为可能产生矫正性的安全依恋和积极的治疗改变。根源于善行、无伤害、尊重隐私以及关怀伦理。
知情同意	被认为主要包括来访者签署的书面文件。由于目标是减少风险和责任，所签署文件的内容与来访者讨论确定，讨论过程包括在来访者记录之内。可能会对充分的信息透露有所保留。	被认为既包括书面文件，也包括与来访者持续讨论最佳的治疗意见，致力于在适当的范围内对来访者充分透露信息。首要目标在于促进治疗关系、来访者的福祉以及咨询结果。
界限与双重关系、利益冲突	界限被视为严格的、不可动摇的；界限跨越导致界限侵犯，由此助长剥削的、有害的以及性方面的双重关系，所有这些都不符合伦理，低于关怀标准，并且可能是非法的，因此应该避免。利益冲突也无论如何应当避免（这既反映了危机管理的观点，也反映了分析型的治疗实践）。	更为灵活地看待界限；界限跨越与有害的界限侵犯不同，如果适当利用可以增强治疗联盟，改善治疗结果。双重关系在某些场所不可避免，如若没有出现有害或剥削的关系（如利益冲突）则并非不符合伦理或低于关怀标准。性方面的双重关系始终需要避免。
胜任力	被视为至少实现胜任力的最低标准，并通过完成最低限度的继续教育要求来维持胜任力。能力缺陷被视为法律责任。目标在于避免责任和非难。	被视为寻求实现专业技能的持续的、发展的过程。终身学习者不断地监督其胜任力水平并寻求所需的督导、协商和继续教育机会。目标是拓宽和增强临床能力。

第6章

保密

莫林·达菲

绝大多数咨询和治疗的培训项目从以规则为基础的角度处理临床实践中的保密教育。咨询师了解他们为来访者保密所必须遵守的伦理和法律守则，同时也了解如果未能做到这些的法律后果和专业后果。从危机管理的角度来说，为来访者保密的主要价值在于减少受到玩忽职守的指控以及其他民事诉讼的风险。这种传统形式的伦理教育强调以观点一的方式思考临床实践中的保密问题，忽视了其所处的环境信息可以提供对于保密更为充分的理解，忽视了它作为一种关怀伦理，植根于关注来访者的尊严和安全。

对于刚刚入门的咨询师来说，顾虑被起诉，并且管理自己的临床实践以减少这种风险，有其发展性的意义。但是，理解保密作为一种理论和一种实践产生的伦理基础，可以帮助刚入门的咨询师在那些具有挑战性的个案中拓展自我反思的过程。而这些自我反思又有可能帮助他们更快地从观点一的防御模式向观点二转变，此时其工作的专业领域和个人领域更好地整合，包括个人的

伦理价值反映在工作之中。这种朝向个人成长和专业成长的变化为咨询师的发展打开了通向专家等级的大门，那种等级的标志就是对于自己临床发展和个人发展的关系及多元文化两个方面始终有着自发的觉察。史考夫荷特和詹宁斯（Skovholt & Jennings，2004）对这种专业性的出现做了最好的描述，为专家级治疗师怎样以及为何拥有他们那种充满专业意义的生活提供了一幅图景。

本章将会关注从整合的、注重环境的角度理解保密，着眼于在公共领域（故意或无意地）透露来访者个人信息的影响。从这个角度来看，为来访者保密的出发点在于这些伦理美德：关注他人的尊严和隐私、尊重他人的自主性，以及关心他人的积极成长和发展。将保密置于环境框架之中的同时，本章也将特别关注在虐待和忽视、自杀、威胁他人，以及保护儿童权利的个案中，近期的联邦隐私法规（如 HIPAA）对咨询实践以及咨询师法律义务的影响。我们还将从关注环境

因素的角度中组织伦理—团体价值观的方面去探索组织和机构为来访者保密的伦理义务。此外，因为与保密在咨询实践中的角色有关，咨询师和来访者之间的界限、双重关系、区分咨询和友谊，以及保持适当的专业距离等问题也将有所讨论。

 ## 学习目标

阅读完本章后，你应该能够：

1. 从关注他人隐私、安全和自主性的角度讨论保密问题。

2. 列出保密的例外情况，在关怀他人的背景之中描述这些例外。

3. 讨论《健康保险携带及责任法案》（Health Insurance Portability and Accountability Act，HIPAA）对咨询实践的启示，以及电子通信和数据库对保护来访者隐私的影响。

4. 解释组织对于为来访者保密的责任。

5. 按照伦理原则和伦理义务定义专业界限，并描述咨询师在评估和保持专业界限中的责任。

6. 比较保密问题在观点一、观点二和观点三中的不同。

 ## 关键词

自主性	双重关系	关怀伦理	1996 年的《健康保险携带及责任法案》
隐私	特许保密通讯	专业界限	儿童的权利
威胁他人			

 ## 环境领域与保密问题

关于保护来访者隐私的行为，环境领域包括所有影响来访者与治疗师或咨询师关系的相关环境因素。这些环境因素包括通常所理解的那些义务，如维持与保密有关的专业伦理，遵守与保密有关的州或联邦法律。来访者与心理治疗师之间的特许保密通讯就是这些法律与实践的实例之一，HIPAA 联邦法律对于受保护的来访者健康信息保证其隐私，同时确保专业心理健康学会的成员遵守该组织的伦理守则。这些环境因素从消极的、防御的角度体现了对伦理的理解，以便降低法律诉讼和专业制裁的危险，避免承担责任。

然而，观点三对于环境领域的理解则在于引发治疗师或咨询师对保密性的重视，使其成为一种关系性的过程，其间来访者与治疗师之间安全的保密关系提供给来访者一个环境，用以建立信任和探索新行为的可能性。保密为矫正安全依恋提供基础，也为自我反思和改变提供相关的安全基地。

在个人发展层面，维持对来访者信息的保密成为与治疗师或咨询师的价值观、自我约束以及与个人成长和发展相关的一种行为。遵守伦理的治疗师或咨询师应成长到重视获知他人生活故事的详尽细节所带来的力量和拒绝泄露内情权，并主动抗拒违反或破坏保密性的诱惑。在组织伦理—团体价值观层面，心理治疗组织或机构的政策和实践，以及对保密问题重要性的觉察最终增强或限制了治疗师或咨询师从积极而非防御的伦理角度理解和保护来访者隐私的能力。在本章接下来的部分，我们会从综合的、重视环境的积极角度去强调对于保护来访者隐私所必需的理解和实践。

保密概念的伦理基础

我们可以在善行、无伤害、关怀和对他人隐私的尊重这几个原则中找到保密概念的伦理基础。当我们去看保密何以成为有效的咨询和心理健康实践的基础时，这些原则便指向同一个方向。出于保密问题的本质，维持保密是一个关系性的过程，包括至少两个人，在当代的咨询情景中，很可能也包括组织在内。保密提供了一个框架，在其中来访者可以表露和探索他们自身或他们的关系中有问题的、造成个人痛苦的方面，而这些如果在咨询之外为人所知，可能会造成尴尬或伤害。

从根本上说，保密确保咨询过程对来访者来说是安全的。如果来访者在咨询关系中没有受到保密的专业规定和法律规定的保护，那么很难想象还有谁会去咨询。来访者相信他们对其个人世界和情绪世界所进行的表露受到咨询师的保护，不会被透露给任何其他人。真正的咨询过程取决于这种信任关系的发展程度，保密是其基础的核心部分。保密是治疗者或助人者与病人或来访者之间一种神圣的信任，其价值自古以来就受到承认。公元前 4 世纪的希波克拉底誓言称："涉及他人生活，凡我所见所闻，无论有无业务关系，不应为外界所知者，我将保持沉默，视为不可侵犯之秘密。"

善行与保密

善行的伦理原则引导咨询师为其来访者的福祉而行事，尽其所能促进来访者的成长与发展（"来访者"可以被理解为个体、夫妻，或整个家庭）。善行是保密的根源之一，因为它为来访者提供了安全的环境。为临床咨询工作提供安全和尊重的环境是增进来访者福祉的基本步骤。从善行及增进来访者福祉的角度看待保密，和将保密视为一种要求，如果不达到就很可能导致专业或法律的制裁，两者是非常不同的。对咨询师来说，思考善行的伦理原则很有帮助，因为它解释了大多数成为咨询师的人进入这个专业的初衷——帮助他人和提供服务的愿望。

无伤害与保密

无伤害的伦理原则要求咨询师最大限度地避免对他们的来访者造成伤害。并不是所有对来访者产生的伤害都是主动的或故意的，伤害也可能在非故意的情况下发生。无伤害原则要求咨询师有足够的知识和能力去检查他们的临床实践和记录保存，以便尽其所能地避免他们的来访者受到无意间的伤害。在医药领域，药物错误和医院所带来的感染是对病人非故意伤害的主要来源（Bates，Shore，Gibson & Bosk，2003；Institute of Medicine，2000；Leape，1994）。在咨询领域，提问或是提出来访者之前并没有认为有问题的方面可能会成为非故意伤害的来源，类似的还有将来访者的资料打开放在桌上，以致其他来访者或工作人员可以看见。

关怀与保密

对于什么是对待来访者的最好方式，基于关怀伦理行事，比起仅仅基于职责或正义伦理行事，咨询师会有更进一步的认识。吉利根（Gilligan，1982）在她的奠基性作品《不同的声音》（In a Different Voice）中指出了职责或正义伦理与关怀伦理的不同，并提出女性的道德决策更倾向于依据关怀伦理而非职责伦理。这两种理解伦理决策的方式，其区别重点在于以下两种做法之间的经典差异，即应用普遍的、一般的原则去解决什么是有道德的行为这样的问题，还是首要考虑个别情境及其相关背景做出伦理选择决定。职责或正义伦理将行动规定和普遍原则置于首位，例如法律、咨询师的专业伦理守则，甚至治疗原则。关怀伦理则优先考虑维持关系，他人被认可、关注的需求，以及回应生理、情绪和社会需求。吉利根和阿坦努齐总结了正义或职责伦理和关怀伦理之间的区别：

正义的角度关注不平等和压迫的问题，支持互惠和相互尊重的理想。关怀的角度关注疏离和遗弃的问题，支持关注和回应需求的理想。两种道德要求——不要待人不公和不要在他人处于危难中时袖手旁观——表明了它们不同的关注点。(Gilligan & Attanucci, 1988，p. 73)

咨询的过程中，让咨询师从关怀伦理出发去行动的机会随处可见。思考一下专栏 6.1 中的例子。

专栏 6. 1　　　　　　　　　　　　　　咨询中的关怀伦理

　　一名被诊断为边缘性人格障碍、有自伤行为的来访者在圣诞节给治疗师的办公室打电话，留下绝望的留言，说她打算伤害自己，并说感到不可忍受的孤独和被遗弃感。在之前的一周中，治疗师向来访者强调了她的治疗意愿是只在安排好的预约时间中与来访者谈话，同时也支持来访者在会谈之间发展管理自己的被遗弃感和恐惧感的能力，还回顾了来访者之前曾经成功使用的自我约束情绪的技能。治疗师在圣诞节的下午收到来访者的留言，当时她正在与家人和几个朋友一起准备圣诞晚宴。她知道如果她决定与来访者谈话，她就违反了自己与来访者建立的治疗计划协议条款，并且会影响到自己和家庭的节日庆祝。对于这个案例，咨询师并没有过度关注自杀危险。但是，她关注来访者的福祉，特别关注来访者在圣诞节时体验到的空虚寂寞。在这种情况下，治疗师决定打破不在会谈之间与来访者交谈的治疗计划条款，出于对来访者在圣诞节生存状况的关注给她回了电话。治疗师问来访者她是觉得自己在这个晚上需要做一个病人，还是相信自己能够忍受所经历的孤独和焦虑。令人高兴的是，那个电话并没有咨询师所担心的那么长。给予来访者在圣诞节需要的额外关怀比治疗计划中会谈之间不联系的固定治疗原则更为重要，这位咨询师对此感到很满意。

对于刚入门的咨询师来说，理解关怀伦理如何取代权利或职责并不总是很容易。这个案例很清楚地说明了关怀伦理如何取代或优于权利或职责伦理。基于同时权衡来访者和咨询师自身在节日的需要，这位咨询师灵活地决定是否要在格外严格的治疗计划中准许例外。在临床情境中，实践关怀伦理要求治疗师在二者之间持续地进行比较，即更为狭义地理解伦理责任，如保护隐私的义务或警告的义务，以及依据更为广泛的关怀伦理进行伦理决策。这个案例主要是关于关怀伦理，其次才是关于保密。尽管它主要是关怀伦理的例子，但也同样包含了保密问题。如果治疗师选择了不在圣诞节联系来访者，而最终来访者去了急诊室，由于在节假日交流临床信息的困难，

保密问题会变得非常棘手，可能导致不必要的住院治疗。

关怀伦理应当能够掌控关于保密的例外的决定，而非惧怕诉讼和专业制裁。这些例外会在本章稍后部分进行讨论。

关怀伦理促进保密行为，在于引导咨询师保护心理咨询治疗关系的保密特性，以便来访者能够对咨询师发展出最大限度的信任。这种最大限度的信任允许创造出一个安全的环境，来访者在其中可以开始自我反思和自我表露，同时减少自我审查。这种开放和信任是有活力的治疗联盟的基础，也被认为是对积极的治疗改变作出贡献的主要因素（Gaston, 1990；Hubble, Duncan & Miller, 1999；Lambert & Bergin, 1994）。以我

们目前关于治疗何以有效的知识，我们知道咨询师和来访者之间的关系解释了来访者改变相当大的一部分原因，而且当它反映出一个安全、信任和开放的环境时，它就最为有力。

尊重隐私与保密性

尊重隐私与认可来访者的自主权密不可分。遵守伦理的咨询师认识到，是来访者而不是咨询师有权利控制个人心理健康信息的传递。个人心理健康信息可能包括诊断、个人表露、个人和家庭医药及心理社会历史，还有工作和教育中的困难。这些信息如果为他人所知，可能导致他人对来访者的反对或公开的歧视。尽管心理健康服务总体而言名声没有过去那么糟，但是污名和歧视的阴影仍有可能存在，而遵守伦理的咨询师必须致力于保护他们的来访者。没有对隐私的保障，就不可能期待来访者对咨询师透露痛苦或尴尬的信息并希望获得缓解和帮助。

来访者改变和治愈进程中的矛盾之一就在于个人的想法和感受最终必须与他人分享，以便他们可以将自身与这些想法和感受区分开来，区分到足以对其进行反思并评估它们对自己生活的影响。困扰来访者的个人想法与感受可以在咨询关系中进行检验，并且免于批评和负面评价的风险。这个安全的空间是治疗关系的核心，受到尊重隐私和保密的保护。这种咨询师和来访者之间支持与信任的关系也是来访者积极改变和促成成功的治疗结果的关键因素，无论在什么咨询模式中都是如此（Prochaska & Norcross，2002）。

新兴的脑科学与保密

脑科学的近期发展显示，遵守保密原则所产生的治疗环境潜在地为咨询关系中产生矫正性的情绪体验提供了场所。达马西奥（Damasio，2003）提供了一个有力的实例，以便理解思考和感受如果不是同时发生的过程，那么也是相互联结的过程，包括大脑与身体、思考、感受以及行动。之所以这样，是因为在深层的边缘系统中，杏仁核是评估侵入刺激的第一道过滤，它将与特定经验有联系的想法赋予情绪标签。因此，达马西奥采取的观点就是，所有的想法都基于其发生的背景和杏仁核激活的程度被赋予情绪标签，并产生相应的生理反应。例如，一个可怕的经历被杏仁核迅速地做出解释，随后开启了身体中接连不断的与恐惧相关的生物化学活动。在这种恐惧的背景下进行的决策或思考也将会同样被恐惧的生物化学结果贴上情绪标签。决定从可怕的情境中逃走就是一个生理、感受、想法和行动相互联结的好例子。与之相反，在积极的治疗关系中体验到安全感，创造了舒适和安全的背景，允许探索想法和感受，哪怕是那些很困难的想法和感受，也不会启动与恐惧和威胁相关的一系列生物化学活动。

保密是与来访者发展积极咨询联盟的基础，因为它建立了安全和信任，然后使得来访者的表露愈发开放，并免于自我审查。这种安全和支持的环境允许在一个杏仁核或其他边缘系统解释为安全和没有威胁的环境中，检视或重新审视困难的个人和关系性经验。在这种安全的环境中进行的咨询工作变得尤其重要，因为边缘系统已经将咨询环境解释为有利于生存的，因此是积极的。在这种有利于生存的关系中，咨询师和来访者之间可以产生矫正性的、安全的依恋，进一步增进来访者的福祉。

依恋与保密

基于保密、安全和信任，咨询框架的一致性有利于发展出持续的、安全的依恋，有可能改写早先不安全依恋的模板。在早年与最初照看者之间的不安全依恋关系中，来访者学习到，他们的需求会得到不一致的回应，或是被有轻视情绪的照看者低估，或是被焦虑的照看者夸大。从依恋理论和新的脑科学中（Cozolino，2002；Schore，1994；Siegel，1999）我们知道，与最初照看者的早期依恋关系会在大脑中形成特定种类的神经网络结合，使个体倾向于以安全或是不安全的方式对生活中的压力和挑战做出反应。

不安全的依恋关系有一种在关系性环境之间迁移的倾向，因为大脑参与了这个过程，动用神经系统使人容易焦虑烦躁，或是反应过度，或是不恰当地、迟钝地忽视关系问题。即使是面对最初不安全的儿童期依恋，咨询过程也可以提供一个环境，让大脑可以开始重新组织神经网络，为来访者提供一整套更好的应对方式，而非他们基于不安全的早期依恋产生的贫乏应对套路。咨询背景和过程是矫正性的环境，而这种环境建立于保密之上。在尊重保密原则、产生安全和信任的地方，大脑会将咨询中完成的工作标记为积极的情绪，来访者能够开始发展更为详细的、提升性的自我叙述，这反映了更为丰富的大脑神经重组。图 6.1 展示了保密、安全、信任、自我表露增加之间的关系，大脑将安全的咨询经验认可为有利于生存，因此情绪上变得积极，并最终促成来访者改变和成功的咨询结果。附带说明一下，脑科学中这些激动人心的发展与本书所提倡的伦理观点三相一致，并为之提供了额外的支持。

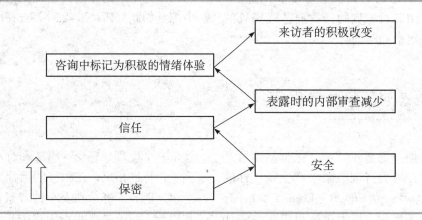

图 6.1　保密与来访者改变之间的关系

保密问题的法律方面

特许保密通讯

特许保密通讯一般是指，法律中规定了心理治疗师与来访者之间交流的隐私权利，除非是法律特别指明，否则不可强迫透露。给予心理治疗交流拒绝泄露内情权，这是社会通过司法体系承认了心理治疗中隐私对于疗效的重要性，以及被迫或不必要的表露可能会对心理健康专业造成的糟糕影响。同样，为心理治疗交流提供拒绝泄露内情权无疑是承认心理治疗是社会益事，可以改善人们的健康和福祉。各个州以不同的方式定义和拓展了心理治疗的拒绝泄露内情权以及拒绝泄露内情权的例外。通常的例外情况包括要求报告对未成年人、老人和残障成年人的虐待；如果治疗中提及对第三方的威胁，则有义务警告他们；还有就是在法律诉讼的情境中，心理治疗的来访者将他们作为心理治疗来访者的身份带入事件中，例如使用暂时的精神错乱为犯罪辩护。

在贾菲（Jaffee）对雷蒙德（Redmond）一案中（Lens，2000），美国联邦最高法院支持雷蒙德与一名社工进行咨询的隐私权利，以及使用心理治疗增进心理健康的更为广泛的公众利益，以此建立了心理治疗师与来访者之间的联邦拒绝泄露内情权。雷蒙德是一名警察，在处理里基·阿伦（Ricky Allen）住处的报警时开枪致其死亡，之后向一名社工进行咨询。贾菲作为阿伦庄园的管理者，要求查看雷蒙德心理治疗会谈的记录。雷蒙德和那位社工都援引特许保密通讯拒绝出示记录，贾菲对雷蒙德案的上诉过程由此开始，最后于 1996 年结束于美国联邦最高法院，由此确立了心理治疗拒绝泄露内情的联邦权利。

1996 年的《健康保险携带及责任法案》

HIPPA 于 1996 年 8 月 21 日签署成为联邦法律，明确地将管理和保护私人健康信息写入了组织和团体伦理。HIPPA 的条款要求发生医疗或心理治疗行为的组织对于它们用以保护来访者私人健康信息的程序负有责任。心理健康护理提供者必须保护心理治疗评估、治疗计划和过程记录的隐私，而综合机构或组织也必须对其用以保护这些记录的标准负责。HIPPA 意在为保护私人健康信息在全美国提供一套相同的、一致的程序。为了激发来访者对于处理其私人健康信息的信心，这种标准化被认为是必需的，尤其是在这样一个电子数据库储存和数据瞬间传输的时代。

有些咨询师可能会错误地认为他们从咨询会谈中获得的数据不属于 HIPPA 的管理，因为他们没有使用电子邮件处理来访者的付费或心理健康信息方面的问题。事实上，使用电话和传真设备，软盘、CD 或其他任何电脑储存设备均属于 HIPPA 的范围之内。因此，每一个医疗和心理健康机构以及心理健康护理提供者都必须遵守 HIPPA，为保护来访者健康信息建立安全措施，以避免现有的或可预见的对这些信息隐私和安全的威胁。

HIPPA 指出，必需的安全措施包括物理的、管理的和技术的。物理安全措施包括评估机械设备和实际储藏橱柜，以及其他保护私人健康信息的物理程序的安全性。管理安全措施包括发展一套书面的政策和程序供机构和组织中的人员遵守，以保护私人健康信息。实例包括：分发给所有的病人或来访者一份机构隐私声明；任何人进入可以看到来访者及其档案的区域都要签署保护隐私的同意书；建立一套程序，保证在安全的地方讨论来访者的私人健康信息，不会被别人无意中听到。保护私人健康信息的技术安全措施包括在包含私人健康信息的电脑上使用安全防火墙，为那些可以看到这些信息的人建立可靠的密码系统，监控和限制获取来访者私人健康信息的程序。

HIPPA 已经成为现代法律在管理来访者私人健康信息安全和保密方面不可或缺的一部分，也是使用这些信息的研究所必需的部分（Durham，2002）。这部法律源自一种普遍的认识，就是在电子传输数据的时代，私人健康信息的安全比历史上的任何时候都更加脆弱，国家有义务保护其公民免于滥用健康信息所导致的伤害。

管理环境中的个人发展与组织伦理

很显然，HIPPA 要求服从联邦法律，一方面在实体上维持来访者私人健康信息的安全，另一方面发展组织政策以进一步保护他们的隐私。来访者的社会心理历史、提出的问题，以及咨询师的反应，这些都会被讨论。基于这样的环境和基调，规范组织文化和组织态度要困难得多。

来访者的历史可以以贬低和轻视的方式讨论，也可以以尊重的方式讨论，绝大多数咨询师，哪怕只是有一点儿经验的，都经历过这两种行为。怀特和艾普斯顿（White & Epston，1996）提出了一个问题：如果来访者也在房间里，咨询师是否应该以同样的方式谈论来访者？

这对咨询师讨论来访者历史的性质和环境提高了标准。个人和组织如何回答这个问题完全反映了个人从业者和组织的伦理立场。从关系的、建构的观点来看，我们知道一个人不能不产生影响，任何关于来访者的谈论都会有其后果，会影响别人看待或应对这个来访者的方式（Hoyt，1998）。

因此，我们在来访者不在的时候谈论他们将会对他们最终如何被感知与对待产生影响。持观点三的咨询师对于任何对话（包括随意的评论）对现实的塑造力量有更高程度的理解。同时他们将这种理解纳入体贴的、基于关怀的自我约束，作为伦理实践的一种形式。

保密的例外

虐待与保密

由于前文所述的原因，保密是与来访者建立积极治疗联盟的黄金准则。只有在安全和信任的环境中才能期待来访者讨论痛苦或尴尬的内容。当然，保密也不是绝对的。而要最好地理解限制保密的原因，还是要再一次将注意力转向善行的伦理原则。善行要求我们为了来访者的最大利益而工作，尽我们所能促进他们的福祉。当来访者在严重的痛苦之中，容易被他人所利用，处于其判断力和理性思考能力受到损害的情境之中，或者受到他人的限制，有效行动的选择大大减少，咨询的善行原则可能要求咨询师违背保密原则以增进来访者的福祉。

虽然这些行为可以被解释为以治疗师所拥有的专业知识为中心，依靠专家为他们的来访者做出关键的决定，但是当咨询师发现自己处于这种具有挑战性的情境中时，他们有义务反思自身对权力的使用，在可能的情况下主动让来访者参与关键决策。例如，在专栏 6.1 所描述的临床案例中，治疗师问她的来访者是否需要在那天做一个病人以及在圣诞节作为一个病人对她可能意味着什么。来访者决定她不需要在圣诞节做一个病人，而咨询师感到满意，因为这是一个安全的、有意义的决定。

对于未成年人、残障者和老年人的生理虐待和性虐待是很严重的情况，绝大多数辖区的法律都要求咨询师对这些虐待进行强制性报告。多数辖区有热线电话或者报告机构，引导对虐待的报告。一般来说，相关的法律表明，专业人员有强

制性义务报告对于弱势人群的虐待行为（如未成年人、残障者和老年人）。报告的要求通常说明，专业人员无论是知道还是怀疑有虐待的情况发生，都需要报告。在大多数辖区，本着"真诚善意"报告虐待行为的专业人员在关于违反保密的民事诉讼中受到保护。对于虐待的善意报告意味着专业人员有理由怀疑发生了虐待，起草报告是为了增进来访者的安全和福祉，也是为了遵守法律。善意的报告还意味着专业人员是为了来访者的利益而行事，并非出于恶意，出于伤害来访者或是所谓的施虐者的意图。报告虐待通常并不要求专业人员证明虐待，而是要求专业人员要有很好的理由，在专业能力的范围之内，怀疑发生虐待。建立强制性虐待报告法律的出发点在于，我们认为弱势人群可能在发起有效行动维护自己时格外受到限制，需要社会监督，特别是专业人员来为他们的利益做出行动。

尽管善行的伦理原则和报告虐待的法律意图对于一般的咨询师来说看起来非常清楚，但是实际面对有虐待嫌疑的情境可能将咨询师拖入浑水。专栏 6.2 中关于玛利亚和乔治的临床案例展示了咨询师在处理儿童虐待嫌疑和强制性虐待报告要求时往往要面对的一系列两难困境和问题。一个有伦理胜任力的咨询师会如何回答玛利亚在报告虐待之后批判性自我反思期间问自己的那些问题？专栏 6.3 中对咨询师的指导原则应该会对预见和管理强制性虐待报告有所帮助。

专栏6.2　　　　　　　　强制性虐待报告的案例

治疗师玛利亚是她所在的大教堂行政教区委员会的积极成员。牧师和教堂的其他成员定期给她介绍一些在对待孩子方面有困难的家庭。玛利亚从教堂接受了一个转介，是一对夫妇和他们13岁的儿子。咨询师不认识这个家庭，但她却从参与行政教区委员会的经历中知道他们是教堂的一个很大的捐助者，父亲是镇上有名的会计。儿子乔治从小学起就在资优项目中，现在成绩开始下滑，也与学校里的朋友日渐疏远。父母请求牧师将儿子转介给某个与他们的教堂拥有同样价值观的人进行咨询。父母都表现出对乔治的真诚关注，在咨询过程中非常合作。在与乔治的一次个人会谈中，玛利亚注意到一块她认为是淤青的痕迹出现在乔治的裤子遮不住的地方，于是她便向乔治询问。乔治向玛利亚描述了由于他在学校成绩不好，以及拒绝与同学和教区的朋友交往，父亲持续数次用皮带打他的情况。

玛利亚知道她没有选择，只能向儿童与家庭服务部门报告虐待。但是她却对于这么做会对这个家庭和她个人产生的影响感到焦虑。玛利亚担心乔治会从家中被带走，这对他来说是否是一个比定期挨打更糟的结果。她担心他的母亲是否会因为没能保护儿子免于父亲明显的虐待而被起诉失职，而这对他母亲意味着什么。玛利亚知道为数不少的教堂成员支持肉体惩罚，而她担心她的虐待报告给这个家庭带来的负面境况会使她受到责备。她忧虑自己是否应该接受教堂转介来的任何个案，尽管她很小心地只接受自己不认识或没有直接关系的人。玛利亚在想她和这个家庭的关系是否构成一种间接的双重关系。她还忧虑在经历了这样一个注定要在社区中声名狼藉的个案之后，自己的咨询业务是否还能做下去。对于玛利亚来说，最重要的是，她担心这个家庭，尤其是乔治，最需要帮助的人，在将信息托付给她之后她却被迫把它暴露出来，那么以后还会不会再信任一个咨询师。事实上，玛利亚怀疑，在这样的一个案例中，报告虐待是否弊大于利。

专栏6.3　　　　　　关于应对强制性虐待报告要求的指导

1. 致力于与你的来访者发展和维持更高水平的信任和交流，这包括持续提供关于治疗过程的信息。

2. 确保你的"治疗同意书"包括清晰且具体的描述，描述保密的例外情况，以及你有义务向儿童及家庭部门或你所在辖区内的等效机构报告虐待儿童、老人和残障者的嫌疑。注意，知情同意开始于而非结束于签署同意书。

3. 在来访者签署"治疗同意书"之后，正式咨询会谈开始之前，询问来访者对于"治疗同意书"的任何部分是否有疑问。谨记持续进行的知情同意能够增进并加强来访者与治疗师的关系和保密性。

4. 如果你怀疑存在虐待，记住绝大多数司法机构负责区分"证明"和"怀疑"虐待，而对于虐待嫌疑做出善意的报告是专业咨询师和心理治疗师的责任。证明虐待是一个更高的标准，在多数强制性虐待报告的情境中并不适用。

5. 记住是由儿童和家庭服务部门来调查弄清虐待案例的真实情况，而不是报告的咨询师。报告的咨询师只要做出一个"善意"的报告，而这意味着他/她对任何人并无恶意，是基于专业咨询判断做出报告。

6. 如果当你对于虐待嫌疑做出一个善意的决定时，虐待嫌疑人已经是你的来访者，那么与来访者讨论你需要报告虐待，说明这是根据法律的要求和"知情同意书"中的内容，除非这种讨论可能对被虐待的未成年人或成年人造成更多虐待和伤害，或是被虐待的未成年人或成年人不希望你公布所谓的施虐者。无论如何，表达你对来访者福祉的持续关注，以及你继续为其咨询的意愿，或者是将其转介给一个合格的咨询专家做进一步治疗（如果合适的话）的想法。

7. 与督导师或有经验的临床咨询同事商量，获得建议和支持。虐待报告可能造成咨询师的情绪疲惫，同伴支持非常有帮助。

8. 在写虐待报告时，写入所有法律要求的细节，通常包括报告者的姓名和地址，怀疑受到虐待者的姓名和地址，虐待嫌疑的性质。在大多数司法机构中，调查者会对报告者的身份保密。然而，如果提起了民事诉讼，就必须透露报告者的身份。

9. 牢记善行的伦理原则，谨记要增进来访者作为弱势群体一员的福祉，这并不总是容易的、无须任何个人代价的。有时，从事帮助弱势群体工作的咨询师在帮助虐待受害者采取行动以变得更加安全时，自身也会体验到相似的恐惧和胁迫。

自杀与保密

成功自杀的首要问题就是不可逆转。自杀代表了对一个通常是暂时性问题的永久解决。在与有抑郁以及其他情绪障碍的来访者工作的过程中，评估自杀危险始终是一个重要的临床关注点。自杀计划越致命，对治疗干预的要求就越紧急。自杀干预可以是与来访者建立不自杀协议，或家庭成员 24 小时看护，或非自愿住院。这些干预中的每一种都牵涉到来访者的自主性。

在特定时期鼓励来访者签订不自杀协议的情况下，咨询师应鼓励来访者抵制自杀的诱惑，同时为来访者筹划最大限度的心理和社会支持。在这种情况下，来访者的自主性不仅得到尊重而且获得运用。而在让家庭成员 24 小时看护的情况下，来访者的自主性得到尊重，表现为来访者被视为有能力在自杀冲动下做出决策，但来访者的自主性被更为压倒性的需求所凌驾，即通过让家庭成员提供全天候监视为来访者提供安全。在企图自杀的来访者非自愿住院的情况下，来访者的自主性受到严重限制，这是为了增加来访者生存的机会和福祉，同时增加其从抑郁以及通常与自杀相关的理性思维受损中恢复的机会。除了绝对地剥夺个人权利，如戴上手铐脚镣，没有什么万全的干预方式可以预防自杀，这一点少有说明。自杀发生在囚犯受到 24 小时看管的监狱里，也发生在病人受到 24 小时监护的精神科医院里。以观点一的模式行事的咨询师太容易忽视一个事实，就是将企图自杀的来访者置于限制环境之中而没有解决自杀的问题，只是解决了监护的问题。

美国咨询协会、美国婚姻与家庭治疗协会、美国全国社工协会和美国心理学会的伦理守则都要求他们的临床工作成员在有清晰和迫近自杀危险的事件中打破保密原则，采取有利于挽救来访者生命的行动。对于咨询师来说，自杀干预将无伤害与自主性的伦理原则并置。为了挽救来访者的生命（善行），来访者的自由（自主性）可能需要受到暂时的限制。

遵守伦理的咨询师，如果从观点三的角度行事，会意识到这件事的重要性，即权衡善行和自主性这两种伦理价值观，以做出临床决策，决定实施何种程度的限制以有效地干预企图自杀的来访者。理解在企图自杀的来访者案例中相互冲突的伦理原则，能给予咨询师更多的干预机会，也就是与来访者讨论自主性的问题，以及为了保护生命而对其进行的限制，关于在目前状况下在多大程度上限制自主性需要征求来访者的想法。使来访者参与这种关于可能需要限制其自主性的治疗谈话反而可以通过鼓励自我反思和设想可能的选择来尊重和运用来访者的自主性。对于持观点三的咨询师来说，即使是讨论对自主性的限制也可以是合作性的、表现出尊重的。

威胁他人与保密

所有接受培训的咨询师都对塔拉索夫（Tarasoff）诉加州大学校委会一案（1974，1976）

十分熟悉。在这个案例中，一名进行心理治疗的病人波达尔（Poddar）威胁要杀死一位他不愿指出姓名的女性，但这位女性很容易被辨识出是塔蒂阿娜·塔拉索夫（Tatiana Tarasoff）。波达尔告诉他的治疗师他计划在她回巴西的时候杀了她。尽管参与此案例的治疗师很关注波达尔的威胁，但并没有做什么去进一步地评估或约束他。当塔蒂阿娜回来时，波达尔实现了他的威胁，将塔蒂阿娜刺伤致死。在塔拉索夫一案中，法院认为，如果心理治疗来访者威胁伤害他人，那么他们的隐私权将受到限制。这个案例被用于咨询培训项目中，它指明，保密并不适用于来访者在治疗中威胁伤害他人的情况。进一步说，如果来访者对第三方有威胁，心理治疗师有义务通过告知第三方这个威胁来保护他/她。法庭随后的裁定澄清了塔拉索夫案的决定，指出若存在特定的目标，且来访者所陈述的意图是去伤害这个特定的目标，那么违背保密是合法的（Barrett，2000）。

塔拉索夫一案在大多数关于咨询中的法律和伦理问题的研究生课程中都引发了不少讨论，但是将它置于确定其性质的道德决策框架之中并不常见。塔拉索夫案引导咨询师去做的是接受自己的责任，做出一个道德的选择。如果另一个人被特别指明将成为某人企图伤害的对象，无论治疗师是否认识他/她或与其有专业关系，都要关心他/她。塔拉索夫案可能确实指出了一种特定情形下的警告义务，但是它更为广泛地指出了关怀的义务和保护的义务。

关怀伦理是决定咨询师伦理决策的原则核心部分。关怀伦理包括了善行、无伤害、自主性和对来访者诚信的原则。它也同样请求咨询师了解自己，自己的能力和局限，主动地追求自我关注和专业支持。在这个范围内，关怀伦理是保护来访者的义务，在非常特定的情形中，是警告的义务。保护来访者要求咨询师促进来访者积极参与他们自己的决策，并提供适当的自我关注。警告的义务是保护义务的子集，保护义务是更大的概念，来源于关怀伦理（见图6.2）。这种情况只适用于上文所描述的情形。

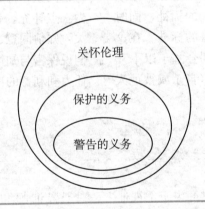

图 6.2　关怀伦理与保护和警告的义务之间的关系

儿童的权利与保密

考虑到儿童的保密权利，最主要的两难困境在于孩子的隐私权和父母的知情权之间潜在的张力。物质滥用、抑郁和自杀念头，节育和堕胎，侵犯和暴力，这些可能出现在对未成年人进行的咨询之中，或出现在学校环境中，而孩子的行为受到了学校咨询师的关注。在这些情境中，未成年人有怎样的隐私和保密权利？

兰里（Remley，1993）认为，父母应该享有得知其孩子咨询会谈内容的合法权利。而迈尔斯（Myers，1982）则持相反的观点，称咨询师有责任在对未成年人的治疗中为其保密，这种保密只涉及未成年来访者而不涉及来访者的父母。米切尔（Mitchell）、迪斯克（Disque）和罗伯逊（Robertson）（2002）指出，除了清晰定义的保密例外情况，即虐待儿童、自杀或即将发生的对他人的威胁，法律和伦理准则在咨询师对未成年人如何把握保密性的问题上提供的指导很少且具有很大的模糊性。更令人困惑的是，在科伦拜恩（Colunbine）高中悲惨的校园暴力受到高度指责的时期，伊萨克（Issacs）和斯通（Stone）（2001）进行了关于咨询师何时以及怎样考虑违背其与未成年来访者的保密原则的研究。他们发现，来访者年龄越小，其所透露的行为在咨询师看来越严重，那么咨询师就越可能在未成年案例中违反保密原则。在这个研究中，咨询师对年纪大一些的未成年人更加尊重其自主权，当他们认为问题有越发严重的风险时才会让家长介入。

对于儿童的权利，一种综合的、考虑环境因素的观点将儿童置于他们的家庭和社区的双重环境下，同时还重视从多元文化的角度如何建构父母和孩子的关系。在这种观点中，家庭和社区双方存在一种相互的义务去促进孩子的福祉，同时促进孩子的行为符合其家庭和社区的标准。在这样的观点中，未成年人的保密权利会基于以下几点而有所减少：（1）即刻的危险（自杀或被他人

威胁伤害）；（2）长期的危险（物质滥用或持续的情绪困扰）；（3）混乱的模式或攻击行为；（4）多元文化因素所形成的、父母应了解并干预对其孩子的福祉有争议的情境，并对此拥有全面的权利和责任。

为了增进儿童在这些情境中的福祉，善行原则要求让其他有能力提供更多长期资源和支持的人参与，尤其是父母。但另外一方面，若家庭或社区已经显示未能增进未成年人的福祉，出现生理的、性的或情绪的虐待，以及忽视，在这种情况下未成年人的保密权利应当增加。此外，在关系性的观点中，当一个年轻人正努力获得适当的发展性的自主权，出于自我反思和个人成长的目的希望参与咨询，这种境况下未成年人的保密权利也应当增加。虽然这些关系性的指导方针并不全面，其自身也要服从于相关的法律、伦理守则和文化差异，但它们确实为咨询师和治疗师在做出何时违反或何时支持未成年人的保密权利的伦理决定时提供了一些背景知识。

最后，我们已经将保密表述为一个环境性的考虑因素，详述其关系性联结。作为结尾，我们做一点补充，保密与其他三个伦理因素密切相关：知情同意、利益的冲突，以及胜任力。当我们说保密与知情同意密不可分时，同样暗示了胜任力和利益的冲突也与保密紧密相连。

 要点

1. 保密是咨询过程的基础，它产生于重视他人隐私和自主性的关怀伦理。

2. 保密是一种关系性的、多元文化的、考虑环境因素的行为，目的在于提升和增加来访者的福祉。

3. 保密产生于善行、尊重隐私和无伤害的伦理原则，并且它作为关怀伦理比作为规定和职责的伦理可以被理解得更为充分。

4. 保密为积极的治疗关系提供了基础，在其中矫正性的安全依恋很有可能引起积极的治疗结果。

5. 法定对信息沟通保密是在法律中所体现的

对于咨询师和来访者之间交流隐私和保密的尊重。

6. 1996年的《健康保险携带及责任法案》为保护来访者私人健康信息（包括咨询和心理治疗中的数据）提供了联邦政府的命令和标准，该法律既针对从业者个人也针对组织。

7. 咨询师需要反思个人行为和组织文化中关于何时、何地、怎样讨论来访者的案例以及咨询师的反应的部分。

8. 保密不是绝对的，例外包括虐待、自杀以及对他人的威胁。

9. 关怀伦理包括保护的义务，这在塔拉索夫

的案例中有所概述。警告的义务是保护的义务这个更大的概念的子集。

10. 咨询师可以通过增进个人发展和专业发展的方式学习把握强制性报告义务。

11. 总之，儿童没有被给予保密的法律权利，但是这个问题在专业文献中存在争论。关于父母和孩子的关系特性，以及谁应当处理敏感信息的文化信念和价值观，这些是遵守伦理的咨询师首要考虑的因素。

总结：观点一与观点三

保密是咨询关系的基础，并且创造了一个可以发生积极治疗改变的环境。保密远不止是咨询师避免被起诉的防御行为，它来源于善行、无伤害的伦理原则、关怀伦理以及对隐私的尊重。理解这些与保密有关的伦理原则的含义可以帮助咨询师和治疗师从防御性的伦理观点一转变到个人和专业整合的观点三的态度。观点三的态度帮助专业人员显著地拓展了对于保密性质的理解，因此带来更多的灵活性，增加了治疗干预的选择范围。在治疗关系中产生的矫正性安全依恋，以及在安全和信任的咨询关系中神经组织与想法、行为和情绪的相互影响，保密在这些问题中的角色是咨询师要理解的极其重要的因素。将保密视为最终可以帮助大脑改变的活动，是一种革新的观点，不同于对于保密在咨询中角色的传统认识。保密的法律方面，包括报告和保护的义务，也可以从观点三更高的立足点去理解，揭示出这些专业义务之下潜在的伦理原则。从观点三的优越位置去理解保密及其启示的咨询师可能更少忍受压力之苦，最有可能在个人和专业上获得持续发展，并体验到更高程度的专业自由和创造性。

复习问题

1. 你是否认为学校指导咨询师不能保证完全保密的事实削弱了他们的潜在有效性？

2. 目前，咨询师没有报告配偶虐待的义务。那么咨询有虐待行为的配偶是否会使你处于伦理两难困境？你是否认为当前的报告义务法律已经足够了？

3. 在何种情形之下你会对报告儿童虐待嫌疑感到迟疑？你会考虑什么因素？

4. 如果你的来访者有性传播疾病，并告诉你他经常在没有保护措施的情况下与陌生人发生性关系，你要怎么做？你会考虑什么因素？

5. 你是否认为咨询中的电子通信方式和电脑的使用为违反保密打开了方便之门？对于使用电子通信方式交流保密信息，你的观点如何？

第7章

知情同意

莫林·达菲

　　新手咨询师和治疗师通常将知情同意简单地看做开始咨询或治疗前需要完成的技术要求。实际上，知情同意不仅仅只是一个签过字的，用来保护咨询师的证明文件，而是咨询师和来访者建立关系的过程。知情同意通常分四个部分展开。第一部分包括来访者阅读知情同意文件中所罗列的各种内容。第二部分，由一名受过良好训练的咨询师询问来访者是否对知情同意书中的内容有疑问，并总结知情同意书的内容。第三部分，来访者在知情同意书上签字，表明自己理解此内容，通常咨询师在场，有时是做初始访谈的工作人员在场。第四部分是一个持续的过程，随着咨询的进行，咨询师和治疗师会告诉来访者治疗的进展状况或其他的治疗选择。这四部分是专业行为有效性的关键，因为它强调咨询师和来访者之间持续的合作关系，尤其是共同决策的过程。霍华德（Howard，2002）强调在决策过程中，知情同意要求来访者的完全参与。

 学习目标

阅读完这章后，你应该能够：

1. 描述知情同意过程的伦理及专业基础知识。

2. 简述在知情同意过程中可操作的伦理原则。

3. 列出符合伦理和法律的知情同意书中的关键因素。

4. 描述影响知情同意过程的各种系统的和多元文化的因素。

5. 针对未成年人，讨论何时给予知情同意，何时不能给予知情同意。

6. 简述知情同意在非自愿情况下如何操作。

7. 讨论在网络咨询中，隐私及非言语信息缺失如何影响知情同意。

8. 简述为何观点三认为知情同意的目的是促进来访者的自我决定，而不是保护咨询师免除责任。

 关键词

自主性	强制转介的来访者	合作性决策	网络咨询
知情同意	自我决定		

 环境领域与知情同意

依照传统的观点，知情同意通常被认为是一种列有治疗本质及条件的文件，来访者在咨询师或治疗者的见证下签字。从传统的角度，或者从观点一来看，知情同意是一个静态的过程，首先来访者阅读知情同意书，然后询问相关的问题，接着签字，知情同意这一过程就结束了。而对知情同意的情境性理解则完全不同于这一观点。

对知情同意情境性的理解视咨询师或治疗师与来访者的关系为知情同意过程的核心。该情境性观点或者观点三认为，知情同意是一个进行中的关系过程，包括与来访者一起讨论治疗的本质、有效性、未来的治疗计划和目标。该观点要求咨询师或治疗师、来访者花时间反思咨询，思考咨询对来访者的影响和意义，并根据定期思考的结果规划之后的治疗。这些反思性的谈话应该包括所有新的信息、变化的环境，以及来访者或者咨询师关于治疗过程如何最好进行的观点。从这个角度来看，知情同意是一个生动的、动态的过程，反映了咨询关系的质量以及来访者与咨询师合作的质量。在观点三中，书面的知情同意书依然需要，但这是咨询关系的产物，而不是知情同意本身的结果（见专栏 7.1）。

专栏 7.1　　　　　　　　一个不情愿的来访者的初次会谈

萨莉曾有过很长的多次失败咨询尝试的历史。她的社会心理发展史包括：童年时期被忽视、受虐待；很难维持亲密的关系；她在个人生活中长期抱有愤怒、不满意的情绪。她的工作史与她的生活史有很大的反差：她是一位在建筑领域非常成功的公司老板和市场顾问。萨莉希望能够减少愤怒的情绪，也希望和一名正在交往的男性维持长期的关系。

萨莉曾经尝试过多次咨询，但不成功，这让她对咨询的效果很悲观。她一想到又要对一个咨询师重复说她的故事，就觉得很疲惫、很无聊。她有一个女友正在接受咨询，对她的咨询师赞赏有加。于是，萨莉考虑可以找一下这位女友的咨询师，最后尝试一下咨询。在与这名咨询师的首次电话联系中，萨莉简单地说到她准备再试一次咨询，因为之前的经历都不成功。

在电话联系后，这名咨询师认真考虑了萨莉的说法，意识到第一次会谈很关键。萨莉到达会谈地点后，咨询师立即将萨莉带入了咨询室，开始了知情同意的过程，并让萨莉在知情同意书上签字。在这个过程中，咨询师强调对她而言，以下几点是很重要的：经常停下来和萨莉一起反思咨询进行得如何；萨莉是否觉得咨询符合她的期望；她们是否需要调整咨询过程、咨询计划。咨询师特别提到，她能理解一次又一次重复自己的故事确实会令人厌烦，而且最糟的是没有什么收获。因为萨莉不想让自己更加失望，所以离开了咨询室，这次她感觉跟以前好像有点不一样，也觉得有一丝丝的希望。咨询师主动强调有必要停下来反思咨询的进展，并表示如果咨询不管用，也愿意尝试其他的做法。萨莉很喜欢咨询师的这个提议。

初始会谈中涉及了萨莉以前不成功的咨询经验，这能有效建立萨莉和咨询师之间初期的联结。咨询师认可萨莉对之前不成功的咨询经验感到很失望，这增强了他们之间的咨询关系。萨莉感到被倾听、被关心。咨询师主动和她一起进行思考并评估咨询将如何依照治疗计划进行后，萨莉发现了可以回顾的机制，咨询中也已经有了改变的过程，于是放心地离开了。

这些合作性的反思和评估过程是一个很好的例子，体现了知情同意是一个持续的关系过程，根据从咨询师或来访者那得到的新想法或信息，治疗计划的性质可能会改变。在回顾的过程中，来访者可以得到必要的信息，帮助他/她决定是否要继续进行咨询。当咨询师抱着开放的态度，暴露相关的信息，回顾咨询方向和有效性时，咨询师也在增强咨询关系，表现对来访者福祉的关心。

同意咨询的法律和伦理基础

同意咨询是所有咨询和治疗的重要条件。同意的重要性在于：个体有权解除不必要的接触，有权拒绝治疗（Rosoff，1981）。在咨询和治疗中，同意咨询类似于同意医药治疗。技术上说，在没有同意的情况下提供咨询或治疗就好比是法律所界定的殴打，因为在那种情况下，也是没有经过个体同意而接触个体（Howard，2002）。在咨询和治疗的情况下，理论上构成殴打的接触可以理解为情感或心理上的接触，而不是身体上的接触。

最重要的是要在伦理和专业范围内理解知情同意。推动知情同意是在伦理上对来访者表示关心，是为了尊重来访者的自主性，以及自我决定的权利。如果专业的咨询师或治疗师不考虑什么对来访者是最有利的，来访者确实有权利拒绝或终止咨询，或者考虑其他的治疗选择。来访者在面临咨询师强烈建议他/她进行咨询的情况下，拒绝或终止咨询会引发他们之间权力分配、权力更多归属于哪方（咨询师或来访者）的问题。在这种情况下，专家的知识以及谁应该拥有这些知识就说不清了，权力到底是在咨询师身上，还是在来访者身上，抑或是在关系上也不明了。

传统上，基于个体的咨询模型与家长式的医学模型一样，认为来访者或病人不够有力量，不够有见识，因此，来访者不太能决定进行咨询是否是他们的最佳利益。咨询的人际关系模型包括叙事和焦点解决模型（narrative and solution-focused models）、反省团队模型（reflecting-team models）以及基于语言系统的模型（language-based systems models），这些模型更明显地展现了以权力为基础的咨询关系，因此不太可能运用专业知识来说服一个犹豫的来访者参与咨询。比如在安德森和古利希安（Anderson & Goolishian，1988）基于语言的合作系统模型中，他们鼓励咨询师对所有的来访者都持一无所知的立场。

因此，对于新手治疗师和咨询师，反思自己偏好的模型中咨询关系的权力本质是很重要的。如果咨询师认为咨询符合来访者的最大利益，但来访者却要停止咨询或者寻找其他的治疗，这时，治疗师和咨询师要思考如何回应这样的来访者。不考虑治疗的理论和临床模型，沃尔特和汉德尔斯曼的研究发现，咨询师在知情同意阶段提供越多的具体信息，来访者会认为咨询师越可信。他们指出："如果咨询师愿意分享具体的信息，来访者更愿意信任他，这体现了权力的分享。"（Walter & Handelsman，1996，p.259）

知情同意主要不是用来保护咨询师免受民事诉讼或更严重的刑事诉讼的。它主要用以提供必要的信息，增强来访者的个人力量和自我决定的能力，帮助他们选择最佳的治疗来解决自己在关系上、情感上及心理上的困难。知情同意，作为来访者和咨询师之间建立关系的过程，通过讨论咨询的局限，对改变形成合理、现实的期待，也可以促进咨访关系。

以观点一和观点三来看，观点一的咨询师和治疗师认为知情同意主要起保护作用，可以让他们免受刑事诉讼和民事诉讼（没有保护来访者的隐私）。咨询师要将知情同意书提供给来访者，向他/她解释，并在有人见证的情况下签名。观点三的咨询师，是以整合—情境的立场进行实践，咨询师将伦理原则与自身及专业发展相融合，将知情同意看做合作的方式，用来与来访者分享权力，提高来访者的自主性和自我决定能力。

知情同意书的关键因素

知情同意书中至少要包括 10 点关键因素。专栏 7.2 列出了这些关键因素，这个部分将对每一点进行详细阐述。

1. 所提供的治疗性质。 知情同意书应该对所提供的咨询服务有清晰的描述。该描述应该对所进行的治疗提供足够的信息，能够让一个通情达理的人理解。治疗的性质应该用普通人容易理解的语言进行描述。咨询师有义务说明自己的理论框架及治疗取向（MdCurdy & Murray，2003）。在咨询领域中，治疗取向或治疗形式包括了个体咨询、夫妻咨询、婚姻治疗、家庭治疗、团体治疗，以及其他整合治疗。在健康关怀行业中，没有其他领域比心理治疗有更多的理论流派和治疗取向了。根据咨询师的理论模型，来访者会经历不同的咨询情境，比如关注早年创伤（心理动力学取向）、识别过去忽视的生活版本、发展更多满意的个人故事及关系故事（叙事取向）。为了给来访者提供心理健康关怀的信息，咨询师必须自觉地说清楚所采用的理论模型。咨询的过程也应该以总结性的形式解释给来访者。比如，来访者应该知道咨询师会在特定的咨询情境中利用提问、情感反应、讨论、了解过往史、单面镜、反思团队、录音/录像等。

咨询师也应该告诉来访者，在适当的时机，咨询师可能会与医生、老师、其他家庭成员、社会服务系统或司法系统代表有联系。治疗者需要安排并说明咨询过程将包括哪些，谁有可能参与其中。为了使知情同意有效，咨询师必须提供足够的信息，让来访者可以对自己的心理健康做出决定。

2. 咨询师本身的信息。 该部分要全面、准确地说明咨询师的资格证明、从业执照、受训及擅长的领域、提供的服务类型。

3. 咨询师和来访者之间保密关系的性质，保密的例外情况。 对咨询师和来访者保密关系的讨论见第 6 章。咨询师有必要清楚说明保密的例外情况和法定报告的要求，这些均符合联邦和州法律、咨询师专业学会伦理准则。若知情同意书中未包含这一部分，咨询师可能会因违反保密原则（疏忽或歪曲信息，事先未告知保密的例外情况）而面临诉讼。列出保密原则的局限，能够促进来访者的自我决定和自主性，从而可以让来访者决定是否要向咨询师透露某类信息。

4. 治疗中可能的风险和益处。 知情同意书也应该列出治疗中的潜在风险和益处。这个部分看似简单但不尽然。披露潜在风险和益处是咨询师随着知情同意的进行而做出的。难点在于除了咨询师或治疗师所说的以外，来访者无法预期何种风险和益处可能增加。因此，咨询师要全面总结咨询和治疗中的潜在风险和益处，来访者据此来认可知情同意书中风险和益处这一部分。

遵守基本的伦理原则可以帮助咨询师操控未知的领域。诚实的伦理准则——相信自己的专业知识，遵守对来访者的承诺——可以帮助咨询师公平地说明咨询的利弊。知情同意书不是招揽来访者的销售手段或修辞方式，而是帮助来访者对自身的心理健康治疗做出决定的机制。因此，无论夸大咨询的好处还是隐瞒治疗的风险都是不符合伦理的，因为这违反了真诚原则和关爱原则。咨询和治疗领域的实证研究和理论提供了丰富的证据证明了治疗的有效性（Pinsoff & Wyne，1995）。但是与此同时，格特曼（Gottman）基于事实的婚姻治疗提醒我们基于虚构的事实和未检验的假设而不是经验证据所提供的治疗可能是无效的。治疗的益处，可以理解为将不令人满意的想法、感受或行为改变为令人满意的，这是能够准确总结的。然而，当夫妻双方中一方进行个体咨询，而另外一方却不进入治疗过程，那么在这

种情况下，情绪痛苦和人际混乱的风险小，但是离婚的风险增加。我们的伦理和我们的知识相伴而行，知情同意书陈述中的风险与益处应该忠实于我们的专业知识，这些知识源于我们对治疗如何影响人们生活的实证研究证据。

5. 治疗的选择。 治疗的选择范围包括不治疗、药物评估、在不同流派的咨询师那里进行咨询、与信任的家庭成员或朋友交谈、参与自助团体、使用基于躯体的治疗——如针灸、冥想、按摩，或者结合使用几种疗法。

6. 做出知情同意的能力，不受胁迫。 做出知情同意的个体必须有能力且不受胁迫。例如，一个吸毒的人就很难有能力做出治疗的决定。类似地，某位妇女勉强地接受了咨询，因为她的女儿和女婿要求她这么做，不然就不再让她见外孙女。这种情况就不是自由决定而是在胁迫的情况下做出的。

7. 拒绝、终止治疗而不受惩罚的权利。 知情同意书也必须清楚说明个体在任何时候都有权利拒绝或终止治疗而不受惩罚。

8. 办公时间、联系方式、紧急事件的处理方法。 知情同意的这个部分包括咨询师或咨询机构的办公时间，因紧急事件在办公时间以外联系咨询师的程序，危机事件的处理方式，包括紧急转介电话、危机干预机构地址、自杀干预热线、家庭暴力庇护所。

9. 收费情况及支付方式。 该部分需清楚说明咨询师或诊所的收费情况、支付方式、第三方保险等事项。

10. 个体健康情况的私密性。 知情同意书应该清楚说明，根据 HIPAA 的规定，来访者的健康信息会如何保存和使用。例如，咨询师和咨询机构需要清楚地表明来访者个人的健康信息会因治疗、临床督导、培训、教育、研究等目的而使用。第 14 章中举例说明了用于督导师的知情同意，说明了其他关键因素中的隐私问题。

知情同意中系统的、多元的文化的注意事项

知情同意的程序是基于西方的观点，即人是　　　　独立的个体。西方的法学也是基于这一观点，自

主性和自我决定的伦理原则也同样基于此。强调个体自己决定未来的权利可防止政府、警方、宗教组织、处于权力和权威位置上的个人等不必要的干涉。这一观点的哲学基础是假定自我和他人之间有清晰的界限，这和我们经常说的家庭、社会、文化与个体的相互影响不是一回事。库克祖斯基和麦克拉登提出，"提到个体的权利固然好，但尊重病人的自主权通常需要有共同决定的过程。这一过程不仅仅包括病人和医生，还需要病人身边的其他人加入。如果病人做出治疗决定的方式与其做出其他重要决定的方式一样，那么病人的自主权才真正得以体现。"（Kuczewski & McCruden, 2001, p.34）

库克祖斯基和麦克拉登从关系的角度来看待知情同意的过程，并强调来访者对治疗所做的决定总是反映了他们的价值观以及其他文化因素，也反映了家庭的价值观和偏好。因此，对咨询师

而言，在知情同意阶段积极鼓励来访者在文化和家庭背景下探索咨询的意义很重要。有时，咨询师鼓励来访者在做出决定前与家庭成员协商也很重要。若来访者允许，咨询师也可以考虑邀请来访者所选的重要家庭成员参与知情同意的过程，来做出治疗的决定。做个体咨询时，咨询师的这种做法是有实际好处的。因为参与知情同意过程的家庭成员可能会在整个咨询过程中更加支持来访者。

当来访者发现他们所处的咨询是在一个更大的系统中时，知情同意系统性的作用会更明显，而且这对更大的系统也有好处。例如，如果一名监护官或儿童—家庭部门想采取的某些行动可能会影响来访者的幸福和咨询关系，那么咨询师的职责就是，在来访者同意的情况下，告诉系统的代表其要采取行动的结果，并在来访者的立场上提出建议。专栏 7.3 中的临床案例说明了在多个系统中与来访者一起工作的问题。

专栏 7.3　　　案例：在多个系统的案例中，知情同意的范围应该是什么？

儿童—家庭部门将一名 12 岁的女孩及其父母转介给了一名咨询师。这名女孩被学校发现遭受了父亲的性骚扰，学校根据女儿所反映的情况采取行动，将其带离了家。该案件经过了青少年司法系统，最终以"无事实根据"告终。在接受强制咨询后，孩子回到了父母的身边，但系统中的成员对结果并不满意。学校老师鼓励这个家庭继续接受家庭治疗。儿童—家庭部门已经不再介入这个案子。父亲在首次调查后聘请了一名辩护律师，还在与律师进行有规律的磋商。

咨询师首先做的是强调在家为女儿建立神圣不受任何人侵犯的界限。这些界限包括将女儿的卧室和浴室设立为一个神圣不受侵犯的空间，她可以按自己的意愿来控制、上锁。母亲比父亲更难接受设定界限的要求。因为在她的观念里，家庭的空间是共享的。这位母亲不知该相信丈夫还是女儿，丈夫否认侵犯，而女儿则坚持侵犯的存在。

在家庭空间界限问题上达成一致后，咨询的焦点很快转到女儿要求父亲承认曾骚扰过她。父亲在讨论这个问题时较为沉默，既不承认也不否认。而母亲则想转到自己家庭生活的话题上，这样就不用明确处理丈夫的骚扰嫌疑。值得赞赏的是，女儿一直坚持要父亲承认曾骚扰过她，而且指出如果父亲承认的话，她可以放下这件事。

在父亲的同意下，咨询师联系了他的律师，告知其女儿的情绪和心理健康的情况，看是否有可能就承认骚扰问题与父亲调解。律师告诉咨询师及父亲，他无法建议他的当事人承认控罪，当事人有权保持沉默。很快，母亲说她无法接受家庭要设立空间的界限，也无法处理相互矛盾的要求：如果丈夫承认骚扰，则要面临法律的制裁，而保持沉默则又加剧了对女儿的伤害。于是，母亲提出离婚，并带着女儿离开了丈夫。

由于律师是这个多个系统案例中的关键人物，那么是否有必要向他说明某些行为（建议他

的当事人保持沉默）会在咨询中产生不利结果？这个复杂的案例说明了完全的知情同意在某些情

况下会约束咨询过程，增加复杂性，不利于咨询过程。在该案例中，完全的知情同意阻碍了咨询过程，因为父亲害怕承认对女儿骚扰后遭到法律制裁，拒绝参与咨询。

咨询师只是给律师打电话，向他说明父亲承认骚扰对女儿的恢复很重要。咨询师是否应该更为有力地为女儿辩护，比如寄给父亲一些强调承认骚扰的重要性的专业性文章的摘录，书面记录下电话内容？

与大多数真实的临床案例一起思考，该案例不仅包括了知情同意，还包括了隐私权、界限/利益冲突。因此，尽管该案例主要是突出知情同意的问题，咨询师也需要解释另外两个伦理的注意事项——实际上是三个，因为咨询师的胜任力也包含其中。

知情同意与未成年人

知情同意中最富挑战性的问题之一是未成年人接受咨询的权利：是否需要父母或合法监护人的同意？通常而言，未成年人不能自己决定接受治疗，必须获得父母或合法监护人的允许。那些由州法院裁决其是否接受治疗的儿童，受州政府监管。州政府的法定代表，一般是州立儿童—家庭部门或类似部门的官员，他们有权同意接受治疗。要求未成年人在父母或监护人的同意下进行咨询，主要是由于未成年人缺乏对自己的心理健康保健做出决定的能力。如果我们认为年满18岁者是成年人（然而，不同情况下成年的定义不同；比如，喝酒的合法年龄是21岁），那么7岁和15岁的孩子做决定的能力肯定存在差异。这种发展性的差异令未成年人的知情同意问题更为复杂，而恰当地利用知情同意可以很好地解决这个问题。

同意咨询

同意咨询是指有能力理解咨询过程的未成年人所做出的同意。虽然在法律上没有强制性，但未成年人对咨询的赞同涉及尊重其对自己的心理健康做决定。大多数敏锐、熟练的咨询师会事先与有行为能力的未成年人讨论咨询的过程，回答他们的疑问，如有哪些谈话内容可能会告诉其父母，以及清楚说明保密的例外情况，以获得他们的同意。有些咨询师专门为未成年人提供了正式的、与给父母或合法监护人所签署的知情同意书类似的咨询同意书。

父母同意的例外情况

一般而言，对未成年人进行治疗必须有父母或监护人的允许，但也有一些例外的情况。比如获得释放或者有合法婚姻的年轻人。在这些情况下，大多数地区认可未成年人有同意治疗的权利。此外，许多州的立法机构也规定了一些父母同意的例外情况，其通常与性和生育问题有关，如节育、堕胎、诊断测试、性传染病的治疗。

许多州也明确说明超过一定年龄的未成年人有权寻求心理障碍评估，并在获得父母同意前进行一段时间的危机干预。例如，佛罗里达州规定，13岁及以上的青少年在获得父母同意前可以接受心理健康门诊、评估服务、危机干预门诊、治疗、一周不超过两次的咨询服务（2004 F. S. 394.4784）。

为未成年人提供心理健康治疗时，最不会产生问题的情况是父母或合法监护人带着孩子来咨询，他们有权代表未成年人同意进行治疗。如果主要是对未成年人进行个体治疗，知情同意书需明确说明保密权的问题及其局限、保密的例外情况、信息可能会向谁透露（见专栏7.4）。

专栏7.4　　　　　　案例：一个诅咒上帝的来自宗教家庭的悲痛少年

　　一个16岁的男孩由他父亲和父亲的未婚妻带到咨询室。他的母亲在18个月前的交通意外中去世了。据他父亲及其未婚妻所说，这个孩子在家里总是一副愤怒、挑衅的样子，经常顶嘴，对人对事漠不关心。此外，他成绩很差。而他父亲觉得他母亲去世18个月后，孩子的表现好了一些。这个家庭的成员是基督教福音派的教友，宗教信仰帮助他们度过了那段母亲去世的日子，他们将她的死亡理解为上帝的安排，虽然这个安排他们无法完全理解。家里人认为这个孩子需要专业帮助来处理他的悲伤。因为这个孩子才16岁，所以由家庭同意后，孩子来接受个体咨询。咨询师在知情同意书中清楚说明了保密的例外情况，并从发展性的角度与他的父亲讨论了对孩子进行个体咨询是否合适。父亲赞同治疗的条件，觉得对他进行个体咨询很有意义。

　　咨询师和孩子很快发展了良好的咨询关系，咨询师明显发现这个孩子并没有真正为母亲的去世伤心，他从情感支持性的咨询中获益颇多。这名孩子开始表达愤怒的情绪，为母亲死于摩托车事故，为父亲很快和另一个女人好上了，还要结婚。他直率地表达了对上帝的愤怒，反复诅咒上帝，因为他认为是上帝让这一切发生的。孩子在学校表现好了很多，但以疏远、冷淡的态度替代挑衅的方式回应父亲。虽然父亲并不喜欢儿子的冷漠，但是他觉得这起码比挑衅好，而且儿子学业上有进步，他也很高兴。咨询师很高兴孩子越来越能够识别并表达受伤害、愤怒、被背叛的情绪，这名孩子能够适当管理这些强烈的情绪，开始不再受这些情绪的打击。

　　父子俩因为儿子对父亲未婚妻说话的态度大吵了一架。当孩子开始在父亲面前诅咒上帝时，问题出现了。父亲非常愤怒，质问咨询师是否允许孩子在咨询中有这样的行为。孩子告诉父亲，咨询师让他尽情地诅咒上帝，对他的诅咒也不在意。父亲要求咨询师提供每次咨询所涉及的主题。咨询师试图缓和这个场面，让孩子继续接受咨询。他向父亲解释说对上帝的愤怒是严重创伤后的正常反应。但父亲不同意让孩子继续接受咨询，这个案例流失了，没有再进行后续工作。

　　这个案例是不是开始时就注定了失败？咨询师在咨询开始前是否应该向孩子的父亲提供更多的信息？咨询师是否应该预料到可能与父亲出现的冲突，事先就与他进行沟通？如果多提一些咨询中可能出现的行为改变，包括没有进步，父亲是不是更可能让孩子继续咨询？

 ## 非自愿监管与知情同意

　　从本质而言，非自愿监管是心理健康保健者能够提供的可以关怀和保护来访者福祉的最为广泛、有力的行动。非自愿监管涉及在享有公民权的社会中，个体失去自主权的情况。因此，监管不能轻率地进行。非自愿监管导致公民权被剥夺，这与监禁所导致的公民权被剥夺是一样的，尽管起因不同。这是社会控制的作用，而不是治疗引起的，咨询师需要清楚这些区别。非自愿监管依靠州政府的两股力量：一股是州政府的力量，行使个体或其父母的职责来照料个体本人；另一股是安全部门的力量，防止其威胁自己或他人（Behnke, Winick & Perez, 2000）。

　　在美国及全球的精神病学历史中，充斥着对非自愿监管的滥用，出于政治、主宰女性、惩罚等目的，强制个体进入精神病医疗机构。鉴于非自愿监管的历史充满波折，而且这种监管对个体的自由有着深入的影响，心理健康专家对非自愿接受检查的个体进行监管的决定，必须基于关心来访者健康的最高标准和专业胜任力的最高标准。

　　一般而言，在大多数州，非自愿监管的步骤包括转介非自愿监管者，在这个过程中，可能会违背个体的意愿，让个体被监管一小段时间以便进行精神病评估。评估结束后，如果评估结果表明个体需要继续住院治疗，而个体不同意或者拒绝接受治疗，那么必须在指定的时间内举行法定的听证会。在听证会上，个体有权雇用私人律师或州政府指派的律师来为其利益辩护。州政府律师代表的是接收机构的利益，持续建议病人进行非自愿治疗。根据定义，非自愿监管不需要来访者或病人的知情同意。另一方面，则要求心理健康服务人员肩负起法律和伦理的责任，遵守临床判断的标准和关怀来访者的伦理要求，包括保护的职责。

例如，在佛罗里达州（Behnke et al.，2000），需要进行非自愿精神病评估的标准包括：出现精神疾病；来访者自己不愿或无法看到有进行评估的需要；个体可能有通过自我忽视或更激进的方式伤害自己或伤害他人的危险。佛罗里达州的心理健康工作者认为精神失常的个体在非自愿监管前，必须满足这些条件。

在需要进行非自愿监管的情况下，精神疾病由法律规定，比 DSM—Ⅳ TR（美国精神疾病协会，2000）的界定更为严格。因此，咨询师或治疗师行使他们的权利时，在伦理上有责任意识到法律对非自愿监管的界定及条款。因为州法律采取了善意这一标准来评估心理健康服务人员转介个体接受非自愿监管的行为，所以这一标准保护了心理健康服务人员免于为行为负责；但这种保护并不是绝对的。这一标准在减少责任的同时也增加了对治疗师的要求，他们需要有伦理意识和符合伦理的行为。除非完全符合法律的规定，即照顾、保护精神疾病患者，保护那些对自身或他人有危险的和那些拒绝或不能容忍自己需要接受心理援助的患者，否则，个体的公民自由权不能被轻率地剥夺。

对于因物质滥用损害了判断力，对自身或他人有危险的个体，许多州也有非自愿监管的法令。这些法令主要是为家庭成员提供帮助患者的途径，因为这些患者通常因为判断力受损而否认或者轻视危险。咨询师或治疗师在实施非自愿监管的过程中，主要角色是评估物质滥用对个体或他人的危险，如协助家庭成员、提供有帮助的信息，或者将处于危险中的物质滥用者移交至相关机构，由这些机构实行非自愿监管。对于物质滥用者，非自愿监管也包含两个步骤：评估及法定的听证会。

非自愿监管中所包含的伦理问题集中于关系间的权力差异。尽管对于非自愿监管的个体而言，他们的公民权利通过听证会能得到保障，但并不能否认在非自愿监管的情况下，心理健康人员有更大的权力，而精神疾病患者或物质滥用者的权力更小。

证明功能受损、对自己或他人有危险的重担落在了州政府上，但豁免权和话语权掌握在咨询师、治疗师及其他心理健康工作者的手中。有伦理道德的咨询师应牢记这一巨大的权力差异，时刻意识到自己在决定患者或来访者的自由上有建议权，通过不断反思临床决定，保证自己的行为符合伦理，了解最新的公民拘留法律和程序，重视伦理学领域的发展，保持高水准的专业能力，经常与同事讨论有争议的临床案例和决定。

从定义上看，非自愿监管绕过了知情同意的过程，这对于持观点一的咨询师来说是不可能的，因为他们具有防御性，恪守法律的字面意思。而持观点三的咨询师会反思自己的参与和建议对事实构建的影响，同时他/她也会在专业和个人上有所发展，会整合伦理上的决策，具有熟练的技能和伦理上的胜任力，能够参与这种严肃且权力很大、风险很高的活动。

 ## 网络咨询与知情同意

1999 年 10 月，美国咨询协会管理委员会（the Governing Council of the American Counseling Association）通过了《网络在线咨询伦理规范》（Ethical Standards for Internet Online Counseling）。该规范为网络在线咨询服务提供了指导方针，包括一些基本的准则，如保密问题、沟通

的私密性、来访者联系咨询师的方式、网络上处理危机情况的方案等。因为网络咨询关系的特殊性，知情同意过程必须包括所有的关键因素，此外，还需要考虑到与网络相关的问题，比如网站和服务器的安全性、回应来访者的周期、对特定来访者进行网络咨询的适宜性、发生紧急情况时提供专业的帮助或转介。此外，咨询师必须确定自己为其他州（没有授权给咨询师执照的州）的来访者提供网络咨询是否合法。

美国咨询协会的规范要求咨询师使用有加密技术的网站或邮箱提供一对一的咨询服务。没有该类型网站或邮箱的咨询师只能就特定的话题提供一般的心理健康指导，而不能提供个体网络咨询。即便如此，规范还是要求来访者签署保密的弃权书，表明他们知道在尽可能保证网络咨询私密性的情况下，如果隐私泄露，咨询师不负有责任。换而言之，如果来访者要接受网络咨询，他们需要承担隐私泄露的风险，而咨询师有义务使用加密包或安全的网站。

伦理规范要求咨询师评估网络咨询的适宜性，进行初次评估，清楚告知来访者网络咨询的局限、风险及收益，同时说明可以选择面询。美国咨询协会还要求会员提供至少一名来访者所在地区的咨询师姓名及电话，还需要说明若发生紧急情况，要如何联系来访者。这些特殊的要求不包括在之前所提到的知情同意的规范内。

有一个方面美国咨询协会的《网络在线咨询伦理规范》（1999）并未涉及。心理健康在线国际学会（the International Society for Mental Health Online，2000）在"在线心理健康服务建议原则"（Suggested Principles for the Online Provision of Mental Health Services）中提出了语言和情境的问题，以及由于网络咨询中缺乏非言语线索，可能会造成混淆或误解的问题。这一问题很重要，因为观察来访者的非言语行为所体现的情感能为咨询师提供来访者的信息。

对于有伦理道德的咨询师而言，网络咨询确实存在一些问题，需要注意和反思。而另一方面，来访者确实能从网络咨询中获益。来访者可以随时通过邮件与咨询师沟通，在他们最紧张的时候表达情绪。对于某些来访者而言，这些好处更为明显。

 ## 要点

1. 知情同意是咨询师和来访者建立关系的过程，而不仅仅是签署同意的文件。

2. 知情同意反映了来访者积极参与决定心理健康保健的过程，包括阅读、谈话、反思、协商及书写。

3. 关怀、自主、自我决定这三个伦理准则是知情同意过程的核心。

4. 缺乏知情同意的治疗从法律角度而言可以看做刑事殴打。

5. 提供来访者心理健康保健的具体信息涉及咨询师和来访者的权力共享。

6. 知情同意书的语言要清晰、易懂。

7. 咨询师需告知来访者咨询过程的性质、咨询师的理论模型、治疗取向、咨询过程中可能会涉及的人。

8. 咨询师需向来访者提供他/她的证书、执照、说明咨询关系中的保密原则及例外情况。

9. 知情同意过程中需与来访者讨论治疗的风险和益处、治疗的其他选择、拒绝或中断咨询的权利、收费问题、紧急情况下咨询师的联系方式。

10. 知情同意过程要求个体有行为能力，且在同意接受咨询或其他心理健康治疗时不受胁迫。

11. 文化、家庭及与之相关的因素会影响知情同意的过程，咨询师需要有足够的敏感度，知道如何最好地调和这些因素。

12. 一般而言，未成年人不能为自己的治疗做决定，除非法律允许。对未成年人的治疗需要父母或法定监护人的同意。咨询师必须尊重未成年人的发展状况，可以与他们共同讨论或者使用咨询同意表格。

13. 非自愿监管是一种社会控制功能，可保护来访者或他人免遭伤害。咨询师充分、严肃地使用他们的权力，在使用时必须考虑周密、深刻反思、经过专业的商讨，并有人监督。

14. 网络咨询中的知情同意问题比较特殊，尤其体现在处理隐私问题和缺乏非言语信息方面。

15. 知情同意主要是为了促进来访者的选择和自我决定，而不是保护咨询师避免责任的工具。

 总结：观点一与观点三

知情同意过程保障了来访者和咨询师的利益。虽然知情同意对咨询师有保护作用，但主要是为了促进来访者的福祉。理想地说，知情同意是一个进行中的关系过程，在这个过程中，咨询师和来访者互相合作，权力共享，对彼此的信任增强。知情同意基于关怀来访者的伦理规范，咨询师细心地向来访者说明做决定所需的所有信息，让来访者自己决定所提供的治疗是否是最适合他/她的。咨询师尊重来访者的自我能动性和自我决定的权力，提供准确、全面的知情同意程序。

持观点三的综合型咨询师不会因繁杂、苛刻的知情同意过程而感到被威胁或觉得权力被削减，相反，他们觉得知情同意是一种伦理原则，是尊重、关心来访者的基本方式。观点三中，知情同意是生动、动态的过程，良好的咨询关系能创建很好的氛围，来访者和咨询师在这种氛围下互相合作，进行反思、谈话，共同回顾咨询的方向和有效性。在共同的讨论和反思中，来访者能了解更多的咨询计划和目标，从而可以决定是否继续咨询或者需要何种改变。持观点三的咨询师或治疗师持有开放的态度并与来访者合作，这也是知情同意作为一种关系过程的基础。

 复习问题

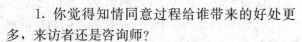

1. 你觉得知情同意过程给谁带来的好处更多，来访者还是咨询师？

2. 你觉得在咨询的初始会谈中，来访者是否能够认真倾听，并理解知情同意书中的所有信息？

3. 在何种情况下，你会在没有获得知情同意的情况下对某人进行咨询？

4. 你觉得对一个没有同意咨询的孩子进行咨询是否符合伦理？

5. 你对强制转介的来访者有何看法？你觉得是否有可能获得这些来访者的同意？你觉得对并不愿意接受咨询的人进行咨询是否可能有效？

第8章

利益冲突、界限、权力使用

莫林·达菲

本质上，界限可视为咨询关系的框架和限制，其规定了来访者和咨询师的角色和规则。鉴于咨询师和来访者之间存在权力差异，加上来访者是自愿参与咨询的，适当的界限可以保护来访者的权益。界限的概念是理解利益冲突的核心。对界限有两个对立的观点：分类界限观（categorical boundaries view）和维度界限观（dimensional boundary view）。界限跨越（boundary crossings）和界限侵犯（boundary violations）是主要的争论焦点。分类界限观认为，界限是人类互动的一部分，其目的是描述角色功能，促进咨询过程（Fay，2002）。该观点认为，在专业关系中，界限是不变的，不必公开讨论，也不能因任何理由越界。此外，该观点还认为，界限跨越是危险的，最终可能会导致界限侵犯。维度界限观认为，虽然咨询关系中存在权力差异，但并没有虐待或剥削（Fay，2002）。即便咨询关系中存在界限是必要的、有用的，咨询师和来访者也可对此进行公开的讨论，越界如果时机恰当，还可促进咨询关系和治疗效果。

界限问题在咨询中很重要，因为来访者在咨询中处于易受伤的位置。来访者在咨询中暴露自己在情感、认知、人际上的需求、困难，相对咨询师而言，来访者的力量更弱，更容易受到伤害。因此，咨询师在伦理上有责任觉察到这种权力的不平衡、来访者的脆弱，遵守伦理原则，提升来访者的福祉和健康。

本章题名为"利益冲突、界限、权力使用"，那么界限和利益冲突有何关系呢？在咨询和治疗中，利益冲突是指在与来访者工作时，咨询师或治疗师的某种利益干扰其专业判断能力和技巧而产生的冲突。比如，一名咨询师的来访者是她丈夫上司的妻子。由于咨询师的丈夫是来访者丈夫的下属，咨询师可能就会有所顾虑，担心令来访者的丈夫不悦，这样就影响了她的临床判断力。

当咨询师的需求和利益占了上风时，即其需求和利益先于来访者的需求、利益和整体的福祉时，就会出现权力滥用、界限侵犯等典型的利益冲突。咨询和治疗领域中对界限侵犯的讨论很多，如有害的双重关系、对来访者的性侵害、利益冲突等（Corey & Herlihy，1997；Doyle，1997；Hill & Mamalakis，2001；Lazarus & Zur，2002；Reamer，2001，2003；St. Germaine，1996；Stake & Oliver，1991；Woody，1998；Zur，2004）。

关于界限侵犯、双重或多重关系的文献越来越复杂，越来越关注某些双重关系的复杂性以及在伦理两难困境中僵化地理解界限的危险性。因此从业资格执照管理委员会、咨询师证书管理委员会、专业伦理委员会将利益冲突、界限问题视为最常见的伦理问题不足为奇。这也间接地表明从业的咨询师遇到这些问题时存在困扰。

与来访者有性关系以及由权力滥用、剥削、利益冲突引起的其他双重关系是不符合伦理的。从业者已对此达成了共识。然而，从业者也认识到某些双重关系是不可避免的，甚至在有些情境中，他们希望存在双重关系（Lazarus & Zur，2002；Reamer，2003；Zur，2004）。汤姆（Tomm，2002）指出，关注双重关系本身未免失之偏颇，焦点应该放在由于权力滥用造成的剥削和伤害上，而不是双重关系本身，在自然生态学中，许多双重关系是适当的、无法避免的。

一些研究者从理论上对界限侵犯和界限跨越进行了区分（Gutheil & Gabbard，1993；Lzza-rus & Zur，2002；Smith & Fitzpatrick，1995；Zur，2004）。这一区分可以有效地帮助咨询师评估咨询关系或咨询策略的伦理观。界限侵犯是由剥削、滥用权力、强迫、欺骗或误解引起的。典型的例子就是咨询师与来访者有性关系。而界限跨越被拉扎勒斯（Lazarus）和祖尔（Zur）描述为不那么情感疏远、源于精神分析的、在办公室进行的治疗实践，可能对来访者有很大的帮助。咨询师谨慎的自我暴露，和一个不情愿的青少年散步聊天，参加来访者所在教堂的礼拜等，都是界限跨越的例子，而这些都可能促进来访者的福祉，提高咨询效果。

观点一认为界限是僵硬的、不变的，在摆脱伦理两难困境（包括咨询师权力的使用、界限问题）时，依照非黑即白的逻辑。观点三中的界限更为灵活、复杂。它对界限跨越和界限侵犯进行了区分，关注更为重要的问题，即是否存在剥削和权力滥用的情况。

本章将大体介绍利益冲突和界限问题。本书中的第三部分会更详细地阐述这些问题。本章主要介绍咨询关系中出现的利益冲突、界限和权力使用，并举例说明界限跨越、界限侵犯、双重或多重关系和其他促进合理界限的因素。

 ## 学习目标

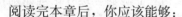

阅读完本章后，你应该能够：

1. 从理论和实践角度理解咨询关系中的界限概念。

2. 理解并阐释双重关系、界限侵犯、界限跨越的差异。

3. 发展一套操作化的标准，评估界限跨越或双重关系是否符合伦理。

4. 从伦理守则的关爱、善行和无伤害的角度理解关心尊重临床界限的原因。

5. 讨论观点一和观点三在理解界限和权力使用方面的差异。

 ## 关键词

界限　　　　　　　界限跨越　　　　　　界限侵犯　　　　　　分类界限观
利益冲突　　　　　维度界限观　　　　　双重（多重）关系

情境因素和利益冲突、界限、权力使用

三个情境因素——个人—发展、关系—多元文化、组织伦理—团体价值观，对咨询师处理利益冲突、界限和权力使用中的核心伦理问题有重要影响。

个人—发展

在个人—发展维度，界限侵犯（比如与来访者有亲密关系或性关系）反映了咨询师不再对咨询关系负责（McNamee & Gergen, 1998）。对关系不负责意味着咨询师忽视了一个主要的责任，即察觉自己对来访者的看法以及看法背后的含义。如果咨询师对来访者持优越的姿态，抱着一种"我知道什么是最好"的态度，而忽视了对这种态度的反思，那么咨询师极有可能出现对来访者的剥削（界限侵犯的一种）。不关注自身问题、反移情、缺乏适当的咨商和督导都会致使咨询师出现利益冲突和界限侵犯的情况。相反，如果咨询师意识到咨询关系中权力的不平衡，并且在需要的时候，通过寻求个体咨询、临床咨商会议、督导、积极自我关怀，接受在与来访者关系中的责任，那么就会降低发生利益冲突和界限侵犯的可能性。

关系—多元文化

在关系—多元文化层面，咨询师在临床情境中做决策时会涉及性别和多元文化因素。接触就是一个很好的例子。比如，在西班牙文化中，拥抱是咨询前后常见的行为。在这种文化中，如果问候或道别的时候不拥抱来访者，会让他/她觉得是一种拒绝或侮辱。又比如，一名男性咨询师一般并不会接触来访者，但如果他看到一名女性来访者因为母亲的去世痛哭流涕时，他可能会拍拍她的肩膀，表明他的关心和支持。试想一下，如果这名女性来访者反应消极，告诉他不要对她这样，咨询师会有多么惊讶。如果她问他是否会对情绪低落的男性这么做，咨询师也会觉得很突然。这个案例体现了性别的作用。这些例子强调了咨询师和治疗师要成为有能力的多元文化从业者的重要性。

一名咨询师之前的关系破裂和混乱也可能预示着未来会出现界限侵犯和利益冲突的行为或做出这样的决定。如果咨询师曾接受过来访者的贵重礼物，那就有理由怀疑他/她今后会继续接受这类礼物。同样，如果一名咨询师开始打破了界限，不恰当地接触了来访者，那么这种剥削行为可能会继续，除非对其进行有效的干预。因此，在临床督导以及个人—关系责任的练习中，探索以往的经历或以往咨询关系破裂的问题很重要。

组织伦理—团体价值观

在组织伦理—团体价值观维度，组织和团体的规范也会影响咨询师如何把握与来访者的界限，避免利益冲突。组织或诊所是否有清楚的政策规定咨询师和来访者的界限，是否允许对这些界限的破坏？在临床督导和专业发展活动中，是否会讨论权力滥用和剥削的问题？机构本身及高级人事部门是否模范性地保持着清晰的界限，避免了利益冲突？换句话说，一名在机构中工作的新手咨询师能多大程度上认识到组织在界限侵犯和利益冲突上的立场？如果组织对利益冲突和界限侵犯有清楚的政策，并提供讨论这些问题的空间，那么在该组织中工作的咨询师更可能意识到

这些问题，较少发生界限侵犯的情况。

咨询师所工作的特定团体在不符合伦理行为和剥削行为方面也有自己的规范标准。这些规范标准也会影响个体咨询师和治疗师的行为。在团体中，如果最高领导的腐败很常见，也对此不以为然，那么对那些拥有权力的人而言，符合伦理的行为标准就会降低，这些团体里的咨询师对那些为在权威位置上的人所设立的伦理行为标准的高低就没有什么敏感性。因此，有伦理意识的咨询师会好好考察团体的伦理行为标准，和其他心理健康专家探讨这些团体规范对他们自身的伦理观的影响。

咨询关系中的权力

咨询和治疗涉及独特的关系。在咨询和治疗中，会分享个人信息以及言语和情感隐私。这些隐私一般是单向的，从来访者指向咨询师。建立咨询关系的本质在于改善来访者的心理和情感，而不是改善咨询师的。一段特殊的咨询关系可能会促进咨询师的个人成长，但这并不是咨询的主要目标。咨询的主要目标是增进来访者的经验，改善来访者的生活。善行和关怀这两个伦理原则要求咨询师时刻牢记什么是对来访者最好的，并据此制定咨询计划和干预方案。

由于牢记来访者的最高利益是咨询师的职责，而且咨询师的决定和行动要与专业知识紧密联系，因此咨询师和来访者之间存在不平衡的权力关系。咨询师拥有心理、情感和人际关系方面的专业知识，而来访者没有。普通的来访者只能听从这些专业知识。无论咨询师将自己放在专家的位置，还是以合作者的态度与来访者一起工作，这种权力的不平衡依旧存在。在这两种情况下，咨询师作为专业人士，在伦理上有责任始终保持胜任力，为来访者的最大利益着想。

咨询关系是正式的关系，通常由卫生保健部门下属的执照委员会来规定。咨询师若违反执照法的规定将会受到处罚。同时，咨询关系也受各种专业协会的伦理规范监督。这种正式的咨询关系强调来访者的需求，而不是咨询师的，支持单向的个人与情感暴露。

因此，咨询关系并不是像友谊一样的双向关系，双方可以无保留地交流情感。虽然咨询关系中有一些因素与友谊是相同的，比如开放、尊重、支持（Berzoff, 1989），但这种关系不是也永远不会成为友谊，它是促进来访者改变的工具。虽然咨询师从这段关系中也可能获益，但这并不是咨询的主要目标。

话虽如此，咨询关系对咨询师和来访者都会有作用，如果咨询师有未满足的情感或关系需要，就很可能更多地利用咨询关系使自己获益。滥用权力、界限侵犯等情况最可能出现在当咨询师忽视了对自己的情感关怀，从潜意识的情感或关系需要来行动的时候。

权力滥用是一个过程而不是一次事件

治疗师剥削来访者、滥用权力是警告信号。咨询师有责任注意到这些警告信号，这也是咨询师自我关怀的伦理要求之一。一个与之类似的例子是，一个正在康复的酗酒者必须明白，复发是一个过程，认知和行为先于复发的过程，而不仅是他拿起一杯威士忌，又开始饮酒的单一事件。有一些认知和行为模式会让咨询师倾向于滥用权力，有一些情境会让咨询师更容易破坏界限。

权力滥用在许多咨询师的行为中均有体现。比如：以发生性关系对来访者有好处为幌子，对来访者进行性侵犯；在咨询目标达成后，仍为现在的学生或被督导者安排不必要的会面，以获取更多的报酬。但并不是所有这样的行为都会被认为是剥削性的。埃德尔维奇（Edelwich）和布罗德斯基（Brodsky）（1991）认为掠夺性的从业者剥削他人以满足自己的需求，有着严重的性格缺陷。这类人员通常不会主动进行治疗，因此当他们做出不符合伦理或非法的行为时，其他从业人员必须识别出这类人群。

其他性方面的界限侵犯包括对来访者有性吸引力，并与来访者相爱。性吸引本身可能并不意味着界限侵犯，但如果在寻求督导咨询时没有提出这个问题，或者没有将来访者转介给他人，这就是一种界限侵犯。在这种案例中，咨询师应该觉察到对来访者的性吸引程度，思考什么是对来访者最好的，什么又能够给自己带来保护。如果咨询师没有反思对来访者的性吸引问题以及性吸引对来访者的临床意义，那么这就是一个实际上的界限侵犯前的认知和行为过程。忽视需要进行督导或个体咨询的警觉信号会让咨询师更容易滥用权力、破坏界限。界限侵犯发生时表现出来的是具体的事件，但实际上体现着一个更复杂的过程，即疏忽了专业的行为和伦理，忽视了自己情感和心理的健康。

双重关系和多重关系

笼统地讲，双重关系指与他人有不止一种关系。有些学者用术语"多重关系"来表明同时存在两个以上的关系（Catalano，1997；Corey & Herlihy，1997）。在咨询情境中，双重关系指除咨询关系外同时还有另一种关系，比如社会关系或者商业关系。双重关系有互补和冲突两种。互补的关系指来访者能从双重关系中获益。相反，冲突的双重关系会导致咨询师有失客观，或者对来访者造成伤害（Ahia，2003）。互补关系牵涉到界限跨越，而冲突关系与界限侵犯有关。本书中，我们认为双重关系是否符合伦理取决于是否存在伤害、剥削、权力滥用的情况。

损害来访者的需求来满足自己的需求是一种权力滥用，这也说明了双重关系有剥削性，对来访者是有害的。这种剥削性的双重关系是界限侵犯，而不是界限跨越。汤姆质疑伦理准则将焦点放在双重关系上，而不是剥削、人际权力和影响方面上（Tomm，2002）。在后面的两个例子中（见专栏 8.2 和专栏 8.3），安妮塔和海伦受到了咨询师权力的影响，咨询师在讲述自己的经验和情感，而没有关注来访者。在这两个案例中，自我暴露是一种权力滥用。在网上的一篇关于双重关系的文章中，汤姆（未注明日期）指出："咨询师可能对权力和影响力的使用很得意。因为他们相信，只要他们没有双重关系就不会出现剥削来访者的情况。但事实上，一个想要剥削来访者的咨询师不需要双重关系也能做到。各种形式的剥削、侵害，包括性侵犯，在咨询关系和咨询室中就可以发生。"

汤姆提醒我们在评估双重关系时，焦点应放在权力滥用、潜在的剥削、有害的影响上，而不是双重关系本身（Tomm，2002）。对咨询师来说，双重关系问题是比较微妙的。汤姆和其他学者（Lazarus & Zur，2002；Reamer，2003；Zur，2004）也提出，有些情况需要认真考虑，有些确实对来访者有利的双重关系应该受到鼓励而不是谴责。

因此关键的问题在于如何评估双重关系，如何区分剥削性的关系和非剥削性的关系。涉及性关系的双重关系被一致认为是严重的界限侵犯，既有剥削性，又具操纵性。奥拉特（Olarte，1997）指出，在心理健康从业人员中，有 8%～12% 的男性咨询师承认曾与现在或以往的来访者有性关系。这个百分比如果代表一种疾病的话，我们可以认为是流行病的比例了。传闻也认为，大多数州心理健康执照管理委员会所做的多数指控针对的是咨询师和来访者间的不当性关系。至于与来访者发生性关系是否正当、何时正当，一直存在争论。在这个问题上，各伦理规范、州法令不尽相同。有些规定在咨询结束几年内不得与来访者有性关系，有些则规定永远不得发生性关系。不牵扯性的双重关系更宽泛一些，包括与学生、被督导者的双重关系，与商业合作者的双重关系。拉扎勒斯和祖尔（Lazarus & Zur，2002）、雷默（Reamer，2003）、汤姆（Tomm，2002）、祖尔（Zur，2004）认为，不牵扯性的双重关系可以让来访者受益，根据他们的说法，评估必须针对每一个个案的情况，还需要评估权力使用的程度、咨询师对来访者的影响，以及咨询师关注了哪方的利益。专栏 8.1 总结了来访者和咨询师之间可能的双重关系，并根据是否涉及性关系进行了划分。当评估某种不涉及性的双重关系对来访者是否有帮助时，伦理决策决定了咨询师得出的结论。本章后面还将讨论评估不涉及性的双重关系的伦理问题所需考虑的因素。

专栏 8.1	性与非性的双重关系（可能会或可能不会对来访者造成伤害）
涉及性的双重关系	**不涉及性的双重关系**
在咨询会谈中以治疗为幌子，强制发生性行为。这种行为是剥削性的、操纵性的、权力驱动的，不符合伦理和法律。	在咨询期间与来访者有商业关系或合作关系。
在咨询期间与来访者约会，与其有性关系。	在咨询期间与来访者成为朋友，并/或与其有社交活动；接受现在的朋友作为来访者。
咨询结束后，在州法律或专业协会伦理守则不允许的时间内与以前的来访者约会或有性关系。	用咨询与来访者交换物品或服务。该行为适当与否取决于情境。可接受的是，在贫穷的社会，以物易物是可接受的行为；不可接受的是，来访者是按摩师，咨询师用咨询来交换按摩。
	接受学生、被督导者或者同事作为来访者。

界限侵犯

界限侵犯指咨询中剥削或者有害的行为，咨询师为了自己性、情绪或经济方面的获益做出不符合专业标准的行为。该部分的重点是界限侵犯过程，并区分涉及性和非性的界限侵犯。

过程还是事件

之前曾讨论过权力滥用是一个过程，类似地，界限侵犯也包括不当地利用咨询师和来访者的权力差异，破坏适当的界限。在咨询中，界限侵犯渐渐被认为是一个过程，而不是孤立的、具体的事件。在这个观点中，界限侵犯被认为是伦理和界限损坏过程中最严重的情况（Peterson，1992）。打个比方，在对物质滥用者的治疗中，来访者发现复发不是一个简单的具体事件——即时满足需求，而是一个过程，包含了有问题的认知和行为。也就是说，复发不是简单的重新喝酒或重新吸毒，而是一个过程，有渴望，有幻想，想着再吸一口、再喝一口会是多么美好。之后内心会很冲突，犹豫是否要打破自己的决心，放弃

所做的决定，用各种方法来获取与医疗目的无关且具有依赖性的有害物质。这些都发生在真正重新开始物质滥用之前。这个过程称为打破节制（abstinence violation）。

彼得森（Peterson，1992）举了一个很有说服力的例子说明典型的界限侵犯过程是如何进行，如何在咨询关系中出现的。这种破坏是逐渐升级的，出现在一些咨询会谈或偶遇中，包含多重的界限跨越。界限侵犯很少是咨询师对抑制不住的欲望的自然反应，而是一种为了满足自己的需要所做出的一系列故意的、有计划的行为。最开始出现的是单纯的界限跨越行为——咨询师诉说自己也经历过孤单、丧失的痛苦，接着出现升

级的行为——拥抱来访者，延长几分钟的咨询时间。在以后的咨询中，咨询师可能会称赞来访者具有吸引力，暗示可以一起吃个饭，之后，又升级为更具性意味的行为。这些看似无伤大雅的界限跨越行为有一个共同点，即咨询师关注了自己的需求和利益，而不是来访者的。从旁观者来看，这些行为很明显不会产生积极的治疗效果，也伤害了来访者。

其他涉及性的界限侵犯包括对来访者有性吸引力，与来访者发展恋爱关系。性吸引本身可能并不意味着界限侵犯，但如果没有在督导咨询中

提出这个问题，或者没有将来访者转介给其他咨询师，那么就属于界限侵犯。在发生这种情况时，咨询师可借此机会反思自己对来访者的吸引程度，思考什么是来访者的最佳利益，什么能给自己带来保护。如果咨询师没有这么做，那就是发生在真正界限侵犯前的认知和行为（或无作为）过程。忽视需要进行督导或个体咨询的警觉信号会让咨询师更容易滥用咨询的权力、破坏界限。滥用权力的发生可能表现为具体的事件，但实际上体现着一个更复杂的过程，即疏忽了专业的行为和伦理，忽视了自己情感和心理的健康。

咨询师的自我关怀：避免界限侵犯的一种方式

咨询师也是人，也会遭遇生活的变迁、个人和家庭的问题。和其他人相比，咨询师可能更难承认自己需要做个体咨询，因为他们有一个默认的观念——只有没能力的咨询师才有问题，但这是错误的。孤独、孤立、人际关系或婚姻、家庭、健康、经济等问题都会让咨询师更容易发生界限侵犯，更容易利用来访者来满足自己的情感或经济需求。因此，咨询师的同事应该鼓励、支持这些有个人问题的咨询师在遇到巨大压力时寻求咨询。

滥用权力和界限侵犯是相关联的。咨询师在

遇到压力时寻求咨询是一种自我关怀的行为，符合伦理规范，同时也降低了发生界限侵犯、出现低于专业标准行为的风险。咨询师也应该时刻觉察咨询关系中的权力差异，以及这种差异对来访者的影响。这一行为既保护了咨询师也保护了来访者，降低了因滥用权力而引起界限侵犯的风险。关怀这一伦理原则包括了咨询师的自我关怀和对来访者的关怀。观点二的伦理观特别关注个人发展和专业的发展。个人生活中的压力事件提醒咨询师需要留意临床诊断，进行督导和同伴磋商，或者个体咨询（参见专栏8.2的案例）。

专栏 8.2　　　　　　　　案例：比尔该如何自我关怀？

比尔是某机构心理健康中心的高级咨询师。他在机构中享有盛名，获得过许多奖励。他的咨询工作、教学技巧极为著名。在每周的例会上，他开玩笑地说，他在给一个来访者咨询时差点睡着，在给他做咨询前，不得不先喝杯咖啡，有时候在咨询时甚至不得不想个理由站起来走一走。比尔不知道为什么他在与这个来访者工作时很难保持清醒。他并没怎么关注这个问题，就让它过去了。比尔的一个长程来访者战战兢兢地告诉他，他正在找另外一个咨询师咨询，因为他觉得比尔太忙了，总是看着很累。比尔另一个新的来访者安妮塔与她的成年儿子之间有问题，比尔与自己的儿子之间也有问题，但是原因不同。

比尔的儿子从学校辍学了，不愿再去学校上学。他当了一个建筑工地的临时工，下班后还会和工人一起喝酒，不过还算节制。但比尔很绝望，对儿子的生活很不满。安妮塔的儿子不愿和她联系，出走了几个月，都不让她知道他在干什么。他从事零售工作，是公司最底层的员工，和其他人合住，经济独立。安妮塔来咨询是因为儿子的冷淡令她很受伤，还可能有抑郁的情况。安妮塔在诉说的时候显得很温柔，有点孩子气。比尔在对她咨询的时候很清醒，他被她的故事所触动，想要保护她不再受更多的伤害。随着咨询的进行，比尔向安妮塔诉说了自己和儿子的故事，说自己对儿子很失望，如果可以重来的话，他宁愿不要孩子，因为孩子耗尽了自己的心血，而自己还不被感激。比尔没有意

识到他的诉说影响了安妮塔。安妮塔决定不再接受咨询，她给自己的儿子写了封尖锐的信，指责他的忘恩负义、对她的残忍，还说她已经不在乎他会不会联系自己了，也不会再担心他，不再试图和他保持联系了。

在这个案例中，比尔对某些来访者的疲倦和漠不关心与对安妮塔（与比尔的经历类似）的过度关心和卷入形成了鲜明的对比。安妮塔的故事引发了他未解决的对儿子的情绪，由此产生的自我暴露对安妮塔是有害的。在听了比尔的自我暴露后，来访者采取了鲁莽的行为，终止了咨询，写了封信给儿子，说要与他完全切断情感联结，但事实上这并不是安妮塔真正想要的，这会引起她的抑郁症状。在这个案例中，比尔的自我暴露是严重的界限侵犯，他没有就自己的家庭问题寻求帮助，没有自我关怀。

在专栏 8.3 的案例中，界限侵犯产生了复杂的结果，来访者既感到自己的问题正常化了，但又觉得没有受到应有的关注和关怀。咨询师的举动让来访者担心他的可靠性，从而开始怀疑他所提供的治疗。

专栏 8.3   **案例：究竟是谁的治疗？**

海伦来咨询是因为她的孩子给她带来了很大的生活压力。她的三个孩子都有这样那样的问题，但这次她来咨询的主要问题是她的十几岁的儿子因强奸罪而被逮捕了。她还有婚姻问题，以前为此咨询过。她的咨询师担心海伦有严重的抑郁，还可能自杀。咨询师建议她接受精神病评估，看是否需要药物治疗，海伦欣然同意。海伦在接受了精神科会诊后，又继续进行心理咨询。海伦说精神病医生给她开了抗抑郁的药，她也开始吃了。但是她抱怨说在整个治疗中，这位精神病医生一直在说他因为器质性脑综合征住院治疗的事情，他的妻子在他们离婚时如何敲诈他的钱。海伦笑了笑说，她结束咨询时觉得自己的情况也不那么糟，因为她觉得连精神病医生都有些疯狂。但也因为如此，她觉得不太舒服。她发现精神病医生也存在严重的问题，就像她一样，这么一想，她觉得也不用为自己的情况感到羞耻。海伦说，当必须给这位精神病医生开 250 美元支票的时候她很愤怒。她觉得精神病医生应该付给自己钱，或者至少扯平。

在这个案例中，虽然从精神病医生的分享中她有所获益，她不再觉得自己是世界上唯一有严重问题的人了，但精神病医生很明显破坏了界限，没有将海伦的问题作为他咨询的焦点。他的婚姻问题让海伦怀疑他的精神状态，也对他和他所提供的治疗丧失了信心。这就是界限侵犯产生复杂结果的例子，有好有坏。若不考虑结果，这里的界限侵犯是很明显的。精神病医生没有保持专业人员的距离，没有在督导或个体咨询中关注自己的个人问题。虽然结果对海伦有部分好的影响，但在这个案例中很难发现哪里符合了伦理原则（善行、无伤害、尊重海伦的自主权、关怀）。我们可以明显地发现精神病医生用了整个小时诉说、处理自己的问题，来满足自己的需求。

涉及性和不涉及性的界限侵犯

专栏 8.4 中列出了许多界限侵犯的例子，包括对来访者的剥削和权力滥用。有些界限侵犯的例子不是传统意义上的双重关系问题。但这些例子确实体现了咨询师滥用权力，尝试以忽视来访者的需求为代价来满足自己需求的情况（不管是有意还是无意）。

专栏 8.4　涉及性和不涉及性的界限侵犯（通常对来访者有害）

涉及性	不涉及性
咨询师向来访者暴露个人的、私密的性感觉、性幻想和性行为。	暴露详细的个人生活或者与咨询无关的想法或情绪，主要是为了咨询师的利益。
咨询师暴露其对来访者特有的性吸引、性唤起和性感觉。	从来访者处接受贵重的礼物，并不是文化上象征感激或尊重的礼物。
在咨询期间对来访者进行性暗示或开下流的玩笑。	与来访者在咨询以外的情境下会面（喝咖啡或吃饭），与咨询目标无关。
握手、拥抱或安慰来访者，主要为了满足咨询师的性需求或唤起来访者的性需求。	在咨询中愉快地谈论咨询师和来访者的共同兴趣，比如政治、电影、书籍或其他话题，但并不符合咨询目标。
对来访者的外表或穿着做诱惑性的评论。	并非因为临床需要而增加来访者的咨询次数，或者安排更频繁的会面。
色迷迷地看着或盯着来访者的身体和/或穿着。	暗示来访者有问题，但来访者并未觉得有困扰，为此延长咨询。
引出详细的性心理历史，对解决来访者现有的问题不适合、非必要。	对他们目前或可能的行为给予个人的、道德上的建议或评判。
咨询师对某个来访者有性期望，并在为其咨询时特意打扮。	在咨询中没有保持咨询时间的界限，咨询时间超出正常的范围，在两次咨询会谈之间给来访者打电话以满足自己的需要，但都不是为了治疗的目的。
	没有尊重来访者的隐私，将来访者的故事告诉其他人，而这些人不应当涉及临床案例；与配偶、重要他人或朋友闲谈时详细述说来访者的故事，即便隐藏了来访者的身份。

咨询师在情感、心理或人际关系上有未满足的需要不是问题所在。问题在于咨询师没有自我关怀或者没有接受督导，导致了界限侵犯，做出不符合关怀标准的行为。列表中的有些界限侵犯更为恶劣。如果早点发现这些想法或行为，可以提醒咨询师去处理自己的个人问题。在分析咨询中的权力和剥削问题时，我们越来越清楚地发现，咨询师的自我关怀不应该在零星时间内进行，而应该成为咨询师个人专业发展的主要工作。同样，心理健康从业人员和咨询师的教育项目应该更为重视咨询师的自我关怀，以及自我关怀与权力滥用问题的关系。

界限跨越

拉扎勒斯和祖尔（Kazarms & Zur，2002；Zur，2004）认为，界限跨越是经过深思熟虑和计划之后与来访者的一种关系，其目的在于增强咨询关系，最终提高治疗效果。这些作者为心理健康领域关于界限问题的讨论做出了卓越贡献。他们指出，就目前对界限的理解，几乎所有不在心理分析模型框架内以及在办公室环境之外进行的咨询都可以被认为是界限侵犯。由于大多数咨询师和治疗师都根据其他模型而不是心理分析模型进行工作，强调界限侵犯和界限跨越的差异就尤为重要，界限侵犯一般对来访者有害，而界限跨越通常会对来访者有利。

人本主义、行为主义、认知—行为主义、系统和多元文化模型均要求咨询师更为主动、投入，这与传统心理分析要求与来访者保持距离相反。现在再以传统心理分析的观点来理解界限已经没有意义了，因为大多数咨询师和治疗师都根据其他更为主动的模型进行工作。专栏 8.5 列举了许多界限跨越的例子（不涉及性的），这些例子或是与特定咨询模型有关的界限跨越，或是咨询师为了增进咨询关系所做的某些行为。

专栏 8.5　　　　　　　界限跨越的例子

- 咨询中拥抱孩子来表示支持，或者回应孩子拥抱的要求。
- 与成年人打招呼或道别时拥抱来访者，在文化上象征尊重和认可。
- 接触来访者的手、手臂或肩膀，拥抱来访者（不带性的意味），表示支持和感谢。
- 在行为暴露疗法或现实脱敏疗法中陪伴来访者外出，例如，陪来访者乘坐地铁里较陡的扶梯或者去可以抚摸爬行动物的公园。
- 有限、审慎地进行自我暴露，目的在于达到治疗目标。
- 做驻家（home-based）的家庭治疗时，在来访者家里的自然环境中会面，可能和他们一起吃饭。
- 进行深入的驻家父母教育时，咨询师参与来访者的日常生活，比如帮孩子准备上学，准备一顿饭，以此对父母进行教育、示范。
- 叙事疗法中，咨询师会持续给来访者写信，鼓励社区中的其他人与来访者通信，以此来让大家认识到来访者有不同的身份、角色。
- 在其他地方对青少年进行咨询，比如散步或者在公园休息小坐时。
- 在住院治疗中心进行环境疗法时，和来访者一起吃饭，在休息期间与他们交谈。
- 参加对来访者很重要的宗教仪式，若不参加在文化上是一种侮辱。
- 在生物反馈和神经反馈疗法中，接触来访者，将电极或其他感应器接到来访者的许多部位。
- 使用指导性想象、形象化、放松技术时，让来访者觉察身体的感觉、收缩和放松肌肉。
- 新兴的躯体中心疗法，要求接触来访者的身体或者帮助来访者关注体内的感觉或者躯体过程，比如呼吸。
- 在物质滥用的治疗中，一个正在康复中的咨询师进行大量、详细的自我暴露，以促进来访者的治疗，增进咨询关系。
- 在小社区中，平时遇到来访者时，比如购物、参加宗教仪式时，友好地跟来访者打招呼，进行简短的交谈。
- 选择自己或家人认识的咨询师，而不一定为了避免双重关系而选择一个不认识的咨询师。这与医生为自己或家人选择最有能力的医生一样。

来源：改编自 Zur（2004）。

以上尽可能全面地列出了双重关系、界限侵犯和界限跨越的例子，但可能还有遗漏。

 评估不涉及性的双重关系是否符合伦理的样板

从更为复杂、灵活的角度理解双重关系和界限问题是具有挑战性的，挑战在于要提出富有意义的指导方针来确定某一关系或行为对来访者、咨询师是否有利。多伊尔（Doyle，1997）指出专业协会的伦理标准并不足以指导咨询师处理复杂、困难的情况，比如那个正在康复的咨询师和来访者的案例。因此，必须在特定的情境下考虑界限问题。以下是一些咨询师可以在伦理决策中运用的方针，用以处理更为复杂、模糊的界限问题。

方针 1：对某一特定情况，咨询师所在机构的伦理守则是什么？州法律或联邦法律是怎样的？是否已有清楚的伦理标准？或者州、联邦法律对该情况是否有所规定？如果没有，是否可以从现有的规定中做出合理推论来涵盖这一情况？

方针 2：对某一特定情况，哪些伦理原则有助于决定采取最好的行为？善行、无伤害、尊重来访者的自主性、忠于职业标准和价值观，还有最重要的——关心来访者，这些伦理原则如何帮助我决定采取什么行动？

方针 3：作为一名咨询师，我依据什么咨询理论或临床模型开展工作？采取的行动、与来访者的关系是否与我的临床模型理论一致？采用的技术是否与理论一致，是否能够作为临床模型中对关怀的标准而被接受？

方针 4：在考察咨询师和来访者之间权力的不平衡时，会产生什么问题？如果清楚地向来访者说明存在权力的不平衡，以及这种不平衡的临床意义，那么这种坦诚会对我的决策有什么影响？此外，对于个人生活中的应激源及产生的影响，我有多大程度的觉察？我是否需要个体咨询？是否意识到自己对来访者有反移情？

方针 5：还有其他什么因素影响我的临床和伦理决策？我是否有经济上的困扰，是否存在家庭或人际关系问题，是否正遭受孤立或孤单，以至于影响了我的临床判断？

方针 6：对某一特定情况，向信任的同事寻求督导或协商是否会有所帮助？其他的建议会对我的决策产生什么影响？如果我向督导师寻求对这一特定情况的建议，我的督导师可能会说些什么？我是否能支持自己的决定，是否对自己所做的决定符合伦理且在临床上处理恰当非常有信心？如果告诉同事我的做法，我是否会感觉不舒服？

方针 7：目前，我对职业和个人方面的自我关怀是如何计划的？我是否关心自己的情感和关系需要？对此，我做得如何？寻求个人咨询、花更多时间和家人在一起、放松是否对我有帮助？我的社交活动是否适度？是否有一些朋友？是否能满足自己情感和性亲密的需要？在与来访者的关系上，我是否一视同仁，还是对某个来访者比较特殊？

以上方针为咨询师处理比较困难的界限问题和双重关系提供了更为丰富的样板，而不是简单地参考专业伦理守则。这些方针不仅包括专业伦理守则、州和联邦法律，而且指出以更为个体化、反思的方式考察在界限、权力滥用问题上的决策过程是很重要的。它们体现了观点三咨询师的立场，即一方面认为需要注意个人和专业的发展，另一方面认为咨询的最终目标需要注重特殊性和情境关系。

 要点

1. 由于来访者在咨询关系中权力较少、更容易受伤，因此界限问题在咨询中很重要。

2. 在伦理方面，咨询师有责任觉察咨询中的权力不平衡，并考虑其在特定临床情境中的含义。

3. 双重关系或多重关系指同时或相继与来访者有咨询关系外的其他关系。

4. 咨询师为了自己在性、情感和经济上的利益，做出剥削、伤害的行为，超出了专业行为标准，即发生了界限侵犯。

5. 界限跨越与界限侵犯的区别在于：界限跨越行为是为了增强咨询关系，与心理分析模型中要求咨询师不含感情因素、保持距离不同。

6. 心理咨询中的关系具有专业性，目的在于促进来访者而非咨询师的福祉，与其他类型的关系如友谊存在巨大差异。

7. 双重关系和界限侵犯问题得到了充分的关注，因为它们具有剥削性、伤害性，还包含权力滥用。

8. 咨询师剥削来访者、滥用权力是一个过程，其中包含了警告信号。

9. 权力滥用是咨询师没有关注个人和专业发展的过程，而不是一个或一组事件。

10. 咨询师必须主动关怀自己，减少发生界限侵犯的风险。

11. "评估不涉及性的双重关系是否符合伦理的样板"中的七个方针可以帮助咨询师对界限的伦理两难问题做决策。

 ## 总结：观点一与观点三

界限侵犯和权力滥用是专业咨询工作者持续担忧的问题。这两个问题很重要，因为来访者本身具有的权力较少，更易受到伤害。这两个问题代表了咨询师对来访者的剥削。有伦理道德的咨询师会觉察到互动中的权力不平衡，并主动地根据善行、无伤害、尊重自主性、关怀等伦理原则做出反应，保护和提高来访者的福祉。最重要的是，有伦理道德的咨询师能认识到自我关怀和减少界限侵犯风险的关系。这种认识表明咨询师理解伦理工作通常包含个人发展和专业发展（观点一），也能够引领咨询师到达最为成熟的水平，即关系的或持观点三从业者的水平。

持观点三的从业者并不回避理解界限侵犯和界限跨越二者差异的复杂性以及考察对二者进行区分的情境因素。从定义上看，界限侵犯具有剥削性和伤害性，界限跨越则可能具有帮助性，区分这两者要求咨询师注意做决策时的情境特点。这些情境包括：本章中讨论过的对治疗师个人问题的觉察；针对特定个案影响治疗师临床决策的多元文化和关系问题；组织伦理即团体价值观，其规范和标准影响临床思考、实务和伦理决策。持观点三的咨询师在个人和专业上的发展已经能够适应模糊性，理解临床决策考虑情境的重要性，而不只是遵守那些未考虑情境因素的呆板的、事先定好的规矩和标准。持观点三的咨询师在处理界限侵犯和利益冲突问题上比较灵活，会考虑情境并会不断地自我反思。

 ## 复习问题

1. 在什么情况下，与现在的来访者有社交关系是不符合伦理的？在什么情况下，与以前的来访者发展个人或社交关系是符合伦理的？

2. 伦理守则提醒咨询师不能与来访者有双重关系。原因何在？你对该问题有何看法？

3. 有些人认为所有的界限跨越都是有害的，而另外一些人认为界限跨越对有效的治疗是不可缺少的。简略回顾这两个观点，并陈述你的想法。

4. 如果一名来访者被你吸引，你会怎么做？如果你被一个来访者吸引，你会做什么，说什么？

5. 如果一个来访者给你礼物，你在回应时会考虑哪些因素？你会怎么做，怎么说？

第9章
胜任力和专业责任感

来访者希望他们的咨询师和治疗师具有胜任力。但在咨询领域，胜任力究竟指的是什么呢？胜任力是能力和表现，但这两者都不容易测量。此外，专业的胜任力是一个过程而不是一个事件。也许来访者很希望咨询师和治疗师有了证书，无论是资格证还是执照，就具备了胜任力，但事实并非如此。事实是，胜任力是一个持续的、发展的过程，从最低水平开始，随着新的发展和要求出现，随着专业领域的成长和变化，咨询师首先获得基本的胜任力，接着保持、更新并逐渐增强胜任力。本章主要介绍专业胜任力的伦理和法律部分，以及发展和保持胜任力的过程。本章将胜任力定义为一个有不同的水平和阶段的连续体。此外还分析了不胜任、压力、倦怠、损伤的情况，最后介绍了伦理和专业实务工作中对胜任力的三种观点。

 学习目标

阅读完本章后，你应该能够：

1. 陈述专业的至少三个特征。

2. 区分不胜任和损伤，描述三种类型的不胜任。

3. 定义从业的范围，说明咨询师扩大从业范围时的责任。

4. 明确说明在玩忽职守诉讼中，疏忽行为必须满足的四个因素。

5. 以观点一、观点二、观点三描绘胜任的工作。

关键词

损伤	不胜任	玩忽职守	疏忽
行业	专业	专业胜任力	专业咨询
从业范围	工作取向		

接下来的专栏 9.1 和专栏 9.2 是两个案例，介绍了专业胜任力的维度。在阅读案例时，要求你反思一些问题，同样，在后文我们回到这两个案例时，也要求你进行反思。

专栏 9.1　　　　　　　　　　亚当：一个具有 12 年经验的咨询师

亚当 12 年前获得了硕士学位，一年后获得了专业咨询师执照。之后，他在一家大型社区机构担任咨询师。他已婚，有两个孩子。他在扶轮社很活跃，还是他儿子所在的少年棒球联合会的助理教练。他对自己的个人生活和专业生活都很满意。总的来说，亚当的年度工作总结报告都很乐观，但并不算杰出。他满足于使用自己在研究生阶段学到的方法，而不愿尝试新的方法。8 年前，他被要求为实习生提供督导，但他拒绝了，理由是他"先需要更多的时间来掌握最新进展"。一年后他再次被要求做督导，但他还是拒绝了。后来又有一次，机构主管给亚当指派了两名实习生。5 周后，其中一个实习生抱怨亚当对督导她没有兴趣，而另一个实习生则要求重新分配，这使亚当短暂的督导师生涯终结了。在机构的继续教育政策改变后，完成继续教育要求对亚当来说是一种挑战。过去，如果咨询师能巧妙地安排时间，他们可以在工作时间完成继续教育。而现在，大多数的继续教育要求咨询师在私人时间或周末完成，且机构并不支付加班费。上个月，亚当收到了一封州政府给他的信，要求他证实在过去两年内他接受了 40 个小时的继续教育。他开始匆忙地收集、寻找研讨会，因为他之前只有 6 个小时机构研讨会记录。有一个年轻的同事问另一个咨询师亚当从业了多久，那个咨询师半开玩笑地说，我想应该有 12 年了，但我不确定是积累了 12 年的经验还是重复了 12 次 1 年的经验。

专栏 9.2　　　　　　　　乔治：一个同样具有 12 年经验的咨询师

乔治和亚当是同校同学，在同一年拿到硕士文凭。他们被分配到同一家大型的州政府机构实习，并在此期间相识，但互相了解不深。乔治在实习期间表现优异，最后受雇成为一名咨询师。一年后，他拿到了执照，成为培训主管助理。这意味着他每周不仅要督导实习生，还要开例会和案例讨论会。他也结婚了，有两个小孩。多年来，他沉浸在工作中，从帮助来访者和指导实习生、年轻员工中获得了巨大的满足感。他阅读广泛，还为机构的月刊写关于新技术的专栏。他的同事经常找他讨论困难的案例。他不知疲倦地宣传咨询师和治疗师的健康和自我关怀。三年前，他被任命为州执照管理委员会的成员之一，主管"咨询师自我关怀"特别小组。亚当和乔治毕业于同一学校，做过同样的实习，但是他们的职业生涯却似乎很不一样。他们所看重的、工作取向和对专业的承诺都非常不同。有哪些因素可以解释这些差异呢？你将如何描述他们的专业胜任力程度？

咨询作为一种专业

专业和专业人员的定义

由于本书阐述的是关于专业的伦理，因此对专业和专业人员这样的术语作清楚定义可能会对阅读有所帮助。不幸的是，目前这两个术语的使用太过广泛了，以至于似乎失去了语意。因此，我们提供两者的定义和使用情境以帮助理解。从技术上讲，一种专业的标志是一群个体致力于获取专门的知识和技巧，以便为有需要的人服务，并且是以有胜任力和符合伦理的方式进行服务。专业人员是一个专业中的成员，他们以极高的标准将自己的专业知识和技能应用于满足来访者的需要，而不是追求他们自己的个人利益。而且，他们忠于这个专业，该专业有全面且自治的机构，该机构为提供专业服务建立了胜任力标准、伦理守则和从业指南（Brincat & Wike，2000；Rich，1984）。上述单词和短语清楚区分了专业、专业人员和非专业人士所从事的职业之间的差异。

根据上述定义，咨询和心理治疗都属于专业。这些专业催生了许多和咨询相关的心理健康专业组织，这些组织为专业的咨询和治疗服务提供了胜任力的标准、伦理守则和从业指南。专业培训、资格证或执照证明个体拥有专业技术和最低标准的胜任力，假定专业人员重视并仿效有责任心的行为，将来访者的需要置于咨询师的个人需要和利益之上。

咨询专业

那么咨询专业和专业咨询有何特征呢？1997年，美国咨询协会将专业咨询定义为"将心理健康、心理学和人类发展的原则应用于认知、情感、行为和系统干预策略，强调健康、个人成长、职业发展和病理学"。同时，他们指出咨询专业内有一些分支，例如心理健康咨询、婚姻和家庭咨询、学校咨询、康复咨询及其他。每一个分支都基于来访者寻求帮助时所需要的专门的知识和治疗技巧。这些分支的共同点包括关系、沟通、对话、概念化和干预技巧。

 ## 胜任力和工作倾向

工作倾向是社会学界和心理学界都感兴趣的研究话题（Bellah, Madsen, Sullivan, Swidler & Tipton，1985；Baumeister，1991；Wrzesniewski, McCaukley, Rozin & Schwartz，1997）。工作倾向指对工作的看法和态度，由内在的价值观、抱负和工作经验决定。这种工作倾向会在工作中的想法、感觉和行为中体现出来。

三种工作倾向

北美专业人员（包括专业咨询师和治疗师）中有三种工作倾向。每个倾向反映了不同的内在价值观和充实感。这三种工作倾向是职业（job）倾向、事业（career）倾向和天职（calling）倾向。

职业

个体简单地认为他们的专业就是一份职业。他们看重的是工作带来的物质利益，而没有其他的意义或成就感。也就是说，对这些个体而言，职业仅仅是赚钱的方法，它在经济上支持他们享受工作以外的生活。无可避免的是，这些个体的兴趣和抱负体现在他们工作以外的领域（Wrzesniewski et al.，1997）。

事业

与职业倾向形成对比，有事业倾向价值观的个体看重来自学校、诊所、机构或专业组织中的工作发展带来的回报。对于这类人而言，由晋升带来的加薪、威望和地位的提高是他们工作的焦点。晋升带来更大的自尊、更多的权力和更高的社会地位。

天职

最后，那些天职倾向的个体既不为物质也不为晋升而工作，而是为了工作带来的满足感。过去，天职象征着听从上帝的召唤而从事道德高尚或具社会性的伟大工作（Weber，1958）。如今，天职指的是为有助于增加他人的幸福感或创造更美好的社会而从事工作（Davidson & Caddell，1994）。决定一项工作是否真正会对社会带来积极改变往往取决于从事这一工作的专业人员。比如，一个士兵把自己的工作看做可以轻松获得 6 位数收入的来源，他没有所谓的天职倾向。而一个认为其工作是让世界更干净、更健康的清洁工就有这样一种天职倾向。

在这一领域，理论和研究的一个基本问题是工作倾向对生活满意度、满足感、个人幸福感的影响。正如社会学和心理学理论所假设的，研究证实那些天职倾向的人比其他两类有更高的工作满意度、生活满意度（Wrzesniewski et al.，1997）。有意思的是，这些人从工作中获得的满足感比从休闲中获得的更多，而那些职业倾向和事业倾向的人则从休闲（如爱好、朋友）中得到最多的满足感。可以明确的是，对那些天职倾向的专业人员来说，工作就是他们的激情所在，而对其他专业人员来说，他们更多的满意感来自工作以外的休闲或人际交往。

工作倾向与胜任力的关系

不论有哪种倾向，一个个体都可以成为专业的咨询师或治疗师。美国咨询协会（ACA，2005）和美国心理学会（APA，2002）的伦理守则暗示的是一种理想的情况，即咨询师和心理学家是在天职倾向下工作。这假设了专业和工作倾向间最理想的匹配状态。这并非意外，因为专家级咨询师是这种理想匹配的例证，他们似乎代表天职倾向。在下一部分，我们将讨论这一工作倾向及其对胜任力的态度和专业技术是否符合观点三。

胜任力的伦理和法律问题

伦理方面

美国咨询协会和美国心理学会的伦理守则和标准都强调胜任力（见专栏 9.3），二者都强调发展和保持专业胜任力的重要性。胜任力由善行和无伤害原则发展而来。这两个原则都强调从业范围的重要性——在专业知识和技能的范围内进行工作。这两个原则也认同拓展从业范围的可能，但是之前必须有额外的培训和受督导的经历。最后，这两个原则都指出要通过继续教育和不断的努力来保持胜任力。

专栏 9.3	伦理守则和胜任力

美国咨询协会伦理守则

C. 专业责任（2005）

C.2.a. 咨询师只能根据自己的教育、培训、受督导经历，获得的州和国家的专业资格以及适当的咨询经验，在其能力范围内从事咨询工作。

　　C.2.b. 咨询师必须在适当地学习、培训和受督导后，才能在新的专业领域内从事咨询。当咨询师学习新的咨询技术时，要保证力所能及，避免他人受到可能的伤害。

　　C.2.c. 咨询师只有在教育水平、培训、受督导经历、州和国家专业资格、专业经验上合格的情况下，才能接受符合他们能力的职位。

　　C.2.d. 咨询师要时刻监控自己作为专业人员的有效性，并在必要时设法改善。

　　C.2.f. 咨询师须意识到有必要接受继续教育以便使他们在专业领域对当前最新科技和专业信息的意识保持合理的水平。他们要设法巩固已有的技能水平，对新技术也要有开放的态度，并与他们工作的多样和/或特定的来访者群体保持信息同步。

美国心理学会伦理守则

2. 胜任力（2002）

胜任力的范围

（a）心理学工作者在经过恰当的教育、培训、督导、咨询、研究或专业实践后，在其能力范围内提供服务、教学、从事研究。

（b）当心理学的研究和专业知识确定，对年龄、性别、性别认同、种族、民族、文化、民族起源、宗教信仰、性取向、残疾、语言或社会经济地位等内容的理解对心理学工作者提供服务或从事研究至关重要，他们应接受过必要的培训、有相关的经验、接受过咨询或督导，从而保证他们能胜任所提供的服务，否则就需要进行恰当的转介。

（c）当心理学工作者想要提供的服务、教学或进行的研究中所涉及的人群、地域、技巧或技术不为他们所熟悉，他们要提前接受相关的教育、培训、督导、咨询和学习。

2.03　保持胜任力

心理学工作者要不断努力发展和保持他们的专业能力。

法律方面

　　在法律方面也有胜任力。由于社会期望专业人员是具有胜任力的，专业协会和执照委员会坚持专业人员必须达到胜任力标准。与胜任力有关的两个法律问题是资格问题和玩忽职守，下面将讨论这两个问题。

 专业胜任力

胜任力的连续性

　　目前的伦理守则和执照法律法规给人的印象是，胜任力是非此即彼的：一个专业人员要么具备执照或资格证要求的最低能力水平，要么不具备。比如，胜任力的定义是，咨询师在他的从业范围（及他的专业）内，提供最低服务标准的能力。一个咨询师的胜任力（为了法律的目的）通常根据其他有经验的咨询师在同等情况下如何行动来衡量（Ahia, 2003）。在该定义中，"最低服务标准"即"最低能力水平"。这里我们从更宽泛的角度来看胜任力，讨论胜任力的连续性，从不具专业性到非常具有专业性。强调专业性是为了在专业工作的背景下，提供一个更好理解"最低能力水平"的视角。

　　专业性不仅仅是简单地掌握专业知识或技

能。在区分新手和专家时，史考夫荷特和詹宁斯这样说道："我们知道专家和新手听到的表述问题的语句是一样的，就像棋盘上的棋子、五线谱上的音符。但区别在于专家会将问题表述、棋局、乐谱放到他们的经验、知识和智慧的背景下看。这样，专家就会比新手看得更深、更快、更远、更好。"（Skovholt & Jennings，2004，p.4）成为一个具有胜任力的专业咨询师或治疗师是一个发展的过程。下文描述了胜任力和专业性发展的五个阶段以及相应的从业水平。图9.1体现了胜任力的连续性。水平坐标上依次是"缺乏"、"最低"、"中等"、"最高"，代表了从业的水平。水平坐标下1~5的数字代表了专业性发展的五个阶段。下面的描述采用了德莱弗斯和德莱弗斯（Dreyfus & Dreyfus，1986）、史考夫荷特和罗奈斯塔特（Skovholt & Ronnestad，1995）、史考夫

荷特和詹宁斯（Skovholt & Jenninges，2004）的说法。

1. 初阶受训者。此阶段，新手们不关心他人的主观需求或问题发生的情境而固守常规。比如，咨询方向的学生可能会坚持一种咨询方法，而不关心来访者的需求、情况或期望。根据执照或资格委员会的要求，这些受训者不具备胜任力，因为他们缺乏知识、技能和经验。

2. 高阶受训者。此阶段，受训者表现出有限的能力，考虑主观和情境的因素，但仍旧依靠一个咨询理论或方法来指导他们思考和实践。在某种程度上，他们可以整合理论、实践和来访者的需求及情况和期望。当这个阶段的某些受训者在应用特定的咨询技巧和策略时，可能会展现出最低水平的胜任力，继续接受教育和督导的目的在于进一步学习和应用其他的技能、策略。

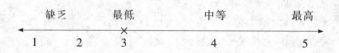

| 缺乏 | | 最低 | | 中等 | | 最高 |

图9.1　胜任力和专业实践水平的连续体

3. 入门级专业人员。该阶段的咨询师有最基本的胜任力进行独立咨询和治疗，这是获得执照或资格证的基本要求。在该阶段，新的专业人员可以更好地整合理论和经验，而不是不考虑背景仅仅基于书本知识就做出决定。他们会整合理论知识和实践经验，决定在咨询时要考虑哪些重要的情境因素。他们做决定比较慢，需要深思熟虑，积极思考。然而，一旦他们获得了执照或资格认定，就认为他们具备了最基本的胜任力，可以独立进行咨询，不再需要督导师。

4. 熟练的专业人员。与前一阶段不同，该阶段的专业人员做决定时更快、更容易。似乎咨询胜任力变成了他们的第二天性。这种熟练是由于他们将直觉融入了咨询实践。容易识别适应不良

的模式，使用干预来改善并改变这些模式是这个阶段的特征。可想而知，工作满意度和个人满意度在这个阶段也比较高。

5. 资深专业人员。跟上个阶段一样，这个阶段的咨询师工作起来似乎也比较轻松，同时还会反映出几年来积累的经验。因此，他们的想法、态度、实践反映了"积累的智慧"（Skovholt & Ronnestad，1995）。他们不再依赖课本知识，而是基于数年的专业经验，以他们自己内部的、个人化的咨询或治疗理论来工作。反映出这种专业性水平的就是资深咨询师和治疗师在工作中所表现出来的主观性和情境性的典型。

那么什么是不胜任和损伤呢？这两者属于缺乏阶段。本章下面将详细讨论不胜任和损伤。

从业范围

从业范围指的是获得执照或资格认证的个体从事专业工作的范围和限制。更具体而言，它指

的是专业工作中被认可的范围，包括具体的胜任力、熟练程度或通过学习和经验获得的技巧。

从业范围是执照法中的一个法律名词。比如，所有州都认可诊断和干预是持有执照的精神病医生和临床心理学家从业范围中的两个关键词，许多州执照委员会也认为这两者属于持有执照的心理健康咨询师的从业范围。一个行业的从业范围在州与州之间差异很大。比如，在加利福尼亚州，持有执照的婚姻、家庭、儿童咨询师可以将他们的从业范围扩展到心理测验和催眠，只要他们接受过适当的培训和督导。加利福尼亚执照法修改之前，只有心理学家和医生可以在他们的工作中使用心理测验和催眠。但这种扩展的从业范围只存在于加利福尼亚州。目前有些州的心理学会在争取立法，将处方权纳入到他们的从业范围内。

获得并保持胜任力

获得胜任力

接受一些教育可以发展胜任力：理论介绍、讨论、阅读、受督导和适当的专业经验。对大多数的咨询师和治疗师来说，发展专业工作能力开始于研究生阶段的培训。因此，研究生导师和督导师承担着培养专业人员的最初责任。

选择

研究生导师有责任选择那些具备成为有效、热情的咨询师和治疗师的特征，同时也具备发展技能和知识能力的个体进入培训项目。必要的特征包括自我觉察和自我认识的能力，对人有好奇心，对不确定性有一定容忍度，自尊，探索自我偏见、价值观、盲点和个人问题的能力。只具备一个特征是不够的。许多导师和督导师观察发现，只具备很高的认知能力但没有所必需的个人特质的人，比那些具备个人特质，但是能力较差的人更不可能成为有效的、热情的咨询师和治疗师。

研究生培训

在进入研究生培训项目后，正式的课程、实践活动、受督导的临床经历、学术和职业发展建议都会促进其发展专业能力。教育质量、导师的指导、督导都是完成研究生培训目标的重要因素，与此同时，学生的动机和学习能力也是关键元素。课程可以提供专业实务概念化的理论框架，临床体验可以发展具体的专业技能。其胜任力水平从无能力发展到最低标准的能力发生在从第二阶段转换到第三阶段时。该转变的发展很大程度上是因为受督导的临床经历。研究表明，适当、有效的临床督导对这一发展过程很必要（Stoltenburg，McNeill & Delworth，1998）。

认证

一般而言，从认证的研究生培训项目毕业发生在第二阶段和第三阶段的转换期。为了可以独立工作，毕业生必须获得某种认证。通常，这包括完成额外的资格证或执照要求，才算符合合法的能力标准，正式受到认可。认证后则意味着达到了这一水平的胜任力。

术语"执照"、"资格证"、"注册"有不同的意思，有时可以互相替代，因此产生了不必要的混淆。技术上说，"执照"是最严格的。执照法规定只有获得执照（如收到一个有效的专业执照）的人才可以在某个州或管辖区域从业。"资格证"是一个表明某种头衔的术语，比如专业咨询师、学校咨询师，这些头衔只有获得资格证后才可使用。然而，个体也可以在没有这些证明的情况下从业，只要他们不使用这些头衔。注册是最不严格的认证。注册只是简单地指个体在政府部门登记了。注册过程并不涉及认证内容的评审。

美国国家咨询师认证委员会（the National Board of Certified Counselors）提供国家资格证，这是一个非官方的资格证。美国所有州的教育部门都要求公立学校的咨询师有学校咨询师资格证。另外，某些地区的认证机构，比如南部学校协会（the Southern Association of Schools and

Colleges，SAC）要求私立学校的咨询师获得资格证。类似地，康复咨询师资格证可以从康复与其他教育项目委员会（Council on Rehabilitation and Other Education Program，CORE）获得。在本书中，执照指的是州对某一职位的规定，资格证指的是美国国家非官方的认证和州政府部门对学校咨询师的认证。

保持胜任力

一旦受训者完成了正式的培训，并获得了执照或资格证，保证胜任力的责任就从导师、督导师转到专业人员自身了。因为有证书的咨询师和治疗师是独立的专业人员，他们应该有责任监督自己咨询的有效性和从业范围。区分专业人员和非专业人员的一个标志就是该人员是否可以自主地工作，即独立工作，不需要督导师的监管。自主权附带的责任是专业人员必须将他们的工作限定在自己能力范围之内。大多数情况下，由专业人员自己确定他们能力和工作的限制。

继续教育

有一些途径可以提高胜任力，为了从第三阶段转化到第四阶段。这些途径包括正式教育和非正式教育。正式教育包括持续的正式督导、例会、研讨会，或其他的培训，可提供继续教育的学分。非正式教育包括阅读、写作、看书或论文，或者反思自己的实践经历。由于新的咨询理论知识、咨询方法、评估和干预策略都在不断发展，因此对咨询师或治疗师而言，如果没有额外的教育或培训，不太可能保持其胜任力。美国咨询协会和美国心理学会的伦理守则都认为有必要继续接受教育，以了解目前专业领域内的最新资讯。同样，许多颁发证书的组织都要求接受继续教育，才能保有执照或资格证。

直到最近，颁发证书的团体才明确规定要在一定时间内完成数个小时的继续教育学分。而有些执照委员会，尤其是心理学会的委员会开始规定继续教育的类型，以满足大多数在某个州或管辖区域的从业者的需要。比如，有些委员会认为他们的咨询师在虐待儿童的伦理问题或法定报告法律问题上的培训很有限，于是就要求他们在这些方面接受几个小时的培训。

这种强制培训的趋势很可能会延续，甚至愈演愈烈。然而，在某些领域的强制性继续教育可能会满足一个州许多从业者的需求，但不足以保证每个个体都能保持其胜任力。因此，每个专业人员需要认识到自己的局限，并通过正式和非正式的方式来保持自己的技能（Keith-Spiegel & Koocher，1985）。

 # 不胜任

不胜任指不能恰当地、有效地扮演咨询师的角色。一般而言，不胜任是由于缺乏恰当的培训或咨询经验。没有意愿或缺乏灵活性也会导致不胜任，但这不常见。然而，这两者有时会与缺乏培训或咨询经验相混淆。通常，如果个体做好了充分的准备，有意愿也有能力，那么接受额外的培训、督导或个体治疗可以提高胜任力。但有时候不胜任也不是那么容易就能改善的。

损伤与不胜任

目前，对于什么构成损伤和什么构成不胜任几乎没有达成共识。有些人认为两者本质是相同的，比如伯纳德和古德伊尔（Bernard & Good-year，2004）就将损伤定义为完全不胜任。但有些人（比如 Lamb，Presser，Pfost，Baum，Jackson & Jarvis，1987）则认为损伤是指不能像以前那样工作，而不胜任则指不符合工作的要求。

虽然损伤和不胜任相关联，但两者还是存在差异。伦理守则和法律条例就对两者进行了分别的表述。此外，若不区分这两者，可能会在讨论和做决定时造成混淆。因此我们认为有必要对这两者进行清晰的定义和区分。

不胜任的三种类型

不胜任包含三种类型，这也可以帮助我们澄清不胜任和损伤的关系。三个类型分别是技术不胜任、认知不胜任和情感不胜任。

技术不胜任

技术不胜任指的是由于知识或技术上的缺陷，咨询师不能恰当、有效地行使咨询师的职责和功能，或者不能在合适的时机运用知识或技能。通常，技术上的不胜任是可以弥补的。有些技术（比如共情）可能比其他技术（认知重构）更难掌握。通常，接受正式的培训、督导或有针对性的一对一辅导可以弥补这方面的缺陷。一般而言，技术不胜任是可以弥补的。

认知不胜任

认知不胜任指不能准确地观察、加工、评估得到的信息，并进行反应。这种类型的不胜任可能是暂时的，也可能是永久的，情况可能比较轻微也可能比较严重。暂时性认知不胜任可能由感染、高烧、物质滥用、轻微脑震荡或脑损伤引起。而造成永久性认知不胜任的原因可能是无法治愈的脑损伤、物质滥用、中毒、帕金森症、老年痴呆症一类的神经症、痴呆等。轻微的认知缺陷受到物质滥用的影响，比如酒精，或者个体标准的认知能力有某种程度的功能但达不到期望值；而有严重认知缺陷的个体，其功能被严重破坏了。若有脑损伤或昏迷历史的个体申请咨询或治疗培训项目，可能会被发现他们很难进行咨询或治疗，因为咨询或治疗对形象思维、比喻和抽象思维有很高的要求。因此，这类申请者可能会被认为在认知上不胜任，不能入学。若一个从业咨询师有痴呆的症状，也被认为是认知不胜任。

认知不胜任并不是个体的基本功能水平，而是指其原来可接受的胜任力水平明显下降。老年痴呆症这一认知不胜任可认为是"损伤"。因此，认知不胜任的范围是从轻微到严重，而损伤代表的是严重的认知不胜任。

情感不胜任

情感不胜任指的是不能恰当地回应他人的情绪和不能恰当地调整自己的情绪。不能尊重他人的观点、不能共情的受训者或咨询师在情感上是不胜任的。同样，那些不能控制自己的情绪（如暴怒），或者过度压抑情感（如对他人的悲伤不做反应）的个体也可能情感不胜任。那些情感生活支配或干扰专业工作的受训者或咨询师也可能属于情感障碍。与认知不胜任一样，情感不胜任的范围也是从轻微到严重。如果咨询师的情感不胜任程度为中等严重或很严重，就可能存在损伤。

苦恼、倦怠和损伤

咨询领域最近才意识到损伤的问题。但对损伤如何定义仍没有达成一致。这很大程度上是由于苦恼、倦怠和损伤这三个术语在咨询领域常常被交换使用。一种区分这三种情况的方式是从它们对咨询的影响程度从最不严重到最严重这一角度来考虑。苦恼是最不严重的，而损伤是最严重的，倦怠居中。正如前文提到的，损伤可以理解为不胜任的一种。

提供咨询和治疗是充满压力的，苦恼是咨询师和治疗师常常有的抱怨。咨询关系本身就是产生压力的原因。在其他人际关系中，比如婚姻中，关系是相互的，可以满足双方的需要。但这种相互关系并不存在于咨询关系中，咨询师可能会觉得满足不了需要，甚至怀疑自己的工作是否有效。一个关于咨询师压力的研究表明，74%的人认为治疗没有成功是最具压力的事件，55%的人则觉得咨询关系中单向的关注、给予、责任令他们筋疲力尽（Farber & Heifetz，1982）。

压力会导致苦恼，许多咨询师和治疗师都会在他们职业生涯的某一时刻经历苦恼。某调查显示82%的咨询师都至少经历过一段时间的苦恼（Prochaska & Norcross，1983）。苦恼的咨询师和治疗师主观上会感觉自己有什么地方不对劲，经常感到焦虑和抑郁，有无助感，发生躯体症状，自尊降低。但这并不意味着他们的专业性损伤了，因为压力只是暂时的，而且通过旅行、改变行为水平甚至放一天假就很容易改善。

若压力持续了一段时间还没有缓解，就可能导致倦怠。倦怠指的是：长期从事需要情感卷入的工作所导致的生理、情绪和心理上的极度疲劳（Pines & Aronson，1988）。已经倦怠的咨询师和治疗师倾向于对自己和工作表达消极态度，没有足够的力量关注来访者。倦怠更像是一个过程而不是一种情况。有些作者认为倦怠越来越常见，几乎没有咨询师在他们的职业生涯中没有经历过倦怠，尤其是那些有10年以上经验的咨询师（Kottler，1993）。未缓解的倦怠会导致损伤。

损伤指不能对来访者提供有效的关怀。损伤的咨询师和治疗师的技能和判断力下降，或者无法恰当、有效地进行工作。损伤的判断和行动会对来访者造成伤害。损伤通常与酒精或物质滥用有关，并且伴随着治疗界限的模糊，会导致对来访者进行剥削。

美国咨询协会和心理学会的伦理守则对损伤有清楚的规定（见专栏9.4）。两个守则都规定，如果咨询师的专业行为可能产生不良后果，不论是行为不当还是会对来访者造成伤害，都应该约束该行为。此外还提醒咨询师，在这种情形下，他们必须限制、暂停或终止专业职责。

专栏 9.4   **伦理守则中的损伤**

美国咨询协会伦理守则

C.2.G 损伤（2005）

当咨询师的生理、心理或情绪问题可能伤害来访者或他人时，要避免提供专业服务。他们要留心损伤的迹象，若有问题就寻求帮助，如果有必要的话，限制、暂停或终止其专业责任。

美国心理学会伦理守则

2.06 个人问题和冲突（2002）

（a）如果心理学工作者知道他们的个人问题可能会导致他们不能有效地工作，则应该停止专业行动。

（b）若心理学工作者开始意识到他们的个人问题可能干扰他们有效地工作，他们可以采取适当的方法，比如寻求专业咨询，并确定是否要限制、暂停或终止他们的专业职责。

损伤可定义为：由于生理、物质滥用或心理问题导致功能水平降低，无法行使咨询师的角色和功能。损伤的表现包括抑郁、物质滥用、性骚扰、性行为不端及其他界限侵犯的行为、人格障碍、严重的倦怠、生理上的疾病如老年痴呆和中风。弥补损伤的常见方法是接受心理治疗或医学治疗，有时候在进行治疗时，可能会限制或取消咨询师的执照，或者监禁，比如在性行为不端的情况下。与不胜任的咨询师不同，在表现出明显的损伤特征前，损伤的咨询师仍可以维持其专业人员的身份，并行使咨询师的角色。

防止倦怠和损伤的策略

倦怠和损伤是可以预防的。这需要致力于增强自我关怀和改善健康。自我关怀并不是一种奢侈，而是一种伦理守则，咨询师和治疗师只有在照顾好自己的前提下，才能照顾好来访者。一个自我关怀的专家提醒道：单向的关怀对助人的专业人员而言是一个灾难（Skvholt，2001）。他指出那些花了大多数时间来关心别人的专业人员需要学会自我关怀的艺术。

预防性的自我关怀策略是保持幸福感的一个重要方式。布雷姆斯（Brems，2000）为咨询师和治疗师提供了一个详细的自我关怀计划来预防倦怠。下面简单介绍一下计划中的两个部分。

专业自我关怀策略

继续教育：额外的知识、技能、经验可以提高自信和胜任力。

咨询与督导：寻求专家的帮助在很大程度上有助于处理困难、充满压力的个案。

人际网络：与同伴、以往的同事、督导师定期联系可以获得支持和对复杂个案的不同看法。

压力管理策略：除了传统的减压方式，限制提供帮助的范围可以让助人者不再不停地奉献自己，直到筋疲力尽。

个人自我关怀策略

健康的个人习惯：保持营养、锻炼、好的睡眠，在烟酒方面节制是必需的，而不是可选择的。

关注亲密关系：保持和家庭、重要他人的关系可以提供情感支持，也可以提供看待来访者和咨询关系的角度。

娱乐活动：这类活动，包括兴趣爱好可以改变咨询师生活的步调，从要求认知、情感工作的咨询中抽离出来。

自我探索和自我觉察：认识到自己的脆弱，并在承受不了的时候寻求帮助和支持，也有必要考虑个体咨询。

第 15 章将继续和扩大针对这一主题的讨论。

疏忽和玩忽职守

表现不胜任的咨询师和治疗师可能会受到法律或执照委员会、专业协会的制裁。因为不胜任的服务通常是疏忽的，因此咨询师和治疗师可能受到疏忽的起诉。

疏忽

疏忽指专业人员在提供服务时没有预见其行为后果，疏忽也牵涉到缺乏适当的关怀，没有按照一个适当谨慎的咨询师的标准作为或不作为，违反了关怀的标准（Ahia，2002）。更简洁的定义是忽视职责（如提供一个合理水平的关怀）并直接导致伤害（Behnke，Winick & Perez，2000）。

玩忽职守

玩忽职守是疏忽的一种形式，指违反了专业职责，或一个适当谨慎的咨询师应尽的职责，行为低于应有的水平。一起玩忽职守的诉讼包括四个基本因素，即 4D 因素，直接导致（directly causing）、伤害（damages）、忽视（dereliction）、职责（duty），即直接导致伤害的玩忽职守行为（Behnke et al.，2000）。这四个因素在玩忽职守诉讼中缺一不可。任何一个因素不具备，都不能成功起诉。

在玩忽职守的案例中，原告（宣称受到伤害而起诉的个体）必须有证据支持——至少提供50％的证据，且每个因素都需要有证据。专栏9.5基于本克

（Behnke）与其同事的工作对这四个因素进行了描述。

　　忽视（dereliction）：专业人员没有提供合理的关怀，例如，在同等情况下，其行为低于该行业人员的平均水平。

　　职责（duty）：专业人员对个体有法定的责任，即职责，如义务。

　　直接导致（directly causing）：玩忽职守行为必须直接导致伤害。

　　伤害（damages）：导致诉讼的个体必须受到了伤害。

　　换句话说，在玩忽职守的诉讼中，必须证明已建立了咨询关系，咨询师或治疗师的行为低于可接受的水平，该行为导致了来访者受到伤害，来访者确实遭受了伤害。

　　区分玩忽职守和普通的错误非常重要。普通的错误是专业工作的一部分。同一会谈时间安排了两名来访者是普通错误，不太可能会对来访者造成伤害。使用退行疗法如重生而导致严重的自杀倾向或窒息，就会被认为是疏忽行为，要采取法律行动。

三个观点中的胜任力

观点一

　　该观点中提到的咨询师和治疗师指的是已经拿到证书的专业人员，而不包括受训的学生。持这一观点的个体认为他们的专业工作是一个职业，因此他们愿意花时间，同时他们也从中得到报酬，让他们工作之外的生活有物质支持。提供最低限度到有一定胜任水平的服务是他们的目标。正式或非正式的学习对他们而言都不太重要，应用于他人的终生学习理念对他们而言只是一句口号。因此，如果情境没有要求，他们就不会寻求督导或咨询。他们将继续教育视为执照委员会或专业协会的强制要求，而不是个人成长和专业成长的机会。监督自己的胜任力水平对他们而言没有意义，因为他们觉得继续教育没有必要，也不重要。他们也不重视自我关怀，认为这

也没有必要。

　　如果参加讲座或研讨会不是强制的，他们很可能就不会参加，除非是工作的要求之一。如果是强制的，他们也许会参加，但会有些犹豫。为了继续保有执照，他们也许会搜寻最便宜或最方便的研讨会或培训项目来保证完成更新执照所需的小时数，而不是为了发展和提高自己的技能与更新知识的需要。如果继续教育项目提供免费的午餐或晚餐，他们可能就会参加，而不考虑项目的内容是否符合他们的需要。简而言之，他们的视野就是将胜任力维持在最低水平到中等水平之间。对持观点一的个体来说，不存在不胜任的问题，但他们的动机有限，很难提高他们的胜任力水平。

观点二

　　持这一观点的咨询师和治疗师认识到提高胜任力颇有价值，让他们在事业上有所提升，或可以让他们成为一个终生学习者，这两方面都非常有吸引力。他们将自己的专业工作视为一项事业或是一种

天职。为了在事业上有所提升，他们会接受正式的或非正式的继续教育。从意识到他们的工作会改变他人的生活的角度上，他们也会接受非正式或正式的继续教育。这些人中的大多数都会比持观点一的人更积极地接受继续教育，但程度比不上观点三的人。自我关怀和保持健康更像是一种应对压力或倦怠的方式，而不是主动的行为。持这一观点的个体胜任力水平在中等或熟练阶段。

观点三

这一观点的咨询师和治疗师认为胜任力是一个持续、发展的过程。这个群体的大多数人都认为他们的工作是一种天职。因此，他们对工作非常投入、满意，还从工作中得到了生活满意感。不可否认的是，他们认真监督自己的胜任力水平，并愿意抓住各种机会来提升自己的专业性。督导、案例讨论、继续教育项目都是他们增强知识和技能的重要途径。他们也是如饥似渴的学习者，因此很多人都能与时俱进。他们经常被人邀请去做督导和咨询，态度认真，水平高超。持这一观点的人很重视自我关怀，因为他们觉得只有把自己照顾好才能更好地为他人服务。自我关怀和保持健康更像是主动的行为。很自然，他们在同伴眼里就是专家级咨询师。

专家级咨询师和胜任力

对专家级咨询师的经典研究表明，在人们眼里，他们都是技能极其纯熟的咨询师（Skovholt & Jennings，2004）。该研究指出，这些咨询师并不满足于达到执照法和伦理的最低要求，而是很强烈地想成为咨询领域的专家。即便他们已经接受了数年的培训，拥有很多经验，他们依然非常重视保持、提升他们的专业知识和技能。

我们还会发现即使这些人达到了资深水准，他们依然会继续接受正式和非正式的培训，来拓展、提高他们的临床实践能力。这种持续寻求学习和成长机会的愿望是这些专家级咨询师的标志。他们这种保持和提高胜任力的内驱力，对自我限制的觉察，令他们成为终生学习者。

从这些咨询师身上，我们可以发现获得专业成长的方式不仅仅只有传统的专业会议或研讨会，他们还尤其关注磋商、督导、个体咨询等这些途径。这些也是令他们发生改变、迎接挑战、触发灵感的重要方式。此外，来自他人的中肯的评估对他们也很重要。他们也"极其鼓励与专业人士保持关系，积累临床经验，寻求专业成长"（Jennings，Sovereign，Bottoroff & Mussell，2004，p. 111）。

对专家级咨询师而言，他们对专业发展的定义不仅仅是几年的临床经验，还包括持续的传统的学术训练、专业反思，而这些都促进了其进一步的专业成长，他们对专业的这种看法提高了他们的胜任力。他们坚信胜任力是进行符合伦理要求的工作的重要因素。研究者发现专家级咨询师会持续关注最新的专业领域发展，并寻求他人对他们工作的反馈，这可以将出现不符合伦理行为的可能性减至最小。

该研究还探讨了胜任力与对不确定性的容忍度之间的关系。与其他咨询师相比，专家级咨询师较少寻求简单的答案。对所有经验开放是他们体现胜任力的另一个标志。他们似乎在不停地寻找情境的独特性和复杂性。而这种对复杂性的崇尚有伦理上的意义，可以防止过早得出结论。过早得出结论是指为了减低焦虑而满足于采取最初呈现的解决方案，或者在所有的情境中使用同一种技术的倾向。虽然过早得出结论可以有效地降低焦虑，但是没有经过深思熟虑的解决方案或干预方式可能并不适合来访者。对复杂性和模糊性不够开放会导致个案概念化和干预不够充分，这将导致不完全发挥胜任力的工作。

最后，毫无疑问，专家级咨询师处于第五阶段，具有最高水平的胜任力。他们对胜任力和专业力的重视无疑代表了观点三。

胜任力所牵涉的三个方面：专业发展、关系、组织

就伦理敏感、专业工作和胜任工作而言，胜任工作是对专业的、关系的和组织的三种维度的敏感。根据定义，观点三是发展取向的，在胜任力方面，从业者持续寻求提高他们的专业水平。从关系的角度看，如对专家级咨询师的研究证明，这些从业者认为，让其他人评审他们的工作，理解他们专业技能的发展是很必要的，这与关系方面的成长有关。虽然对专家级咨询师的研究并没有特别强调组织伦理—团体价值观这一维度，但是那些持观点三的人倾向于整合专业实践和个人福祉，注意将专业的伦理观与个人和组织的伦理观相结合。对组织敏感的意义在于这些从业者通过自己的言行积极影响他们工作于其中的文化，从而形成新的标准，比如提高胜任力和专业技能。

我们重新回到本章开始时的例子，看看这其中反映的胜任力的不同方面（见专栏9.6）。

专栏 9.6	亚当和乔治：另外的观察

人类的行为很复杂，难以解释，这是毋庸置疑的。尽管如此，但我们可以从案例材料中得到下列发现：就工作取向而言，亚当是职业取向，而乔治是天职取向。在专业胜任力方面，亚当的水平在最低到中等之间，乔治则在中等到最好之间，可能是在熟练阶段和专家阶段。根据他们的态度、理想和专业行为，亚当似乎持观点一，而乔治更像是属于持观点三的人群。

要点

本章的重点包括以下内容：

1. 专业人员是指某一个专业的人员，根据专业标准，运用特定的知识和技能，来满足来访者的需要。

2. 法律要求从事咨询和治疗工作的人员需要具备最低水平的专业胜任力，而伦理守则则鼓励从业者有最高水平的胜任力。

3. 咨询师需在其胜任力范围内进行实践工作。

4. 发展专业胜任力始于研究生培训和教育，教师和督导师承担初步培养具有胜任力从业者的责任。

5. 培训标准由认证机构建立，以确保认证项目中的毕业生具备一定的胜任力。然而，从这类项目毕业并不保证具备胜任力。

6. 有两种形式的认证：执照和资格证。执照是一种法律程序，为咨询师和治疗师在某个州或权限内从业设立最低标准。

7. 虽然设置执照的目的在于保护消费者，提高从业水平，但设置执照是否能达到这个目标，是否能保证胜任力，并不明了。

8. 资格证是另一种认证的形式，以确保胜任力。

9. 当咨询师和治疗师开始独立从业后，他们有责任决定自己的胜任力水平。

10. 咨询师和治疗师需要寻求继续教育，以维持胜任力。

11. 如果咨询师和治疗师经历苦恼、倦怠、损伤的情况，他们需要保护来访者不受伤害，同时让他们自己恢复到之前的功能水平。

12. 如果想要拓展他们从业的范围，比如扩大来访者人群或实行新的干预手段（之前的培训

和经验很少或根本没有），咨询师和治疗师需要寻求额外的培训和督导。

13. 玩忽职守的诉讼是由于咨询师或治疗师不具备胜任力引起的。若要诉讼成功需要具备四个因素。

总结

在许多方面，所有的专业实践和伦理实践都围绕着专业胜任力这一概念。由于专家级咨询师和治疗师有较高水平的专业胜任力，他们可能更少遇到保密、知情同意、利益冲突、界限等方面的问题。为什么会是这样呢？可能是因为他们的专业水平反映了他们在咨询实践的专业、文化、关系和伦理方面都具有敏感性。因为伦理敏感性既是对咨询实务工作的一种观点，也是对情境中出现的道德和伦理启示进行解释并对情境做出积极回应的能力。伦理敏感性是专家级咨询师的第二天性，在专业和伦理问题成为两难问题前，他们就能积极预测和回应。这对咨询师发展的启示很明显：要增强伦理、文化和专业的敏感度和反应。

复习问题

1. 如果你的来访者指责你不具备胜任力，你会如何反应？这和同事指责你不具备胜任力的反应是否有所不同？

2. 你觉得拓展从业范围的要求是严格还是太过随意？

3. 你觉得咨询师是否有能力监控自己的胜任力水平？

4. 你用什么方法预防倦怠？

5. 你觉得继续教育的要求是否足以保持胜任力？

第三部分

特殊领域的伦理和专业实践

第三部分是本书中最长的部分。该部分应该令受训者和从业者都感到非常有趣，因为这部分深入说明了目前咨询师在专业工作中面临的大多数伦理问题。第三部分所涉及的五个专业工作领域是：心理健康咨询与治疗、夫妻与家庭咨询和治疗、学校咨询、职业与康复咨询、临床督导。每章涉及其中一个领域中的伦理和法律问题。此外，这些章节也进一步阐释和说明了第二部分中的一些关键因素：保密、知情同意、利益冲突和胜任力。以下章节可以作为学生和从业者的参考资料。这些章节比较全面，有读者所需要的信息以及对伦理实践所引发问题的澄清，因此当读者遇到伦理问题时，可以参考这个部分。

第10章
学校咨询

在学校咨询中，整合专业和伦理工作的讨论核心是咨询师在实施学校咨询服务中的领导力和宣传力。学校咨询专业已经明确了学校项目的开展方向。1997年，美国学校咨询师协会（the American School Counselor Association，ASCA）建立了以研究为基础的标准——《共享的远景：学校咨询服务的国家标准》（*Sharing the Vision：The National Standards for School Counseling Programs*，Campbell & Dahir，1997），该标准指出了学生在接受学校咨询服务后，所应具备能力去做的事情。2003年，美国学校咨询师协会进一步澄清了学校咨询师和学校咨询服务的角色和使命，提出了《美国学校咨询师协会国家模型：学校咨询服务框架》（*The ASCA National Model：A Framework for School Counseling Programs*，AS-CA，2003）。该模式基于胜任力，强调学生的学业、职业和个性/社会性需求，并为实施、管理和问责全面发展的服务指出了方向。最近，美国学校咨询师协会通过开发《美国学校咨询师协会

国家模型工作手册》（*The ASCA National Model Workbook*，ASCA，2004a），对国家模型进行了操作化定义。上述出版物体现了对学校咨询师的支持，并使学校管理层了解了学校咨询师所做的工作，以及他们的工作与学校远景和使命的紧密联系。

美国学校咨询师协会的学校咨询师伦理准则（ASCA，2004b）清楚地说明了咨询师的责任。下面是这个伦理准则的导言：

> 专业的学校咨询师是提倡者、领导者、合作者，同时也是咨询师，他们将服务与学校使命相联系，遵守职业责任，创造机会使获得教育和教育成功机会平等。

在专业职责中：

> 要求学校咨询师遵守行业的伦理标准、其他正式的政策声明（如美国学校咨询师

协会的工作声明、角色声明，美国学校咨询师协会国家模型），联邦、州政府和地方政府建立的相关法规，当发现这些声明之间有冲突时，出于责任应对声明进行修正。（F.1.d）

然而，驱使学校咨询师从观点三的视角来领导、提倡学校咨询服务的并不仅仅是因为专业的召唤或对伦理道德的遵守，专业工作、伦理准则和个人的伦理观都反映了我们对正确事物的看法以及我们选择咨询这一行业的原因。美国将近5 400万中小学生仅配备了10万学校咨询师（U.S. Department of Education，2003），因此，学校咨询师从个人、专业和伦理方面均有责任实施全面的咨询服务，来满足学生的学业、职业和个性/社会性需要。迈里克（Myrick，2003）描述了我们的社会在各方面都在发生的变化，学校文化、教育期望、高危行为、科技、生活方式、家庭、贫困、犯罪、暴力等，而这些导致了当今学生的压力和焦虑。他指出，现在的学生面对着双重压力，一方面要在学业上有成就，另一方面又要成为对社会有责任、有贡献的公民。因此学生需要也应该有途径通过学校咨询服务得到学校咨询师的帮助，也需要国家模型来促进其发展。

然而在这个不断变化的社会中，即使了解专业导向、伦理指南以及学生的广泛需求，很多学校咨询师在实施全面咨询服务时仍存在困难，大量诸如日程安排、纪律监督、管理工作、测验等与咨询无关的工作使他们不堪重负。本章的目的

就在于让学校咨询师专注于他们现在所面临的最为重要的专业和伦理问题。在考虑学校咨询工作的核心伦理问题前，每位咨询师都必须考虑这个问题：作为一名学校咨询师，我是否遵从学校的视角和使命，所提供的服务是否符合学生学业、职业、个性/社会性的需要？

如果答案是否定的，如何运用领导力和宣传力来对此做出改变？如果答案是否定的，那么关于个体和团体咨询、班级辅导、协商及其他相关服务的伦理和专业决策就是次要的。本章中的讨论假设这个问题的答案是肯定的，但是我们也能理解，对于大多数咨询师而言，这个问题的答案很可能介于两者之间。在这种情况下，咨询师专业和伦理职责则集中在积极地展现你是如何改善学生的咨询结果，以及你如何继续努力实施学校的咨询服务上。

前面已经提到实施服务的基本专业/伦理问题，本章将进一步说明学校咨询工作中核心的伦理和专业注意事项，并呈现运用观点三的案例。目的是帮助读者了解这种融合专业与伦理实践的观点，并以此指导日常活动和决策。本章首先介绍学校咨询的日常工作，之后说明影响学校咨询师决策的专业环境，以及学校和学区中组织动力学的影响。本章还将讨论一些关键的伦理问题，包括保密、知情同意、利益冲突和预警职责。将重点举例说明学校咨询的法律案例及其对咨询师的启示。最后，描述第5章介绍过的伦理和专业决策策略如何由一个在高中工作的咨询师应用在处理声称受虐待的学生上。

 学习目标

阅读完本章后，你应该能够：

1. 讨论学校咨询师在实施与美国学校咨询师协会制定的国家模型相关的学校咨询服务时的专业职责与伦理职责。

2. 识别并讨论美国学校咨询师协会的学校咨询师伦理准则的关键因素，包括准则和职位描述。

3. 找出目前影响学校咨询的关键政策和

趋势。

4. 讨论组织动力学对学校和学区伦理决策过程的影响。

5. 讨论学校咨询中的核心伦理问题，包括保密、知情同意、界限和胜任力问题。

6. 识别并讨论影响学校咨询工作的重要联邦法律。

7. 熟悉影响学校咨询工作的法律案例。

8. 讨论特殊的伦理问题，包括学校记录、有特殊需求的学生、性行为、灵性。

9. 将伦理决策策略应用到学校咨询的个案中。

10. 比较三种观点（观点一、观点二、观点三）的核心伦理标准的应用情况。

关键词

学业发展　　　　　问责　　　　　美国学校咨询师协会　　　咨询及相关教育项目认证委员会
职业发展　　　　　班级指导课程　　学校咨询服务的国家模型　学校咨询服务的国家标准
2001 年《不让一个孩子落后法案》　个性/社会性发展

学校咨询师的日常工作

如今学校咨询师的日常工作范围很广，主要是为了满足学生在学业、个性/社会性和职业发展方面的需要，这些都是全面的、发展性指导咨询服务的一部分。下面就是一名学校咨询师典型的日常工作，它清楚地反映了伦理和专业实践：

■ 为一个正在经历家庭离异的学生提供咨询。

■ 对一名曾在英文作文中写到要伤害自己的学生提供咨询。

■ 为很多学生提供他们毕业和专科学习需要完成的课程和所需学分的信息。

■ 与管理者商讨一个学生对老师有暴力行为的可能性。

■ 为一名因早上与母亲吵架而焦虑的学生提供咨询。

■ 与一名正在跟你进行团体工作的学生家长商讨如何帮助他/她管理愤怒情绪。

■ 对一名怀疑受到虐待但被其否认的学生进行咨询。

在上述每一个情境中，咨询师都通过学校咨询服务促进学生的改变和提供支持。这些例子也反映了学校咨询师在专业和伦理实践中所面临的挑战。知情同意、胜任力、保密的限制、父母的权利、法定报告、预警义务这些问题都需要注意。赫尔曼（Herman，2002）调查了 273 名学校咨询师普遍面临的法律问题，发现最为常见的是涉及法定报告、保密和预警义务的案例。对现在的学校咨询师而言，熟悉影响日常工作的法律和伦理准则很重要，这也反映了学校环境下关怀这一基本标准。

持观点一的咨询师关注伦理准则和法规主要是为了管理风险。他们可能只有在伦理困境本身以问题的形式出现时才会考虑它。而持观点三的咨询师在进行日常工作时则具有伦理敏感性，关注发展因素和情境因素，同时也意识到要将咨询师、学生和教育机构的风险降到最低。

从观点三的角度看，伦理被整合成为日常工作的一部分，而不是仅限于特定的伦理两难困境。观点三中的学校咨询日常工作包括提倡实施发展、全面的服务，这也是国家模型所提出的，目的在于满足全体学生的需求。日常工作还包括积极促进与学校愿景和使命相关的咨询服务，尽可能让领导层了解你是如何帮助那些参加了辅导项目的学生发生改变的。这些不是典型的伦理问题。然而，从观点三看，专业和伦理问题在根本上是融合的。本书和本章都强调在进行伦理和专业实践时，要向观点三的方式发展。

学校咨询的情境问题

在任何一个学校，学校咨询工作都受到咨询师个人与专业发展、关系技术、关于灵性和多元文化问题的观点的影响以及组织和社区动力的塑造。专业咨询机构、教育团体或领导层以及当地的社区价值观也对咨询情境和咨询工作决策有贡献。

▌ 个人—发展

第 2 章曾讨论过咨询师发展的四种水平和在伦理上的相应发展。发展水平包括依赖他人，用尊重法律的姿态对待伦理标准，将个人/专业的身份与技术理论、工作相结合，从平衡的角度看待伦理。个人发展的重要性在于其对咨询实践的启示。

思考下面这个例子：一名受过咨询及相关教育项目认证委员会项目培训的学校咨询师在实施一个全面的学校咨询服务。她根据学生需要和学校要求安排团体咨询、班级辅导、协商和个体咨询。这些似乎都是咨询师应该努力去做的，但是可能有一些个人问题会阻碍咨询师提供有效的帮助。某天早上，在上课铃响后不久，一个 6 岁的学生和她的朋友一起来到辅导办公室。这个孩子的狗早上被车撞了，妈妈带她来学校，将这个情况告诉了老师。老师觉得她待在学校更好，因为妈妈还需要回家照顾那只狗。上课 10 分钟后，这个孩子开始抽泣，于是老师让她的一个朋友陪着她去咨询师的办公室。咨询师在办公室，但是那个时候不是她平时接待学生的时间。她拒绝见这个学生，让助手另外安排一个更合适的时间。咨询师没有见甚至也没有注意这个学生就把她送回班级了。这种个人的伦理规范并不常见，但是其对学校中的老师和学生都有持续的影响，这导致学生不愿意再自己前来向学校咨询师求助。

▌ 关系—多元文化

关系—多元文化维度是影响伦理决策的情境因素中的重要方面。关系维度反映了一个人的信任度、敏感性和接纳力。多元文化维度指影响咨询过程的因素，比如种族、年龄、伤残、性别、性取向、宗教等。第 3 章全面讨论了伦理决策中的关系—多元文化维度，同时介绍了相应的胜任力要求。下文将讨论两个因素。首先，我们将探讨学校咨询师对多元文化维度的看法是如何通过咨询师教育项目形成的。其次，我们将进一步探讨一个越来越受关注的话题——灵性对学校咨询工作的影响。

咨询师教育项目与多元文化维度

教育项目的多样性非常重要，而学校咨询方向的学生和从业咨询师所具有的多样性程度除了能反映本身的经验外，还反映了他们经过培训后的准备度。咨询师教育项目通过教学、实践和示范，影响学校咨询师的多元文化视角。认证机构要求大学关注多样性。例如，美国国家教师教育认证委员会（National Counsel for the Accreditation of Teacher Education，NCATE）强调了一些标准，旨在帮助教育学院主持多个学校咨询师教育项目，测量在多样性领域的有效性，这些领域包括课程、工作人员和学生体验。美国国家教师教育认证委员会将结果分为不可接受、可接受和目标结果三类。比如，多样性的目标课程标准强调培养学生在制订计划时考虑情境，在面对认知复杂的挑战时应对的能力。咨询认证及相关教育项目委员会也强调多元文化的视角，将标准分为可接受和目标结果两类。然而，咨询师教育项目在认证过程中一直提倡的内容和项目中所包含的内容反映了所陈述的价值观与实际价值观的差异。从观点三来看，一名咨询师教育者或咨询教育部门是受提倡多元文化敏感性的伦理观所驱动的。这反映在课程、临床经验、招募与维系学生和教师等几方面。这类部门并不仅仅是为了遵守政策和认证指导方针而工作。当在多元文化维度上所陈述的价值观和实际价值观一致时，学生的经验很可能就反映在他们的个人和专业发展上。

灵性维度

情境因素的另一个维度是灵性。第 3 章中曾提过，灵性是指个体思考、感觉、行动以及与人互动的方式，是个体试图使其人生中的重要事物有意义。灵性与宗教有一致的地方，但并不必完全一样。

学校咨询界在 2004 年《专业学校咨询》杂志中设有一个特别栏目"灵性与学校咨询师"，讨论灵性问题，在这个栏目中，灵性被定义为：

> 个体表现出试图使其人生有意义，既可以是个体独一无二的，也可以是共有的或社会—文化的。灵性是反映个体试图令其人生有意义的概念。(Sink & Richmond，2004，p. 291)

辛克（Sink，2004）指出灵性"对个体行使功能很重要并有利于个体的身心健康"。他从发展的角度举了个例子来说明灵性这一维度，并简要描述了发展的胜任力、指导课程和灵性如何微妙地融入工作中，从而更为全面地满足学生的需求。辛克（Sink，2004）也讨论了灵性对学校咨询服务的启示，强调美国学校咨询师协会国家模型中所提到的标准（ASCA，2003a）。从针对死亡、悲伤等问题的个体或团体咨询到针对健康和学生成长的发展性团体辅导，灵性都可以成为学生依赖和成长的资源。

英格索尔和鲍尔（Ingersoll & Bauer，2004）指出，现在学校对灵性的争议不那么大了，因为灵性既是个体与生俱来的，本质上又具有发展性。他们也提倡在学校咨询中融入精神健康。他们主张精神健康的许多方面都可以作为发展性项目的一部分进行探索，并不一定要使用灵性这一词，比如希望、原谅、同情、意义、目的等话题。这些话题在帮学生处理悲伤和丧失、发展同情心、理解差异，或促进对未来的规划时并不少见。

对咨询师而言，对学校的宗教和灵性氛围敏感也很重要。朗伯格和鲍恩建议学校咨询师要了解学生的宗教价值观和学校、社区的资源，帮助他们充分利用学校咨询服务中的多元文化因素（Lonborg & Bowen，2004）。对咨询师而言，虽然重视学生和学校的观点很重要，但充分理解和欣赏自己的文化世界观也很重要（Sue & Sue，2002）。

这些对灵性的发展性观点似乎与观点三一致，可以在学校环境下满足学生的需求。这个观点涉及把灵性作为人类本质的一部分去理解，作为个体观点的一部分，是可利用的资源，不可忽视。通过这个更广泛的理解，咨询师可以找到在学校咨询服务中关于灵性的操作化的方式。

▌ 组织伦理—团体价值观

美国的专业组织、国家和州的教育部门的目的在于提高学生的成就，这也决定了学校咨询师的工作。学校咨询师作为教育系统的一部分，也要帮助学生更加成功。因此，理解和支持学校的使命，将咨询服务与该使命紧密结合非常重要（ASCA，2004b）。在教育系统中，越来越要求问责，强调学生的成就。学校咨询领域的工作也反映了这一要求。随着 1997 年美国学校咨询服务国家标准的不断发展，这种要求问责的趋势越来越明显（Campbell & Dahir，1997）。这些标准将学校咨询与教育目标、学校和学区的教育任务联系起来，关注全体学生的学业、个性/社会性和职业需求。学校咨询师只表明他们在提供适当的服务已经不够了；他们还要说明在提供服务后，学生是如何不同的。为了回答这个问题，美国学校咨询师协会发展了美国学校咨询师协会国家模型：学校咨询服务的框架（ASCA，2003a）。除了帮助咨询师找到基于学生成就的评估服务方法外，该模式还能帮助咨询师设计、实施、评估服务的有效性，并澄清咨询师的角色。

立法政策包括 2001 联邦的《不让一个孩子落后法案》（U. S. Department of Education, 2001），基于标准的改革测量和学校改善计划都要求增加全体学生的教育机会。《不让一个孩子落后法案》影响着全美各学区的教育决策，越发强调提高学生成就的问责制。这对学校咨询工作者的启示是很明显的。罗伯特·迈里克（Robert Myrick），学校咨询领域的领头人，在 2003 年又重新强调学校咨询师需要说明他们何以是教育过程中的一部分，他们是如何为帮助学生有效学习做贡献的。豪斯和海耶斯也指出要想系统改变学生的成就，需要学校所有关键人物的参与，包括学校咨询师（House & Hayes, 2002）。一些教育委员会也支持这一观点，提倡咨询师多使用可以提高学生学业成就的干预方法。因此，对咨询师使用能提高学生成就的干预、策略和方法的要求越来越高，这也属于学校咨询服务的一部分。发展性服务的目的在于教授有助于学业成功的技能和策略，并关注影响学习的社会障碍。

学校咨询师的专业伦理准则也反映了这种趋势。下面的陈述表明了美国学校咨询师协会学校咨询师伦理准则中的专业和伦理氛围（ASCA, 2004b）。这些陈述不仅提出了专业和伦理实践问题，也反映了国家标准和模型，说明学校咨询师作为教育团队中的一员，其工作也是为了完成学校的使命。

专业学校咨询师的职责如下：

■ 对学生有主要责任，视每个学生为独特的个体尊重对待。（A. 1. a）

■ 关心学生在教育、学业、职业、个性和社会性方面的需求，鼓励学生最大化发展。（A. 1. b）

■ 了解并支持学校的使命，将自己的服务与学校使命相联系。（D. 1. c）

■ 提高个人的伦理和专业工作。（F. 1. b）

■ 遵守行业的伦理标准、其他官方的政策规定，如美国学校咨询师协会的职位描述和角色描述、美国学校咨询师协会国家模型，以及其他联邦、州、地方政府建立的相关法规，若这些规定冲突时，有责任进行调整。（F. 1. d）

正如在第 4 章所指出的，组织的动力学特点会显著影响学校咨询师的伦理和专业行为，以及他们的工作满意度。组织伦理观指组织对伦理行为的学习和实践，包括澄清和评估组织政策和工作中的价值观，以及设法根据价值观建立可接受的工作和政策（Ells & MacDonald, 2002）。组织伦理观与学区、学校都有密切的关系，就像与服务机构或营利性公司的关系一样。一个学校的组织动力学，尤其是其文化和组织结构，反映了一个学校或学区实际的核心伦理价值观。即使学校可能宣称其核心伦理价值观是通过提供合格、富有责任心的老师，促进每一个学生的教育发展，但其文化和组织结构，尤其是提倡某些奖励与制裁行为的系统——其实际的核心伦理观——可能与所宣称的非常不同。专栏 10.1 的例子说明了这一点。

专栏 10.1	学校宣称的核心伦理价值观与实际的核心伦理价值观

下面的例子说明了学校宣称的价值观与实际的核心伦理价值观的差异。

学校 1 在地方、州和联邦机构的要求下，正致力于提高学生的学业成就。该学校的咨询师参加了一个咨询师准备项目，该项目的焦点是实施全方位学校咨询模式，咨询师还出席了地区会议，该会议也强调实施全方位模式的重要性。尽管学校管理层支持实施与提高学生学业成就有关的全面服务（宣称的价值观），但咨询师依然无法完全实施这样一个模式，因为她还有非咨询的任务，如辅导和测验。她要负责管理班级，还要给那些之前没有通过标准测验的学生进行补考，安排测验日程和材料。在这个案例中，学校宣称的价值观并没有在学校咨询服务中体现出来。

学校 2 同样也在地方、州和联邦机构的要求下，致力于提高学生的学业成就。该学校的咨询师参加了一个咨询师准备项目，该项目强调实施全面的模式，还出席了地区会议，该会议强调实施全面模式的重要性。学校管理层支持其进行与学生成就紧密联系的全方位学校咨询服务。该学校的咨询师也需要做学校的测验工作。这是她的年度计划和学校改进计划的一部分。她是教师团队、管理层和志愿者团队的成员之一，该团队是学校的测验管理支持组织。这名咨询师参与测验准备工作，包括通过与教师合作进行团体咨询和班级辅导，帮助学生和老师培养技能和策略，减缓考试焦虑。她也会进行团体或班级辅导，帮助学生将他们的人际、情绪和身体健康与学业成就（考试成绩）相联系。此外，她还将为教师举办一个解释测验成绩的短程工作坊。在这个案例中，咨询师所做的与测验相关的活动可以表现学校宣称的价值观——实施全方位的服务。

两个学校所宣称的价值观"支持实施全方位的学校咨询服务"是相似的。然而，第一个学校的咨询师的很多工作职责与咨询服务是不相关的。也许有人会想第二个学校的咨询师是幸运的，因为她所在的学校员工和管理层是支持实施全方位咨询服务的，其实际的价值观与所宣称的价值观一致，但我们也不能低估了咨询师在其中所起的促进作用。学校 2 中的咨询师采取了清晰的步骤——向学校领导层解释她可以如何通过参与学校工作来提高学生的成就——将自己的服务与学校的任务联系起来。这名咨询师不仅仅是幸运，她还是一个积极主动的专业学校咨询师，她明白她在伦理上的责任是要实施全面的学校咨询服务。

评估学校中的组织伦理

建议在学校工作的专业人士可以了解组织的伦理观。第 4 章中介绍的伦理审查、组织伦理问卷和伦理合格性审查都是评估学校组织伦理观的方法。为什么一个咨询受训者或学校咨询师要对学校或学校系统进行伦理审核呢？换句话说，这种评估的价值是什么呢？

评估的主要原因是学校或地区的组织动力学会对伦理和专业行为、工作满意度造成很大的影响。如果一个学校或地区清楚说明了伦理价值观、原则、专业标准，并据此行动，则会比没有清楚说明的学校更能促进学生在教育和情绪上的发展、教师和咨询人员的个人发展与专业发展。员工和学生的承诺感更高，离职率或退学率更低，相应的教育规划的质量也会更高。咨询实习生或学校咨询师的伦理价值观与学校实际的伦理价值观一致时，尤为如此。另一方面，如果一个学校的伦理文化或氛围不够积极健康，实习生或咨询师更可能会感到工作压力。伦理审查是评估学校或地区伦理氛围的工具（见专栏 10.2）。

专栏 10.2　　　　　　　　　　　评估学校的组织伦理

指导语：根据目前你对学校的伦理价值观、氛围和工作的了解，对下列每个陈述进行 5 点评分。
1＝完全不同意；2＝有点不同意；3＝一般；4＝有点同意；5＝完全同意

_____ 1. 有正式的伦理政策，清楚说明了该学校承诺的伦理价值观、原则和专业标准。

_____ 2. 学校实际的核心价值观和政策与所宣称的相符。

_____ 3. 学校领导层支持学校的核心价值观、伦理政策和专业标准，并会在员工介绍、培训项目和日常会议中传达这些信息。

_____ 4. 员工理解并赞同学校的核心价值观和伦理期望。

_____ 5. 有人倾听员工对工作中伦理问题的担心。

_____ 6. 符合伦理的行为会受到认可和表扬，而不道德的或不符合伦理的行为会受到谴责。

_____ 7. 所有员工和学生都被尊重、公平和平等对待。

_____ 8. 员工会议或其他会议上会例行讨论学校的伦理工作、伦理政策及专业标准的基本原则。

_____ 9. 保密与来访者的隐私在该学校受到有效保护。

_____ 10. 学校高度重视专业胜任力的提高。

_____ 11. 建立并维持适当的界限，避免有害的利益冲突。

_____ 12. 学生和其家长自始至终有知情同意权。

_____ 13. 员工报告可疑的不符合伦理的行为、询问伦理政策和标准都有正式的流程，不必担心报复、惩罚。

_____ 14. 我的伦理价值观和原则与学校的一致。

_____ 15. 学校有积极、健康的伦理文化或氛围。

整体而言，学校咨询师要将自身的伦理观与职位的伦理职责融合，正如相关的伦理准则所说的，要同时注意对工作有影响的组织和团体价值观。

学校咨询师的核心伦理问题

保密、知情同意、界限和利益冲突、胜任力是咨询师面临的核心伦理问题，在学校工作的咨询师同样如此。该部分将说明在学校中这四个伦理问题的情况。

保密

保密问题是学校咨询师所面临的非常复杂的问题。学校咨询的实习生和见习生了解到保密和隐私问题是学校咨询师所面临的最为复杂的伦理问题时，常常感到惊讶。咨询师要在对未成年的学生有伦理责任、家长有知情权和参与做决定的权利以及教师需要更好理解影响学生学习的因素三方面进行平衡，从而遇到挑战。下面对保密问题的讨论将包括：（1）简要介绍影响保密相关决策的准则、陈述、政策类型；（2）关于学生与学校咨询师之间保密问题的三种处理方法；（3）观点三对与学校中学生工作时面临的保密问题的处理；（4）通过个案介绍学校咨询师背景下的伦理问题。

伦理准则、陈述和政策

美国学校咨询师协会的学校咨询师伦理准则（ASCA，2004b）和美国咨询协会的伦理守则、实践标准（ACA，2005）都有指导方针，帮助咨询师理解和应用保密原则。这些准则都是基于前几章中讨论过的一系列道德原则（Remley, Hermann & Huey，2003），包括诚实、公正、无伤害、善行、自主和诚信。美国学校咨询师协会的

学校咨询师伦理准则（ASCA，2004b）简要概述了学校保密问题中比较重要的下列内容。

- 确认学生了解咨询过程和步骤，并理解保密的限制（A. 2. a）。
- 对信息保密，除非出于安全的考虑或法律的要求（A. 2. b）。
- 告知极可能感染传染性和致命疾病的第三方，同时提供透露信息的条件（A. 2. c）。
- 如果法庭公开信息会对学生或咨询关系造成伤害，则要求法庭不泄露信息（A. 2. d）。
- 对学生的记录保密（A. 2. e）。
- 对咨询中的信息保密，在知情同意后方能公开（A. 2. f）。
- 认识到首要的职责是为学生保密，但家长也有知情权，要平衡这两者（A. 2. g）。
- 尊重家长的权利和责任，在合适时与家长合作（A. 2. h）。

美国学校咨询师协会也提出了与保密有关的立场声明：

> 学生有隐私权。美国学校咨询师协会认可咨询关系需要信任的氛围，学生和咨询师之间要保守秘密。保密原则保证了信息不会随意向外人泄漏，除非得到学生的授权或明显有伤害学生或他人的情况。（ASCA，2002）

此外，学校咨询师必须考虑到州及学校所属学区关于与家长、教师或其他学校工作人员共享信息的政策。需要注意各个州和学区在有些问题（如性行为、怀孕、吸毒）上的保密要求是不同的。学区关于信息的披露会因为学生的年龄或年级而存在差异。比如在同一学区，对小学或初中学生在毒品问题上的保密要求可能就与高中生不同。有些学区的保密要求可能不受年龄的限制，而有些学区则在任一年龄都不要求公开信息。这只是一个例子。学校咨询师必须了解当地和州的相关政策。

指导方针似乎清楚说明了咨询师应该在何种情况下打破保密原则，但各个咨询师所做的决定却不尽相同。戴维斯和米克尔森对学校咨询师所进行的一项调查表明（Davis & Mickelson，2004），对于涉及保密及与家长权利有关的伦理两难问题，咨询师所做出的伦理或法律决策之间的一致度低于50%。同样，各个学校处理保密问题的方式也大不相同。下面我们来看一下莱特尔和辛克所描述的三种不同处理方式（Littrell & Zinck，2005），帮助学校咨询师应对个体咨询中的保密问题的挑战。

个体咨询中的保密问题：三种处理方法

第一种方法是严格保密，除非有例外的情况或强制要求报告（Littrell & Zinck，2005）。只有在征得学生同意后，咨询师才可以将信息告诉家长或老师。柯林斯和诺尔斯对13~18岁的学生就保密的重要性进行调查（Collins & Knowles，1995）。总体而言，99%的学生认为保密是必要的（53%），或是重要的（46%），这说明了对于年龄较大的学生而言保密的重要性。坚持这一方法的咨询师认为，如果对学生所说的不

能保密，他们可能就不会来寻求帮助，也不会信任咨询师，告诉咨询师自己的担忧。其他专业人士也同意严格保密的重要性（Ford，Millstein，Halpern-Felsher & Irwin，1997；Zingaro，1983）。保密是咨询师建立信任的方式，是发展有效咨询关系的必要因素。这在美国咨询协会和美国学校咨询师协会伦理准则中都有体现。

第二种方法是对家长适当开放信息（Littrell & Zinck，2005）。使用这种方法的咨询师认为保密是将学生透露的信息在学生、咨询师和家长中保密。如果对学生最有利，咨询师会向家长公开信息。不必公开具体的内容或咨询的对话，咨询师可以将有用的信息告诉家长，协助家长最好地帮助孩子。这超出了法律或伦理准则及学校、学区对公开特定信息的规定。

莱特尔和辛克（Littrell & Zinck，2005）所说的是对家长开放信息，而有些咨询师认为教师了解信息也有帮助，可以让他们对学生的需求更为敏感，能引起学生的积极改变。第6章中曾提到，伊萨克和斯通（Issacs & Stone，1999）对学校咨询师进行了调查，看他们在何种情境下会披露保密的信息，结果发现小学和初中的咨询师比高中的咨询师会更多地披露信息。咨询师认为学生年龄与情况的严重性是影响保密限制的重要变量。兰里指出："孩子对隐私的期望有时候超出了告诉父母、监护人或其他成人的需求。"（Remley，1985，p.184）重要成人，尤其是父母和老师，是改变学生生活的重要因素。

使用这种方法的咨询师需要确保他/她在咨询前将咨询过程、保密限制清楚告诉了学生，并注意在整个咨询过程中提醒学生可能会披露信息。这个方法能反映咨询师的主要责任——保密，同时还考虑了父母指导学生的权利（美国学校咨询师协会，2004b，A.2.g）。这么做确实很难。

第三种方法是让学生与家长分享他们在咨询中所说的内容，这可以让家长了解情况并参与进来（Littrell & Zinck，2005）。学生可以信任咨询师对信息保密，而咨询师会鼓励学生将咨询过程与父母分享，但并不会强迫学生。在征得学生同意后，咨询师也可以告诉家长一些信息，这有助于家长指导、支持学生或做出与孩子有关的决

定。使用这种方法的咨询师满足了保密的要求，也支持父母参与、了解信息的权利，而且还可以建立孩子和父母的联结。如果学生愿意分享，这可能有利于建立重要的亲子联结，对孩子产生积极的效果。但另一方面，如果学生不愿意讲，而迫于家长的压力要去分享咨询的内容，就可能会进一步导致关系紧张。

在与单个学生工作时，在不同情境下，每种方法可能都有其适宜之处。然而，个体咨询只是学校咨询师所提供的服务之一。保密宗旨和信息披露在全方位发展辅导和咨询服务的其他情境下也有意义。如团体咨询、与父母和老师协商、大团体型辅导都有其特殊的保密问题。

小型团体咨询

参加学校团体咨询的学生一般是那些被转介而来想在学习或人际方面有所改善的学生，问题包括愤怒处理、学业技能、社交技能、焦虑、处理丧失或家庭变故。咨询师会营造信任、鼓励、支持的氛围，鼓励学生分享那些会引起担心或焦虑的行为、经历和感受，并想办法解决。非常重要的是在筛选阶段，咨询师就要向学生解释保密的问题，和学生一起工作，就保密问题达成一致，以此来建立信任的环境。咨询师对学生所做的暴露要有敏感性，并要持续强调保密的重要性。美国学校咨询师协会已经说明某些话题是不适宜在学校的团体咨询中涉及的（ASCA，2004b A. 6. c）。咨询师要及时辨别敏感问题或者那些涉及伤害或虐待的问题，并告诉学生他们可以在其他时间去见咨询师。

家长可能对学校和私人心理健康机构的团体咨询看法不同。到学校咨询师这里来的学生可能是自己来的，也可能是家长或老师要求的。虽然家长认为学生有参加团体的需要，他们也会担心自己的家庭问题可能会让学校里的人知道。因此，让家长了解团体的本质、保密的限制非常重要。学校咨询师应该要从学生、家庭和社会的角度敏锐地意识到个人暴露的敏感性，并借机通过老师或家长的参与最大化学生的积极效果。

学校咨询师在决定是否要征得家长同意或告诉家长时，可能会考虑学生年龄、团体目标和学校政策。如果学生年龄较小或者讨论的话题较为敏感，涉及家庭隐私，那么建议咨询师征得家长的同意。而如果学生年龄较大，或者讨论的话题不太敏感，比如学习技巧，那么向家长说明团体的本质，说明他们的孩子可以参与团体也很重要。咨询师应该告知其联系方式，以便解答家长的疑问。在各种情况下，都应该依据学校和学区的政策。

大型团体辅导

迈瑞克（Myrick，2003）认为一旦团体人数超过 10 个，就不再是一个小团体了，因为团体的功能和焦点会因多重关系和互动的动力学而改变。团体辅导通常涉及发展性或信息性的话题，咨询师在其中起教导或教练的角色，促进学生在团体中讨论、互动和实践。团体辅导中可涉及的话题范围很广，而这些话题的目的都是为了提高学生在学业、个性/社会性、职业方面的成就。团体辅导的形式并不再假定保密（assume confidentiality）——一个应该与参与的学生分享的概念。但学校咨询师可以设法创建支持、关怀的氛围，让学生学会倾听、共情、支持。布里格曼和韦布在《学生成功技巧：班级手册》（Student Success Skills: A Classroom Manual）中提到了一些可以促进信任关系的班级活动（Brigman & Webb，2004）。西尔斯（Sears，2005）介绍了一些程序，帮助咨询师在大团体中创建一种鼓励表达想法和情感的氛围，这些程序是合理的预防机制，包括对不同的观点和意见持尊重态度、尊重学生的隐私，以此保护学生。持关怀伦理观的咨询师对团体中出现的学生个人需求敏感，能认识到个人暴露的敏感性，为学生提供一个在能够保护隐私的场所中进行进一步探索的机会。

与家长、教师、管理者和社区协商

教师、家长和管理者是学生生活中有重要作用的成人，与他们协商能让咨询师更全面地理解学生在学业和个性化的社会性方面的需求。协商是学校咨询师与社区沟通的工具，也是与负责儿童和青少年教育及健康团体这些转介资源互动的工具。咨询师可以有效利用时间接触尽可能多的学生（Gysbers & Henderson，2000；Myrick，2003；Wittmer，2000）。在美国学校咨询师协会的国家标准（Campbell & Dahir，1997）中，协商是成功实施全方位发展的四个学校指导和咨询服务之一。

虽然美国学校咨询师协会的学校咨询师伦理准则（2004b）并没有特别强调协商，但它对咨询关系中的保密问题、与他人或专业人士分享信息的伦理标准有清晰的指导方针。美国咨询协会

的伦理守则和工作标准特别强调了保密、与其他专业人士分享信息、让参与的人清楚地了解协商过程的目的是促进青少年的积极成长和发展。

与学校咨询师协商者身份有关的一些伦理问题频频出现，包括保密问题、咨询关系。专栏10.3 中是咨询师作为协商者的一个例子。

专栏 10.3　　　　　　　　　　　作为协商者的咨询师

　　莫里斯女士是一个小学校长，备受老师、学生、家长、同僚的喜爱和尊重。她会经常与学校的其他工作人员协商，共同做出决定。内容既包括日常工作，也包括学校的持续发展。梅内德斯女士是学校的咨询师，最近跟校长进行了谈话。在谈话时，校长询问了她对一位工作两年的低年级教师的观察和看法。这位老师在处理班里几个学生的行为问题上有困难。有家长向老师和校长反映，这可能会影响班里其他孩子的学习。于是校长向咨询师征求意见，看她是否可以跟这位老师谈一谈，改变班级的整个氛围，采取一些策略减少有些学生的不良行为，提高整个班级的学习实践水平，有何进展就报告给校长。本着帮助教师的精神，校长这么要求咨询师，她也知道咨询师过去有成功帮助问题学生的经验。那么咨询师在与校长会面时需要注意哪些伦理问题，在与低年级教师的协商中又需要注意哪些伦理问题？

学校咨询师是学校中行为和关系问题的专家（Myrick，2003），会经常和老师讨论学生的行为问题。在这个案例中，咨询师接受过培训，具备相应的技巧，能胜任眼前的任务，即帮助低年级教师探索班级学生的问题行为，和她一起制订干预计划。然而，在这个案例中，如果咨询师要继续为教师和家长提供有用的资源，也需要注意一些伦理问题。第一，需要认识到协商尤其与老师协商，是一种同伴的关系，而不是评估或监督教师表现。这种双重关系让咨询师无法建立一个支持的、成长取向的关系，教师不能随心所欲地诉说班级中发生的事情。咨询师不能让他人觉得他/她会向管理者报告对教师的担忧。

第二个需要注意的是协商关系的本质。在这个案例中，校长建议咨询师和教师一起协商，帮助这位低年级的老师。这是一个自愿的过程，要求互相信任。这点很重要。

这个案例中也有保密问题。谁会与这个老师协商？校长和咨询师之间的会谈内容，有多少会告诉她？在和校长讨论了她班里的行为问题后，咨询师该如何减缓这名新教师的焦虑？如果这名教师确实认为协商有帮助，咨询师将如何应对校长要知道协商过程的要求？

在第 2 章中曾提到过，咨询师的发展水平可能会影响这个案例的结果。专业能力发展良好的咨询师，具有自主性，清楚自己的能力，更可能与所有的管理者以一种表现其觉察力和关怀的方式工作。而发展不够良好的咨询师则可能担心不能与管理者顺畅合作。

在这个案例中，咨询师告诉老师在协商前要知道以下情况：（1）校长已经跟咨询师说过她班级上的有些学生存在行为问题；（2）咨询师帮助其他老师解决过类似问题；（3）咨询师可以与她协商或合作；（4）咨询师会对会谈内容保密，不向校长"报告"。协商关系需要建立在信任和合作的基础上，教师知道协商关系的保密性质。这个选择让咨询师能够维持有效、支持的关系，并同时符合管理层的要求。

保密与观点三

对学校咨询师来说，保密问题确实是一个复杂的问题。要视具体情况而定——是个体咨询、团体咨询、大型团体辅导还是协商。要考虑学生的个人情况，如年龄、家庭情况、种族和文化因素、社会道德，学校的组织伦理以及情境的紧迫性。了解观点三的咨询师知道保密是咨询关系的

基础，如果咨询师可以对谈话保密，并保持开放和信任的态度，学生就更愿意回应。正如前面章节所提过的，咨询师如果持一种真诚、尊重的态度，并重视保密的话，来访者就能在咨询中有情绪体验，产生积极变化，从而促进咨访双方的联结。因此，保守秘密非常重要。显然，有些情况下需要打破保密协定。在这种情况下，持观点三的咨询师早已就此跟来访者说明——签署了知情同意书，并强调了保密的例外情况，认为讨论保密的过程是一个专业工作，而不仅仅是伦理或法律的规定。当他们要向第三方提供信息时，他们也会尽可能让来访者知道。

最近，一名对伦理问题敏感的学校咨询师提到，就她的经验而言，保密和知情同意是连在一起的。她会在咨询最开始就向学生说明保密的事项、保密的意义以及限制。如果学生对此有担忧，她会再重申一下知情同意中保密的问题。对她而言，保密既是一个在专业上要考虑的问题，也是一个在伦理上要考虑的问题。这名咨询师显然是持观点三的。专栏 10.4 举了一个涉及知情同意的例子。

专栏 10.4　　　　　　　　　　　　　保密与知情同意

詹森是一名九年级的学生，要求见咨询师。他进办公室的时候有些紧张。之前他曾参加过这位咨询师马赛厄斯的班级辅导，但从来没有单独会过面。马赛厄斯热情地欢迎詹森的到来，并对他来咨询的做法表示赞许，然后向他简单介绍了咨询过程。马赛厄斯特意提到了咨询中的保密问题，他说只有在詹森认为有帮助的情况下，才可能公开信息。此外，马赛厄斯也解释了保密的例外情况，比如可能会对自身或他人造成伤害时就不再保密，希望詹森可以理解。因为作为一名咨询师，他需要确保学生本人或其他人在学校中是安全的。他问詹森是否对保密问题和咨询过程有疑问，觉得这个过程是否有用。詹森说他能理解，愿意继续咨询。于是咨询师问他想要什么样的帮助。

詹森说有两个学生在校园里卖毒品，他不知道是否要告诉别人这个情况和这两个学生的名字。詹森认识这两个学生，他希望他们不要再卖毒品了，但又不想他们惹上麻烦。无论做哪个决定，他都会感到内疚、焦虑。此时，马赛厄斯关注詹森的内疚和焦虑的情绪，并帮他看到每个决定的风险和好处。咨询师在整个决策过程中都提供支持。在咨询快结束时，詹森说他想公开这个信息。马赛厄斯告诉詹森他不会把他的名字透露出去，但会将那两名学生的名字公开。因为他们的行为对整个学校都会带来危险。马赛厄斯也说他不清楚公开这两个学生的身份后是否会影响他们在学校的生活。最后，詹森说出了名字，咨询师将这个情况汇报给了副校长。

这个案例说明了保密和知情同意之间的关系，知情同意这一核心伦理问题将在下面提到。马赛厄斯关注了詹森复杂的决策过程和伴随的情绪。他在一开始就很小心，让詹森了解咨询过程，并重申了保密的问题，因为这个问题是詹森做决定的关键。

知情同意

知情同意在第 7 章中曾讨论过，是指获得进行治疗的同意，提供足够的信息让来访者决定是否要参与咨询。知情同意中的某些特殊内容是适用于学校咨询师的，包括作为全方位服务一部分的团体辅导、个体咨询和团体咨询中的伦理问题。知情同意伦理观的讨论包括学校咨询师的角色，其对个体咨询、团体咨询和团体辅导的意义。下面是一个知情同意的例子，将从观点三的角度进行讨论。

学校咨询师的目的在于实施全方位发展性的学校咨询服务，满足所有学生的需要。他们与学生每天接触，帮助学生提高他们的学业成就和社会能力，也算是教育学生的老师。然而，在家长看来，咨询师在提高学生成就上的作用不如教师或课程专家那么明显。美国学校咨询师协会认为咨询师有责任让学校、家长知道他们的作用，了解他们提供的服务。

> 专业的学校咨询师要让来访者和家长了解咨询师可以提供的服务。向整个学校书面发布学校咨询项目的信息，其中可以包括对保密限制的解释。提供服务是否要获得家长的同意，视州或地方法律、政策的要求而定。（ASCA，2004c）

学校咨询师要知道，对于是否需要获得书面同意，州与州之间、学区与学区之间，甚至是学校与学校之间的法律和政策都有区别。有些学区的政策要求学生在接受咨询前要征得父母的同意，还规定一旦学生到了法律允许的年龄，就有自己决定是否接受心理健康服务的权利。林德（Linde，2003）列出了各个州未成年人可以自己决定是否接受健康保健服务（包括心理健康服务）的年龄。有些学区并不要求家长的同意，因为学校咨询师是为学生提供服务的学校员工之一。然而，如果我们不单单在法律和政策的层面考虑知情同意的问题，而是从关怀的伦理角度看，则反映了关系中的权力分配过程，因而可能为我们做出与知情同意相关的决策指明最好的方向。

个体咨询

学校咨询师与单个学生工作主要是提供咨询、支持和信息。个体咨询是学校咨询师所提供的直接服务之一。根据迈瑞克（Myrick，2003）的说法，学校咨询师的工作主要是短期咨询，这与学校咨询师的工作时间和遇到的问题类型相一致。一名咨询师可能会见同一名学生一次或几次。

学生可能由家长或老师转介去咨询，或者是他们自己去找咨询师的。这就创造了一个独特情境。如果儿童或青少年在校外咨询，很可能就是家长或监护人带去的，他们了解并同意咨询，并会和咨询师直接接触，提供一些人口学或背景信息。但如果学生在校内咨询，有时是老师介绍或者学生自己去的，家长就可能不知情。有些地区规定如果咨询超过一次，学校咨询师就要征得家长的同意才能进行个体咨询。而这样就会让咨询师陷入为难的境地，那就是在学生难过或需要支持的时候，根据规定，咨询师却无法立即为他们提供帮助。与知情同意有关的一个问题是保密。如果学校要求学生接受咨询要征得家长的同意，或者要告诉家长，那么咨询师就需要告诉家长，他/她的主要职责是为学生保密。他/她要保护学生的隐私，只有在学生同意的情况下才能透露给其他人。在某些情境下，咨询师也可以鼓励学生将信息告诉家长或老师。保密也有例外的情况，这些在之前已经讨论过。

小型团体咨询

那些可能从额外的学业或社会支持中获益的学生可以参加团体咨询。团体的主题包括应对愤怒、学习技巧、社交技巧、焦虑、处理家庭中的丧失和变故。在这些情况下学生和家长理解团体的目的、收获、目标、技术、期待的行为和团体参与过程中的限制都是很重要的。咨询师在筛选团体成员时就可以告诉学生这些信息，让他们更清楚团体的本质，来决定是否愿意参加团体。在团体开始阶段，咨询师强调团体中的保密问题也很重要。学生通常会在团体中分享家庭、人际关系问题等一些隐私的内容，他们希望这些内容只在团体内分享，而不能泄露出去。但是，咨询师要认识到，尽管可以强调保密的重要性，但并不能保证学生会保密。专业的学校咨询师要在团体设置中建立清晰的期望，并且明确说明团体咨询中保密不能完全保证。根据学校中未成年人的发展阶段，咨询师要意识到要未成年人完全保密几乎是不可能的，因此学校中有些主题的团体咨询是不合适的（ASCA，2004b，A.6）。

团体的保密问题应该作为知情同意的一部分告诉来访者。团体工作专家协会（Association for Specialists in Group Work，ASGW）制定了最佳实践指南（ASGW，1998），其中包括团体成员筛选、保密和知情同意的内容。在筛选阶段，咨询师除了介绍团体咨询外，还会评估学生是否适合进入团体。一旦学生了解了这一信息，他们就有机会"同意"自愿参加。有些人可能会怀疑学生的能力，尤其是年幼学生，因为他们可能理解力不够，缺乏经验。然而，如果采用适合学生发展阶段的语言提供信息，就可以让学生参与决策，并且提高他们的自主性。

对于学生参与团体是否要告诉家长，各学校的要求不同，咨询师应该了解普遍的政策。美国学校咨询师协会伦理准则（2004b）中规定：

> 如果学校咨询师觉得合适，或者符合校董会的政策或业务要求，咨询师要告诉家长/监护人和学校员工学生参加了团体。（A.6.b）

在知情同意阶段，咨询师寻求家长知情同意的信息与学生的相同。咨询师可以给家长写一封信，信中包括联系方式，并告知家长有任何问题或信息能让咨询师更好地帮助来访者，则可以联系咨询师。家长从而有机会对孩子参加团体有知情同意权。

对于年龄大的学生，有些咨询师可能寄信告知家长，但并不要求家长必须回复。如果咨询师没有告知家长学生要参加团体，家长可能会觉得他们失去了一个与学校合作的机会，或者觉得烦恼。如果团体成员打破了保密原则，外泄了敏感信息，影响了学生或学生的家庭，家长可能因为事先没接到通知而感觉特别难受。

大型团体辅导

学校咨询师提供的另一个直接服务是大型团体辅导，目的在于让所有学生学习技能，掌握知识，发展人际能力，更加出色。虽然大型团体辅导一般是发展性的，属于学校日常课程的一部分，但是也建议咨询师将团体辅导的主题和安排告诉家长。咨询师可以通过学校手册、辅导宣传册、学校或年级的时事通讯或学校网站来传递此类信息。如果家长有任何疑问，可以询问。此外，让家长了解在学校团体辅导中所讨论的话题也可以促使他们自己对这些重要话题进行讨论。思考专栏10.5所呈现的案例。

专栏 10.5   大型团体辅导与知情同意

凯西是一名学校咨询师，她采用的是发展性的方法，根据美国学校咨询师协会的模式和所属学区的K～12计划来进行辅导和咨询。这个学区计划针对五年级学生，进行6～8次团体辅导，处理学生所面临的发展性任务——进入中学和青少年时期的转换问题。在团体中，咨询师为学生提供信息和安全的环境，帮助他们理解转换过程中的生理和情绪变化。其中包括生殖和性传染疾病的内容。凯西将这个活动称为"人类成长和发展"，并将此列在给所有家长的年历上，上面还有一年内计划要做的班级辅导主题。进行这类辅导并不需要事先征得家长的同意，因为这是学校日常课程的一部分。凯西还与其他的学校咨询师讨论，看是否有更好的办法将课程的内容告诉家长。有什么情境因素可能是相关的？如果凯西决定要先征得家长的同意，她可以采取什么步骤来保证知情同意？如果在进行辅导之前获得家长的同意，这样做的好处和风险有哪些？

《特殊教育法案》

那些在学校有困难的学生无法从计划好的干预中获益，也无法在常规的班级中满足需求，那么学校可能要对他们进行评估，看其是否要接受特殊教育。学校咨询师一般不会进行这种类型的评估，但他们可能作为专家组的成员，帮助收集信息和评估。对这种评估的知情同意包含了法律和伦理的部分。

目前联邦政府的《特殊教育法案》（Individuals with Disabilities Education Act，IDEA）是从原来1975年的《身心障碍儿童教育法案》（Education for All Handicapped Children Act，EAHCA）演变而来的，强调家长的知情同意权。1997年的《特殊教育法案》在以下方面有了改进：扩展家长的作用，包括参与所有评估、安置和教育孩子的会议，检查所有与孩子有关的记录，有知晓步骤的权利，了解他们做决定所需的信息（Alexander & Alexander，2005）。联邦政府要求每个州都要按照《特殊教育法案》的要求工作，才能获得联邦政府的基金资助。对于要接受特殊教育评估学生的家长，事先要给他们提供足够的信息，他们才能决定是否同意评估。同样，也要提供相应的信息帮助他们决定孩子的安置和教育问题。知情同意在这个情境下是法律问题，同时，帮助家长做这些困难决定的过程中所体现的关怀和体谅属于伦理问题。思考以下两个案例，一个是咨询师很小心地遵守法律的规定，另一个是咨询师关心家长和孩子，支持他们当下的决定（见专栏 10.6）。

专栏 10.6　　　　　　　　　　　伦理决定促进法律决定

案例 1

咨询师、老师和家长在一起讨论孩子的安置问题。咨询师熟悉所有的政策和知情同意要求，尊重家长的权利，遵守知情同意的规定。会议里，家长了解了所有的信息，但是在签署特殊教育安置同意书时还是有点犹豫。咨询师跟家长说了一些其他学生怎么获得帮助的例子，而孩子的老师也希望孩子早点接受特殊教育，鼓励进行安置。家长自愿签署了安置书。

案例 2

在这个案例中，咨询师也很熟悉规定，并意识到家长有些犹豫。虽然老师急于让学生接受特殊教育，但咨询师却询问家长是否愿意去参观一下他们孩子即将去的班级。咨询师建议家长记下他们对特殊教育的老师、咨询师和其他人员的疑问，因为这对他们来说是很重要的决定，会影响今后几年的教育决定。

你对这两个咨询师的伦理观如何看待？

知情同意与观点三

在上述的例子中，很明显，案例 2 中的咨询师更接近观点三。她对伦理问题具有敏感性，了解评估和知情同意的步骤。她在专业工作中融合了这种敏感性，并为家长提供了真正的知情同意，而不局限于法律的要求。

咨询中的知情同意应该涉及与来访者讨论咨询的本质和限制，包括保密、可能的风险等。还可能包含一份文件，要让学生或监护人签署同意书或放弃书。这份文件是观点一主要关心的内容。但观点三虽然认可这种书面文件的价值，但提倡在适当和必要的时候，继续与来访者、家庭或老师讨论干预和咨询方法，讨论的内容视来访者的理解力、年龄、成熟度和情绪状态而定。观点三中知情同意的目标主要是为了促进咨询关系、来访者的幸福感和咨询效果，其次才是为了减轻咨询师的责任。

利益冲突和界限

利益冲突指的是来访者的忠诚和责任之间的冲突，或多重角色/多重关系的冲突。前提假设是专业人员会将来访者的需要和利益置于自身的需要和利益之上。如果他们没有这么做，利益冲突就出现了。不用说，双重关系使咨询师和来访者之间的界限更复杂了。在咨询中，双重关系指与来访者除了专业关系外，同时还有一个非专业的关系（如社交关系、商业关系或私人关系）。

界限是指咨询关系发展过程中的约束和限制。正如第 8 章中所讨论过的，以伤害、剥削、权力滥用为特征的咨询关系就是破坏了界限，反映了利益的冲突，不符合伦理。本章将回顾与界限问题相关的伦理准则，聚焦于界限跨越和界限侵犯之间的差异。下面将从观点三的角度讨论一些案例。

美国学校咨询师协会的学校咨询师伦理准则（2004b）特别强调了双重关系：

> 学校咨询师应该避免发生双重关系，否则可能伤害到他/她的来访者，增加学生受伤害的风险（如对自己家庭成员、亲密朋友或同事进行咨询）。如果无法避免双重关系，咨询师有责任采取措施排除或减少潜在的伤害，这些保护措施包括知情同意、协商、督导和记录。（A.4.a）
>
> 专业的学校咨询师要避免与学校员工的双重关系，否则可能会破坏咨询师/学生的关系。（A.4.b）

美国学校咨询师协会准则将避免潜在的伤害和破坏安全性作为指导方针。存在性关系或性侵犯的一些案例中，潜在的伤害是很明显的。与学生发展社交或情感关系，以满足咨询师的需求也是不符合伦理的。咨询师需要仔细思考与关系有关的专业、伦理和情境因素，确保所做的决定是为了学生的最大利益和为学生的幸福提供最佳的环境。

学校咨询师的双重关系一般是与学生或学生家庭、老师的多重关系，也有可能是多个情境中发生的其他人际关系。根据伦理准则和情境仔细思考每种情况，保证学生的最大利益是很重要的。

澄清学校咨询师的界限

让我们思考几种涉及学校咨询师的情境（见专栏10.7）。你认为哪些是界限跨越，哪些是界限侵犯？

专栏 10.7　　　　　　　　　　澄清学校咨询师的界限跨越问题

（1）咨询师在他们的街区或社区学校服务时，在专业场合遇到自己的朋友或邻居，或在私人时间遇到学生和同事。

（2）咨询师询问一个心烦意乱或兴奋的学生是否需要一个拥抱，并给他们一个拥抱。

（3）咨询师向学生或家长透露自己的个人信息。

（4）咨询师在假期或学年结束时接受学生的礼物。

（5）咨询师参与学生的校外活动。

（6）咨询师与学生在餐厅外的野餐桌共享午餐或在办公室外与学生会面。

这些场景并不少见。我们会就每一个场景进行讨论，澄清其中的个体和情境因素，来区分界限跨越和界限侵犯。

咨询师在他们的街区或社区学校服务时，在专业场合遇到自己的朋友或邻居，或在私人时间遇到学生和同事。就像很多老师一样，学校咨询师也会在自己所住的学区工作。所以，一起工作的教师或管理者可能也是他们的朋友或邻居，可能熟人的孩子在他们工作的学校学习，也可能咨询师的孩子就在自己工作的学校念书。因此，咨询师需要特别注意他们之前已经建立的关系，留心这些关系对咨询或协商关系的影响。在做咨询决定时要力求客观。

咨询师询问一个心烦意乱或兴奋的学生是否需要一个拥抱，并给他们一个拥抱。学校咨询师有很多机会分享学生的情绪体验。一个最近失去亲人的学生在班里会比较悲伤，某个她还没有准备好应对的话题触动了她的情绪，因此她来咨询。一个学生在咨询中终于鼓起勇气诉说其多年来遭受的情感虐待，他可能会感到放松、害怕，对接下来会发生什么不确定。一名高中生刚得知她获得了梦寐以求的学校奖学金，兴奋不已。在这些情境中给学生一个拥抱可能被认为是能够提高咨询关系的治疗越界。但是，我们不能假定拥抱总是恰当的。例如，如果给那位丧失亲人的学生拥抱是源于咨询师被学生触动了个人的未解决情绪，这个拥抱可能就是一种界限侵犯，而不是界限跨越。那么在什么情况下，拥抱一个诉说虐待经历的学生，或者一个兴奋的高中生会是界限侵犯呢？还有哪些接触方式可能是界限跨越或界限侵犯呢？

咨询师向学生或家长透露自己的个人信息。 咨询师的自我暴露是界限跨越还是界限侵犯视情境而定。研究表明咨询师的自我暴露可以增进咨访关系（Sermat & Smyth, 1973；Simonson & Bahr, 1974）。为了避免给学生或家长带来负担，避免听起来好像是另一个成人想要让学生知道"我年轻时是怎么样的"，咨询师考虑暴露哪些个人信息以及如何暴露很重要。迈瑞克指出，咨询师的自我暴露应该是与事件有关的情绪，而不是事件的细节。对事件的情感暴露可以建立联结，缩小差异。这对建立咨询联盟尤为重要。迈瑞克给了下面两个例子，第一个是做情绪暴露，第二个则是对事件细节的暴露。

对情绪的暴露：

> 我跟你一样大的时候，也不确定要去哪个大学。我觉得做决定的压力很大。那段时间确实挺迷茫的。

咨询师对事件细节的暴露：

> 我想起我当时在两所大学间犹豫。最后决定去离家近的一所学校。因为那里有我的朋友，我回家也比较容易。现在想想，我可能会更多地看看学校的课程。但是我想你大学的第一个专业并没有什么区别。许多人都换专业了。我就改了三次专业。（Myrick, 2003, p. 142）

第一个案例中的暴露是界限跨越，第二个例子则属于界限侵犯，因为咨询师似乎是在反思自己的决策过程。

咨询师在假期或学年结束时接受学生的礼物。 一般不鼓励咨询师接受学生的礼物。但是，在学校，学生送礼物给老师和其他学校员工，感激他们一年的工作和关怀是一种惯例。学生送的通常是一些小礼物，比如糖果、小卡片、手工做的礼物、蜡烛或烘烤的食物。咨询师接受这种类型的礼物并表示感谢，会让学生有"给予"的满足感，也增进了与咨询师之间的个人联结。拒绝

学生的礼物有时候可能会伤害学生的感情，令他们失望，从而破坏咨询师和学生之间的关系，尤其是对于年幼的学生，他们可能不能理解为什么不能接受礼物。接受学生的礼物是界限跨越。不过，有些情况也属于界限侵犯。比如私立学校的老师所接受的礼物可能是贵重的礼品篮、个人用品、大额购物卡。咨询师接受了礼物后，就会觉得有义务确保这位学生在决定上哪所大学时得到即时的关注，而忽略了其他学生的需求。这明显就是一种界限侵犯。除了规定礼物的尺寸，明确学生送礼后所受到的待遇不会不同，学校的政策也可以澄清界限跨越和界限侵犯的区别。如果政策禁止接受礼物，那么接受礼物就明显是界限侵犯。

咨询师参与学生的校外活动。 如果本着关怀的原则，与学生的咨询联盟很难建立，学校咨询师可能会考虑校外的行动。思考这个案例：学校咨询师接一个学生参加校外的活动。这名学生由祖母抚养，住在政府补贴住房中，咨询师一直在给这名学生咨询。他们之间似乎没有什么共同点。但是咨询师发现这名学生由体育老师推荐，代表学校参加田径比赛。咨询师也喜欢跑步，她借机问学生有没有参加过当地的家乡年度跑步比赛，她这几年都参加了这个比赛。学生说他和祖母参加过比赛后的游行，但从没参加过比赛。学生很想去参加这个比赛，但没办法过去。咨询师就给他的祖母打电话，问是否可以由她领孩子去参加比赛，然后在游行的时候把他带回到祖母身边。整个谈话集中在学生的优势上，咨询师的这种姿态意味着教师的兴趣在学校外。经过这件事后，咨询师和祖母的关系、咨询师与学生的关系大大增强了，这名学生也开始在团体咨询和学校中变得更加积极。虽然这种界限跨越能产生积极的效果，但是咨询师也需要仔细考虑每个场景，并注意学校或学区的那些可能会阻碍这种互动的政策。

做出这种界限跨越行为的咨询师还需要注意平衡个人和专业的需要。上个例子中，咨询师表现出了对学生的关怀，但她也要考虑自己个人和家庭的需要。比如这名咨询师为了能够与这类较难接触的学生建立联结，承诺参与学生的校外活动，就是将其置于家庭需求之上。而她的孩子可能因为缺乏监督或家长参与，而发生滥用毒品和

其他不良行为。这不是负责任的自我关怀。因此，平衡咨询师的情感和关系需求对实施适当的界限跨越行为是很重要的。

咨询师与学生在餐厅外的野餐桌上共享午餐或在办公室外与学生会面。 咨询师一般会与学生在确保隐私的地方会面，与一群学生会面时，需要有足够的空间。咨询师和来访者的接触大多数都发生在这些场景中。第 8 章中曾提出在某些特定的情境下，咨询师可能为了咨询目的，选择离开办公室。对学校咨询师而言，这可能无法选择。理想的情况是，咨询师应该有私人办公室，有做团体咨询的空间，还有与老师和家长会面的会议室。但在很多情况下，学校咨询师是和其他老师一起共用办公室的，因此需要发挥创造力，在拥挤的学校环境中找到做团体咨询的地方。没有私密的空间在伦理上是不能被接受的。然而，即使有私密的空间，咨询师还与学生在办公室外会面，就是一个界限跨越的例子，这可以与学生建立关系和联结。咨询师与学生一起吃饭，讨论共有的兴趣，而不是谈论咨询的问题，可能有助于建立信任，体现了对学生幸福的真挚兴趣。对于一个忧心忡忡的学生，咨询师选择在家与他会面，帮助他适应家庭到学校的转换过程，可能会提高学生回校的成功率。咨询师在平衡个人和专业需要的情况下，考虑界限跨越的益处可能会增进咨询的效果。

界限、利益冲突与观点三

从观点一看，学生、家长、教师和学校咨询师的界限是固定的、不灵活的。有界限跨越行为的咨询师处境危险，因为界限跨越即代表着一种危险的处境。该观点假设界限跨越会导致界限侵犯，从而产生剥削的、有害的关系，甚至性关系。观点一会指出一些受到公众高度注意的案例，比如男老师或女老师与他们的学生有性关系。而观点三认为界限具有灵活性，认为可以适当跨越界限，来促进咨询关系和效果。当然，前提是咨询师将学生的需要、利益和幸福置于咨询师之上。无论如何，从观点一、观点二或观点三的角度看，伤害性的、剥削的关系和性关系都是不符合伦理的，学校咨询师要避免。

胜任力

正如第 9 章中讨论过的，胜任力是一个发展的过程，反映了学生群体目前的需要和要求以及咨询师目前的需求。本部分我们会回顾与胜任力有关的伦理准则，讨论与胜任力有关的咨询师的工作取向，也会涉及获得、保持并增强胜任力的伦理责任。最后会呈现一个案例，并从观点三的角度进行总结。

伦理守则提到的胜任力

美国咨询协会和美国学校咨询师协会的伦理守则均强调胜任力。美国咨询协会守则（见第 9 章）尤其要求咨询师在自己的能力范围内工作，接受自己能胜任的职位，同时寻求督导和教育。美国学校咨询师协会伦理准则也强调这些因素，还特别指出咨询师需要寻求个人成长和专业成长，咨询机构应雇用具有胜任力的专家。

专业的学校咨询师应是这样的：

- 在个人专业胜任力范围内工作，并对行为后果负责。（E.1.a）
- 监控个人的幸福和工作有效性，不参与可能会导致不恰当服务或伤害学生的活动。（E.1.b）
- 努力保持专业胜任力，包括阅读技术文章，关注专业信息。在咨询师的职业生涯中重视持续的专业和个人成长。（E.1.c）
- 只接受自己能胜任的职位，教育、培训、受督导经历、州和国家专业认证、适宜的专业经验等方面需与职位要求相符。（D.1.e）
- 建议管理者雇用合格、胜任的人从事专业咨询工作。（D.1.f）

影响学校咨询师胜任力的因素

学校咨询师的胜任力受许多因素的影响，包括：（1）咨询师的工作取向；（2）参与的研究生培训项目；（3）毕业后提高胜任力的责任感；（4）对专业和个人自我关怀的承诺。下面就每一因素进行讨论。

工作取向。学校咨询师出于一些原因进入这个行业。有些原因跟他们认为工作是职业、事业或天职是一致的。专栏 10.8 对每种取向都举了例子。

专栏 10.8　　　　　　　　　　　学校咨询师的工作取向

职业：场景 1

这名学校咨询师在学校教学，有教育方向的学位。他选择这个职位是因为 9~10 个月的合约，有较长的假期，每天工作到下午三四点。之前每天和学生、家长打交道的压力，他无法应对，转向学校辅导和咨询似乎是一种可以不离开教育而继续在学校工作的方式。

职业：场景 2

这名学校咨询师在其他的助人岗位工作过，有心理健康咨询的硕士学位。她觉得做问题青少年工作要求很高，觉得有压力。在学校做咨询是比较容易的。

事业：场景 3

这名学校咨询师也有硕士学位，他认为工作是一份事业。他很看重参与学校和专业组织工作的机会，也会寻求专业发展的机会。由于他的学位以及在学区中有更多选择，不断提升的声望和地位是他工作的动力。

天职：场景 4

这名咨询师之前是临床社工，后来她回到研究生院继续学习而成为一名学校咨询师，并以此为一种可以为更多的学生的身心健康做出贡献的方式。她致力于帮助学生提高学业、职业和社交能力，从她的工作中获得个人和工作的满足感。这名学校咨询师对工作充满热情，希望通过全方位的学校咨询服务有所作为。她可能是因天职取向而从事这一职业的。

在职业和事业取向的例子中，咨询师的表现很大程度上取决于专业和个人发展的其他因素。如果他们参加了一个高质量的研究生培训项目，了解了他们角色的重要性，他们就能为学生带来变化，尤其是当他们继续寻求专业发展机会的时候，比如事业取向的人就很可能这么做。如果他们不具备上面的因素，可能不会留意到管理类型的职责，还可能受陷于行政工作，影响他们开展全方位的服务来满足学生的学业、个性/社会性和职业需求。在这种情况下，胜任力就打了折扣。

研究生培训和证书。个体要进入研究生培训项目，成为合格的学校咨询师，有两个关键的前提条件。第一个条件是个体要具备助人者的特质，具备发展专业知识和技能的智能，以实施全方位的学校咨询项目。除了具备第 9 章中提到的咨询师个人特质外，学校咨询师还要具备在教育团体中工作的品质，比如灵活性，以及作为团队一员顺利工作的性格。

学生有责任选择可发展专业知识和技能的研究生培训项目，帮助他们为开展全方位、发展的学校咨询服务做准备。学校咨询服务是以基于研究的学校咨询服务国家标准为基础的（Campbell & Dahir, 1997）。这些标准将学校咨询与教育的主观能动性、学校和学区的教育使命联系起来，关注学生的学业、个性/社会性和职业需求。美国学校咨询师协会（2003）提供了有助于实施这些标准的框架。

在美国大多数州，学校咨询师必须从州教育部门获得认证。咨询师也可以申请国家认证的咨询师证。这些证书体现了胜任学校咨询岗位的最低能力要求。为了保证胜任力，美国学校咨询师协会非常强调认证问题：

美国学校咨询师协会非常支持每个州设

立专业学校咨询师认证法，对咨询岗位、合格的从业者进行合法定义，建立进入学校的标准并定义在学校环境中的角色，包括法定保护信息沟通的条款。美国学校咨询师协会特别认可和支持咨询及相关教育项目认证委员会（CACREP）建立的学校咨询师标准，鼓励所有州的教育认证机构采用这些标准对学校咨询师进行认证。此外，如果那些有咨询相关方向硕士学位的人参加了咨询及相关教育项目认证委员会标准中提到的所有领域的培训，美国学校咨询师协会支持这些人可以获得认证，可以被雇用。所有学校的实习生都要在获得认证或有执照的学校咨询师和大学督导师的督导下进行工作。（ASCA，2003c）

保持并提高胜任力。作为一名学校咨询师，他/她在伦理上有责任继续学习知识和技能，以满足学生不断变化的需求。这包括参加课程培训、学校和地方的在职培训、工作坊、会议，阅读专业读物，如《专业学校咨询》（*Professional School Counseling*）、《咨询与发展杂志》（*Journal of Counseling and Development*）。也包括与其他优秀的学校咨询师建立人际网络。还包括接受咨询师督导，寻求专业成长和发展的机会，以这些方式来保证胜任力。

虽然对保持专业认证有一些要求，但是通常学校咨询师自己选择参与什么类型的继续教育，或专业发展活动。那些认为工作是"职业"的咨询师可能会选择最快、最简单的方式来维持认证，而不在乎培训主题。而那些将工作视为"事业"的咨询师可能对那些能提高服务水平，或者有利于成为专业组织成员的主题感兴趣。觉得工作是"天职"的咨询师会学习和探索与个人和专业发展有关的主题，远远超过保持专业认证的最低要求。

专业发展可被视为需要或必要，这取决于你自己的观点。然而，学校咨询师应接受督导的观点在实际工作中并没有被接受。在最近的一篇文章中，赫利西、格雷和麦科勒姆回顾了学校咨询

师督导的现状以及历史背景（Herlihy, Gray & McCollum, 2002），提供了一些与督导相关的伦理和法律问题的建议，认为临床督导有助于学校咨询师的专业发展。

第14章详细描述了在关系、发展和组织环境下督导的伦理和法律问题。强调督导关系对咨询效果有双重责任。这个责任分担的视角会让学校咨询师更容易接受某种类型的督导有助于专业成长的观点。

与督导有关的伦理问题有两个方面。第一个是学校咨询师缺乏临床督导。评估通常是管理层根据他们认为咨询师在学校中应该做的事来进行的。虽然这类评估可以说明咨询师是否完成了任务，但并不能很好地检查咨询师的胜任力。通常学校咨询师不会提出要改变这种没有临床督导的现状，甚至拒绝将临床督导纳入工作中（Henderson & Lampe, 1992）。佩奇、派扎克和萨顿所进行的一个全国性调查发现（Page, Pietrzak & Sutton, 2001），不足10％的学校咨询师在接受临床督导，而三分之一的咨询师认为没有必要接受督导。即使没有接受督导的正式途径，持观点三的咨询师也会创造并把握反馈的机会，促进专业成长。一个替代的方法是定期进行同伴团体督导、授受辅导和反馈。另一种方法是第14章中所描述的自我督导。赫利西及其同事（2002）提到了一些培训机会，包括有学分的课程、同伴督导、与咨询师的导师合作、让学校管理层制定督导的政策。无论机制是什么，都取决于学校咨询师自己，他们可以根据自己的需求来寻找维持和提高胜任力的途径。

第二个与督导有关的伦理问题涉及学校咨询师为实习生提供督导的能力。美国学校咨询师协会的学校咨询师伦理准则列出了学校咨询师对学校的责任，指出学校咨询师不能接受他们未受训练的责任，即未受训练不能对见习和实习的学生提供督导。如果学校咨询师没有接受过特定的培训就对实习生进行督导，可能无法提供他们所需的帮助，使之无法充分利用实际工作来发展技能（Dye & Borders, 1990）。接受培训是对学生进行督导的前提条件，这可以是研究生项目的一部

分，学校学区也可以提供和要求这类培训。持观点三的咨询师如果想帮助学生充分利用他们的实习经验，会积极寻求培训机会，这也对他们未来的职业发展有帮助。

专业和个人关怀。学校咨询师也会感到压力、倦怠影响他们的工作。各个学校的学生与咨询师的比例不同，通常是 500～600（或更多）：1。在全方位的服务中，咨询师要对大量的学生进行工作，满足学生学业、个性/社会性和职业发展的需求。他们还要对少数经历压力事件如丧失或有家庭问题的学生提供咨询。他们的工作范围很广，包括帮助学生做决定、处理偏激的愤怒情绪、出现危机时提供方向和支持。另外，咨询师还要面临的压力是一方面要顾及帮助学生成长的服务，另一方面又要处理与学生或咨询服务无关的工作。

专业关怀包括提高胜任力的活动，也包括建立人际网络和支持系统，帮助咨询师处理工作的压力。咨询师除了谈论自己的成功经验外，还可以谈论他们的需求，交换想法，互相支持。在压力事件或危机后听取汇报也很重要。谈论这类经验及其对专业的影响与回顾事件、处理方式同样重要。思考这样一个案例：一个年级的学生和一群老师在吃午饭时亲眼目睹了操场上发生的创伤事件。下午，咨询师为管理层、教师和学生提供了咨询和指导。一方面咨询师所具备的知识和技能对提供服务很重要，但另一方面咨询师和其他专家在之后一起处理这个经验和情绪也很重要。花时间来处理这类经验是个人和专业关怀的重要部分。

学校咨询师与学生一起工作，帮助他们发展个人和社交技能，减少压力，保持心情和活力。咨询师也需要注意自我关怀的策略，来保持胜任力、避免枯竭。

胜任力与观点三

对于学校咨询中胜任力的构成有不同的观点。获得学校咨询师的证书、完成继续教育的最低要求是观点一中对维持胜任力的要求。从观点三来看，保持胜任力是持续、发展的过程。咨询师要达到高水平的专业能力，还要寻求个人、情绪、生理、智力和精神上的发展和健康。这一观点认为，咨询师是一个终身的学习者，会持续监督自己的胜任力水平，寻求督导或协商，接受合适的继续教育。他们倾向于认为学校咨询是一种天职，而不是职业或事业。他们的目标是要扩展和提高他们的临床能力、关系技能、工作满意度和生命的意义。

 ## 影响学校咨询工作的法律问题

学校咨询师除了面临伦理两难问题外，还会遇到法律问题，包括家长的合法权利、法定报告虐待情况、报告自伤或伤害他人的倾向（包括自杀）。这些保密的例外情况在第 6 章中已有提及，其中还有处理法律和伦理决策的指导方针。本章中将举例说明上述内容。

家长的合法权利和保密问题

家长有参与对孩子做决定的合法权利，咨询师也有对学生进行保密的伦理义务。咨询师要考虑学生分享的内容、学生年龄、家长帮助改变的能力、哪种行动对结果有积极的影响等各个方面。家长有了解的权利，未成年学生也有隐私权，除了法律所规定的情况外，对于这两种相反的观点，没有明显的指向。思考下面的案例：一名学生在学校中有物质滥用的情况，成绩也在退步（见专栏 10.9）。

专栏 10.9 家长的合法权利和保密

　　两名九年级的学生与学校咨询师马西亚约了时间见面。会面前，马西亚了解了他们来的目的，并说明如果他们所说的信息对学校任何一人可能造成伤害的话，她需要透露这些信息。学生对这一说法表示同意，并开始诉说他们对一位朋友詹妮的担心。她总是在学校喝酒。她会把伏特加酒放在水壶里，从早到晚地喝。他们很担心她。这种情况已经持续一个学期了。他们觉得这对她的健康没有好处，而且如果被发现，她可能会被开除。马西亚询问他们的期望。他们说他们想帮助詹妮，但又不想被她认为是在"告状"。马西亚花了些时间探索他们的感受。因为他们有寻求帮助的意愿，咨询师对他们来咨询表示鼓励。

　　马西亚去年给詹妮做过咨询，主要是为有困难的学业安排提供支持，与詹妮和她母亲已经建立了友好的关系。马西亚没有见过她的父亲，不过知道他在这个社区里很有名。马西亚向所有老师了解了詹妮的进展，和她约了时间见面。马西亚询问了之前的困难学业安排决定后，开始了解她目前的情况。虽然七个老师中有六个老师都担心她的学校表现，但詹妮说一切都挺好的。马西亚告诉詹妮，她听说了她喝酒的问题，知道她有压力，表达了对她的担心。但是，詹妮并没有准备好谈论这个问题，她不承认她在喝酒，也不同意其他老师所说的学业问题。詹妮很快就提出她从来没有被抓到过在学校喝酒。

　　在这时候，只有两个学生向马西亚说詹妮确实在学校喝酒并认真考虑了她接下来该怎么办。她是否应该继续与詹妮会面，建立更信任的关系，让詹妮说出她喝酒的原因？什么时候可以鼓励詹妮告诉家长，寻求他们的帮助？她是否应该让家长知道情况，获得他们的支持？在还没有时间与詹妮建立合适的关系之前，詹妮可能就被学校发现而被开除，这对她的家庭会有什么影响？

　　这个案例中的咨询师认为一名九年级学生总在学校喝酒表明这名学生的功能损伤了，如果被学校发现，会被开除。马西亚没有理由忽视两名学生报告的情况。在他们的初次会谈中，马西亚很直白地告诉詹妮为什么让她过来，也表达了自己的担忧。

　　马西亚邀请詹妮再进行几次咨询，探索她这学期成绩不好的原因。不过，她也会想如果她不能与詹妮达成一致的行动方案，她可能会考虑让她的家长参与。在咨询前，马西亚将保密的限制清楚地告诉了詹妮。在几次咨询后，詹妮还是一直阻抗。马西亚告诉詹妮她需要让她的父母了解现在的情况，包括喝酒和学业成绩的问题。她希望詹妮可以参与，但她拒绝了。马西亚还是决定安排一次会议，将詹妮的情况、老师的担心和她的行为问题告诉她的母亲。虽然詹妮没有被发现，但是马西亚很担心如果这个情况持续，在詹妮公开自己的物质滥用问题或者被学校发现之前，会对她、她的家庭、学校带来什么后果。

　　很明显，马西亚希望詹妮可以自己公开她的酗酒问题，寻求家长的帮助。但是，短期内，她无法克服詹妮的阻抗。马西亚考虑到，家长有了解孩子类似慢性酗酒行为的权利，也有权在造成不可弥补的伤害前进行干预，在这个案例中，不可弥补的伤害是詹妮的健康、被开除及其对家庭的影响。马西亚也希望家长可以发现可能导致学业和社交问题的行为，进行干预。马西亚和詹妮的母亲开了个会（詹妮的父亲在法院，无法参加），跟她说了听到的情况。她解释说，虽然她没有确凿的"证据"，但是基于她所听到的和老师反映的情况，她有理由相信酗酒问题可能是真的。若酗酒属实，詹妮可能会被开除。鉴于不清楚学生是否真的在酗酒，马西亚建议家长调查一下，可以考虑进行咨询和药物测试。詹妮的母亲一开始被这一信息弄得措手不及，但当她把自己平时的观察放在一起考虑的时候，她发现可能确实存在这个问题。她的母亲非常感激咨询师让她有权决定对孩子的行为问题采取何种行动。观点三要求咨询师在做决定时考虑所有个人和情境因素，选择在伦理和个体层面都对学生是最好的方法。在这个案例中，考量所有的因素，让家长参与似乎是最好的选择。

需要注意的是，在这个案例中，学生并不是主动来寻求帮助的，是咨询师要求与学生会面。

正如这里所展示的，这种差异对关系的动力学影响很大。如果詹妮是自己来的，马西亚对咨询过程（包括保密限制）的解释可能会有助于产生更信任的关系，可以让她们一起解决问题、做决定，包括寻求外部的帮助。

对虐待的法定报告

州和地区政策要求教师接受辨认虐待征兆的培训，也需要知道法定报告可疑虐待情况的过程。由于学校员工在早期发现虐待现象方面有关键作用，因此可能会要求学校咨询师对他们进行在职培训。所以，咨询师必须非常熟悉这方面的内容和过程，确保信息准确。相关的法律信息一般由州或地区政府提供。州或地区政府也会提供关于虐待征兆和标志的信息，但学校咨询师的研究生培训项目中也应该包含这一内容。此外，咨询师还应该寻求持续的专业发展，与其他胜任的同事讨论，确保在这一重要领域具备胜任力。

在对学校老师进行在职培训时，很重要的一点是帮助他们理解，怀疑有虐待现象的人有责任将这一情况报告给相关机构。如果老师发现学生的身体上有被虐待迹象，还存在问题行为，那么当老师询问学生身体上的痕迹，而学生也向老师诉说了被虐待的环境时，老师就是法定报告者。即使没有可靠的理由怀疑有虐待，教师也可以向咨询师征询意见要求他/她报告，这种情况并不少见。但是，教师应该在咨询师的指导下进行报告。咨询师可以帮教师回顾整个步骤，让教师在咨询师的办公室打电话。咨询师也可以鼓励教师采取最符合学生利益的步骤，确保学生的安全。

其他情况下，若教师发现某个行为或身体上的痕迹可能是被虐待的迹象，他们会把学生转介到学校咨询师那里，让咨询师和学生谈话，来确认是否可能是虐待。在这种情况下，咨询师是第一个怀疑身体上的痕迹或行为可能是虐待造成的人，他/她就成为了法定报告者。美国学校咨询师协会承认学校咨询师有责任向相关机构报告可疑的儿童虐待/忽视情况。该协会将虐待定义为：

> 对儿童的身体施加非意外的伤害、持续的心理伤害或忽视其情感需求（如大面积的青肿/痕迹、烧伤、划伤、鞭痕、擦伤，与所提供的情况不一致的损伤，性虐待，涉及猥亵和性剥削，包括但不仅限于强奸、灌输淫秽内容、鸡奸或其他不正常的性行为，由家庭持续的冲突、婚姻不和或家长的精神疾病所导致的情绪失调，残暴的对待）。（ASCA，2003b）

虽然法律上对法定报告的规定很清楚，但是对于学校咨询师而言在情感上进行法定报告并不容易，因为他们要考虑所有可能的行为和情感，要关注学生的福祉。因此，情况可能很复杂，咨询师可能要寻求其他更有经验的同事的建议和支持。专栏 10.10 中的案例突出了情况的复杂性。第 6 章（见专栏 6.3）中有关于处理法定报告要求的指导，可能对学校咨询师有帮助。

专栏 10.10	虐待的法定报告

朱莉是一个聪明的二年级学生，她的老师和母亲带她去参加团体咨询。她们两位都发现，自从开学初父母离异后，朱莉有一些行为变化。她不太开心，很少笑，和同伴的交流也变少了。朱莉的母亲也是学校的一名老师，可以经常和朱莉的老师和学校咨询师讨论。在团体咨询中，学生可以表达对父母共同抚养的一些感觉。朱莉说"不喜欢和父亲一起住"，因为"她去的时候发生了一些事

情"。说的时候，朱莉看上去很不舒服，不愿再多说什么了。咨询师认可了她的感受，并建议他们在团体结束后再交流一下。朱莉表示愿意。团体咨询快结束时，咨询师再一次提醒成员在第一次团体咨询前制定的团体契约，团体中已经建立了信任的氛围，可以让成员分享困惑或个人的问题。契约还包括不能将内容透露给团体外的人。

在个体咨询开始时，咨询师提醒朱莉她所说的内容是保密的，但是如果她遭受了伤害或者存在危险，咨询师需要告诉其他人，这有助于发现发生了什么，以确保她的安全。咨询师详细地向朱莉说明她将采取的步骤，比如可能会让其他人参与。随着咨询的进行，朱莉在谈论她在父亲家的情况时依然有些犹豫。咨询师问她是不是愿意画一些画来表明她和母亲在一起做的事情，以及她和父亲在一起做的事情。朱莉的一张画是她和她妈妈在做作业。第二张则是她在洗澡，她的父亲坐在浴缸旁边。朱莉在描述第二张画时有些退缩，很焦虑。根据朱莉的诉说，她的父亲经常和她一起洗澡，还会在她没穿衣服前给她擦润肤露，经常会碰到她隐私的地方，这让朱莉很不舒服。咨询师向朱莉确认了她所说的"隐私的地方"究竟指的是什么。朱莉说她已经跟父亲说过好几次了，她可以自己来做，但是她的父亲根本不听，甚至会生气，所以她就不敢再说了。朱莉也没有告诉母亲，因为母亲不喜欢和父亲说话。因为离婚后，她父亲住的房子只有一间卧室，她父亲又不想让她睡沙发，所以朱莉也会和父亲一起睡。虽然她父亲在睡觉的时候没有像洗澡时那样碰她，她还是不舒服。咨询师问朱莉的期望。她说她不想让父亲继续碰她，这个周末不想再去他那里了。虽然这不是决定报告可疑虐待的确定性因素，但是咨询师认为这是很值得探索的方面。

朱莉的行为变化、图画所象征的真实情况、情绪、对抗父亲时父亲表现出的愤怒、父母离婚、告诉母亲时的犹豫，所有这些让咨询师担心有可能存在性虐待。咨询师告诉朱莉她要联系一个人，那个人的工作主要是确保孩子没有受到伤害或虐待，这个人将会和朱莉谈话。咨询师回答了朱莉提出的问题。咨询师认可了她来诉说这些事情的行为，这对一个孩子来说是很困难的，并约在第二天早上再见。

这名咨询师所做的符合法律上对报告可疑虐待的要求。对一名新手咨询师或正在受训的咨询师而言，确定是否有证据怀疑存在虐待似乎是唯一要做的事情。但是专业的、个人的和情境的因素混杂在一起，就会产生其他的伦理两难问题。你应该记得在朱莉的案例中，她的母亲是学校的老师。她的母亲已经和学校咨询师有专业的关系，这可能在某种程度上影响了咨询师报告父亲对朱莉可能的性虐待行动。此外，咨询师在快放学的时候做了转介，希望儿童保护机构或法律执行机构的人员前来学校，咨询师不知道是否应该在他们来之前告诉朱莉的母亲。在这个案例中，朱莉的母亲并没有被指控虐待，也不会对朱莉造成伤害。此外，学校老师在遇到个人问题时，总会得到专业的帮助和支持。咨询师仔细衡量了告诉朱莉母亲的利弊，并咨询了更有经验的咨询师。如果让母亲/教师事先知道发生了什么事，他们会更信任咨询师。但是，告诉母亲儿童保护部门或法律执行机构会前来调查可能会造成一个困境，影响调查。即使咨询师向母亲解释在对孩子进行情感干预之前需要让专家和朱莉谈话，但也不能确定母亲是否会同意这么做。

虽然向相关部门报告会被保密，但咨询师知道母亲/教师可能会猜出谁是报告者。因此不管调查结果如何，咨询师都准备继续跟朱莉和她的母亲一起工作，让母亲理解她（咨询师）所做的决定主要是为了朱莉的福祉。咨询师也希望朱莉和她母亲一起参与决策的过程，看有什么方法可以帮助她们度过这段困难的时间，包括还有谁应该知道目前的应激源。在本案例中，过了几周后，虽然起初母亲/教师有些焦虑，但后来她觉得她和咨询师的个人关系和专业关系都增强了，因为她们所做的决定都是为了朱莉好，而不是为了让成人更舒服。在这个案例中，孩子的母亲也是学校的老师；然而，还有类似的两难问题可能是孩子的家长是社区中的重要人物，或者家长和学校工作人员有其他的关系。虽然报告可疑的虐待情况是强制的，不属于两难问题，但是学校咨询师总要以学生的最佳利益为中心，了解所有牵涉的人员是如何受影响的，还要衡量每个行为可能造成的利弊，这些都体现了咨询师个人的兴趣、专业的胜任力、伦理上的成熟。感兴趣的读者可以参考夏拉（Sciarra，2004）所写的文章，他对儿童虐待问题的事件、因素、影响、评估、预防进行了回顾。

在学校咨询中，还有几个与学生档案、伤害自己或他人、有特殊需求的学生有关的法律和伦理问题，主要涉及保密、隐私和知情同意。

伤害自己和他人的危险

学校咨询师每天都会跟学生、家长和教师接触，有机会帮助现在的青少年。其他心理健康专业人士并不一定有这样的机会。因此，学校咨询师所处的位置有利于发现学生忧虑或沮丧的线索和信号。他们可以参考老师或家长反映的情况、学生透露的情况和自己的观察来做出判断。在面对可能伤害自己或他人的学生时，胜任力、保密和警告职责是学校咨询师要注意的伦理和法律问题。自杀和校园暴力是咨询师可以使之产生不同结果的问题领域。

自杀

学校咨询师必须有能力对潜在的自杀进行评估。当他/她听到学生谈论自杀时，简单地给家长打电话是不够的。咨询师应该能够评估学生自杀的可能性。下面是一些在应对学生的自杀意念时咨询师可参考的普遍原则（Capuzzi，2003；McWhirter，McWhirter，McWhirter & McWhirter 2004；Remley & Sparkman，1993）。

■ 知道学校委员会对处理青少年自杀行为的政策。

■ 如果可能的话，与其他专业咨询师协商，尤其是在早期评估显示不需要通告家长时。

■ 不用担心，可直接问学生是否想过伤害自己或自杀。

■ 核查学生有自杀想法的频率和持续时间。询问学生是否曾实施过自杀。

■ 核查学生是否有自杀的计划。如果有，看学生是否有途径实施计划。

■ 检查学生的总体功能和学习功能、社会支持、睡眠、营养、锻炼和娱乐情况。

■ 检查最近的应激源，比如失去目标或丧失关系，严重的家庭问题，如离婚，酒精或药物滥用，身体虐待，接受精神病治疗。

■ 检查抑郁和绝望的症状。

■ 如果威胁是真的，确保学生接受专业的评估。

当危险真的出现时，如果家长拒绝让学生接受评估，要向儿童保护服务机构或警察局报告，确保学生接受合适的评估。

■ 继续追踪学生、家长和机构/咨询师，确保学生得到必要的支持。

■ 在家长或监护人来接孩子，并接受评估之前，不能允许学生离开学校或有无人监管的情况。向家长强调需要在接下来的 72 小时对孩子进行严密的监督。

来看看专栏 10.11 中这些原则在具体的案例中是如何体现的。

专栏 10.11　　　　　　　　　自我伤害：自杀的危险

场景： 胡安是一个 12 岁的七年级学生。他来咨询师这里是因为他的一个同伴听到他说要自杀，这个同伴告诉了老师，老师把胡安转介给咨询师。

咨询师的反应： 咨询师告诉胡安，见他是因为一个学生听到他说要自杀，担心他的安全。胡安承认他说过这个，但是并不是真的想自杀。咨询师继续探索胡安最近发生了什么事，发现他没有通过升学所要求的测验。他也提到他在学校和社区都没有好朋友。虽然胡安说他没有自杀的计划，但是他说他在过去几周内有过几次这种念头。他没有告诉父母他现在糟糕的感觉，也没有见过咨询师。咨询师向胡安解释自己的首要目标是确保他的安全。他相信胡安没有自杀的打算，鼓励胡安将这种不开心和绝望的感觉和他的父母交流，让他们知道他需要帮助，让他度过这段艰难的时刻。咨询师和胡安讨论了怎么做是最好的。胡安提到他很怕父母知道他没通过考试后的反应。

胡安和咨询师决定一起和家长说这件事情，因此咨询师在放学前安排了一次会面。让胡安意外的是，他的父母更关心他对成绩的反应，而不是成绩本身。家长想给胡安做一个心理评估，咨询师就将转介的信息告诉了家长。咨询师给了家长几个合适的转介机构，包括一个公共的心理健康中心，那里的评估是免费的。家长能够感觉到咨询师的关怀和担忧，建议咨询师和评估人员者谈话。咨询师让家长签了一个许可书，让他可以和实施评估的治疗师进行沟通。这可以让咨询师向评估者提供背景信息，在学校为胡安提供支持。咨询师也和他们讨论了如何提供支持，确保胡安之后的安全。他说了几种学校中可以做的支持工作，包括参加社交技能的团体咨询，根据与治疗师的协商结果进行辅导。他们达成了继续追踪检查进展的协议。在会面快结束时，咨询师告诉胡安，他明天要与他见面，看看事情进展如何。他也会思考可以在学校中做些什么让他感觉更好些。咨询师采取的哪些行动最能反映观点三呢？

兰里和斯帕克曼（Remlay & Sparkman, 1993）讨论了学校咨询师在做可能自杀的学生工作时所面临的法律责任，强调了几个关键点：（1）在预测谁会实施自杀时的困难；（2）由于不了解情况而过度反应；（3）让成人参与。预测人的行为是有限的。学校咨询师的确有责任了解自杀的警告信号，为学生提供保护性的关怀。学校咨询师在尝试评估自杀可能性时，要发挥专业判断力。在证实疏忽和治疗适当前，必须清楚判断其行为是否符合自杀标准。因此，与其他专业的咨询师协商，遵照标准的程序，确保咨询师行为合适是很必要的。轻微怀疑自杀的过度反应包括：慌张地给家长打电话；试图限制学生，给急救队打电话。这些会伤害到学生，损害学校咨询师的可信度。没有首先评估行为的适宜度，自动化地采取最极端的方式既不专业也不符合伦理。这种过度反应会对学生和家庭造成严重的心理伤害。咨询师在发现学生可能自杀时，要非常谨慎。选择稳妥的做法是对处于危险中的生命的谨慎态度。然而，在决定采取何种水平的反应时要进行适当的调查和判断。

在处理这类问题时，若学校管理层和家长不愿意严肃对待这一情况，可能会有问题。根据兰里和斯帕克曼（Remley & Sparkman, 1993）的说法，咨询师将学生可能自杀的情况通知了学校管理层或家长，并推荐了预防措施后，咨询师就不再具有法律责任了。不过，如果这些成年人忽视了警告，没有采取推荐的措施保护学生，咨询师可以另外采取措施满足学生的需求。三种可能措施如下：（1）请求保护部门的调查，若有需要，请法院下达指令让学生接受评估和治疗；（2）向当地负责非自愿评估的机构报告，比如警察局，将学生带到合适的心理健康机构进行评估；（3）在学校提供咨询。如果学校管理层没有严肃对待这一情况，也没有建议进一步的行动，咨询师需要向他们说明这不是过度反应，需要遵守法律和伦理的指导方针。咨询师可以将标准的指导方针告诉领导层，如果需要的话，要求学校委员会的律师裁定。这通常会令管理层意识到专业和法律上的问题，从而采取适宜的行动。如果家长不严肃对待这一情况，咨询师要向家长解释他/她不得不采取的策略。比如，咨询师会将情况向保护部门报告，该部门可能会进行调查，法院还可能强制家长按照咨询师所要求的那么做。许多法院认为家长拒绝让孩子接受自杀评估是一种医疗疏忽。这和家长拒绝带复合骨折的孩子接受治疗是类似的。在有些情况下，咨询师认为如果家长不愿意让学生接受评估，那么就需要让警察局带孩子去评估（《贝克法案》）。家长通常会发现拖延对他们和孩子都不是最好的。

校园暴力

学校咨询师在伦理和法律上都有责任预防校园暴力。尽管法院认为预测校园暴力是很困难的，但学校咨询师仍然在处理校园暴力问题上处于一个很关键的位置。赫尔曼和芬恩对学校咨询师处理校园暴力问题有以下建议（Hermann & Finn, 2002）：

- 了解预防暴力和干预的最新信息。
- 建立预防暴力的政策和项目。
- 建立反映暴力威胁严重程度的体系，以及处理这些威胁的转介体系。
- 与其他专业人士协商，并确认合适的转介资源。
- 了解目前的法律问题，在需要时进行法律咨询。
- 记录行动过程，进行责任保险。

有一些学者（Reddy, Borum, Berglund, Vossekuil, Fein & Modzeles, 2001）评估了目前评价校园暴力威胁的方法，包括相关性、危险和有效性，提出了危险评估方法。该方法强调情境，并不认为某一类型的人就有暴力倾向，也不认为暴力行为是随机的。丹尼尔斯（Daniels, 2003）回顾了危险评估方法，向学校咨询师提出了一些建议：

- 保持灵活性，对新方法持开放的态度，因为关于校园暴力的资料很少。
- 根据个人和情境因素，利用危险评估方法评估危险的水平。
- 注意问题学生的警告记号。丹尼尔斯（Daniels, 2003）建议使用 20 个特征列表来帮助确认警告信号。该列表是由美国国家学校安全中心（National School Safety Center）根据在学校杀人的青少年的特征制定的。
- 与问题学生建立信任、关怀的关系，这为问题解决和愤怒管理等干预创建了机会。
- 在干预过程中将家长、教师和社区资源纳入在内。
- 学校咨询师在防止校园暴力中的预防、评估和干预工作中起着很重要的角色。

与学校咨询工作有关的法律案例

接下来，我们将看一些可供学校咨询师借鉴的关键的法律案例（见专栏 10.12）。

专栏 10.12　　　　　对学校咨询师有借鉴意义的法律案例

学业建议给予的疏忽

塞恩诉锡达拉皮兹市学区（2001），626 N. W. 2d 115，艾奥瓦州

学校咨询师给了学生错误的建议，结果导致学生失去了一项体育奖学金。因为根据全国大学生体育委员会交换中心的要求，这名学生的学业不合格。艾奥瓦州最高法院要求学校咨询师在给学生建议时必须采用关怀的态度，学生在继续求学时需要和依赖一些具体的信息，比如课程、学分等。斯通（Stone, 2002）通过这个案例说明 2001 年的决定不再像以前那样认为咨询师总是不会带来伤害的，咨询师要引以为戒。斯通（Stone, 2002）还提供了一些如何成为好的学业指导者的建议，鼓励他们继续承担这个角色，尽量提供正确的建议。

法定报告

麦克唐纳诉斯泰特（1985），71 Or. App. 751，694 P. 2d 569，俄勒冈州

一个老师发现一名学生的脖子上有抓痕。学生对此说了两个版本：一个版本是一只猫抓伤了她的脖子，另一个版本是被她妈妈掐的，而且她说之前也发生过几次。老师与校长以及儿童发展专家协商后，向儿童福利工作者报告。这个孩子被从家里接走了。但后来并没有找到证据。于是，家长起诉了教师、校长和牵涉在内的其他人。法院判决老师及其他人是出于好心和合理的理由怀疑儿童受虐，因此无罪。49个州目前都有法定报告的法律，其中许多都有出于好心和合理理由报告而免罪的条款。

骚扰

戴维斯诉门罗县教育委员会(1999)，562 U.S. 629，119 S. Ct. 1661

一个五年级的女生说她被班里的一个男生骚扰。学校官员意识到了这一冒犯行为及严重程度，但没有采取任何方式弥补这一问题。美国最高法院根据《美国教育法修正案》第九条认为学校对同伴间的性骚扰有责任，但只有在"故意忽视"的情况下有责任。

瓦格纳诉费耶特维尔公立学校 (1998)，美国教育部管理行动

若学校学区未采取行动防止骚扰，美国教育部公民权利办公室将采取管理行动。这些行动也与费耶特维尔学区的要求高度一致。该学区要求地区辨识对同性恋学生的骚扰，培训学生和学校员工，提交监控整个过程的书面报告。麦克法兰和迪普伊对这些行动进行了讨论（McFarland & Dupuis, 2001）。

盖尔巴诉拉戈维斯塔独立学区 (1998)，524 U.S. 274，118 S. Ct

教师对学生进行性骚扰，如果学校官员知道这一情况但未采取措施，那么美国高等法院会认为学校（学区）也是有责任的。

警告/保护的责任

塔拉索夫诉加州大学校委会(1976)，17 Cal. 3d 425，551P. 2d 334

该案例涉及警告责任和保护第三方免受危险。虽然这个案例是加利福尼亚地方司法案，但学校咨询师还是可以借鉴。伊萨克（Issacs, 1997）讨论了塔拉索夫案对学校咨询师的启示，他们遇到的问题越来越复杂、敏感，让他们更不容易做出合法的行动。第6章有详细的讨论。

艾泽尔诉教育委员会 (1991)，597 A. 2. 2d 447，马里兰州

一名学生告诉咨询师自己的一个朋友想要自杀。当咨询师和这位说要自杀的同学谈话时，她不承认这么说过。咨询师没有跟家长说这个情况。法院认为如果学校员工没有实施合理的关怀预防学生自杀，他们是有责任的，这个案例中就是这样。法院对"合理关怀"的定义是严肃对待每个自杀危险，并采取预防措施保护学生，包括通知家长。

加思赖特诉林肯保险公司 (1985)，286 Ark. 16，688 S. W. 2d 931，阿肯色州高级法院

一个三年级的男孩在学校浴室用一根尼龙绳上吊死亡。法院认为学校已经采取了恰当的安全措施，学生不可能免受任何危险，无论是自己造成的或其他情况。学校没有责任。

堕胎咨询

阿诺德诉埃斯坎比亚县教育委员会 (1989)，880 F. 2d 305，亚拉巴马州

两名学生和他们的家长向学区提起诉讼，认为学校咨询师强迫和协助这两名学生堕胎，花钱请人动员他们堕胎，还为他们介绍工作让他们可以支付堕胎的费用。法院发现，咨询师并没有剥夺他们的自主权，是他们自己选择不告诉父母，而且学生并没有受到强迫。在审理过程中，法院发现咨询师反复地鼓励他们和父母商量，还提供了很多选择，但都被学生拒绝了。学生承认堕胎的决定是他们自己做的。斯通（Stone, 2002）向学校咨询师描述了这个案例和相应的建议。

学校课程

李波厄特诉哈林顿（2003），332 F3d 134，美国上诉法院

一名父亲主张他有教育儿子的权利，要求儿子可以不参加学校的健康教育课程，因为课程中会讨论毒品、性骚扰、家庭生活和艾滋病。虽然法院认可父母抚养和教育的重要性，但是他们并不能规定或控制公立学校的课程内容。

多动症（ADHD）

W. B. 诉马图拉等（1995），67 F. 3. d 484（3rd Cir.）

一名多动症儿童的父母提起诉讼，认为学校没有对孩子进行恰当的评估、区分对待，没有为他提供必要的教育。这个案件一开始被撤销了，后来又移送到美国上诉法院，该法院认为学校没有辨别和考虑学生的障碍，违反了《残障教育法案》第504部分的规定和宪法规定的权利。厄克（Erk，1999）讨论了这个案例及其他的案例及其启示。

教育安置

佛罗伦萨学区诉卡特（1993），510 U. S. 7，114 S. Ct. 361，美国高级法院

法院认为如果学校对学生的教育安置不合适，而家长的安置更为合适，那么学校领导层有责任将私人教育费用归还给家长。议会描述了家长接受偿还时必须做的事情。

注：这些案例总结源于 Alexander 和 Alexander（2005）《美国公立学校法》第六版。该法将影响教育者包括学校咨询师的案例进行了整理和讨论。此外，美国学校咨询师协会出版了《学校咨询原则：伦理和法律》（Stone，2005），通过案例说明影响学校咨询工作的法律法规。

学生档案

学校咨询师要定期管理学生档案。虽然保管学生档案并不是对咨询师时间的有效利用，也不符合美国学校咨询师协会的国家模型，但学校咨询师还是要根据州和联邦的规定做这项工作，向老师和家长解释档案的内容。对学生档案的保管和保密工作直接受到《家庭教育权利和隐私法》（*The Family Educational Rights and Privacy Act*，FERPA，1974）的影响。该法又称为《巴克利修正案》（Buckley Amendment），法案建立了处理学生档案的标准，包括家长和学生（满18周岁，或高中毕业后继续进入学校学习）有检查学校档案、质疑其准确度的权利。亚历山大和亚历山大（Alexander & Alexander，2005）在《美国公立学校法》（*American Public School Law*）第六版中提到了这个法案的历史，罗列了其中的基本条款。

与学生档案有关的法律问题是很复杂的，尤其在涉及未成年人的监管问题时。学校咨询师经常会遇到学生因为父母离婚而在学业、社交和情绪上有困扰的情况。这就需要联系父母，他们有解决问题的权利和抚养义务。根据《家庭教育权利和隐私法》的规定，教育机构必须对每个家长开放学生的档案，除非法院已经就离婚和监管问题做出判决，撤销了某位家长做教育决定的权利。在2002年泰勒诉佛蒙特州教育部的案例中，父亲拥有对孩子的监管权和教育权，因此，母亲就不能了解和质疑学生的档案。斯腾格（Stenger，1986）建议学校在向家长开放学生档案的问题上不用那么严格，但在对非家长开放档案时要严格要求。

学校咨询师还特别感兴趣的是《家庭教育权利和隐私法》也重视的个人档案，比如那些由学校咨询师保管的档案。亚历山大和亚历山大对此这样解释：

"由医生、心理学家或其他专家记录的或保管的"，且用于适龄学生的治疗记录应该不包括在联邦法律所规定的教育档案中，也不能随意给学生看。不属于教育档案的"个人笔记"也不能给家长看。个人笔记是指由个体如咨询师所做的记录，对今后的咨询起提醒作用。（Alexander & Alexander，2005，pp. 622-623）

据格洛索夫和帕特（Glosoff & Patt，2002）的说法，学校咨询师可以不向家长透露个人笔记，但在法院要求时，又需要向法院提供个人笔记，学校咨询师经常很难区分这两者的区别。目前，学校咨询师没有获得拒绝泄露内情权，他们拒绝出示咨询记录、个人笔记或拒绝作证并没有法律基础。不过，学校咨询师可以要求法院考虑他们咨询的保密性，并强调保密对咨询关系的重要性。1966年贾菲诉雷蒙德的高级法院案例

（Remley，Herlihy & Herlihy，1997）中就有这种情况，考虑了透露保密的信息对咨询关系的伤害。这与美国学校咨询师协会的伦理准则是一致的：如果透露保密信息可能伤害学生或咨询关系，学校咨询师可要求不透露信息。

学校咨询师对学生的咨询偶尔可能会超过常规的时间，不属于短期咨询。在这种情况下，保留记录可以帮助咨询师做咨询计划。由威德（Weed，1971）发展的SOAP笔记（主观、客观、评估、计划）提供了一个组织和记录从规划到评估服务的框架，第12章对此进行了详细讨论。不过，正如赫尔曼和休伊（Hermen & Huey，2003）所指出的，虽然SOAP笔记对学校咨询师有帮助，但在面对大量的学生时，咨询师还是要灵活运用它。

有特殊需求的学生

学校咨询师要熟悉联邦和州保护学生、家长、教师的权利和福利的法律。专栏10.13中列举了与有特殊需求学生工作时的术语和重要的法律，介绍了一些重要的法律案例，咨询师可以在学区背景下评估个人、伦理和专业责任时参考。

专栏 10.13   与有特殊需求学生工作时的关键术语和法律

《美国残疾人法案》（ADA，1990）。该法案禁止在工作场所、学校和公共场合歧视个体。学校必须合理安置残疾人群。该法案不限于接受联邦基金的组织。

《身心障碍儿童教育法案》（EAHCA，公法94—142，1975）。该法案确保残疾学生享受免费和合适的公立教育、特殊教育和相关服务、个人化的教育服务、正当程序步骤和限制最少的学习环境。

《家庭教育权利和隐私法》（FERPA，1974），也称为《巴克利修正案》。该法律适用于所有接受美国教育部联邦基金的学校和地区。是关于家长查看学生档案的权利、谁能获得档案、没有学生同意的情况下哪些记录可以透露、咨询师个人笔记的指南。

免费且适当的公共教育（Free and appropriate public education, FAPE）。在《残障教育法案》中，所有的残疾儿童有权利享受免费且适当的公共教育。免费且适当的公共教育指公费的特殊教育及相关服务，受公众监督，符合州的标准，与个体化教育计划（IEP）一致。

个体化教育计划（IEP）。反映学生的教育需求、教育目标和评估步骤的个体计划，帮助监督未成年学生接近自己的目标。

《残障教育法案》（IDEA）。1990年，《身心障碍儿童教育法案》（EAHCA，公法94—142）改名为《残障教育法案》（IDEA，公法101—476）。1997年，《残障教育法案》的修正案影响了法规（包括对学校咨询师的启示）的一些方面，包括资格、评估、规划、纪律、程序保障。《残障教育法案》非常具体地说明了提供免费、适当公共教育的步骤，仅适用于接受《残障教育法案》资助的教育机构。

最少限制环境（LRE）。目的在于尽可能让残疾学生和正常学生有同样的教育机会。只有在残疾

程度严重，即使采取辅助的手段和服务也无法令其在正常班级中获得满意的结果时，才让残疾学生离开正常的班级。

《康复法案》，1973。该法案认为不应该因为残疾而排斥残疾人员、否认他们的利益，或歧视他们。适用于接受联邦经济资助的项目或活动。

《康复法案》第 504 部分。第 504 部分主要帮助残疾学生寻求平等的教育机会，适用于所有的公共教育机构。学生必须有影响主要生活功能（比如看、走、听、学习）的生理或心理损伤记录，并且现在确实存在这种损伤。

504 计划。对符合第 504 部分条件的学生的膳食安置服务。虽然该计划和个体化教育计划类似，但不像《残障教育法案》那样限定了适用的范围。

来源：Alexander & Alexander (2005)。

学校咨询师有责任积极为学生提供指导和咨询服务，包括那些有特殊需求的学生。美国学校咨询师协会的立场是：

> 学校咨询师通过咨询服务鼓励和支持所有学生在学业、社交/情绪、职业上的发展。他们有责任帮助所有学生认识到自己的潜力，无论学生是否有认知、情绪、医学、行为、生理或社交上的障碍。(ASCA，2004d)

有些咨询师可能只为特殊学生和家长提供咨询服务，但有些还会参与鉴定、安置和继续教育的服务。有些咨询师发现，过多参与这些活动，反而不能很好满足其他学生的需求。咨询师对学生、学校和社区均有责任，他们要实施全面的学校咨询服务，考虑所有学生的需求。思考下面美国学校咨询师协会的伦理标准：

> 学校咨询师描述他们的角色，提升能力来满足学生的需求。咨询师要将可能限制或削弱服务有效性的情况告知相应的官员。(D.1.d)

此外，美国学校咨询师协会明确指出，学校咨询师的职责不仅仅是提供信息、配合管理工作、实施《残障教育法案》、个体化教育计划或 504 计划。然而，对于有学习或行为障碍的学生，咨询师可能要参与这些活动 (Remley, Hermann & Huey, 2003)，可能会进行特殊教育的评估。还需指出的是，虽然学校咨询师不是对特殊学生教育进行正式心理评估的专家，但是他们很可能是学校中直接参与这一过程的人员之一。咨询师的参与因州和学校而异，但可能包括下述的一个或更多：（1）协助开展小组会议，讨论学生的学习或行为问题，并计划恰当的干预；（2）根据学生的需求提供个体或团体咨询；（3）向家长解释评估过程以及家长和学生各自的权利；（4）解释评估结果，帮助家长理解孩子的障碍；（5）参与帮助学生改善课堂表现的计划开发和膳食安排；（6）为有特殊需求的学生和家长提供其他帮助。鉴于咨询师在这一过程中所起的作用，咨询师要非常熟悉相应的法律法规和政策，才能指导教育项目，保护学生和家长的权利。专栏 10.13 列举了指导学校咨询师及学校其他人员对有特殊需求的学生进行工作的法律法规。

塔弗-白令、斯帕格纳和沙利文建议学校咨询师在处理残疾学生的特殊需求、培养健康学生的共情能力或与特殊教育和普通教育教师合作时，可开展几类适宜的活动 (Tarver-Behring, Spagna & Sullivan, 1998)。建议的核心在于社会适应和同伴接纳，这可以帮助学校咨询师聚焦于所有学生的需求和促进融入班级的信息和资源。

越来越多的学生被诊断为注意力缺陷多动障碍，即多动症 (Attention Deficit Hyperactivity Disorder, ADHD, 美国精神病学会，2000)。多动症并不在《残障教育法案》的障碍列表中，但可能属于《残障教育法案》中的其他健康问题 (Other Health Impaired, OHI)、特定学习障碍 (Specific Learning Disability, SLD)、情绪障碍 (Emotional Handicap, EH)。患多动症的学生虽然不符合《残障教育法案》中对接受特殊服务的规定，但如果这一障碍确实妨碍了学生的生活和学习功能，则符合第 504 部分的安置计划。前面已经提过，美国学校咨询师协会明确指出并不鼓励仅仅由学校咨询师来发展和实施 504 计划。但他们可以在 504 计划中扮演一个很重要的角色来支持学生（Sink，2005）。《美国残障法案》也要求对残疾学生进行合理的安置，包括学校咨询师的支持。对那些患多动症的学生的支持尤为重要。因为其他障碍更容易诊断、被接受，但一般教师对患多动症的学生更难以接受、安置。原因

可能在于对部分患多动症的学生诊断有误，还有这类学生的行为模式不一致。美国学校咨询师协会提供了一个立场说明，要支持患多动症学生的权利，要求学校咨询师促进每位学生的持续发展。除了立场说明外，美国学校咨询师协会认为，咨询师、家长、教师、同伴以及其他专家对待患多动症学生的态度与教育成功之间的相关比其他因素更高。厄克在《注意缺陷多动障碍：咨询师、法律和应用》（Attention Deficit Disorder：Counselors，Law，and Implications for Practice）一书中介绍了多动症的背景、法案法规和法律问题。

伦理与性行为

学校咨询师作为教育系统的一部分，有责任确保学生在学校中处于安全的环境。这包括不受骚扰和性剥削。考虑以下内容：

- 学生受到的其他学生的性骚扰。
- 学生受到的学校员工的性骚扰。
- 同性恋或双性恋学生受到的骚扰。
- 学生和学校员工的不恰当性行为。

所有这些案例为学校咨询师影响学生幸福感提供了机会。学校咨询师可以针对各个年级开展发展性的指导课程，教授应对骚扰的知识技能。比如在幼儿园，学校咨询师可以通过活动让学生了解什么是私人空间，通过讲故事、玩木偶的方式，培养学生的共情能力，了解什么可能是性骚扰。可以示范适合发展阶段的语言，来应对这些困难、敏感的场景。咨询师可以针对各个年级开展课程，帮助学生建立安全的氛围，讨论与性骚扰有关的话题。

咨询师需要越来越注意同性恋学生不被骚扰且不会因为性取向受到歧视的问题。麦克法兰和迪普伊就保护同性恋学生免受骚扰的法律和伦理问题进行了讨论（McFarland & Dupuis，2001），

并提供了一些咨询师可参考的资源，因为咨询师是确保学校安全的领导层成员之一。这些资源包括《为同性恋青少年创建安全的校园环境：打破学校和家庭的沉默》（Massachusetts Governor's Commission on Gay and Lesbian Youth，1993）《同性恋恐惧症 101：防止恐同症的培训》（Gay，Lesbian，Straight Education Network，1998）《同性恋/异性恋同盟：学生指南》（Blumenfeld & Lindop，1995）。支持每个学生是学校咨询师的核心任务。美国学校咨询师协会持以下态度：

> 专业的学校咨询师有责任促进每个学生的发展，减少因误传、虚构、忽视、敌意、性取向歧视而导致的障碍。咨询师工作的目的是促进人类发展，在使用综合语言和积极示范时要具有敏感性。美国学校咨询师协会主张人人机会平等，尊重每个个体，不受性取向的影响。（ASCA，2000）

咨询师还应该为学生和学校员工提供培训和信息，使他们免受他人的性骚扰。现在未成年人受学校员工骚扰的案例越来越多，因此这点尤为重要。

灵性和学校咨询

之前，我们从发展的角度介绍了灵性及其在学校咨询中的作用。然而，有些人不同意这种发展的观点（Blake，1996）。持观点一的咨询师可能会关注这种阻抗，并考虑责任问题。而持观点

三的咨询师则会从整体的视角来看待这个问题，认为灵性会影响情绪状态，应该进一步探索，而不需要回避。正如之前一直所说的，持观点三的咨询师在做决策时还会考虑专业、伦理和组织的因素。灵性这一因素也不例外。

之前对灵性的讨论比较概括，现在我们讨论一些在法律和伦理上有挑战性的具体话题，比如祈祷、冥想、想象。我们也考察一下 1984 年的《平等机会法》，看看其如何指导咨询师平衡个人和专业的灵性问题。

祈祷、冥想和想象

考虑下述场景中的学校咨询师：

- 一名高中生在咨询师在场的情况下为一个重要决定祈祷，咨询师在旁边默默支持。
- 教授学生如何使用放松和呼吸技巧，令注意力重新聚焦于自身的能量。
- 指导学生进行想象练习，探索一个问题的其他解决方案。
- 教授学生如何使用心理训练达成目标、取得成功。
- 讲述一个故事，说的是一个精灵给了一个动物第二次机会，让它做一个更好的决定。

在上述每个场景中，学校咨询师都在使用或者介绍一些技巧和策略，促进学生在学业、社交、情绪上的进步。有些人可能会认为学校咨询师所使用的一些练习引发了想象，指向一个想法，包含虚构的人物，或者讨论祈祷、宗教，不太合适。持观点三的咨询师会认识到有必要知晓这些人的看法，但是他们不会仅仅因为要避免伦理或法律的挑战就提防此类活动。观点三鼓励咨询师去理解学校、社区的核心价值观和宗教的背景，在做决策时心中抱有更广泛的文化观和信念。如果咨询师对多元文化敏感，清楚学校咨询服务的目的，使用能反映服务目的的语言，就可以经常避免伦理和法律上的挑战。我们再来回顾一下这些场景。

咨询师可能被一个学生要求一起祈祷来做一个决定或者获得精神支持。这个案例中要考虑许多因素，比如理解祈祷在这名学生生活中的重要性、社区的价值观、学校或地区的政策、个人的宗教信仰。在一所私立的天主教中学，学生每天都会参加弥撒、祈祷，那么作为天主教徒的咨询师很可能会毫不犹豫地和这位学生一起祈祷。而在公立高中，对祈祷有清楚的政策，有各种宗教信仰，这里的咨询师很可能做出不一样的决定。不过，持观点三的咨询师，即使是在公立学校，也会意识到需要理解祈祷对学生的重要性，在学生祈祷时在旁边默默支持他/她。

学校咨询师可能会教授学生如何使用放松和呼吸技巧来重聚焦他们的能量、减少焦虑，或控制他们的愤怒。有些人认为这是冥想的一种。咨询师可以清楚地描述这些活动，强调这些策略是为了让学生能够自我控制，因为"谁在控制"这一问题通常是反对的根源，尤其是放松和呼吸练习总是伴随着想象。语言可以澄清练习的意图。想象或指导性想象对不同的人有着不同的内涵，因此，咨询师可能转而提出其他解决方案，使用心理训练来提高学生的社交能力和学业成就，描绘成功的结果。具体的语言可以令练习的意图更为清晰。

在说到那个精灵的故事（精灵给了一个动物第二次机会，让它做更好的决定）时，咨询师要注意让学生自己决定精灵对他/她意味着什么。想到有机会重新开始生活，做不同的选择是令人倍感有力的。采用动物的角色可以聚焦于信息本身，这很明显是精神性的，不单独属于任何种族或宗教团体。但是，有些地区出于社区的考虑，认为咨询师要避免使用神秘或虚幻的人物、想法。如之前所说的，让学生探索有关灵性的概念需要咨询师对自身的理解、对学校的信念和当地政策的敏感。

《平等机会法》和学校咨询师

1984 年的《平等机会法》的目的是保证学校的宗教、政治、哲学团体均有同等机会接触学生，如果公立中学不允许学生有这样的机会，则收回联邦政府的经济资助。布里斯（Bullis, 2001）认为，该法律及随后的法院裁决对学校咨询师有重要的意义，因为考虑到了咨询师与学生探讨宗教和灵性问题的方式。他主张咨询师应该更深入看待学校中的宗教团体，以及那些想要组成团体的人。询问团体的角色、目的以及成员很重要，有助于咨询师为学生说话，与管理层协商。在遇到宗教和灵性问题时，咨询师可以通过促进学生参与和组织讨论来回应学生的需求。

平衡个人和专业灵性问题指南

朗伯格和鲍恩（Longborg & Bowen，2004）提供了一些指南，帮助咨询师平衡与宗教和灵性

问题有关的个人和专业生活：（1）预测可能遇到的伦理挑战；（2）为回答多元文化问题做好准备；（3）熟悉重要的团体规范和价值观；（4）了解自己和社区的世界观，包括宗教；（5）提倡多元文化的胜任力。咨询师最终的挑战在于更明确地帮助学生为文化的多样性（包括宗教、社区）做准备。（注：鼓励读者参考 2004 年 6 月的 PSC 特刊《灵性》，进一步讨论学校咨询服务中精神发展的应用和整合。）

 ## 学校咨询中伦理专业决策的案例

专栏 10.14 描述并讨论了学校咨询中的一个   两难问题。

专栏 10.14   一个实际未发生的性虐待案例

贾丝明·萨默斯是奥林匹亚公园高中的咨询师，已经工作两年了。这天早些时候，她会见了一名 17 岁的男孩弗朗西斯科，上周她已经为他咨询过一次。两周前，弗朗西斯科告诉他的田径教练，他受到了性虐待，教练很快告诉了儿童保护机构，并将弗朗西斯科转介到萨默斯女士这里做咨询。在第二次咨询快结束的时候，弗朗西斯科怯生生地说这件事实际上是他编的，他母亲的男朋友凯撒并没有对他进行性虐待。他只是希望他母亲可以和凯撒分手，因为凯撒喝醉酒就会骂他。作为一名专业的学校咨询师，萨默斯女士遇到了哪些专业、伦理和法律问题呢？她应该怎么做？接下来用伦理和专业实践决策策略对此案例进行分析。

步骤 1：界定问题

萨默斯女士面临一个保密的伦理问题。有关机构接到了凯撒对他人施以性虐待的报告，他的利益受损，她需要决定对弗朗西斯科所说的要保密到何种程度。

步骤 2：辨识受决策影响的参与者

弗朗西斯科、他的母亲、凯撒、学校咨询师、学校。

步骤 3：辨识对参与者来说可能受取的行动以及潜在的利益和风险

选择 1：萨默斯女士决定为弗朗西斯科保密，不告诉任何人他说谎了，让弗朗西斯科自己决定

接下来该怎么做。

利：保证了来访者的自主权、信任。萨默斯女士可以跟弗朗西斯科进行更多的讨论，了解他说谎的动机，进一步弄清楚事实。

弊：萨默斯女士可能违反了学校的政策，可能会失业。凯撒可能会无辜地受到法律的制裁。弗朗西斯科的母亲可能因为没有根据的理由与凯撒分手。

选择 2：萨默斯女士告诉弗朗西斯科，她有必要打破保密原则，让有关人员了解性虐待并非事实，即使弗朗西斯科会觉得不舒服。

利：如果弗朗西斯科说的是事实，凯撒就不会被指控性虐待。这个家庭可以开始一起处理他们的问题。

弊：因为失去了自主权，对咨询师失去了信

任，弗朗西斯科可能会中止咨询，或者拒绝透露其他个人信息。他可能会改变说法，说自己第一次说的是真的。他还可能受到他母亲或凯撒的惩罚。虽然萨默斯女士首要考虑的是弗朗西斯科，但如果其他学生知道她泄露了弗朗西斯科的信息，他们可能也不会找她咨询了，即使咨询可能对他们有帮助。萨默斯女士可能没有足够的时间和弗朗西斯科讨论、了解真相。

选择 3：萨默斯女士会将情况告诉儿童服务机构的调查员，即使弗朗西斯科不舒服。

利：如果弗朗西斯科说的是事实，凯撒就不会被指控性虐待。他母亲就不会因为这个原因离开他。

弊：因为失去了自主权，对咨询师失去了信任，弗朗西斯科可能会中止咨询，或者拒绝透露其他的个人信息。他可能会改变说法，说自己第一次说的是真的。萨默斯女士可能没有足够的时间和弗朗西斯科讨论、了解真相。可能会给调查员错误的信息。

选择 4：萨默斯女士鼓励弗朗西斯科自己说出来，在未经他同意之前，不会透露信息。

利：保证了来访者的自主权和信任。弗朗西斯科为自己的行为负责。萨默斯女士可以跟弗朗西斯科做更多的讨论，进一步弄清楚他这么做的动机，了解真相。如果弗朗西斯科能与他的母亲、凯撒讨论真正的问题，他们可能可以一起应对问题。而凯撒也不会被指控性虐待。

弊：弗朗西斯科可能因为想到告诉他人的后果而中止咨询。他的母亲或凯撒可能会惩罚他。

步骤 4：基于对各种因素的考虑评估各行动方案的利益和风险

个人发展维度。 萨默斯女士处于咨询师发展的第三阶段，在观点二和观点三之间。她能意识到自己对保密、虐待、未成年人权益的观点。没有结论性的证据表明弗朗西斯科遭受了虐待，处于危险中。同时，他还处于母亲的监护中，萨默斯女士不能剥夺她作为家长的权利和义务。选择 2 和选择 3 不太可能，因为这并没有促进来访者的自主权和成长，也没有增进咨询关系和两者的信任。

关系—多元文化维度。 虽然他们只进行了两次会面，但已经建立了基本的信任，因此弗朗西

斯科愿意将编造故事的事情告诉咨询师，而没有告诉他的教练。这反映了弗朗西斯科对咨询师的信任，并认为她可以帮助他解决这个困难。弗朗西斯科来自古巴裔美国籍的蓝领家庭，是第三代。而咨询师是牙买加裔美国籍家庭的第二代。因此，他们俩来自不同的种族、文化，性别也不同。尽管如此，萨默斯女士了解在弗朗西斯科的文化中，人们是怎么处理问题的，他们对保密的观点是什么。她会保持敏感和客观，愿意倾听，关注他的感受。由此，选择 2 和 3 并不能提高这种敏感性和客观性。

组织维度。 在奥林匹亚花园高中，萨默斯女士有着强大的支持系统，她和同事的关系良好、开放。地区政策主张将学生的福利视为第一位，而奥林匹亚花园高中也一如既往地贯彻这一政策，尤其是在咨询师所在的教导处，咨询师为自己了解和遵守 ACSA 的学校咨询师伦理准则而感到骄傲。据此，选择 1 或选择 4 可能是最好的方案。

专业维度。 回顾专业书籍，萨默斯女士发现保密的程度与学生的成熟度和最佳利益有关。因此，她觉得需要考虑弗朗西斯科的年龄。如果他更年幼一些，他决定是否要向母亲透露信息的权利会小很多。如果她马上向其他人透露了信息，说明她可能没有意识到弗朗西斯科的年龄和成熟度。专业书籍也指出咨询师的首要责任是对来访者的，而不是他的家长。然而，书上也指出咨询师不能完全置家长的权利和利益不顾。据此，选择 2 和 3 依然是有问题的。萨默斯女士认识到在她决定打破保密原则、透露这些敏感内容前，她必须与弗朗西斯科进一步讨论，尊重他的年龄和成熟度，搞清楚事实的真相。

伦理维度。 伦理价值观是首先被考虑的。萨默斯认为尊重来访者的自主权是非常关键的，因为专业书籍上指出 17 岁的青少年已经足够成熟，可以自主行动了。因此，选择 1 非常重视弗朗西斯科决定哪些信息可以透露的权利。而关于忠诚原则，咨询师对来访者保持忠诚，遵守对他的承诺。无伤害原则指出咨询师有责任确保事情真相不被歪曲。如此看来，选择 2 和 3 似乎是站不住脚的。同时，善行原则认为，萨默斯应该思考哪个方案能真正地最好地帮到整个家庭。在这种情况下，透露信息可能是最好的选择。如果弗朗西

斯科可以自己说出来，咨询师就不会违背对他或他家庭的诺言。美国学校咨询师协会的伦理准则指出，咨询师的首要责任是为学生着想，要尊重他。它又指出咨询师应该保密，除非被要求透露信息是为了避免学生或他人发生危险。准则还指出，如果咨询师有疑问，应该向其他专业人员咨询。透露信息可能会让凯撒免受虐待儿童的指控。但咨询师应该保护在咨询中收集的信息，这也符合联邦和州法律、书面的政策和伦理准则。只有在学生同意的情况下，信息才能被披露。于是，选择 4 可能更为理想。

咨询师承认保密的首要责任是对学生的，但是她也理解家长有合法的、固有的权利。美国学校咨询师协会准则（A.2 和 B.1）提出了透露未成年人信息、知情同意、家长行使权利和完成责任的具体条件及限制。在第一次咨询的时候，萨默斯已经向弗朗西斯科解释了知情同意的含义，以及保密的例外情况。这为他们一起工作奠定了基础。她也考虑了家长的利益、学校的法律责任、保护多方的伦理职责。选择 1 和选择 4 都符合这些。

步骤 5：与同事和专家协商

萨默斯在专业和伦理上都有与同事协商的责任。美国学校咨询师协会建议学校咨询师向学校管理层，如校长，说明哪种情况可能属于学校的法律职责。她首先和校长进行了会谈，校长同意她对情况的评估。他表明她目前没有必要向地区进行法律咨询。除了和校长谈话，她还向学校的其他两位咨询师进行了咨询。

步骤 6：决定实施最可行的备选方案，记录决策过程

在反思后，她对自己的决定比较有信心。她回顾了案例，参阅了相关文献和政策，与同事进行协商。她思考了弗朗西斯科的成熟度是否能够让他讨论和理解虐待和撒谎的概念、推翻原先说

法的利弊，以及他在知情同意阶段的参与度。萨默斯认为她在法律和伦理上都有责任鼓励透露信息，不然会对凯撒造成伤害。美国咨询协会和美国学校咨询师协会准则表明咨询师应该报告虐待的情况，但并没有说明由谁来报告实际没受虐待的情况。弗朗西斯科并没有表明他不愿意将撒谎的事情告诉父母和社工，是咨询师建议他透露这个情况。如果弗朗西斯科自己说出来了，那么他会体会到自主、自我承担、自我决定的价值，从咨询中获益。他对咨询师的信心、与其的咨询关系不会被破坏。咨询师回顾了州法律、美国学校咨询师协会、美国咨询协会和学校委员会的政策，也咨询了一名同事。她思考了会因为她的决定受到影响的人员。在探索了情境、专业和伦理维度，进行协商之后，她选择了第四个方案，方案 1 作为第二选择。幸运的是，进一步的讨论发现，弗朗西斯科实际上希望咨询师可以鼓励他将真相告诉母亲和凯撒。很明显，这次对话证实了萨默斯在专业和伦理上的分析。

步骤 7：实施、评估、记录已做出的决策

让弗朗西斯科为透露信息做好心理准备是很关键的。为了保持咨询师—来访者关系的完整性，避免对弗朗西斯科或咨询关系造成不良的后果，萨默斯和弗朗西斯科一起讨论了透露信息的过程，确保他理解并得到他的同意。进一步的讨论让他透露信息更为容易。弗朗西斯科和咨询师都同意让弗朗西斯科在咨询师在场时给儿童保护服务机构的社工打电话。第二天，萨默斯会再安排一次会谈，让弗朗西斯科、他的母亲和凯撒进行面对面的交流。弗朗西斯科练习了他要对社工、母亲和凯撒说的话。萨默斯和他讨论了一些问题：他们可能的反应和后果，他们做完咨询的承诺，可能会将家庭转介去做家庭治疗。萨默斯让弗朗西斯科保证在第二天会面前不跟父母透露。她在她的案例笔记上记录了这个过程。

 ## 要点

1. 美国学校咨询师协会制定了学校咨询师的

伦理准则，包含提出学校咨询师的专业伦理和实

务工作的一系列职位说明。

2. 学校咨询服务的国家标准和美国学校咨询师协会国家模型：学校咨询服务框架的建立塑造了学校咨询的伦理情境。

3. 现今学校咨询师所面临的最基本的伦理问题之一是基于国家标准和模型，积极提倡并实施全方位的、发展性的学校咨询服务。

4. 教育团体如今的趋势是提高学生的学业表现，这就强调咨询师的干预和学校指导服务要与学校的使命紧密联结。

5. 学校或地区的核心伦理价值观是组织情境的一部分，会影响学校咨询师的伦理和专业行为。

6. 伦理审核能够确定学校或地区的组织伦理观。

7. 保密问题是对学校咨询师而言尤为复杂的问题。因为他们既要考虑对未成年学生的伦理职责，又要考虑家长的合法权利，以及教师了解影响学生学习因素的需求。需要平衡这三者。

8. 保密问题对学校咨询师提供所有的服务都有借鉴意义，包括个体咨询、团体咨询、协商和团体辅导。

9. 《家庭教育权利和隐私法》，即《巴克利修正案》建立了学校处理学生记录的标准，要求有特定的语言描述记录，比如咨询师的记录。

10. 持观点二或观点三的咨询师重视知情同意的本质，而不仅仅视其为免责的文件，认为这对建立咨询关系、改善来访者的福祉、提高咨询效果很重要。

11. 虽然界限侵犯明显不符合伦理，而且可能有法律问题，但如果咨询师是出于关怀学生、家长或教师的伦理原则而做出界限跨越行为，则可以增进咨询关系，提高咨询效果。

12. 胜任力包括以下方面：（1）合格的研究生培训，恰当的认证；（2）在工作领域中维持和提高胜任力；（3）采取步骤进行专业和个人关怀，以管理工作压力。

13. 有许多核心的法律案例是关于法定报告、警告职责、课程、家长权利、保密，以及有特殊需求的学生的。

14. 持观点二或观点三的学校咨询师所做的伦理决定反映了专业、组织和个人的背景，强调关怀的伦理原则，使涉及的人员利益最大化，并留意伦理和法律的准则。

15. 七步伦理决策过程有助于学校咨询师的日常咨询实践工作。

 ## 总结

从观点一来看，学校咨询的伦理工作似乎简单明了，因为这与专业伦理观和法律直接相关，涉及州及联邦基金、避免法律诉讼、取悦上级。不过，本章选取了一些话题和案例来说明在核心领域的伦理决策，目的在于让咨询师转而采用观点三来做决定。观点三中，咨询师在做伦理决策时，要考虑所有的情境因素，理解个人和专业发展的含义。伦理决策不是孤立的，也不应该是孤立的。观点三中，伦理决策蕴涵于我们的专业工作中，反映了工作中的伦理和法律标准，是我们的一部分。根据美国学校咨询师协会的国家模型，提倡和实施全方位的学校咨询服务是基本的伦理职责。

 ## 复习问题

1. 在什么情况下，界限跨越在学校咨询中是有用或有益的？

2. 如果一个学生威胁说，如果你将她之前所说的内容告诉她母亲，她就不来咨询了，你会怎么做？

3. 你对针对未成年人的"同意咨询"协议有何看法？

4. 当你听到什么信息时，你会考虑打破保密原则，告诉学生的家长？

5. 你认为要保持学校咨询师的胜任力，什么是有必要的？你觉得理解目前青少年的文化是否应该作为胜任力的要求？

第 11 章

心理健康咨询

"世界在变。"这是改编自托尔金（J. R. R. Tolkien）的同名小说、由彼得·杰克逊（Peter Jackson）执导的史诗级电影《指环王》（*Lord of the Rings*）中的第一句台词，描述了故事中那个时代的不确定性。但是，那个世界和我们面对的这个世界并没有不同，尤其在心理健康咨询的伦理实践方面。越来越多的官司，越来越少的报酬，对管理式医疗的过分管制，不同群体间跨"地盘"的争论，缺乏主管部门（如医疗保险、公共医疗补助）的专业认可，这些都在慢慢侵蚀着许多咨询师对这份职业的好感。自从 20 世纪脱胎于教育和指导运动以来，心理健康咨询就一直面临着时代的需求和挑战。这些挑战和需求过去通常来源于来访者，但是近 20～25 年来，挑战从本质上变得职业化了，包括管理式医疗的崛起、消费者运动以及该领域的职业化（包括执照问题）。随着这些挑战的出现，所有咨询师都要面临的一个问题是，怎么才能在保持该职业发展的同时，又不失去其核心的认同。例如，消费者运动是十分重要

的，它帮助咨询师转换思考的角度：从咨询师能对来访者或为来访者做些什么，转换到咨询师能和来访者一起做什么。这个运动促使咨询师们从个人的、组织的、关系的和多元文化的视角来看待他们的行为。"专家级治疗师"之所以能进行卓有成效的咨询（本书之前章节曾提到），原因就在于他们找到了一种方法，在曾让很多从业者无所适从的两种观点之间建立起联系，然后超越了这两种二分观点，从而使咨询师和消费者共同受益。管理式医疗和专业化也是一样，对这些挑战的抗争促使咨询师重新审视他们的行为，以及他们在这些行为中表现出的独特性。伦理并非孤立于该领域内的震荡转变。事实上，伦理对实践的影响和实践对伦理的影响是一个动态的过程，常常在变化。瓦尔登、赫利西和艾什顿曾在讨论咨询伦理时这样说道：

> 作为咨询师的老师和督导师，我们需要对我们身边的世界做出反应，要对不同的文化和变化的行为保持敏感。当我们实践于其

中的这个世界在改变时，指导的标准也必须变化。（Walden, Herlihy & Ashton, 2003, p. 109; italics added）

真的，没有哪个霍比特人会说得比这更好了！

而在本章中，使用整合—情境（integrative-contextual）的方法来研究心理健康咨询，将会强调咨询师在当今世界所面临的各种变化和挑战。

 ## 学习目标

阅读完本章后，你应该能够：

1. 使用重视良好实践和确保来访者福祉的整合—情境的方式，来界定合乎伦理的心理健康咨询。

2. 将情境维度——从关系的维度到发展的维度再到组织的维度，包括多文化的维度——与心理健康咨询实践联系起来。

3. 描述心理健康咨询中的八个常见伦理问题，以及与之有关的具体伦理准则和标准。

4. 了解管理式医疗组织对心理健康咨询伦理实践的影响。

5. 解释心理健康咨询实践中的两个常见法律问题。

6. 将伦理决策模型应用于心理健康咨询的某个问题，注意那些关系的、多元文化的和其他组织的、个人的维度。

 ## 关键词

美国心理健康咨询师协会	管理式医疗组织	分类界限	受保护的健康信息
维度界限	能量	《健康保险携带及责任法案》	SOAP 记录表

 ## 心理健康咨询中的常规行为

似乎心理健康治疗实践中的各项日常任务并不是主要的伦理内容。但是，确实存在一些具体的伦理准则和法律条文，监管像做广告和测评这样的日常操作。比如，在美国心理健康咨询师协会的准则中，第七条原则就是涉及能力的，强调的是心理健康治疗师不能在其接受的训练和能力范围之外行事。第四条原则涉及的是测评和测验，强调所使用的任何材料都必须在治疗师的知识范围之内。具体来说，就是治疗师必须了解与测量及测量工具有效性有关的各种问题，并能以来访者所能理解的方式准确地解释结果。第十二条原则涉及私人开业，不仅加强了上述各项准则的约束力，同时还提供一些在服务收费、禁止收转介费以及其他开业因素（见专栏11.1）等方面的指导。美国心理健康咨询师协会的伦理准则专门将这些内容置放于私人开业的板块中，而美国咨询师协会中相似的准则是散布于整个伦理准则里的。

专栏 11.1	美国心理健康咨询师协会伦理准则原则 12：私人开业

A. 在得到法律许可或司法判决后，心理健康咨询师应该履行其职业职责，可以在私人环境中提供咨询服务。

B. 作为私人开业者，心理健康咨询师在宣传其服务时，要用一种专业的方式准确地将各项服务、专业知识、职业以及咨询技术告诉公众。预计要在组织中担任行政领导的心理健康咨询师，如果本人并没有积极参与私人咨询从业实务，则不允许将其名字写进广告里。心理健康咨询师需要为公众提供以下内容：相关领域的最高学历证明，资格证书或执照的类型和级别，所提供的服务类型或其他相关信息的描述。这些信息中不应该包括错误的、不准确的、让人误解的、片面的和断章取义的材料或论述。

C. 心理健康咨询师可以与其他的咨询师搭档/合作，也可以与其他的专业人士合作，只要这些心理健康咨询师清楚其独立的特长，且这种合作符合当地的法律法规。

D. 当出现以下情况时，心理健康咨询师有义务解除雇佣关系或咨询关系：雇佣会导致违反伦理准则；咨询师的精神状况或身体状况使实现有效的专业关系变得十分困难；由于咨询关系不再对来访者有效，来访者与咨询师解除关系。

E. 心理健康咨询师应当遵守和支持提供服务所在地的各项与私人开业有关的法规。

F. 心理健康咨询师不能利用其机构之便招募来访者参加私人咨询。如果咨询师在某机构里供职，而该机构的政策禁止其雇员私人开业，那么咨询师不得私下提供服务。

来源：AMHCA（2000）。

我们现在把注意力从心理健康咨询的伦理实践问题转向法律方面，这就涉及 1996 年颁布的《健康保险携带及责任法案》。这部联邦法律在 2005 年 4 月得到了全面实施，形成了一些大多数心理健康咨询师都必须熟知的义务，涉及的方面包括保密、知情同意和对来访者健康信息的处理。具体来说，任何人在处理受保护的健康信息（protected health information，PHI），并为付费问题而将之通过电子设备（包括传真机）传送给第三方（如保险公司）时，都必须遵守这部法规。那些只接待私人的、自费的来访者，并通过纸张和邮件来处理各项事务的咨询师可能不在《健康保险携带及责任法案》的涉及范围内。但是小心行事总是对的，因为即使是发一封包含有来访者基本信息的电子邮件，都可能被认为是一种电子传递，而这时便要求从业者遵守《健康保险携带及责任法案》了（Barstow，2003；Wedding，2004）。除了《健康保险携带及责任法案》的法定义务之外，还要注意一条重要而基本的人性原则，即人们保留其个人（身体的、思维的和精神的）信息的权利。这是一项所有的助人职业（无论是医疗健康还是精神健康）都一直在尽力坚持的权利，因为这个权利的核心是个人的基本尊严，以及对人们交付于职业的医疗者的那份"神圣的"信任的认可。如果从业者失去了对这份信任的敬畏，就会出现虐待或是纰漏，从而伤害那些信任我们照顾的人。

按照巴斯托（Barstow，2003）的观点，在《健康保险携带及责任法案》的条款范围内，一些有关隐私的规则对咨询师提出了若干要求。这些责任大多数是与合乎伦理的实践相一致的，包括：

■ 为来访者提供告知通知，内容包括对来访者健康信息的使用说明，以及来访者在其健康信息上的权利。

■ 指定负责隐私方面的人员（也可以是他们自己）。

■ 为将健康信息泄露于第三方负责。

■ 合理使用健康信息以保护这些信息。

巴斯托（Barstow，2003）提到，为了适应咨询师的实践环境，这些要求可以有所调整。因此，一位在医院背景下工作的咨询师，与另一位私人开业或是在某机构工作的咨询师，在遵守《健康保险携带及责任法案》规则的方式上可能有所不同。

《健康保险携带及责任法案》中有一条要求会影响到心理健康咨询师的日常工作：其对象是心理治疗记录的状态，而非来访者记录中的其他因素。相比于其他健康信息，《健康保险携带及责任法案》对心理治疗记录的使用有更加严格的要求，而且心理治疗记录一般都被排除在个人常规医疗记录之外。法规对心理治疗记录的定义如下：

> 心理治疗记录指的是由一位提供健康护理的心理健康从业者对个人或团体咨询、夫妇及家庭咨询中的谈话内容进行整理或分析，最后记载下来（以任何媒介）的记录。这份记录独立于个体的其他医疗记录。心理治疗记录不包括医药处方和监控、咨询会谈开始和结束的时间、所提供的治疗的方式和频率、临床测验的结果，以及任何有关以下几项的总结：诊断、机能状态、治疗方案、症状、预后和每日进程。（美国卫生与公众服务部，转引自 Barstow，2003）①

总的来说，《健康保险携带及责任法案》强调了来访者拥有检查、复制其受保护的健康信息，并在出现事实性错误的情况下对信息进行修正的权利。现在，为了付费问题而将心理治疗记录发给保险公司的行为被终结了。虽然在来访者的保密方面这是一个重大的进步，但是这也意味着，为了遵守法规，咨询师不得不把来访者的心理治疗记录与其他更基本的治疗信息分开。治疗师可以与他们的来访者分享其心理治疗记录，但是隐私法规没有这方面的强制性规定。事实上，如果阅读里面的内容会关系到来访者的福祉，那么咨询师也可以不让来访者接触到其心理治疗记录（Barstow，2003；Wedding，2004）。但是，能准确而敏感地理解来访者（即采用整合—情境的方法）的那些临床心理学家会小心地书写来访者的心理治疗记录，让来访者在与咨询师商谈时，能够接受这些记录（见专栏11.2）。

专栏11.2　　心理健康咨询师的记录

　　尽管《健康保险携带及责任法案》制定的那些规定赋予了咨询师很多的义务，其中一条规定却让咨询师能将心理治疗记录变得私人化，使之与其他记录分开，且不能将之发给任何外源（为了付费问题）。这一结果，为心理治疗会谈的实际内容（即在治疗会谈中所说的话）创造了更高的安全水平，或言保密水平。但是，咨询师其实并没有明确的伦理义务去准确记录在会谈中发生的事情。*让人奇怪的是，虽然公认的关怀标准（还有一些州立法律）明确指出，对每次治疗中发生的事情都应该有一份记录，但对如何做记录却没有明确定义。虽然存在着很多种不同的表格（用不同的首字母组合来标识：DAP，BIRP，等等），但是从本质上它传递的是相同信息。最常用的表格之一就是SOAP记录表。该表由威德（Weed，1971）开发，SOAP各自代表：

　　主观报告（subjective）：这部分包含的是在咨询中来访者给咨询师的信息。包括来访者所表述的事实、感觉以及作为来访者对会谈的总体感觉。

　　客观观察（objective）：这部分包含的是咨询师直接观察所得到的事实性信息。这些信息应当以可量化的行为词汇准确记录下来。对情绪、情感、外貌、精神状态的观察都应记录于此。

　　测评（assessment）：这是咨询师基于评估和治疗计划对来访者的临床印象，以及本记录的主观和客观部分。通常是写成多轴表格的样式，参照的是《精神障碍诊断与统计手册》（*Diagnostic and Statistical Manual of Mental Disorders*，即DSM Ⅳ-TR）的最新版本。

　　治疗计划（plan）：这一部分包含的是治疗计划和咨询师对来访者的预后。通常包括会谈中使用的干预，为继续下次会谈而给出的具体建议（即"家庭作业"），对附加干预的安排（例如，精神病的评估、团体治疗等），以及下次预约的日期。

　　下面是一个例子：

　　主观报告：来访者报告说，他的妻子因为他继续饮酒而离开了他。他很害怕她会像原来那样一去不回，那他就不得不独自康复。会谈讨论了其原生家庭，尤其是他父母的离异、他和他父亲的疏

---

①　这类记录通常被称为过程或过程记录。

远关系，以及这些对他自己的子女可能意味着什么。

客观观察：总体来说来访者是合作的，虽然在多数会谈中表现出明显的沮丧。不刮胡子，不甚整洁，而且闻起来好像最近一直在喝酒。有明显的抑郁情绪，一直沉浸在悲伤的情绪中（时不时哭一阵）。对时间/地点/人物/情境有定向能力。

测评：

轴Ⅰ：物质滥用（在最初的会谈里）。

轴Ⅱ：拖延（排除依赖性人格障碍）。

轴Ⅲ：高血压、糖尿病。

轴Ⅳ：伴侣关系问题。

轴Ⅴ：GAF＝50（去年最高是55）。

（如果继续发展）继续饮酒，有抑郁情绪，排除自杀倾向。

GARF＝55。

治疗计划：本周五已安排个人治疗会谈（4/25/05）。继续讨论有危害的行为模式。推荐每天至少去一次自愿戒酒协会。监视预后。可以与其他的专业人员提供的服务合作，并清楚记录治疗过程。

有学者认为："使用 SOAP 表格，咨询师可以通过主观报告和客观观察记录，明白无误地证明和支持自己做出修改现存治疗目标或是调整治疗方案的决定。"（Cameron & Turtle-song, 2002, p.287）

* 美国心理健康咨询师协会的伦理准则中有些文献论及来访者的"记录"，但是关于记录应该反映或包含什么东西，并没有具体的信息或指导。

在《健康保险携带及责任法案》的管制下，心理健康咨询师必须为来访者提供一份书面的隐私声明。这份声明描述了会怎样使用和泄露来访者的受保护的健康信息，以及来访者如何能接触到这些信息。法规还要求这份声明解释来访者一开始就需要签字的知情同意书的目的所在，并且清楚说明，如果来访者不同意透露这些信息，那么治疗师就可以拒绝治疗来访者。书面声明必须告知来访者，如果来访者希望，他们有权利对受保护的健康信息的某些使用和透露加以限制；要告诉来访者咨询师的法定职责以及咨询师关于受保护的健康信息的各种隐私实践；最后，隐私声明要告知来访者，如果其隐私确实被侵犯了，他们有权利向美国健康和公众服务部的秘书或是其他监管机构反映。

健康和公众服务部的民权办公室（Office for Civil Right，OCR）负责监督对《健康保险携带及责任法案》的各项规定的遵守情况，在其网站（http://www.hhs.gov/ocr/hipaa）上也有很多对咨询师有用的信息。此外，在这个网站上还有各种专门适用于《健康保险携带及责任法案》的表格（例如，知情同意书、隐私声明、授权书、政策和程序）的模板，可以下载下来并加以修改，以满足每位咨询师的具体需要。

在下一部分，我们会跳出心理健康咨询的表面问题，转而讨论本节中所提及的整合—情境方法中一些与心理健康咨询有关的核心因素。

 心理健康咨询中的情境问题

个人—发展

对心理健康咨询师来说，第 2 章里对这个题目有精彩的讨论。要在这里把这些信息再说一遍很可能适得其反。所以在此，作为该领域的从业者，我们就简单谈谈心理健康咨询师成长中一些独特的（和不那么独特的）因素。

除了婚姻和家庭治疗（想在美国婚姻与家庭治疗协会成为受认可的督导师有严格的程序）之外，心理健康咨询师也特别关注督导过程。具体来说，咨询师教育与督导协会为了了解督导过程而投入了可观的时间和精力，尤其是关于新手咨询师的成长。这种投入的结果，便是出现了斯托尔藤贝格、麦克尼尔和德尔沃思的职业发展四水平模型（见第 2 章），该模型被认为是评估咨询师整个职业生涯发展过程的一个非常有意义的起点[①]（Stoltenberg，McNeil & Delwroth，1998）。

整合—情境伦理中的个人—发展维度，不仅给人们提供了关于咨询师技能发展水平的洞察，也使之在情绪成熟度和良好判断能力方面有更深入的了解。这来源于一种根深蒂固的观念，即认为情绪上的直觉常常可以用来处理模糊的临床刺激结果（Peluso，2003）。这并不是简单地说咨询师有没有做好显示他们成熟度的个人"功课"的问题，而是如何能将这些常出现的问题、感觉、经验有机整合起来有益于来访者的问题。咨询师并不是要进行"心理手术"（即密集的心理治疗），咨询师完成了他的所有工作，病情就不再出现。使用整合—情境方法的咨询师，会让人真正地有创伤和复原的体验，并利用他们的知识、智慧或者是他们自己的人生感悟来让来访者受

益。他们认为来访者有权在抛开咨询师这个"负担"的情况下接受治疗，并使这种信念与他们的诚实和操守相称。他们了解他们的（积极的）影响力并使用这种影响力，既不会把它作为一种自我满足的需求，也不会因为害怕"将价值观强加于来访者"而拒绝使用影响力。这也包括伦理决策，以及利益冲突、权力、多重关系、保密性和界限跨越。

个人—发展维度在另一个领域有着重要的作用，这个领域就是咨询师职业倦怠的出现或预防。那些并不赞成整合—情境方法的咨询师们，也不会检查某一情境中的个人—发展方面或是职业方面。相反，他们寻求便利，且注重以缺乏卷入为特征的行为。矛盾的是，对这些咨询师来说，弃用个人—发展维度会使卷入变成必然，从而导致挫折、理想破灭，并最终导致全面的治疗停止（通常被称为倦怠）。另外一种情况则是咨询师过分扩展自己，"死干活，干死活"，以补偿个人实现的缺乏。这最终也会导致筋疲力尽、"同情心疲惫"或是倦怠。史考夫荷特和詹宁斯（Skovholt & Jennings，2004）报告说，这正好走到了"专家治疗师"的对立面，后者持续地寻求个人成长，同时通过寻求外在兴趣、学习和应用新技能、将情感投入到其治疗中等方式来"关怀"自己。不管在什么情况下，专家咨询师都能感受到个人—发展维度在整个职业行为上的影响。

关系—多元文化

大约 30 年前，多元文化问题开始成为职业咨询师和学者的关注焦点（Ibrahim & Arrendondo，1986；Sue，Arrendondo & McDavis，1992；Sue & Sue，1999）。同样，作为对这一运动的回应，专业组织开始在其伦理准则中反映出对多样性的尊重，规避歧视，并将文化能力视为心理健康咨询日常实践中的问题。事实上，美国心理健康咨询师协会的伦理准则具体而广泛地详述了在文化敏感性方面心理健康咨询师对来访者应尽的伦理义务（见专栏 11.3）。作为该运动影响力的结果之一，

多元文化咨询成为了一种咨询的元方法，可以影响已有的所有以单一文化为基础而建立起来的咨询方法。此外，咨询师们还开发了文化适应的具体模型，传授具有针对性的技巧，以加强心理健康咨询师的觉察和敏感性，并最终促进与文化背景不同于主流文化（传统西方文化）的来访者一起工作。但是，一些学者认为："几乎没有与文化有关或系统介绍如何将文化因素融入伦理决策过程的文献。"（Garcia，Cartwright，Winston & Burzuchowska，2003，p.269）

[①] 在第 14 章中会详细讨论与督导有关的各种问题，在此我们只是从被督导者的视角来看待它。

有很多人都尝试着将这个关系的，更具体说是多文化的维度引入伦理决策。科顿（Cottone, 2001）提出了一个伦理决策模型，该模型以社会建构为基础，包含了关系方面的因素，还融合了其他伦理决策模型，如跨文化整合模型（Transcultural Integrative Model, Garcia, 2003），以及本书详细论述的整合—情境模型。整合—情境模型吸取了加西亚及其同事的模型和科顿模型中的因素，并在它们的基础上加入了个人维度和组织维度。

整合—情境模型另外一个超越其他伦理决策模型的地方在于模型中的灵性部分。灵性（某种程度上，也可以说是信仰）一直是美国社会的核心支柱。从建立殖民地到美国成立，再到美国对 2001 年 9 月 11 日恐怖袭击的反应，一种终极意义上的信仰、灵性或称信念，在美国人的生命进程中发挥了未必明显却十分关键的作用。对成年人的普查发现，绝大多数人承认他们相信上帝或是更高的力量，大多数人报告说他们会定期参加一些有组织的宗教团体（犹太教会、基督教会、伊斯兰教会等）（Wolf & Stevens, 2001）。如果说灵性是日常生活的一部分，那么为什么历史上各种治疗团体会对宗教信仰和灵性如此敌对？根据沃尔夫和史蒂文斯的说法（Wolf & Stevens, 2001），心理治疗师在历史上之所以会拒绝宗教信仰和灵性，是因为"从一开始，心理学就打算把自己建成一个科学的学科"。而习惯上，宗教信仰和灵性并不算是研究意义上的科学概念。但是，这一点已经开始改变了，内科医生、人类学家和心理学家都开始研究灵性对一系列人类现象的影响（Genia, 2000）。在心理健康咨询中，科学上的宽容不只是强调来访者—咨询师关系上的个人经验，还包括对来访者灵性经验的更广泛的接受。

另一个妨碍咨询师持有宗教或灵性观点的因素，是认为宗教信仰是惩罚性的，或是限制了人的自由。这就与治疗的本质背道而驰了，因为理论上来说，治疗是要帮助来访者找到一种既非限制性也非惩罚性的新的自我表达方式。这就使治疗目标和宗教信仰目标迥然有异，因为在宗教中，为了维持自己的信徒资格，信徒们常常会有一些必须遵守的行为上的信条和准则。但是，在同性恋、婚姻、离婚等问题上，治疗理念可能会与来访者的宗教或灵性理念相冲突，从而将来访者和咨询师都置于困难的境地（Sperry & Giblin, 1996）。

那些不能或不愿用灵性的方式来回应来访者的心理健康咨询师们，可能会失去一条洞察其家庭背景的关键通路，同时也拒绝了一种有效的治愈方法（Sperry & Giblin, 1996）。事实上，如果一个咨询师以这种方式来看待宗教信仰，那么他可能不能接待那些会在治疗关系中恰当地表现反移情的来访者，他们很可能（而且最好是）采取观点二的方法。

组织伦理—团体价值观

第 4 章中提到，通常一个人的个人伦理、专业伦理和组织伦理是有所冲突的。在此简单回顾一下。个人伦理是一个人关于如何度过其一生的信念和价值观的独特集合。咨询师的专业伦理是一个咨询师决定如何用一种合乎伦理的、专业的方式来进行咨询的方法。这一点，部分取决于个人伦理和职业伦理义务。组织伦理指的是那些影响整个系统决策的机构规范和组织特征。组织主要关注的是确保个体成员的行为和决定能实现组织对外公开宣称的那些功能。虽然让组织成员感到组织关心其需求的联结感或许很重要，但有时这只是组织的次要考虑。这意味着有些情况下，为了完成组织或机构的任务，成员必须以一种他们并不认同的方式来行事。使用整合—情境方法的咨询师必须在进入一个组织工作之前就搞清楚这种雇用的形势。丹尼尔斯（Daniels，2001）建议，当咨询师在某个特定机构工作时，他要心照不宣地接受组织的政策和程序。

与此同时，这不能成为组织在伦理规定范围外行事的借口。如果一个机构故意或无意违反了法律或侵犯了权利，使用整合—情境方法的咨询师要告知机构管理者这种侵犯的存在，并努力去改变这些政策和行为。如果咨询师要从他的视角来评定他所工作于其中的那个机构是否以一种合乎伦理的方式行事，以及个人伦理、职业伦理和组织伦理相互冲突的程度，那么第4章中的自我评估工具是一个很好的起始点。

如果这个机构对伦理和专业上的考虑不敏感，那么当咨询师按照组织的要求去做时，有时会陷入一种抛弃伦理义务的危险境地。有意思的是，美国心理健康咨询师协会的伦理准则（12.D）特别指出，如果咨询师在其雇用环境中发现有一些存在争议的行为，他们有义务解除雇用而不是违反伦理准则。因此，使用整合—情境方法的心理健康咨询师必须时刻对环境因素、组织结构的影响力以及咨询师从事咨询时身边的文化氛围保持敏感。

 ## 心理健康咨询师的核心伦理问题和伦理准则

如前所述，心理健康咨询师的两个主要的专业协会是美国咨询协会和美国心理健康咨询师协会。正如随着时间推移和社会文化秩序重建法律会发生变化一样，伦理准则也是不断改变着的工具，而这些最近又更新了一次。由于在本书的其他部分会谈到美国咨询协会的伦理准则，在下一部分我们只单独说美国心理健康咨询师协会伦理准则中的因素。乍看这两套伦理准则有相当程度的重复。美国咨询协会伦理准则有8个主要部分，而美国心理健康咨询师协会有15个。事实上，仅在标题上，美国心理健康咨询师协会准则就与美国咨询协会8个准则中的6个达成共识或有重合（见专栏11.4）。更深入的分析显示其余的部分有更多的重复。但是总的来说，美国咨询协会准则更强调研究和教学，而美国心理健康咨询师协会准则更注重实践问题和咨询，甚至涉及网络咨询的部分。具体来说，我们将讨论一下伦理准则中的一些核心伦理问题，如保密、知情同意、利益冲突和能力。

保密

保密一直被视为助人型专业和咨询关系的基石（Keith-Spiegel & Koocher，1985）。心理健康咨询师都一致认为，保密是所有助人职业和其他在专业关系范围内依赖于信息共享的职业所广泛持有的一种价值观。它是治疗过程的必要条件，因为它保护了心理健康咨询师的来访者在隐私上的合法权利。具体到咨询领域，伊萨克和斯通将保密定义为"在各方面都高度一致的来访者的合法权利，心理健康咨询师在做出保护来访者的判断时应尽的首要责任"（Issacs & Stone，2001，p.342）。西格尔将隐私定义为"来访者为自己选择在什么时间和什么场合，在何种程度上与他人分享或保留他们的信念、行为和观点的自由"（Siegel，1979，p.251）。隐私是一项由美国宪法第四修正案所保证的权利，其基本前提是所有人都有自由的权利和自我决定的权利。但是，这个问题并不仅仅是维护隐私那么简单，因为，尽管保密是一个相对直接的概念，但是在不能保密的例子中却可以发现保密中那些巧妙的元素。

专栏 11.4	美国咨询协会和美国心理健康咨询师协会 主要伦理准则的对比
美国咨询协会伦理准则	**美国心理健康咨询师协会伦理准则**
咨询关系	来访者的福祉
保密、拒绝泄露内情权和隐私	来访者权利
专业责任	保密
与其他专业人员的关系	测评技术的使用
评估、测验和解释	对研究活动的追求
教学、培训和督导	顾问
研究和发表	胜任力
解决伦理问题	专业关系
	与被督导者、学生和雇员的关系
	道德与法律标准
	专业责任
	私人执业
	公开声明
	网络在线咨询
	伦理问题的解决

来源：ACA（2005）和 AMHCA（2000）。

围绕这种现象的指导方针正在逐步发展，其目的是为了应对一直在变化着的社会习俗和职业职责中所固有的复杂性，尤其针对的是那些被咨询师操纵的信息——实施测评、诊断和治疗、咨询、研究、教学，或是为了获得酬劳而将信息递交给第三方。有两股力量对大多数咨询师的保密加以限制，它们分别是《健康保险携带及责任法案》（如上所述）和判例法（如下所述）。但是根据弗里曼（Freeman，2000）的说法，构成保密性基础的原则，是隐私问题和咨询师作为被来访者雇用的人而应尽的义务。此外，他还引用了沙（Shah，1970）在大约 40 年前所述的机构中的冲突——在解决隐私问题时咨询师应该代表机构的利益行事，而非代表来访者的利益。沙还指出，作为一名雇员，咨询师通常会面临对机构的义务

和对来访者的义务之间的冲突。沙接着说，在这种情况下，咨询师必须在建立职业关系之前便与预期的来访者澄清这些东西。因此，我们可以假定和期望的是，采取整合—情境方法的咨询师会在建立职业关系之前先确保知情同意。从持有观点三的咨询师的观点出发而写成的知情同意书，必须包含与机构有关的事务。

现行的美国心理健康咨询师协会伦理准则（2000）专门花了一整章来谈保密的问题。专栏 11.5 列举了该准则的节选部分，但最重要的东西是其中所反映的潜在原则。第一点是咨询师要保护来访者信息的义务，第二点则是"保密属于来访者"的观念（AMHCA，2000，3C）。这明确反映了对来访者隐私权利的重视，赋予了心理健康咨询师重大的义务，使他们不能轻视这件事。

专栏 11.5	美国心理健康咨询师协会伦理准则中关于保密的章节节选

原则 3　保密

心理健康咨询师的首要义务，就是要保护在咨询、教学或研究过程中获得的个人信息。只有得

到来访者的书面同意，或者在对来访者、他人或社会有明确而即将发生的危险的情况下，才能将个人信息透露给他人。而这种对咨询信息的透露只限于必要的、有关的和能作证的信息。

A. 在任何咨询关系的开始阶段，心理健康咨询师都要让他们的来访者明白他们的权利，这种权利与咨询关系的保密本质有关。他们要完全了解保密的限制或例外，以及特许保密通讯的存在。

C. 保密属于来访者。他们可以用书面方式允许心理健康咨询师将信息透露给他人。未经来访者同意的信息透露只能在最极端的情况下发生。对生命的保护，如自杀或要杀人的来访者的那些个案，则超越了保密性的要求。保护儿童、老人或无自我照顾能力的人免遭身体上的或性方面的虐待或忽视，则要求根据法律提供一份报告。心理健康咨询师要遵从所有州立和联邦法规，这些法规涉及对自杀、杀人、虐待儿童、对无能力的人的虐待、虐待老人的法定报告。要保护大众或另外一人远离某一致命的传染性情境，也要求咨询师报告在该情境下某人的故意传染意图。如果没有对信息披露有效的法庭命令，心理健康咨询师（或组织成员）不能被要求披露信息。心理健康咨询师要服从法庭要求披露信息的命令，但是他们要告知来访者收到了这个命令。传票不足以让咨询师透露信息。在这种情况下，咨询师要告知其来访者当前情况，若来访者拒绝披露，则要与来访者的律师和原告律师合作以保护来访者的隐私和他的合法权益。在以上所有保密例外的案例中，心理健康咨询师都只能透露那些被要求的行为所必需的那些信息。

H. 咨询报告和记录要在安全的条件下保管。当其因过了有效期而销毁时要做好备份。心理健康咨询师要确保其雇员、志愿者和助手都维护隐私和保密。

来源：AMHCA（2000）。

此外，隐私权不可避免地与拒绝泄露内情权联系在一起。拒绝泄露内情权的法律概念是指，除非某人同意，否则他有权在法律诉讼中不将其信息与他人分享。跟保密一样，拒绝泄露内情权也只属于来访者。西格尔将拒绝泄露内情权定义为"一个法律名词，指的是在法律程序中不透露机密信息的权利。拒绝泄露内情权是由法律所赋予的，在没有来访者的明确同意下拒绝泄露内情权能保护其对话不会出现在司法情境中，且根据法律依据，拒绝泄露内情权是属于来访者的"（Siegel，1979，p.251）。在美国心理健康咨询师协会的伦理准则中，这一点在原则3C和3H中都有所反映，这些原则指导心理健康咨询师在得到法院命令或传讯的情况下如何操作以及保护来访者记录中所包含的那些受保护的信息。

没有联邦法律直接涉及拒绝泄露内情权。但是，最近的法院判例（贾菲诉雷蒙德）支持广义上的咨询师—来访者拒绝泄露内情权的概念。结果一些州将拒绝泄露内情权扩展到了咨询师—来访者的关系上。然而关于拒绝泄露内情权的各种州立法律差别很大，需要咨询师调查其所工作的州的详细情况。在拒绝泄露内情权上比较统一的部分是明确规定从业者要取得执照、资格或注册成为咨询师。但是在某些州，拒绝泄露内情权被拓展到了一些履行心理健康从业者职责的人群中。专栏11.6呈现的就是一个与拒绝泄露内情权有关的案例。

专栏 11.6   **保密的案例**

詹尼斯是一位24岁的母亲，有两个学龄前的孩子，最近刚离开与她结婚数年、有虐待行为的丈夫。她来咨询，提到她的抑郁以及火爆的脾气。在治疗过程中，她改进了与孩子之间的互动，这种互动在治疗开始时是严重缺乏的。此外，她还在控制愤怒和表达对孩子的真实爱意方面有了长足进步。但是，在治疗状态测评时，她向咨询师表露说她曾经用皮带惩罚过孩子，给他们的身体留下了伤痕。此外，她还承认有过违法的药物使用，尽管这种行为在治疗关系开始的同时就停止了。孩子的祖父母（以及孩子的父亲）一直在申请对孩子的监护权，宣称詹尼斯是不称职的母亲，而且查看过其治疗记录。尽管詹尼斯在治疗中有很大进步，治疗师也相信詹尼斯是一个合格母亲，治疗师却很清楚文件中的信息具有潜在危害性，很可能会对其来访者不利。你如果是这位治疗师，那么这时会怎么做？

无论咨询师采用什么"视角"，一旦法官发出了法庭庭谕，咨询师就必须遵守。但如果传票是由对方律师发出的，则通常是另外一种情况了。但是对于采用整合—情境方法的咨询师来说，作为正在履行的知情同意书的一部分，他需要考虑诉讼的可能性，并提醒来访者在面对法院传票时保密原则的局限所在。在这种情况下，采用整合—情境方法的咨询师需要考虑如何根据自己的最佳判断和来访者的最佳利益而行事。咨询师可以采取的措施包括联系来访者并讨论记录中的具体内容。咨询师最好是和来访者的法律顾问紧密合作，来决定是否坚持基本拒绝泄露内情权（法庭可能承认，也可能不承认——请看以下的细节）或是让法官宣布传票无效。如果来访者希望咨询师代表她的利益作证，咨询师也必须评估这样做对来访者有利或有害，并据此行事。

保密性和观点三

对采用整合—情境方法的咨询师来说，所有与保密性和破坏保密性有关的问题核心所在是来访者的福祉。在实践中，咨询师不仅要知道保密原则的局限所在，还要如上面案例中那样将这些局限告知来访者，并尊重所有获得咨询服务者的隐私。更重要的是，采用整合—情境方法的咨询师是积极主动的，其前提假设是对保密问题的沟通能促进正性的咨询结果。此外，咨询师将信息提供给第三方时，提供的程度要既能满足法律要求和法庭传令，同时又能保护来访者的尊严。咨询师知道，保密性保护寻求咨询者的尊严，对这个问题保持适当的尊敬，才能维护咨询过程的完整性。

▌知情同意书

咨询师有很多方法，可以既尊重来访者的尊严，又保持咨询过程的完整性，让来访者填写知情同意书并将之保存下来是方法之一。知情同意书是伦理行为的核心问题（在观点三中有详细例证），因为它让来访者充分了解了咨询中的咨询动力和咨询师的性格特点之后做出抉择。这个澄清和沟通的过程为后续咨询创造了条件。治疗师是否充分了解来访者为什么寻求帮助？咨询师是否知道来访者对咨询的期待、希望和恐惧？来访者是否清楚其可以对治疗师的特殊方法提出质疑？来访者是否清楚咨询师大概会如何进行咨询？来访者是否知道使用某种方法来应对他的问题而可能出现的结果？（Pope & Vasquez, 1998）事实上，知情同意书必须描述足够的信息，以便来访者能预知咨询过程的性质、咨询材料、第三方的介入以及能提供服务的咨询师的能力。但

是，知情同意并不是发生在治疗中的单一事件（某些咨询师是这么想的），而是一个可以展开成一系列咨询过程和咨询决定的过程。

另外，知情同意也要处理治疗合约中"商业"的那部分。财务上的安排、失约、会谈长度、第三方付款，这些都要讨论和澄清。此外，咨询师也要让来访者参与治疗计划、目标设定，以及讨论他们在治疗过程中的进展。正如先前所讨论的，咨询师应告知来访者如何使用其咨询记录，以及他们在诊断和案例记录上的权利（Ford, 2001）。根据《健康保险携带及责任法案》，来访者有权要求修改其记录，尤其当他们对咨询师写在记录里的东西有异议时（如不准确的信息、错误引用、错误诊断等）。

伦理准则明确要求必须提供知情同意书，而且不只是在咨询师特定的咨询实践中需要，在咨

询师对测验材料的常规使用中和开列账单时也需要。专栏 11.7 呈现的就是一些相关的准则。此外，知情同意也和保密性有关。在美国心理健康咨询师协会准则中，原则 3A 提到，心理健康咨询师要让他们的来访者明白他们的权利，这种权利与咨询关系的保密本质有关。他们要完全了解保密的限制或例外，以及特许保密通讯的存在（AMHCA，2000）。事实上，心理健康咨询师必须获得来访者对测评、督导和研究的同意（并确保来访者完全知情）。

专栏 11.7   美国心理健康咨询师协会伦理准则中有关知情同意书的部分

原则 1   来访者的福祉

J. 知情同意书

心理健康咨询师有责任让来访者能毫无困难地使用他们的服务，所使用的方式是提高来访者在挑选咨询师时做出知情选择的能力。这份责任包括：清楚描述来访者在测验、报告、提交账单、治疗体制和时间表以及心理健康咨询师的专业披露声明的使用上所能预期得到的东西。如果来访者是未成年人或是有某种妨碍其进行知情同意的残疾，则由心理健康咨询师以来访者的最佳利益行事。

围绕知情同意，还有一个主要问题是心理健康咨询师所要面对的：如果来访者不签订同意书怎么办。咨询师有责任保护未成年人以及没有能力做出与咨询有关的自由选择的人。有一部分相关的伦理准则认为，就算来访者是伤残或是未成年人，仍不能放弃知情同意书的责任，无论如何同意书是合作的先决条件。因此，即使面对的是未成年人或是不能给出同意书的成年人，采用整合—情境取向的咨询师也必须告诉来访者治疗的组成部分，并提供机会去解决他们可能有的任何问题。就算来访者是个功能健全的成年人，也经常会有敏感的争论发生，这种争论可作为建立治疗关系的一部分。在这种情况下，提供知情同意书的过程可能让大家都得益，也有可能让来访者感觉受到冷遇。在专栏 11.8 的例子中，我们展示了一个知情同意书促进治疗进程的案例。

专栏 11.8   知情同意书的案例

哈罗德是一位 47 岁的男性，最近刚刚结束了 23 年的婚姻。他呈现的问题是婚姻解体带来的中度抑郁。他很不愿意来咨询，是被他 21 岁的女儿力劝而来的。他外表苍白而消瘦，且似乎是最近才瘦下来的。此外，从他的举止中可以看出，他显然对咨询过程充满猜疑。他唯一的咨询经历是与他前妻一起进行的一次会谈。他本以为这次会谈是帮助他们挽救婚姻的，结果发现他妻子已经有了外遇，而会谈的目的则是要告诉他她要离开他了。哈罗德在第一次会谈的开始就质问咨询师"这东西有什么用"。咨询师明白哈罗德的犹豫是由之前的经验所带来的，便与哈罗德进行讨论，让他可以控制会谈及其内容，绝不让哈罗德感到"意外"。同时，咨询师察觉到哈罗德喜欢"直言"，便告诉哈罗德不会对他"玩花样"——如果哈罗德觉得有什么东西困扰他，直说无妨。咨询师向哈罗德解释知情同意书的概念，让哈罗德能操控治疗过程。同时，咨询师告诉他，如果咨询师发现了一些很严重的问题，他可能不得不做出强硬的决定，但是他会全力与哈罗德进行磋商。

此时，咨询师决定冒个险，便反馈哈罗德说，一个人如果处于他的位置，会在某些时候很自然地去想象如果他死了事情会不会变得更好。哈罗德条件反射式地微笑和点头，承认说他最近也一直这么想，但是没跟别人说起过。咨询师抓住机会，与哈罗德谈论如果继续沿这个思路想下去，他最终会有哪些选择。咨询师向他解释了想要做、计划做以及确实准备去做有危害的事情三者之间的区别。咨询师向哈罗德概述了自己在每个阶段的义务，以及他们两个人要共同完成的任务。哈罗德认为咨询师对问题的解释很有逻辑，并开始感觉到与咨询师在一起更安心。

知情同意书和观点三

很明显，在这个例子中，来访者只是处于有自杀意图的阶段。但是，这位采取整合—情境方法的咨询师认识到知情同意是对咨询成功至关重要的一个相互过程。正如咨询师要告诉来访者咨询的做法、保密的局限和对来访者的治疗方案一样，来访者也要告诉咨询师相关的问题、感受、想法或是其生活中的事件。因此，从观点三的方法来说，知情同意是一个持续的、整合的、合作的心理健康咨询过程。这与持观点一的咨询师的看法正相反，后者认为知情同意书是在第一次会谈中就独自完成，当来访者在表上签名时就结束的东西。

利益冲突

从专业角度来说，心理健康咨询实践通常是单打独斗。总的来说，与大多数其他职业不同，咨询师独自在办公室里工作（当然，这是为来访者省钱）。因此，这就造成了孤立和与他人的隔离，咨询师不接触其他的咨询师（同事等），必须独自依赖自己的判断而不用与其他人协商。这种形式不仅会导致倦怠（如前所讨论），也会产生很多引发利益冲突的问题，尤其是涉及权力和界限的时候。采取整合—情境方法的咨询师，当发现自己处于孤立的情境中时，不会去选择陷入孤立和隔离的危险中（而且确实认识到这种情况的危害）。以下将会讨论这些。

界限和双重关系

"权力会导致腐败，绝对的权力导致绝对的腐败。"（Lord Acton）

洛德·阿克顿（Lord Acton）是一位对权力与界限关系无比敏锐的观察者。超越某人或某事的权力从本质上来说就是腐败的，而如果权力不受某些界限的控制就会被滥用。在咨询领域，一种固有的权力分别存在于来访者和咨询师的关系中。过去权力曾经是导致虐待的根本原因，那个时候没有什么能阻止肆无忌惮的或者是善意的咨询师以现在被明确认为不合适的方式行事。因此，设立界限的目的是保护来访者远离虐待，帮助他们抵御掠夺他们的咨询师。界限意味着安全、有保障和整洁，这使得事情运转得更加顺畅（Sommers-Flanagan, Elliott & Sommers-Flanagan, 1998）。在治疗中，为了保护来访者而明确定义的界限被认为是必要条件（Fay, 2002; Lazarus & Zur, 2002; Sommers-Flanagan et al., 1998）。在这一点上，多数咨询师都同意。但是，在与界限有关的其他问题上（如界限的严格性，以及界限对治疗效果的限制程度），不同的咨询师以及不同的治疗流派之间有很大差别。正如威廉斯曾指出的：

> 关于心理治疗中的界限，存在两种不同而又互相矛盾的观点。一方面，其拥护者认为，按照伦理规定，需要谨慎维持界限，同时处罚那些破坏界限的咨询师。而另一方面，某些形式的心理治疗的传统和实践则认为，某些界限是常常被跨越的。这两种观点无法很好地共存。（Williams, 2002, p.65）

费依（Fay, 2002）称这两种观点是对界限的"分类"观点与"维度"观点，下面将进一步讨论。

界限的分类观点。对界限的分类方法，是将界限视为人类互动的一部分，可以恰当地描述角色的功能并促进治疗进程（Clarkson, 2000; Fay, 2002）。这些界限是作为先决条件存在的，基本上是不可更改也不公开讨论的（如与来访者的性接触是绝不允许的，咨询师必须向来访者提供知情同意书）。站在争论这边的咨询师常常因为维持一种家长式的等级受到批评，他们被批评没有采用更加平等的治疗互动模型（Dineen，2002；Zur，2002）。但是，这些临床咨询师很快指出，治疗关系平等的观点与咨询师和来访者之间的权力差异二者之间常有混淆，实际上二者并不完全等同，也不完全互斥。如前所定义的权力差异存在于当一个人比另一个人更有影响力、知识或能力的情况下。而平等的关系发生在双方能相对平等地与对方并肩而立，可以相互影响，分享知识，并且有相同的能力水平的情况下。在回顾治疗关系时，波普和瓦斯克斯指出："虽然某些治疗方法强调了治疗师和来访者'平等'的平等主义理想，但这类目标只能在非常有限的关系情境中看到。"（Pope & Vasquez，1998，p.46）事实上，治疗关系从本质上说是不可能平等的。治疗关系中的职业维度是平等关系所没有的（如收费、提供账单、诊断），而且治疗关系有具体的目标，这个目标也是它唯一的存在意义（专业地帮助需要帮助的人）（Pope & Vasquez，1998；Vasquez，2003）。

如同萨默斯-弗拉尼根及其同事所论证的那样，伦理准则通过定义这类关系，也能保护咨询师和来访者：

> 职业伦理准则正式地阐述了职业关系的界限。同样，界限指导着一系列的潜在互动，其中有一些互动对定义职业关系来说是更加重要的，而另一些则没那么具体和死板，因而改变起来所引起的危害也较小。在有明显权力差异的职业关系中，必然存在着清晰而准确的界限，违反这些界限会在本质上改变关系（即发生性接触）。（Sommers-Flanagan，1998，p.38）

因此，对一些咨询师来说，"任何对界限的偏离都是对治疗过程的威胁"，治疗师必须"将这种界限跨越行为视为潜在的伤害、剥削和性关系的先兆"（Zur & Lazarus，2002，p.5）。但是，持有界限分类观点的咨询师也会引用法律

上、治疗上关于保持界限的理由（除了保护来访者远离潜在的危害和建立关系）。对该观点的支持者来说，心理治疗中最有医治力的方面，可能就是让来访者体验到界限非常明确的人际关系，这种体验可能对来访者来说是人生头一次。因此，来访者能够学习到，治疗师是一个独立的人，不会依赖于来访者去迎合其情绪需要（这和过去的关系很不一样）。来访者通过这种具有明确界限的关系体验学习到，有可能建立成熟的、成人式的关系，这种关系在本质上不是剥削性的。此外，来访者还学习怎样去经营健康的关系，不是依靠操纵、强迫、潜规则或虐待而形成关系（Williams，2002）。只有在治疗界限强有力且严格维持这些界限的情况下，才能达到上述的这种效果。

界限的维度观点。 一些咨询师认为，要么是出于咨询师提高其地位和权力的需要，要么是出于恐惧，才会造出这些死板的界限来提供一种虚假的安全感，不切实际地期望界限能保护他们远离危害。但是，这样要么会形成剥削的情境，要么就会造成关系上的疏远，而这两种视角会造成来访者付出治疗上的代价，从而对治疗产生消极影响。因此，这两种视角本身就是不符合伦理的（Lazarus，2002）。他们采取了与界限的分类观点相反的维度观点。在该观点中，存在权力差异的关系并不天然就是具有虐待性或剥削性的（Lazarus & Zur，2002）。界限并没有被取消，而是被拿出来公开讨论，由咨询师和来访者共同构建。"关系界限的定义中就包含了关系中适当的期望和互动与不适当的期望和互动之间的差别。界限与对关系的定义交织在一起。"（Sommers-Flanagan et al.，1998，p.38）从这个定义来说，要决定在治疗过程中来访者和咨询师是否能在公开的饭馆里喝一杯咖啡，这是可以拿出来讨论的，取决于来访者在任何特定时刻的特定需要。

这种对界限的灵活性让很多采取人本方法的咨询师有种自在的感觉，他们本来就致力于打破来访者和治疗师之间的界限（Williams，2002），从而帮助来访者感到与治疗师是平等的（而不是劣于咨询师）。他们的传统是开诚布公地分享任何脑中的冲动和想法，目的是使用这种天然的诚

实来引起改变，并以身作则地教导来访者如何对自己更加诚实。同样，根据威廉姆斯（Williams，2002）的说法，行为主义治疗师使用自我表露的方法塑造诚实，并讨论某种使用于来访者身上的治疗方法的特殊功效（如恐怖反应的减少）。

除了能让咨询师感到舒适以及咨询的自由之外，对界限采取维度观点的从业者们也相信，他们是在对来访者使用最好的咨询实践。这么多的墨守成规、顽固不化、距离和冷漠都与治愈格格不入（Lazarus & Zur，2002）："界限代表着限制、对情境的设定、人们之间的障碍，而严格的界限则常常与那些临床上对来访者大有裨益的治疗方式相冲突。"（Fay，2002，p.150）。匿名和中立抑制了来访者的成长和治疗师的效力（Fay，2002）。兰伯特（Lambert，1992；Lambert & Barley，2002）证实了热情与和谐对促进咨询关系的发展具有十分重要的意义（这种关系可以解释治疗效力的30%）。根据费依的说法，"当无条件的成人关系不复存在时，亲密的视角和对任何能帮助来访者的方法的开放性，比'匿名性'、合约和界限更有促进性。"（Fay，2002，p.150）因此，该观点更看重联结和合作，为了使治疗更有效，而要求对界限有一定的灵活性。

但是应特别指出的是，维度的视角并不等同于无视界限。尽管拉扎勒斯主张更灵活的界限，他也承认对某些来访者来说仍有些常识性的界限："在以下情境中忽视严格的界限限制是不明智的：存在严重的心理病理学症状；涉及被动—攻击性、表演性或操纵性的行为；边缘性人格特征，或有多疑与过度敌意的表现。"（Lazarus，2002，p.27）

威廉姆斯（Willams，2002）观察到的"维度"观点与"分类"观点不能和谐相处的状况确实存在，但是，它们是不是完全不能相容？不管是持有分类观点还是维度观点（以及多数治疗流派）的咨询师都认为，界限问题对维持一段完整的治疗关系是十分重要的。正如萨默斯-弗拉尼根及其同事所指出的那样，"当从应用伦理学的角度来考虑专业的助人关系中的界限概念时，就可以明显发现二者是相互关联的。"（Sommers-Flanagan，1998，p.38）但是问题仍在继续：哪一种更合适？是否有法子能决定这一点？调查界

限何时不发挥作用，并通过整合—情境视角来分析界限，或许能对这些问题有所启示。

何时界限不再是界限？ 多数研究者都同意，界限跨越和界限侵犯之间有重大的差异（Dineen，2002；Fay，2002；Pope & Vasquez，1998；Sommers-Flanagan et al.，1998）。祖尔和拉扎勒斯是这样分辨它们的：

> 界限侵犯是指治疗师一方的行为是有危害性、剥削性的，并且这些行为是与保护来访者的尊严和治疗过程的完整性直接相冲突的。界限侵犯的例子包括对来访者的性或经济上的剥削。界限跨越则是善意的且通常是有益的对传统的治疗设定或限制的偏离。界限跨越的例子包括：对卧病不起的来访者的家庭进行访问；与惧怕飞行的来访者共同乘坐飞机；参加来访者的婚礼、成人礼或其他活动；与来访者一起散步时进行治疗，这是来访者要求的并且看起来来访者可以从中获益。（Zur & Lazarus，2002，p.6）

但是对某些人来说，即使是这些界限跨越的例子，也是对合理的伦理行为的重大破坏（Bernstein & Hartsell，2000）。根据波普及其同事的说法（Pope & Bajt，1988；Pope & Vasquez，1998），大部分对界限的重大破坏是由轻微的破坏发展而来的。即使是迪宁这样一位忠实拥护界限跨越维度视角的人，也承认其中存在的危险：

> 经常性的"打破规定"与是否虐待、强迫或操纵来访者无关，而是与把他们视为与自己相同的人有关。也与冒险有关，因为事实上，这是将权力向来访者转移，而来访者可以在任何时候以任何理由提出抗议、宣称自己受到伤害或是给心理学家罩上邪恶的光辉。（Dineen，2002，p.134）

所以，问题变成界限跨越是否应该得到允许，以及何时可以允许。仅仅因为一位治疗师觉得界限跨越在治疗上是情有可原的或是对来访者无害的，这不能成为允许界限跨越的理由。界限跨越和界限侵犯必须按照相关的伦理准则进行考

察，尤其是考虑到禁止与当前来访者有性关系以及禁止剥削来访者时。但是，这并不意味着所有的界限跨越都同样棘手。界限跨越的程度和比例是决定其潜在效果的关键。既然咨询的目的是让来访者更有力量去面对生活经历，那么采取整合—情境视角的咨询师所应扪心自问的问题是：这种独特的界限扩张是否可以让来访者更有力量而不会侵犯来访者？此外，萨默斯-弗拉尼根及其同事（Sommers-Flanagan, 1998）建议，一位了解伦理的成熟的咨询师需要问三个问题，以确定决定界限侵犯或界限跨越是否是"坏事"：（1）界限侵犯是否会使来访者客观化？（2）治疗师是冲动行事还是经过了详尽的思考过程？（3）界限跨越或界限侵犯更多地满足了治疗师的需求还是来访者的需求？

从法律上看，一些学者认为，只有当一位公平而专业的观察者能肯定地回答这些问题时，界限跨越行为才被证明是正当的。看来最终的答案是，允许每一位咨询师设立属于其自己的标准，而且如果咨询师、来访者和公正的同事都同意，那么就不需要绝对禁止（除了违背法律和性方面的禁令）。但是，事情并没有那么简单。有些界限跨越表面看起来是无害的，但是却代表了微妙的、潜在的、未知的伦理破坏（Bernstein & Hartsell, 2000）。任何对有关界限的变更、扩展或跨越，都可能积极或消极地改变治疗关系的实质。即使这种跨越或破坏不是故意的，也会产生同样的效果。就算咨询师的意图是好的，他或她也不可能知道来访者会怎样对特定的界限跨越做出回应，这种回应必然引起治疗师对来访者的感知转变。这样就会影响到治疗中分享的信息数量和类型，甚至是来访者如何感受治疗过程本身。当然，这并不意味着这些变化不能被整合进关系里，也不是说界限侵犯或跨越会自动对治疗关系造成危害（Sommers-Flanagan et al., 1998）。在某些案例中，界限跨越可能会加深熟悉感、理解和联结感，并增加咨询成功的可能性（Lazarus & Zur, 2002）。但是，这需要咨询师去估计每一次越界或扩张的影响，而不是忽略和低估这种影响。根据萨默斯-弗拉尼根及其同事的说法："我们认为，对专业及任何关系中更有权力的人的道德义务的挑战是，意识到所有界限的存在，并愿意根

据实际情况扩张或坚守这些界限。"（Sommers-Flanagan, 1998, p.39）

从整合—情境的视角来看这个问题的话，界限跨越有加强治疗联盟、增强治疗效力的潜能。从定义上来说，这些界限跨越不可能是剥削性的或有害的。因为如果界限跨越是有害或是剥削性的，那么它就是错的，这种越界就不是从整合—情境的角度出发的，而是从治疗师单方面的一些自私的需要和动机出发的。因此，一些专业组织觉得它们必须禁止所有的界限跨越，原因竟是其中有些是有害的，这就有些过分严格了。这就相当于要禁驶所有的汽车，因为其中有些车出了事故。常出现的情况是，我们会消除那些出车祸的隐患（如汽车部件、轮胎等）。但是，如果正确地、安全地驾驶，汽车是很安全的，驾驶员能够比步行快得多地到达目的地。这种情况与偶然的、合乎伦理的界限跨越是一样的。滥用界限跨越的咨询师会被适当处罚，但是不需要让所有咨询师都背上这个包袱。

双重关系

与界限问题和遵守伦理的咨询师的权力问题紧密相连的是与来访者的双重或多重关系的角色问题。根据拉扎勒斯和祖尔的说法，双重关系是指"任何在标准的来访者—咨询师关系界限之外的交往——例如，吃午餐、社交、以货易货、职务任命，或相互的生意往来（不是为服务的收费）"（Lazarus & Zur, 2002, p.27）。不管是在治疗之前、之中或结束之后有这类行为，都算是有双重关系（Ford, 2001）。与其说是双重或多重关系，不如说是"多面"关系更接近现实，而且这另外的"面"通常在社交、职业或经济领域（Pope & Vasquez, 1998）。对其他职业（如会计、外科医生或律师）来说，允许从业者与来访者有商业交易的多面关系，在职业环境之外有一些社会互动也是可以的。但这不是咨询和心理治疗行业的传统。根据瓦斯克斯（Vasquez, 2003）的说法，这些多面关系"会腐蚀和扭曲治疗关系的专业性质"。但是，其他的研究者认为并非所有的多重关系都是必然有害的（Rubin, 2002; Zur & Lazarus, 2002）。祖尔（Zur, 2002）和其他人坚持认为，禁止在治疗之外与来访者接

触是心理分析学派的产物（该学派坚持任何治疗外的接触都会限制分析师进行移情分析的能力），且这种禁止事实上会导致治疗效力的减少或是更过分的不合伦理的行为（Coale，1998；Lazarus，2002；Scheflin，2002）。这两种相互冲突的观点之间的交战让遵守伦理的治疗师无所适从。让我们来看看争辩的双方，以及伦理准则本身。最后我们会用一个简短的案例来证明我们的观点（见专栏 11.12）。

支持和反对禁止多重关系的争论。跟其他的伦理准则一样，这条准则也与咨询师的某些虐待有关。这些伤害中最严重的就是咨询师和来访者之间的性关系。由于治疗关系的本质在情绪上是

强烈而亲近的，再加上潜在的"移情"和"反移情"情绪的唤起，因此尽管有禁令和严厉惩罚的可能性，治疗师与来访者之间发生浪漫关系和性关系的现象一直存在（Ford，2001）。在多重关系中有可能对来访者造成伤害的三个最重要的决定因素之一，就是我们之前讨论过的治疗关系中的权力差异（Kitchener，1988）。因此，所有从业者都被认为是"受感染"的，或者说是"牵连犯罪"的。此外，私人开业的咨询师，由于单独工作，与他人分离，似乎是最脆弱的。伯恩斯坦和哈特塞尔以指导者的身份提出了一份潜在的来访者清单（Bernstein & Hartsell，2000），这些来访者应该由治疗师转介以避免与之陷入多重关系（见专栏 11.9）。

专栏 11.9　　建议转介以避免与之陷入多重关系的潜在来访者清单

1. 私人朋友。
2. 经济上的合伙人。
3. 社会交往或组织内的熟人。
4. 学生。
5. 受督导者。
6. 研究被试。
7. 常常交换物品的人。
8. 任何你有责任对其进行评估的人。
9. 雇员。
10. 前任和现在的性伴侣。
11. 家庭成员。

来源：改编自 Bernstein & Hartsell（2000）。

波普和瓦斯克斯（Pope & Vasquez，1998）列出了多重关系中的七个问题，这七个问题都是对治疗过程有害的。问题一，多重关系有可能扭曲治疗师和来访者之间关系的专业本质。问题二，多重关系会给治疗师造成利益冲突，从而危及治疗师的客观性和合理的职业判断。问题三，多重关系会对来访者的认知过程造成消极影响，这种认知过程对治疗结束后治疗效果的维持是十分必要的。问题四，多重关系会以一种潜在的剥削方式影响关系中的权力差异（例如，出于私人目的而滥用治疗材料）。问题五，多重关系会让咨询师为潜在的未来获益（社交的、经济上的收

益等）筛查来访者，而不是用合理的临床原则。问题六，当咨询师需要为支持或反对来访者作证，而来访者与咨询师又有其他的关系时，这种多重关系就会影响作证。最后，问题七，那些与之前的来访者发生过性关系的咨询师，即使遵守了伦理标准，但只要来访者提出了申诉，咨询师仍可能要面对执照委员会的处罚。综合以上及其他原因，波普和瓦斯克斯认为："重要的是，要明确与每个来访者之间的关系，避免形成与性有关或无关的双重关系，因为那会妨碍关系的明晰，并将来访者置于极易受伤害的境地。"（Pope & Vasquez，1998，p.206）

根据霍夫曼（Hoffman，1995）的说法，唯一减少不恰当性关系的方法，就是用更好的训练从一开始便阻止性关系，而不是全面禁止所有的多重关系。鲁宾（Rubin，2002）同意这个观点，并补充说，本质上来说问题并不是多重关系的存在，而是多重关系的危险性，即"会导致不能知觉和恰当地平衡那些表现人类互动、职业性或其他方面的不同特点的复杂动机、情感和行为"（Rubin，2002，p.109）。克拉克森提出要进行更好的训练：

> 对多数心理治疗师来说，要完全避免所有的利益冲突或多重角色发生的情境是不太可能的。因此我认为，一个职业要是建立在天真而乌托邦式的理想上，认为那种双重或多重关系确实可以避免，那么就不可能让受训者或有经验的从业者有这样的意识、态度和技能去处理这些情境的确发生的情况——

而我相信它们是不可避免会发生的。（Clarkson，2000，p.78）

但是，即使是祖尔（Zur，2002），这么一位强烈反对限制多重关系的学者，也承认：

> 总体而言的剥削问题，以及具体而言的性剥削或商业剥削问题，都应放在来访者权益事项的最前头。真正的问题是助人型的从业者，尤其是心理治疗师，可以很容易地为个人目的而使用他们的职位权力来剥削来访者。因此，努力减少剥削并保护来访者远离伤害是十分必要的。（p.46）

因此，伦理准则的最新修改版为从业咨询师提供了一些指导。我们在专栏11.10中呈现了美国心理健康咨询师协会伦理准则中相关的章节，以此作为在制定与多重关系有关的决策时的判断基础。

专栏 11.10   美国心理健康咨询师协会伦理准则之原则 1：来访者的福祉（节选）

F. 双重关系

心理健康咨询师要意识到他们对来访者的影响性地位，不能利用这份信任，不能培养来访者对咨询师的依赖。

1. 心理健康咨询师应尽一切努力避免与来访者的双重关系，因为这种关系会损害专业判断，或增加伤害的风险。此类关系包括但不限于：家族关系、社交关系、经济关系、商业关系或与来访者亲密的私人关系。

2. 心理健康咨询师不能接受处于管理、督导、评估关系中的来访者。当咨询师作为督导师、培训者或雇主时，要与接受督导、训练和雇用的人协议好知情选择、保密性和对身体与精神伤害的保护。

3. 当双重关系不可避免时，咨询师要采取恰当的专业预防措施，如知情同意书、会诊、督导和建档，以保证其判断不受影响，避免剥削发生。

L. 费用和交换

3. 心理健康咨询师通常不能接受来访者为回报咨询服务而提供的物品或服务，因为这样会为冲突、剥削和咨询关系的扭曲制造潜在的可能性。这种交换只有当不存在剥削时才可以使用，即这种交换是来访者要求的，有一份清楚的书面合约，且这种交换在社会的同行中是得到认可的。

克拉克森（Clarkson，1990，2000）从元水平（metalevel）来看这个问题，他认为即使是现存的来访者—咨询师关系（即所谓的"单一"关系）也已经具有内在的多面性。在一篇对治疗关系研究的回顾文章中，她发现了心理治疗关系（包含所有主要的思想流派）中的五个层次或称形态（面）的证据，从而证明了这种多面性（见专栏11.11）。它们分别是：工作联盟、移情/反移情关系、修复性的适合发展需要的关系、人对人的关系和超个人关系。她宣称，如果咨询师已

经开始在会谈中应对多重且有时是相互冲突的角色了，且没有减弱其效果，那么认为在治疗外不能存在多重关系的争论就不合理了（如对非性、无剥削的多重关系的禁止或不鼓励）。

专栏 11.11　　　　　　　　治疗关系中固有的多重关系/功能列表

1. 工作联盟——属于来访者—治疗师关系的领域，即使当病人有强烈的相反愿望时，也可以让来访者和治疗师一起工作。

2. 移情/反移情关系——传递到治疗伙伴关系中的无意识愿望和恐惧的体验。

3. 修复性的适合发展需要的关系——由于原来的抚养（或之前经验）关系缺乏、被虐待或过度保护，由心理治疗师有意提供的矫正性、修复性或补充性的关系或行动。

4. 人对人的关系——真正的核心关系，与客观关系所对立的主观关系。

5. 超个人关系——心理治疗关系中永恒的一面，无法形容，但是与治愈关系中的无法说明的或精神上的维度有关。

来源：Clarkson（2000, pp. 25 - 26）。

观点三与多重关系。 既然多重关系已经是当前治疗中的一部分了，多重关系的拥护者便会问：“禁止的理由何在？”以整合—情境的视角，我们也想问同样的问题。祖尔（Zur，2002）认为是因为害怕被起诉，因此才有对多重关系的禁止。他论述说，当“双重”或“多重”关系的字眼变成了“性虐待”和其他伤害的同义词后，咨询师就把禁令用做“一张奇妙护符，可以为治疗服务中的病人抵御任何以及所有可能受到的伤害”（Zur，2002, pp. 46 - 47）。另一个原因可能是咨询师为了咨询效果而需要变成一个“隐藏的”、“神秘的”和“无名的”人。尽管这来源于心理分析中治疗师作为一个“空白屏幕”的观点，现今的治疗师们还是用这种禁令来防卫自己，避免与来访者太过亲近，因为害怕来访者会看到他们的缺点或是发现他们的软弱无能，又或是态度轻蔑而非敬畏（Lazarus & Zur，2002）。克拉克森（Clarkson，2000）及其同事认为这是一种潜在的具有危害性且不符合伦理的态度，将咨询师追求至高无上的需求凌驾于来访者寻求真实和可信的治疗关系的需求之上，本质上属于观点一。

在对多重关系的讨论中，由于存在不同的文化和不同的心理治疗理论，便出现了一些意见分歧，而这些分歧在观点三中是相互包容的。例如，同时在小组治疗和个体治疗中接待一对夫妻，在以系统为基础的治疗中是可接受的，但是对心理分析的治疗师来说却是形成了一种多重关系（Zur，2002）。再如，在某些文化中，扩展的亲属关系网对个人的功能化是十分重要的，为了避免多重关系而拒绝正式或非正式地为他们提供咨询，是不符合来访者的文化传统的。然而，波普和瓦斯克斯（Pope & Vasquez，1998）却认为这是咨询师为了继续他们的行为而使用的若干“合理化”理由中的两个。

考虑到来访者的风险，以及有可能发生的“利益流失”（善行和无伤害原则），最好把多重关系视作一种具有某种治疗目的的药物，例如阿普唑仑（Xanax）。这是一种用于减少焦虑的短期药物。当按照推荐的剂量和目的来使用时，它是非常有效的。但是，它也可以为了娱乐性而使用（并非推荐的用法），那样会产生令人迷醉（以及上瘾）的效果。当被个体以这种方式滥用时，它就不再具有治疗效果了。同样，酒精（另一种潜在的致瘾性物质）并不是用作药物的，它是有娱乐性的。然而，当酒精出于医疗目的而被滥用时（对生理或心理痛苦的自我治疗），通常就不能再用于娱乐了。就是说，一旦原先的那个门槛被跨越了，就不能再回到原来的目的了。同样，采取整合—情境视角的咨询师所拥有的多重关系，确实可能会削弱预计的治疗效果，应小心对待（Ford，2001）（见专栏11.12）。然而，正如当阿

普唑仑和酒精需要被用到时，并非所有人都要避免使用它们一样，咨询师们也没必要完全排除多

重关系的好处。

一位因儿子被谋杀而悲伤欲绝的母亲已经接受了超过一年的治疗。她与治疗师的关系很亲密，因为倾诉了很多由于失去儿子而带来的悲伤和痛苦。她常会以拥抱来结束会谈，并告诉治疗师，她得到了多么大的帮助，比如："如果没有你，我真不知道自己会干些什么。"她邀请咨询师去她的教堂，并在一个受难者的悼念仪式上发言，谈一谈悲伤的过程，以帮助其他人。治疗师在她的允许之下这么干了。现在这位来访者来找这位治疗师，想与其合作写一本书，内容是关于她儿子以及她在治疗过程中复原的故事。来访者热心地说，她所分享的失去儿子的故事，以及治疗师在治愈这样一个重大丧失的过程里所作出的贡献，对其他人来说是多么有益。

从整合—情境的视角出发，咨询师必须考量各种因素。第一，这种合作怎样对来访者形成帮助或带来害处？第二，有些获取名望或金钱的动机可能会在商业关系出现时影响治疗关系。第三，要讨论的是关于这个孩子的故事的所有权问题——前提是咨询师认为，与家庭有关的一些问题是很重要的，需要加以讨论，而来访者尽管有些疑虑，也同意讨论这些问题。以上所述的所有这些决定，都应该考虑到它们对关系的影响。一种推荐的方法是让来访者去写并在会谈中大声念出来，在没有完成写作之前不去决定是否发表这个故事。此外，咨询师也可以成为某种"编辑"并提供反馈，甚至可以在故事完成后为它写一个序或跋。用这种方式去做的话，任何能触发来访者兴趣的创造性动力都不会受到咨询师的阻挠——如果采取第一种视角的话这种阻挠是可能发生的，而且这样马上就摆脱了隐藏在"界限侵犯"之下的问题。

胜任力

当来访者前来咨询时，他们并不仅仅是信任个体咨询师，也是在信任着咨询机构。旨在保护公共福利的执照委员会，以及旨在维持该领域操守的授予学位的学术课程，给了他们担保，让他们在进入治疗关系时所面对的是已经得到了恰当训练且有胜任力的咨询师。这并不是以保障安全和技术与保证满意度相混淆，而是意味着这些个体遵守最严格的伦理标准，能够进行好的临床实践活动而没有任何种类的剥削。这也包括当出现了对功能的损害，或是咨询师没有能力再治疗来访者时，咨询师要自我回避（Pope & Vasquez，1998）。根据福特的说法，咨询师的优势（如专业胜任力领域）让他们能帮助那些其问题位于其专业领域范围内的来访者，而他们对其能力局限性的承认，则阻止他们"因为试图解决其专业训练和经验之外的人群或问题而潜在地伤害来访者"

（Ford，2001，p. 123）。故此，胜任力被视为围绕利益冲突的问题在逻辑上和事实上的延伸。

胜任力涉及"专业人士对其优势和局限的了解，这两者都对心理治疗的实践十分重要"（Ford，2001，p. 123）。作为一个咨询师，其个体胜任力水平的最低标准基于其所受的学术训练和受督导经历。这一标准的最终结果便是取得专业执照或专业认证。然而无论是执照还是学位，都不足以让任何一个咨询师能够在心理健康治疗的每一个领域都进行实践。咨询师需要将他们的实践加以限制，只服务于那些他们有资格去治疗的来访者（Ford，2001）。事实上，大多数州立执照法都特别规定，咨询师必须"在其训练、经验和能力范围内实践，并提供符合公认的关怀标准的服务"（Stevens，2000，p. 279）。

根据伯恩斯坦和哈特塞尔（Bernstein &

Hartsell，2000）的说法，大多数陷入麻烦的咨询师并不是贪婪或无知，而是缺乏真正帮助他人的动机。这蒙蔽了他们的判断力，并使他们为了迎合公认的关怀标准进入了自己并没有得到足够训练和经验的领域，这样通常导致对伦理的破坏，对执照法规的违反，以及"对治疗师是个悲剧性结果"的诉讼（Bernstein ＆ Hartsell，2000，p.87）。主要在这几种情况下，咨询师会在其能力之外进行实践：不同的来访者群体、新的治疗模型和干预方法，以及维持胜任能力（Ford，2001）。对于如何保护自己远离这种情况，主流的意见是知道和了解相关的准则（Bernstein ＆ Hartsell，2000；Ford，2001；Pope ＆ Vasquez，1998）。美国咨询协会和美国心理健康咨询师协会的伦理准则都强调了要在一个人的专业能力范围内进行实践。专栏 11.13 呈现的就是美国心理健康咨询师协会伦理准则中的相关部分。

专栏 11.13　美国心理健康咨询师协会伦理准则之原则 7：胜任力（节选）

　　维持专业能力的高标准是所有心理健康咨询师为了公众和本职业的最佳利益而共同担负的责任。心理健康咨询师要认清其独特能力的界限和专业知识的局限。心理健康咨询师只能提供和使用他们因其教育、技巧和经验而有资格使用的服务和技术。心理健康咨询师要了解与其所提供的服务相关的科学和专业的信息，并意识到需要进行继续教育。

　　A. 心理健康咨询师要准确地描述其能力、教育、训练及经验。

　　B. 作为教学专业人士，心理健康咨询师要在精心准备的基础上履行其职责，以提供准确的、最新的和教育性的指导。

　　C. 心理健康咨询师要认识到需要在文化多样性和胜任力领域中进行继续教育和训练。心理健康咨询师要对新的治疗程序持开放态度，要始终对不同人群的多样性以及期望和价值观的变化保持敏感。

　　D. 心理健康咨询师及医生需要认识到他们的治疗效果部分取决于他们维持健全的人际关系的能力。要意识到任何不健康的活动都会影响其专业判断和胜任力。在个人问题出现并影响到专业服务的情况下，他们需要寻求恰当的专业援助，以决定是否要限制、暂停或终止对来访者的服务。

　　E. 对其所服务的个体以及提供该服务的机构，心理健康咨询师都有义务去维持专业操守的高标准。心理健康咨询师要为代理处、组织或机构提供最高水准的专业服务，以努力维持这种服务的最高水平。接受一家机构的雇用，意味着心理健康咨询师实质上已经认同了该机构的一般政策和原则。如果在努力协调之后，该成员仍不能与雇用者就允许改变机构政策以促进咨询师的积极成长和发展的可接受的行为准则达成一致，那么他应该认真考虑终止这种关系。

　　G. 要随时关注专业协会、心理健康咨询师和非心理健康咨询师的伦理行为。当有确凿的证据对专业同事的伦理行为表示强烈怀疑时，不论其是不是本协会会员，心理健康咨询师都有责任采取行动去改变这种情况。这些行动应该首先通过机构渠道，其次再通过州内的执照委员会所建立的程序。

　　H. 心理健康咨询师要意识到咨询关系的亲密性，对来访者的完整性保持一种健康的尊重，避免采取那些以牺牲来访者为代价以满足心理健康咨询师个人需求的行为。通过了解种族和性别刻板印象及歧视的消极影响，成员要努力在咨询关系中保证来访者的个人权利和尊严。

　　伦理准则的这些节选部分清楚地展现了对咨询师在这方面的期望，同时也表现了每一个个体咨询师都必须遵守的伦理行为的本质。值得注意的一点是依靠专业人士自己来监督自己。即决定自己是否具有某种必备的技能和经验去对待某一类来访者或使用某种技巧，从根本上说是个体咨询师自己的事。它要求咨询师严格遵守伦理原则，真正将来访者的需求置于他们自己的需求之

上。但是如何能从一种整合—情境的视角出发在咨询中做到这一点呢? 我们下面将会进行讨论。

胜任力与观点三

在健康而有原则的伦理实践的思想和理念中,最重要的问题莫过于咨询师的胜任力。这是一条应用于行为的极其简单的标准:咨询师在面对其工作的人群,以及使用特殊技巧时,是否有胜任力进行实践。胜任力同样也反映了伦理准则背后所包含的价值观。当谈到要确保治疗对来访者有益或保护来访者远离伤害时,采取整合—情境视角的有胜任力的咨询师必须对更高的善行原则和无伤害原则产生自豪感和自我意识(Ford,2001)。根据史蒂文斯(Stevens,2000)的说法,胜任力对自主性原则来说十分关键,因为来访者有权决定是否要接受来自在某一领域没有资格进行咨询或是不具备某种技术或是仍在受训中的咨询师的治疗。咨询师的技能状态应作为知情同意的一部分完全告知来访者(见前文),如果来访者提出要求,来访者有被转介给更有资格的咨询师的自由。胜任力同样反映了对来访者权利的保护和对来访者的公平性,后者正是公正性原则的一部分。最后,胜任力特别关注诚实原则。采取整合—情境视角的咨询师不仅要对他们的能力和经验持完全开放的态度,也要对他们的薄弱之处持开放态度。

从整合—情境视角更进一步看待胜任力,就会发现心理健康咨询师的胜任力包括两条原则:(1)你永远不能获得胜任力,而是一直在趋近;

(2)胜任力是从微观上定义的,而不是从道德上定义的。采取观点三的咨询师,在其整个职业生涯参与终身学习,胜任力作为一个目标从未被达到过,因为总有东西需要去学。这便带来了一个两难抉择:一个想获得所有知识的人如何进行实践? 答案是你可以接近胜任力,并接受这种知识上的差距(同时也将之作为知情同意的一部分告诉来访者)。这就到了这个问题的第二部分,即没有哪个咨询师对每一个来访者和每一次会谈都有胜任力(参见专栏11.14中的案例)。相反,咨询师在某些会谈中和对某些来访者是更有效力的,而在其他情况下则不然。重点是作为咨询师,在与来访者一起工作时,当(而非如果)他"未达标"并意识到自己"未达标"时,要迅速承认这一点并内部处理掉。对采取整合—情境视角的咨询师来说,"无能为力"是一个要拿出来讨论的问题,来访者和咨询师均要从关系的角度来探求这个问题的原因,来看看这段未被处理的关系中是否有一些需要去处理的阻碍,或是未被注意到的严重裂痕。换句话说,咨询师将其"弱点"作为与来访者工作的"力量",目的是为了促进咨询师和来访者双方的成长。此外,这也与微观水平(即会谈水平)下的个人发展维度紧密相连。相反,要是用上一个老掉牙的比喻的话,采用观点一的咨询师将能力视作"目的地"而非"旅程"。胜任力是一种业已获得的东西,而不是向往的东西。对这些咨询师来说,胜任力仅仅是用资格证、学位或执照来定义的,而不是作为一个更加有机的过程的一部分。[①]

专栏 11.14　　　　即将成为催眠师的受训者的例子

假设你在一个机构中与其他新手咨询师共事。这群无执照的新手咨询师中,有一人说她刚参加了一个关于催眠治疗的工作坊,并有兴趣对一些抵触治疗的来访者试用这种治疗方法。事实上,她说她正在为一些有顽固的物质滥用问题的来访者咨询,这些人一点进步都没有,让她很受挫。你浏览了她从工作坊带回的资料,资料上明确说明使用该技术之前还需要更进一步的训练。你知道有一些已经得到认证的催眠治疗师,他们在这个领域比你的这个同事有经验得多。你的同事过去一直都能运用良好的判断力。这时你要怎么做?

[①]　这并不是说采取观点三的咨询师不重视或没拿到资格证、学位和执照,而是说他们不仅获得了这些,而且看到了每次互动中潜在的成长机会和知识(微观的),而不仅仅是"正式的"训练机制中的东西(整体的)。

若依观点一的防御姿态，答案可谓既清楚又艰难。为了"保护"来访者、"保护"行业，（很大程度上）也为了"保护"自己，咨询师不能鼓励那位咨询师进行催眠治疗，除非她得到了适当的训练并且/或者有督导。如果她坚持进行催眠治疗，你就要同她或她的督导师谈谈这个问题。如果还不能解决这个两难困境，你觉得她依然会在没有必要的训练和督导的情况下继续进行催眠治疗，那么就会引发正式的投诉。然而要是依整合—情境视角（观点三），虽然（从旁观者角度看）解决方案是一样的，但其中的过程却截然不同。很显然，咨询师必须跟这个同事谈谈，但是他得考虑清楚一些事情。首先，作为一个咨询师，重要的是要先反省自身，从自身找出对这件事来说最麻烦的部分。比如，是不是有一些自我设置的障碍，让其无法将催眠治疗视作一种正统的技术？其次，咨询师先看看自己的发展水平可能对这件事有所帮助。咨询师是否也会对某些来访者感到"束手无策"，并且为不知如何处理而感觉困惑？咨询师是否害怕在技能获取方面"屈居人后"？咨询师有必要了解在对同事所计划的这件事提出的任何"反对理由"中，有无个人情感的潜在影响。最后，在与该同事说这件事情之前，咨询师检讨自己在"终身学习"中的努力，并将这位同事视作一个潜在的信息与学习资源，可能对问题解决有所助益。这样一来，虽然咨询师应该与其同事进行一次谈话（正如第一种视角的伦理规范），但是这次谈话的异议和对抗可能更少。咨询师可以与同事分享自己与某些来访者工作产生的挫败感，希望技艺变得更加精湛的愿望，以及对学习新技术的兴趣。应根据相互的好奇心来看待任何出现的顾虑，将他人当作专业人士加以尊重，而不是通过挑战同事的能力来决定如何应对其发展。相反，咨询师要赞赏这位同事寻找另外的方法治疗这些"麻烦的"来访者。

 ## 美国咨询协会伦理委员会的报告

有三种方法可以"监管"心理健康咨询师在实践中的行为：美国国家监管委员会、诉讼以及专业协会的伦理委员会。很多时候会同时涉及两种或更多的监管方法，例如若违反伦理的案例明显违法要进行民事诉讼，此时需要国家监管法律制裁并最终需要行业本身的专业判断。对过失的处罚包括经济处罚、警告查看、进一步教育、额外督导，最终的手段则是吊销执照。最严重的制裁是开除出专业组织，因为这意味着其行为或个人已是不够专业到无可挽回的地步。美国咨询协会伦理委员会主要职责之一便是"维护和执行行业标准"（Walden et al.，2003，p.106），同时保护来访者，也保护伦理实践的个体。

然而尽管这些问题有令人畏惧的严肃性，但几乎没有咨询师会想到在这方面做一次调查。实际上，布朗和埃斯皮纳报告说（Brown & Espina，2002），在 1988—1998 年之间，只有 62 名美国咨询协会的会员违反国家伦理标准而获罪。1998—1999 年，全美只有 4 人；1999—2000 年，有 4 个案例被呈报给委员会；2000—2001 年，只判决了 1 个案例；2001—2002 年，判决了 3 个案例；最后，2002—2003 年，出现了 12 个案例（Brown，2001；Hubert & Freeman，2004；Sanders & Freeman，2003；Williams & Freeman，2002）。需要指出的是，通常情况是案例被呈报给伦理委员会，但或由于缺乏证据或由于司法权限不够而从未被裁决。每年受到处罚的咨询师只代表了组织所有成员的一小部分。

然而，在我们的调查中出现的最有意思的事情之一，是伦理委员会所处理的非正式伦理问题的数目。1998—2000 年，每年与伦理问题有关的询问超过了 600 个。在 2000—2001 年和 2002—2003 年，询问的数目分别达到了 1 359 个和 1 236 个[①]。询问最多的是保密性问题（接近一半的案

---

① 2001—2002 年有 798 个询问。

例），其次则是与治疗关系有关的问题（双重/多重关系）。最后一类是与其他专业人士的关系问题，通常是与咨询师接到其他咨询师的投诉有关（Brown，2001；Brown & Espina，2000；Hubert & Freeman，2004；Sanders & Freeman，2003；Williams & Freeman，2002）！这表明了一种趋势，即心理健康咨询师为了解决伦理两难困境而转去寻求与伦理问题有关的专业性指导。

此外还可以看出，咨询师所纠缠不清的两个主要问题都反映在保密性和利益冲突的核心问题中。与庞大的询问数字一样，这说明心理健康咨询师意识到并且关注其专业责任。然而，这也同样表明，咨询师需要学习一种综合的方法评估专业问题，这些问题已经成为日常实践的一部分，其范围广泛，包括内容很多。

影响心理健康咨询师的法律问题和判例法

前面曾说道，心理健康咨询师的实践中有着天然的权力差别。伴随这些差别而来的便是滥用的危险。法律，就如同伦理准则一样，也是对这种权力差别的一种平衡。在每个州里，都有数不清的法律法规管制治疗师的行为和他们的咨询实践，要想   了解它们是一件不太可能的事情。然而，按照法律的准则，对法律的无知不能成为违反法律的借口，因此，我们不可能列出那些五

花八门的法规以及影响了心理健康咨询实践的法院判决的完整清单，但是，我们可以选择呈现与心理健康咨询师每天都要面对的重大问题有关的相应判例法，这些问题包括警告和保护的职责、破坏保密的诉讼豁免权，以及来访者—咨询师拒绝泄露内情权。但是，我们强烈建议所有咨询师通过加入国家或州咨询协会的方式去了解那些管制咨询实践的法规。

警告职责/保护职责

加利福尼亚州（简称加州）最高法庭在 1976 年对著名的塔拉索夫诉加州大学校委会一案所做出的判决，为加利福尼亚州的治疗师们规定了一项新的职责。本案的细节已在本书的他处涉及，在此不再赘述。不管怎样，其他州以及各种专业协会，都认同这个诉讼的结果和警告职责的义务。尤其是当咨询师知道其来访者"对另外一人有严重暴力危险"时，咨询师必须采取行动"以保护预定的受害者远离这种危险"（参照塔拉索夫案）。这正是导致塔蒂阿娜·塔拉索夫死亡的"偶然事件"的关键所在。咨询师并没有采取必

要的行动保护她，而是留给当局去解决这个问题。他不肯"多走一英里路"，导致了毁灭性的后果。法院的裁决认为保护是比警告更高一层的义务。可是具体怎么实现，则取决于不同的州立法规（如果有的话）。虽然大多数州都有一部"塔拉索夫法案"，但对咨询师来说，去检查一下他们自己的州立法律以了解他们应在何种程度下行使其职责，仍是非常重要的。总的来说，为了完全履行保护的职责，心理健康咨询师要做好准备，尽力去联络预定的受害者和地方执法机构（参见 11.15 中的案例）。

专栏 11.15	一个危险的来访者的案例

杰拉尔德是一位 38 岁的男性，前来治疗是为了讨论其情绪波动，而这种波动已日渐明显。他已经结婚，有三个孩子，报告说怀疑他妻子的忠诚。在头三次会谈中，你发现有两次他一进来就在说他妻子有外遇，且不能离开这一话题。另外一次，他则表现得好像不太在乎，他说："可能只是我自己的夸张，她真的不是那种会说谎的人。"你开始猜测这种表现与他情绪波动的周期性有关，并给他

做了一个双相障碍的临时诊断。此外，你还为他约了一位精神科医师，但是与精神科医生的第一次约见却在六个星期之后。第二次会谈时，杰拉尔德进来时情绪激动，宣称他知道了他妻子的情人是和她关系密切的一位同事。他曾报告说他们经常为了项目而在办公室待到很晚，但是现在却说"我有证据"。他说不清楚他的证据是什么，然后变得很混乱，说些什么"她永远别想得逞"以及"我会让她、让他们俩为愚弄我而付出代价"！当你试图确定他说这话到底有多认真时，杰拉尔德就变得含糊其辞和多疑，反问说："你想干吗？叫警察？打电话给我老婆？"

除了对塔拉索夫案的判决，还有其他一些判决也对这些法律进行了澄清或是扩展。虽然有些州至今尚无"塔拉索夫法案"，但是法庭却坚持咨询师有警告和保护的义务。表 11.1 列出了与这个问题有关的一些更近期的重要判决。一些法庭判决处理的是"塔拉索夫法案"中的意外后果，这种情况下，心理健康咨询师为了避免由破坏保密所带来的隐患，可以不做常规的测评。但是在赫德伦诉奥兰治县高级法院一案中，法院认为，如果咨询师不能恰当地诊断出来访者的危险性，那也是要负责任的。同样，在威尔逊诉瓦利

心理健康一案中，法官也表达了相似的顾虑，即"塔拉索夫法案""可能在不经意间鼓励治疗师避免诊断上的适当检查，因为这些检查会显示特定威胁并引发需要采取预防措施的责任"（969 P.2d 416 Sup. Ct.，Utah，1998）。让咨询师更进一步认识到自己的潜在负担的，是汤普逊诉阿拉梅达县一案中澄清了对一群潜在受害者的一般性威胁（如"我要杀一个警察"）。法院裁决，一般性、非特定的威胁并不构成紧急的威胁，尤其是当没有容易识别的可预见的受害者时，因此没有警告的职责。

表 11.1 与警告职责和保护职责有关的判例法

案例名称	案例号/裁判权	相关结果
塔拉索夫诉加州大学校委会	加州最高法院：17 Cal. 3d 425 131 Cal Rptr.14，551P. 2d 334 (1976)	当咨询师知道其来访者"对另外一人有严重暴力危险"时，咨询师必须采取行动"以保护可能的受害者远离这种危险"。
赫德伦诉奥兰治县高级法院	奥兰治县高级法院，加州：34 Cal. 3d 695，669 P.2d 41，45 (1983)	治疗师有责任去警告那些处于来访者暴力行为之危险下的家庭成员。扩展了对塔拉索夫案的判决，规定不能恰当诊断出来访者的危险性也要负责任。
汤普逊诉阿拉梅达县	27 Cal. ♯d 741，167 Cal. Rptr. 70，614 P.2d 728 (1980)	若缺乏容易识别的可预见的受害者，则没有警告的职责。因此对一群潜在受害者的威胁并没有足够的危险性以产生警告的职责。
尤因诉戈尔茨坦	2nd Dist.，2004 WL 1588240 (Cal. App. 2 Dist.) California (2004)	咨询师从其来访者的双亲处得到的关于来访者对别人有进行人身伤害的实际威胁的信息，也是同等重要的消息，被认为是一种决定是否要触发咨询师警告职责的"病人沟通"。
威尔逊诉瓦利心理健康	969 P. 2d 416 Sup. Ct.，Utah，(1998)	法庭支持塔拉索夫案的判决，但是承认该法规"可能在不经意间鼓励治疗师避免诊断上的适当检查，因为这些检查可能揭示出具体的威胁并引发需要采取预防措施的责任"。

很明显，在这个案例里，由于来访者是一个非常不稳定的人，因此是危险的。根据判例法和保护的职责，这个来访者已被确诊有危险性（虽然是临时性的），很显然，根据赫德伦一案的判决，很难（就算不是不可能）无视杰拉尔德将会造成的伤害。在本案例中，咨询师不能去猜测他是否会真的实施他的计划，因为在他的描述中没

有足够的证据来保证这一点。因此，咨询师要做出一些干预以保护杰拉尔德的妻子、那位同事，甚至是杰拉尔德本人。然而，事实上有两方面的考虑：一是咨询师将如何处理直接的问题和杰拉尔德的猜疑，二是怎样履行保护的职责。在处理直接的问题时，咨询师要赢得杰拉尔德的全力合作，来缓解他的情绪，使他不在其"躁狂"状态

时采取行动。而在处理第二个问题，即如何履行保护的职责时，咨询师必须获得更多关于到底是谁需要获得照顾或保护的信息。与杰拉尔德讨论一般性的安全问题（如"我的工作就是尽我最大的能力，确保我所负责照顾的每个人都是安全的"），并有足够的技巧与他建立牢固的工作联盟，这些都是整合—情境咨询师的重要工具。要逐渐让杰拉尔德相信，其计划会对他自己（以及其他人）造成伤害，他也会很快对这个计划有不同的感觉。如果杰拉尔德仍然保持着情绪激动的状态，或者只是为了敷衍咨询师而事实上并没有放弃其计划（即"扮好人"），那么咨询师可能就不能让杰拉尔德离开了，除非他立即接受紧急的精神稳定治疗。以上这两种情况的处理都并不那么令人愉快，但是从伦理、专业或是法律角度来说都是不能不重视的。

一个有关但是更为间接的情况是，咨询师获知来访者的暴力威胁信息来自非来访者。如果咨询师不是直接从来访者那里得到信息，那么是否有义务打破保密性？尤因诉戈尔茨坦案给了这个问题一些额外的启示。法院认为，根据法案的含义，病人的家庭成员为了改进病人治疗的目的而

与咨询师进行沟通也属于病人沟通：

> 尽管有拒绝泄露内情权性质……但一旦咨询师相信，要想防止其病人或其他人发生危险，就必须揭露这些信息，那么其保护信息的职责就必须让步……我们并没有原则上的理由，去认为咨询师从其来访者的双亲处得到的来访者对别人有进行人身伤害的实际威胁的同等重要的消息，就不是一种决定是否要触发咨询师警告职责的"病人沟通"……病人的家庭成员告诉治疗师的那些能证明重要事实存在的信息，可能与来访者是否跟咨询师沟通过其对他人有身体暴力方面的严重威胁不一致，这只是因为这些信息并不是直接由病人告诉治疗师的。

换句话说，当这些信息来自一个亲密且可信的家庭成员时，治疗师必须认为这些信息等同于来自来访者自己的信息。但是当家庭动力关系太差以至于使治疗师质疑给予信息的家庭成员的真诚度或可信性时，就又有了问题，而这些问题是至今判例法所无法回答的。

破坏保密的诉讼豁免权

如果咨询师破坏保密原则去报告虐待或是履行其警告义务，而这些虐待或伤害得不到证实时，心理健康咨询师反而要面临诉讼，这种情况绝对会让咨询师在是否应报告一事上噤若寒蝉。因此各州已逐渐赋予了某种等级的对法定报告的咨询师的诉讼豁免权。但是，豁免权的类型在各州之间并不相同，可以分成两类：（1）完全豁免，如加利福尼亚州；（2）有限豁免，如佛蒙特州。豁免权类型的重要性在于，任何对保密的破坏，在本质上都可能是诽谤的、令人痛心的和具有伤害性的。完全豁免法规的立场是，就算咨询师知道他们的报告是错的，就算咨询师是要恶毒地故意伤害要被起诉的那个人，治疗师也将不会因诽谤罪而被起诉。然而尽管存在这种可能性，但这些州确定，提供豁免权以鼓励治疗师报告好于治疗师受诉讼的限制从而不敢做出恰当的报告。但是这并不是说治疗师就可以不走正常的法

律程序。事实上，加州的法院认为，就算有完全豁免权，法定报告者们仍会被起诉，直到某一法庭否决了该案件（Krikorian v. Barry，1987，196 Cal. App. 3d 1211）。此外，对斯特克诉扬一案的判决认为，当报告属实时豁免权并非必要，只有当报告不属实时才需要豁免（Leslie，2003）。

有限豁免权是一种当满足某些条件时才能启动的豁免权（Leslie，2003；Wedding，2004）。总的来说，申请豁免权的条件便是报告不能有恶意或造成伤害的意图。这就有一个很明显的问题了，那就是不管你什么时候做出报告，假定的施虐者都可以说报告者存在恶意、没资格使用豁免权。然而有时候，咨询师的确会为了伤害来访者或是控制来访者的行为而滥用该机制，做出错误的报告。在威尔金森诉鲍尔萨姆一案中（885 F. Supp. 651 D. VT 1995），一位精神病医师为了带给其来访者伤害和痛苦，做出了一份称来访者

有虐待行为的报告（包括极端残忍的虐待和其他行为）。法院驳回了这份报告，追究该医师的责任，并宣布由于其显而易见的恶意，佛蒙特法律中的有限豁免权不能用于该医师。于是所有的医师又得再一次去研究一下他们州有关豁免等级的相关法律了。

　　关于和儿童报告相关的州立法律十分清楚；然而，还有一些特殊的案例让法庭做出的判决，值得在此讨论。法院曾对一个关于虐待的报告做出过澄清。在第九巡回上诉法院对瑟西诉奥尔巴克的判决中〔（1992）980 F.2d 609（9th Cir.1992）〕，法院认为治疗师联系另一个州的儿童保护机构来报告其来访者的虐待是错误的。治疗师认为他拥有儿童报告法案下的诉讼豁免权，但是由于他所在州的机构并不知情，因此他并不受他所在州的豁免条款的保护。法院传达了明确的信息，即联系在其他州的机构是机构的责任，而不是治疗师的责任。虽然州与州之间的报告标准（大概）可能完全一样，治疗师也只是在其所注册的州里的法定报告者。与诉讼豁免权相关的案例总结在表 11.2 中。下一章我们再讨论与儿童虐待有关的更多信息。

表 11.2　　打破保密/报告虐待的诉讼豁免权

案例名称	案例号/裁判权	相关结果
威尔金森诉鲍尔萨姆	1995；885F. Supp. 651 D. VT（Vermont）	由于其显而易见的恶意，佛蒙特州立法律中的有限豁免权不能适用。
克里科里安诉巴里	1987；196 Cal. App. 3d 1211（California）	就算是有完全豁免权，法定报告者仍然受到指控，直到法庭否决该案件。
斯特克诉扬	1995；38 Cal. APP. 4th 365（California）	当报告属实时豁免权并非必要，只有当报告不属实时才需要豁免。
瑟西诉奥尔巴克	1992；980 F.2d 609（9th Cir. Federal Court）	治疗师联系另一个州的儿童保护机构报告其来访者的被虐待是错误的。治疗师认为他拥有儿童报告法案下的诉讼豁免权，但是由于他所在州的机构并不知情，因此他并不受他所在州的豁免条款的保护。治疗师只能在其所注册的州里进行法定报告。

来访者—咨询师的特许保密通讯/保密性

　　我们所关注的最后一个法律问题是法律上最近对治疗师和来访者之间对特许保密通讯的认可。尽管咨询师一直这样假定（在有些案例中这种假定错得离谱），但是直到 1996 年，通过贾菲诉雷蒙德案的判决，特许保密通讯才得到了全国范围的认可。在该案中美国最高法院坚持了下级法院的判决，即由于所有 50 个州都认可某种形式的来访者—咨询师拒绝泄露内情权，联邦证据法规也将（间接地）认可同样的权利（见表 11.3）。此外，尽管本案中的治疗师是一名社工，但法官们将他们的承诺扩展到了所有心理健康工作者身上。这可以被视作在心理健康关怀领域里咨询师合法化过程中的一个重大步骤（Wedding，2004）。然而，贾菲一案的判决也同样留下了一些需要进一步解释的地方，包括当来访者有危险性时是否可以解除这种拒绝泄露内情权。在美国诉蔡斯案中，美国第九巡回上诉法院裁决，不能因人物的危险性而免除联邦承认的来访者—咨询师拒绝泄露内情权，警告职责的法规可以允许咨询师因对他人的威胁而破坏保密性，但是所泄露的信息在审判中不被采纳，因为按照推理，当信息泄露后来访者就不再是威胁了。换句话说，治疗师可以打破保密来防止对别人的伤害，但是若来访者不放弃拒绝泄露内情权（这是来访者的权利而非咨询师的权利），那么咨询师就不能泄露治疗中的内容。

表 11.3　　　　　　　　与来访者—咨询师特许保密通讯/保密性有关的判例法

案例名称	案例号/裁判权	相关结果
贾菲诉雷蒙德	U. S. Supreme Court，518 U. S1 (1996)	美国最高法院支持了下级法院的判决，即由于 50 个州都认可某种形式的来访者—咨询师拒绝泄露内情权，联邦证据法规也将（间接地）认可同样的权利。
美国诉蔡斯	340 F. 3d 978 (9th Cir. 2003)	美国第九巡回上诉法院裁决，不能因人物的危险性而免除联邦承认的来访者—咨询师拒绝泄露内情权，警告职责法规可以允许咨询师因对他人的威胁而破坏保密，但是所泄露的信息在审判中不被采纳。

心理健康咨询中的特殊问题

管理式医疗

与心理健康实践工作相关的核心问题之一便是咨询师和管理式医疗组织（Managed Care Organizations，MCOs）之间的互动。总的来说，心理健康专业人士并不看好与管理式医疗组织之间的关系。大多数调查显示，心理健康专业人士包括咨询师，都把管理式医疗组织看做一种侵扰，是对咨询过程和心理健康专业的一种消极的影响（Daniels，Alva & Olivares，2002）。有趣的是，由于管理式医疗组织的影响而造成的损害，大多数都与咨询师与第三方付款人之间的关系（通常是与管理式医疗组织之间关系）所固有的伦理两难困境有关。但是，随着《健康保险携带及责任法案》的实施，这种情况很有可能在未来有所减少。

科科伦和凡蒂韦尔将管理式医疗定义为"由临床医师和来访者之外的其他人对健康和心理健康服务进行管理或监督"（Corcoran & Vandiver，1996，p.1）。总的来说，管理式医疗组织要达到两个目标：确保医疗的品质和控制费用。而根据众多咨询师的看法，后者才是第三方付款人体系的真正目标，因为在管理式医疗环境中，动机就是增加企业利润。这个目标是通过限制咨询师与指定来访者的会谈次数、限制可以对来访者使用的治疗方法、限制指定区域的临床医师数目而达

成的。此外，管理式医疗组织也系统性地降低了对咨询师赔偿的接受率，使得很多咨询师选择不加入管理式医疗组织提供的渠道（这就要求来访者自己掏腰包而不能使用他们的保险金）。

第三方对咨询实践的侵入以及对企业利润的强调之间相互影响，降低了医师的自主性和医疗的品质。此外，这种互动造成了咨询师的利益冲突，他们需要去平衡对来访者的职责和对管理式医疗组织的职责（见专栏 11.16）。一个问题是，咨询师为谁工作，是他们所治疗的来访者，还是付给他们钱的公司？如果来访者要求管理式医疗组织没有覆盖的治疗方法怎么办？而当强制推行"禁言法则"，或是限制呈献给来访者的选择范围时，问题就变得更复杂。在这种情况下，如果咨询师并没有列出所有合理的替代方案，那么真的是正在给来访者提供最好的医疗（不顾保险规则和监管）吗？对采取整合—情境视角的咨询师来说，需要问一个很有用的问题：如果没有管理式医疗组织卷入，我是否会以同样的方式对待来访者？如果答案是肯定的，那么在管理式医疗组织的实践中就没有专业或伦理冲突。而如果答案是否定的，那么就有一些重要的伦理实践问题需要我们去关注和解决了。

专栏 11.16	咨询师与管理式医疗组织的冲突

艾米是一位在该领域有 25 年经验的咨询师。在她的实践中她一直抵制着管理式医疗组织的

"侵入";然而，经济压力迫使她不得不让自己列在一家主要的管理式医疗组织供应名单上。结果是，转介给她的来访者增加了，但是要求她填写大量文书、预证明、治疗方案、再证明。此外，当她的索赔被拒绝时，她不得不花更多的时间打电话给保险公司去证明她的治疗方案的有效性。到目前为止，艾米已经了解了什么样的诊断保险公司会比较快支付，什么样的治疗方式会得到最大限度的偿付，以及她能对一个来访者进行咨询的最多会谈次数是多少。比如，对私人付费的创伤来访者，她通常都会使用催眠疗法，但是由于管理式医疗组织不认为那是一种有实验支持的方法，她就不能对采用保险公司付费的来访者采用这种方法（即使这种方法能对她的来访者产生积极影响）。最近，她开始带领一个幸存者的创伤团体。但是管理式医疗组织对团体治疗的付费比个体治疗少 25 美元。因此，她在接待团体的来访者时，给保险公司的账单是个体会谈的单子。她在自己心里这样为自己辩护："他们总是占我便宜，我为什么不能占占他们的便宜?"你是否同意?

管理式医疗与观点三

在面对管理式医疗组织时，采取整合—情境视角的咨询师面临着某些确保伦理实践的职责。咨询实践是咨询师谋生的一种手段，采取整合—情境视角的咨询师也必须仔细评估他们是否想要通过参加管理式医疗组织而获得收入。当采取这种视角的咨询师与管理式医疗组织结成了专业关系后，他们就要对组织表现出正直、诚实和尊敬。但是在上面的例子中，咨询师试图采取一种为来访者服务并多从会谈中获得报酬的方式。虽然咨询师有权让其服务得到公平的补偿，但这并不是将提供虚假文件正当化的理由。

此外，咨询师也必须抵制住压力，不能为了获得更长治疗周期以及随之而来的更高酬劳而对来访者做出错误诊断。此外，作为知情同意的一种功能，咨询师应与来访者讨论诊断和治疗的所有方面（包括诊断结果，尤其是要写在他们的永久性病历上的结果）。为了履行知情同意的职责，其讨论可能会涉及来访者自掏腰包付账（补足扣除第三方对服务的付费后的差额）、针对来访者情况的治疗选择上的潜在限制、将临床信息递交给管理式医疗组织的性质和程度，以及治疗可能会对来访者就业或未来获得保险福利方面所产生的有害影响。

此外，采取整合—情境视角的咨询师要保证他们有能力提供满足管理式医疗组织来访者需求的咨询服务。换句话说，如果管理式医疗组织要求咨询师们提供某种治疗（如短程问题解决导向的咨询），而他们没有受过相应的训练，或在将该类服务提供给公众前没有接受过适当的督导，那么他们应拒绝使用。再者，采取整合—情境视角的咨询师也有责任了解自己能力的局限，并在他们的名字列于管理式医疗组织的供应名单前，根据他们将提供给公众的服务而寻求继续教育或是专门培训。

最后，采取整合—情境视角的咨询师拥有科科伦和凡蒂韦尔所说的"忠诚的职责"（Corcoran & Vandiver, 1996, p.214）。这意味着咨询师有责任尽可能为（并支持）来访者而解决利益冲突。这包括通过维持保密性并要求管理式医疗组织也做到保密以尽保护来访者隐私的职责（如前所述，《健康保险携带及责任法案》会支持咨询师在该职责上的要求）。比如，对采取整合—情境观点的咨询师来说，当觉得管理式医疗组织在要求他们以违反行业标准或伦理准则的方式行事时，他们会觉得必须退出这个供应商组织。这只是本章前面讨论到的组织维度的扩展，依据该原则，咨询师等于是默认了组织的政策、过程乃至伦理准则（Daniels, 2001）。这也包括管理式医疗组织，因为咨询师是公司的"转包商"。

物质滥用

美国国家物质滥用研究所（2005）估计药物滥用和酒精依赖平均每年要花费美国社会近 670 亿美元。这个数值涉及的范围包括了从对抗犯罪到联邦资助的治疗方案的花费。通常，这些物质滥用的治疗方案包括不同形式的咨询服务。咨询是有效的物质滥用治疗中常规而必要的组成部分。毫不奇怪的是，当治疗的目标是持续控制成瘾，并通过关注病人的功能而强调减少药物使用时，包括咨询的治疗方案是有效的。但是，这常常将咨询师置于与来访者的需求完全对立的位置，尤其是当来访者的拒绝水平很高时。这样一来，对物质滥用领域的很多咨询师来说，当权力斗争发生时，维持有效的治疗联盟的高标准就不太可行了。因此，在面对成瘾过程中的和物质滥用的人群时，适当的训练和专门的督导都是能力的重要支持因素（这与咨询中整合—情境视角的价值观不谋而合）。此外，对成瘾治疗专家的资格认证则表明了咨询师对这类来访者和问题领域的承诺。

与吸毒/酒精依赖的人群工作的咨询师，无论在住院部还是门诊部，都必须留意特别针对成瘾问题或提供住院治疗的机构的法律和伦理问题。例如，联邦法案要求对接受测评或治疗的病人的信息保密。美国卫生与公众服务部（Health and Human Services，HHS）1995 年更新了其对治疗方案的界定，以确定那些保护保密性的联邦法规所监管的治疗方案。布鲁科斯和赖利（Brooks & Riley, 1996）指出，当满足以下条件时，新的定义会将一个治疗方案定义为联邦资助的治疗方案：

1. 以任何形式接受了联邦基金，即使基金并不直接用于支付酒精或药物滥用服务；

2. 获得美国国家税务局通过免税或减税的方式所进行的支持；

3. 由联邦政府授权而进行商业活动（例如，特许提供美沙酮或是化疗，成为医疗保险的供货商）；

4. 直接由联邦政府管理（如联邦机构中的员工援助计划）或是由获得联邦基金的州政府或当地政府管理，这笔基金可以（但非必须）用于酒精或药物滥用方案。

某些联邦法规对对话的限制比传统的咨询师—来访者关系所承担的保密职责更加严格。不管咨询师是个体开业还是作为物质依赖治疗方案的一部分，这一点都是千真万确的。

布鲁科斯和赖利（Brooks & Riley, 1996）强调了对物质滥用咨询师的这些限制，并列出了咨询师可以打破保密性的八种情境：（1）病人同意披露信息；（2）将信息披露给同一治疗方案中的其他人；（3）披露的信息不包括那些能够识别病人是正在接受治疗的酒精或药物依赖者的信息；（4）为紧急医疗而披露信息；（5）信息与病人犯下的罪行有关；（6）法院命令要求披露信息；（7）信息以整合的形式存在，并可能用于方案审计或研究项目；（8）信息与儿童虐待有关。从我们的观点来说，该观点与采取整合—情境视角进行治疗的咨询师在保密性上所坚持的价值观是完全一致的。

尽管之前所说的内容都可以作为保护被诊断为酒精或药物依赖病人保密性的指导方针，但是采取整合—情境视角的咨询师一定要特别注意仍然存在的其他利益冲突问题。例如，与酒精或药物成瘾的来访者一起工作的咨询师通常都要与刑事司法系统打交道。物质滥用治疗与非法活动之间的频繁联结可以解释这种情况。如果这种非法活动给他人带来了危险（例如在酒精或药物的影响下开车），咨询师就必须估量这种情况的危险性以及何时要履行警告他人的职责。然而，对咨询师来说这绝非易事，因为它必然会干扰治疗联盟。因此，当采取整合—情境视角的咨询师要去履行赋予他们的职责时，与督导师、同事或是某一机构协商以解决这些冲突，或是采取一种对来访者的伤害最小化的方式行事，是势在必行的。

团体咨询

团体咨询一直是心理健康实践中的主要领域。尽管一些作者认为团体咨询在 20 世纪 70 年代达到其"高峰期"，事实是它现在仍然是一种充满活力的方法，可以以有效的方式为大批有需求的人提供服务。作为一种治疗方法，团体咨询重要性的标志在于，所有的咨询师培训方案中都需要提供关于它的最低水平的训练（要想取得州级执照也是一样）。团体工作专家协会（Association for Specialists in Group Work，ASGW）要求，在团体工作中至少要有一门课程"关注但不限于：实践的范围、团体工作的类型、团体成长、团体过程和团体动力、团体领导力以及对团体工作者的训练和实践标准"（ASGW，2000），以及最少花 10 小时（建议 20 小时）以成员的身份加入团体或是以组长身份观察（访问 www. asgw. org 以获得团体工作专家协会《对团体工作者进行训练的专业标准》的全文）。除了建议的最低水平训练之外，要想成为一名合格的团体治疗师，还会有额外的训练和经验上的要求。有不同的专业化等级，让咨询师能为熟练掌握团体工作而不断奋斗。具体而言，它们分别是任务团体促进、团体心理教育、团体咨询和团体心理治疗。专栏 11.17 详述了不同专业化等级所需要的额外课程，专栏 11.18 则详述了要胜任一个专业化岗位的额外临床指导要求。

专栏 11.17　　　　　　不同的团体专业化等级的基本课程内容

　　任务团体促进：课程领域包括组织发展、咨询，管理学和社会学，使学生能对组织和任务团体怎样在组织内发挥作用有基本的了解。

　　团体心理教育：课程领域包括社会心理学、咨询、健康促进、市场营销学，课程设计目的是帮助学生准备带领结构化的意识提升和技能训练团体，如压力管理、幸福感、愤怒控制和自信训练，以及问题解决。

　　团体咨询：课程领域包括正常人发展、家庭发展和家庭咨询、生活中的问题评估与鉴定、个体咨询，以及团体咨询，包括在个人成长或咨询团体中的培训经验。

　　团体心理治疗：课程领域包括异常人发展、家庭病理和家庭治疗、对精神和情绪障碍的评估与诊断、个人治疗，以及团体治疗，包括在治疗团体中的培训经验。

　　来源：ASGW（2000）。

专栏 11.18　　　团体工作专家协会对专业化所需的临床指导的要求

　　对任务团体促进和团体心理教育来说，团体专业化的训练建议至少 30 小时的受督导的实践（强烈建议 45 小时的受督导实践）。由于团体咨询和团体心理治疗有额外的困难，因此建议至少有 45 小时的受督导实践（强烈建议 60 小时的受督导实践）。为了与咨询及相关教育项目认证委员会的学位授予标准相一致，受督导经历应该是让学生在有督导的情况下去完成各种活动，这些活动是专业的咨询师在团体工作时根据相应的专业化水平所需要完成的（即对团体成员及其所生活和工作的社会系统的评估，策划团体干预，实行团体干预，领导和协同领导，以及团体内部、团体之间和团体结束后的处理和评估）。

　　除了学习那些能提供与指定的专业化水平相关的内容和经验的课程外，还要求咨询师在实践课和实习经验中获得受督导的临床经历。参考咨询及相关教育项目认证委员会对硕士实践课的模型要求，我们建议将所要求的督导下的全部临床经验的四分之一用于团体工作。

　　● 硕士实践课：在任务团体促进、团体心理教育和团体咨询中，应该将通常所要求的 40 小时的直接服务中的至少 10 小时用于体验在督导师督导下领导或协同领导团体（在研究生实践课水平上，通常没有团体心理治疗中的经验）。

　　● 硕士实习：应该根据课程的专业化程度（即任务团体促进、团体心理教育、团体咨询或团体心理治疗），将所要求的 240 小时的直接服务中的至少 60 小时用于体验在督导师督导下领导或协同领导团体。

　　● 博士实习：应该根据课程的专业化程度（即任务团体促进、团体心理教育、团体咨询或团体心理治疗），将所要求的 600 小时的直接服务中的至少 150 小时用于体验在督导师督导下领导或协同领导团体。

　　来源：ASGW（2000）。

除了能力之外，团体工作中的高级训练也可以让采取整合—情境视角的咨询师有能力去处理团体中特殊的保密性问题。具体而言，组长不能把对单个来访者承诺的保密性那一套搬来对待所有的小组成员，因为这二者有不同的要求。那样的话，所分享的任何个人信息都有可能在没有得到来访者同意的情况下为团体外的人所获知。因此，需要有持续的知情同意以提醒团体成员这种可能性的存在，而且组长也有义务以技巧创造一种气氛，使整个团体都很注意团体过程中的这个重要部分。采取整合—情境视角的咨询师在团体咨询中所必须面对的另外一个特殊因素，就是随着团体过程而来的界限问题和利益冲突。例子包括：来访者在进行团体治疗的同时还要接受个体治疗、与来访者建立团体外的接触、决定在团体中分享个人信息。同样，这些都是采取整合—情境视角的咨询师为了以符合伦理而专业的方式取得治疗效果而必须应对的问题。

最后，透彻理解团体过程、团体的关系性本质，以及团体咨询和团体心理治疗中良好的伦理实践所包含的那种独一无二的文化动力学，都是整合—情境视角的标志。亚龙（Yalom，2000）曾经将任何团体中成功的关键因素描述为灌注希望、利他主义、人际学习、基本家庭团体的矫正性重组，以及社交技巧的发展。他还以一种让人联想起整合—情境视角的方式描述了团体成员对另外其他成员以及对组长的影响。可以说，他被认为是一名"治疗大师"（如本书他处所描述）。因此，他的著作是团体心理治疗和整合—情境视角的最好例证（尽管他并没有明确地写出这些术语）。

灵性与心理健康咨询

大概就在近十年内，人们开始逐渐发现，将灵性作为治疗的附加成分，或是作为一种整合性的、以心理能量为基础的心理资源而纳入治疗领域是很有效的。咨询师和来访者能以同样的方式，找到某种方法，用共同的元素（意义、道德和社区）定义他们自己的个人灵性"空间"，如此一来他们便可以有共同的对话，而不论他们各自做出的灵性选择如何。另一个影响将灵性纳入治疗之中的因素就是对非西方的、本土化的传统治疗方法的欣赏。特别是祈祷、冥想、瑜伽以及其他的"聚焦"（centering）运动的实践，这些方法已经成为个人压力管理或是夫妻之间或家庭中与其他人建立联结的常规方式。由于这些活动在治疗界中已然拥有了众多支持者，越来越多的宗教和灵性传统也慢慢开始作为合理的支持源而被接受。当来访者将宗教活动作为其生活的中心主题以及他们冲突的核心时，这一点就显得尤其重要。

将灵性纳入夫妻和家庭治疗实践主流的最后一个影响因素是对物质滥用的治疗。有很多治疗形式都将灵性维度作为康复的一部分而纳入其中（参看嗜酒者互戒会和其他十二步康复方案）。心理健康咨询师也开始将灵性视作来访者特殊世界观的一部分，能在一定程度上解释其当前的忧虑。这样一来，灵性现在就成了对夫妻和家庭的任何评估、诊断和治疗方案中的常规部分了（Sperry, Carlson & Kjos, 2003）。这也是从整合—情境的视角出发，咨询师必须了解他们的默认地位对来访者的文化和灵性问题的影响的原因（参见专栏11.19的案例）。然而，要做的事不止于此（因为这可是观点三）。咨询师必须能比了解更进一步，让自身开放，因他人经验而产生变化。咨询师要真的从来访者那里学习，然后拓展他们的经验和来访者的经验。

专栏 11.19　　灵性和"与上帝疏远"的咨询师

肯德尔是一位有执照并私人开业14年的心理健康咨询师。她来自一个信奉浸礼会的家庭，但是她的信仰并不虔诚。6个月前，她母亲由于心脏病而突然过世。尽管她因此停了6个星期的咨询，但她仍然为其母亲的过世而深感悲伤。她由于母亲的死亡、死亡的突然性以及她不能与母亲告别而"对上帝产生了极大的愤怒"。因此，她把自己描述成"疏远"上帝和不虔诚的人。最近，她接待了一位单身的女性来访者，这位来访者是基督教福音派信徒。在第一次会谈中，来访者问肯德尔是否愿意与她一起祈祷。肯德尔对这个建议怒发冲冠，冷冷地说："我不会那么做，不过我也不会阻止你祈祷。"在第二次会谈中，来访者重复了这个请求，肯德尔仍是同样的反应。当他们结束会谈后，来访者说："我知道你不信这个，但是我还是要为你祈祷。"而肯德尔无视这句话。在接下来的一次会谈中，来访者进来就说："上帝与我谈到你，他希望你知道他爱你，并希望你能对他敞开你的心。"肯德尔突然大哭起来，并离开了房间。恢复冷静后，肯德尔告诉来访者不能再对她进行咨询了，并将她转介给了一位同事。

很明显，在专栏 11.19 的情节中，肯德尔有很多反移情问题，这些问题既没有在会谈中提到（本例中这种反移情可能不太合适），也没有在个人咨询或督导中得到解决。肯德尔对来访者世界观的直率拒绝没有将她们的关系发展成有效的工作联盟，而是最终倒退到关注肯德尔仍然因其母亲的过世而对上帝充满愤恨的需求上（最多也就只能使用观点二的方式来解决这个问题）。而从观点三的方法出发，肯德尔应该了解其潜在的个人弱点，并在这种情况第一次出现时便对它进行讨论。例如，"我们不可能总是对所有不同事情有相同的看法，但是这并不是说我们就没办法从对方身上进行学习和理解。在这种情况下，当你准备用祈祷来开始会谈时，我会安静坐着和沉思。"此外，她还需要去调整她激烈的情绪反应，寻找一些资源（即悲伤咨询、督导）来有效应对。

 ## 在心理健康咨询中伦理—专业决策的案例说明

专栏 11.20 提供了一个学校咨询两难困境的例子，接着是对这个案例的讨论。

专栏 11.20	网络咨询的案例

贾罗德是一位博士、有执照的心理健康咨询师，已有超过 25 年的私人开业经验。他在圈子里很有名气，并因为他在青少年方面的工作而得到了同行的尊敬。然而最近几年，由于管理式医疗保险公司对他服务报酬的减少，他的收入明显缩水，同时他的完全个人付费的来访者数量也开始减少。为了找些新的创收方法，贾罗德参加了一个"电话治疗"和网络咨询的全天培训。他学到了一些新的方法为州外的来访者提供长距离治疗。他开始通过一个网站转介服务提供咨询，在他每天的"非繁忙"时段通过网络接待远程来访者，实现了健康的收益。不久，他发现他的来访者数目已经超过了他的咨询时段所能接受的上限。由于他还要为一些硕士后学生提供督导，为他们申请执照做准备，所以他将他的"网络来访者"中的一部分介绍给这些没有执照的咨询师，与他们分享咨询费，并继续提供督导（当然也是收费的）。

这些实习生中的一人就是帕特丽夏。她是一位 27 岁的女性，大约一年前从咨询及相关教育项目认证委员会颁发学位证的心理健康咨询硕士课程毕业。在符合取得执照的条件之前，她需要一年多一点的受督导的实践。她已经与贾罗德博士共事两年了：一年是硕士课程中的实习，一年是硕士后的督导。与他工作她感到十分舒适，而且她十分感激他所给她的指导。所以当他按照他的计划邀请她接待他的"网络来访者"时,她感到很荣幸。但是,她也有对网络咨询的疑虑,而贾罗德博士说他会处理好所有的细节(开账单等),她所要做的就是与来访者保持联系。

在接待罗恩之前,帕特丽夏已经做了大约三个月的网络咨询。罗恩是一个46岁的男人,住在相隔几个州之外的地方。他寻求咨询是因为出现了与工作有关的压力,以及最近同结婚18年的妻子和孩子分居而感到抑郁。帕特丽夏对他的印象是,这是个用讽刺来掩盖巨大痛苦的人。当她与他咨询时,她发现他很容易冲动和发脾气。这导致他与家庭成员的分居并进行咨询。在这段时间内,帕特丽夏向贾罗德博士请教过,而后者表达了对罗恩不稳定性的担忧。"最后一根稻草"出现于当罗恩度过了工作中"糟糕的一天",按照他的话则是"失控了"时。虽然并不常常如此,但罗恩在头一天晚上与同事们出去喝酒,第二天迟到了。他老板对此表示了不满,从而让罗恩觉得不安全和恼怒。当天晚些时候,整个部门都在开会,而罗恩需要对他的方案给出一个状态报告。但是他却遗漏了一些重要信息,所以不得不承认他无法给出完整的报告。这时,他的老板暗讽道,要是罗恩干不了自己的那份活,也许别人应该替他干。罗恩一言不发气冲冲地离开了会议室,但是很明显他很烦乱。在与帕特丽夏谈到这个情境时,罗恩似乎变得更加激动,说他本来可以"当场就了结了他的性命",并且他"真的很愿意看着他受折磨"。罗恩表达了很多种破坏性的幻想,从弄爆他老板的汽车轮胎和在他油箱里放糖(让引擎瘫痪),到"朝他的胸口开一枪"。帕特丽夏知道后一条并不是空头威胁,因为他曾经在军队中受过狙击手的训练,而且作为收藏家和猎人而拥有不少的枪。"事实上,"罗恩讽刺地说,"我能做出马里兰那帮家伙做的事情,差别只是我不会被抓住。"

下面是从帕特丽夏的角度出发,使用伦理和专业实践决策模型对该案例的分析。*

* 与督导伦理有关的问题(也就是贾罗德博士的问题)将在第14章中涉及。建议读者去阅读这一章,然后再具体地考虑贾罗德博士的情况。

步骤1:界定问题

从某些方面来说,是否存在伦理难题的问题开始于帕特丽夏最初对贾罗德博士解决网络来访者负担过重计划的不安直觉。如果深究一下,她就会发现在这个特殊的案例中存在一些可能发生的难题。首先,存在着不完全了解当地法律情况就进行跨州咨询的问题。其次,她缺乏网络治疗方面的培训,这让她觉得很不安。贾罗德博士选择在这个范围拓展他的实践是基于他在该领域和具体训练方面拥有超过25年的经验。而帕特丽夏还没有获得执照,刚刚开始自己的职业生涯。然而,如果帕特丽夏忽视她的直觉(如本例中所呈现的),那么问题就始于罗恩透露说他想要杀死他老板。由于他有能力做到这一点,而且还有了可以执行的具体计划,这件事就变得很严重了。帕特丽夏必须决定她是否有职责去保护罗恩的老板,以及如果她有这个职责的话,她要怎么去履行。

步骤2:辨识受决策影响的参与者。

具体来说,卷入该事件的人包括帕特丽夏、贾罗德博士、罗恩以及罗恩的老板。更概括地说,还包括所有其他网络来访者,他们可以被认为处于这个难题(及其后来的决策)的第二层。此外,贾罗德博士所督导的其他受训者也可能会受到这个决策的影响。

步骤3:辨识对参与者来说可能采取的行动以及潜在的利益和风险

方案0。[①] 帕特丽夏可以简单拒绝"接待"罗恩,理由是她对她的能力能否承担网络咨询的责任而感到不安。她不可以决定她仅仅需要在做出知情决定之前参加一些在该主题上的培训。她还可以决定去对抗她从贾罗德博士那里感觉到的微妙压力,以及她对让他失望或是失去在他的实践中的地位的恐惧。

---

① 我们之所以将这条列成"方案0",就是想用一种方法去阐明,如果帕特丽夏留意了她对在网上接待来访者这件事的最初反应,她就不会陷入她现在面对的这种情境。其含义就是所有的专业决定都是有后果的,不管我们在当时是否知道这个后果。

方案 1。 帕特丽夏可以决定不把罗恩报告出来并去获得更多的信息。（1.a）她可以对此保守秘密，不告诉他她的顾虑。（1.b）她可以表达她的顾虑，并围绕他的感觉而进行交流。此外，帕特丽夏还可以获得他的准许去立即接触他的妻子或其他家庭成员。

方案 2。 她可以指导罗恩秘密地去与他工作中的特派监察员聊一聊，谈一下关于这个老板以及他如何感到愤怒的问题。然后她可以要求罗恩签一份文件去同监察员谈谈他的行为以及她的顾虑。

方案 3。 将罗恩转介给他所在地的某个人，因为如果他可以与某个能更好估计其行为的人进行面对面接触，这些问题或许能获得更好的解决。

方案 4。 由于罗恩的敌意性表达和他的冲动性历史，帕特丽夏可以联系罗恩的老板并知会他这种可能的危险。此外，她也可以依照"塔拉索夫法案"的保护职责条例去联系罗恩以及他老板生活和居住地的执法机构（这是在帕特丽夏和贾罗德博士所在州应采取的标准做法）。

步骤 4：基于对各种因素的考虑评估各行动方案的利益和风险

对情境领域的考虑。 就帕特丽夏的个人发展水平来说，她正处于从水平一到水平二的转变中。然而，我们仍然不清楚的是，这种差别是否可以存在于她与贾罗德博士的督导关系中，后者可能仍将帕特丽夏视作学生而不是一位新的专业人士。看起来帕特丽夏好像也有些问题，当事情涉及贾罗德博士时她有一种取悦他的倾向，从而蒙蔽了她的判断力，而这也会让她在贾罗德博士的眼中显得"更小"。此外，帕特丽夏对贾罗德博士不问是非的态度（以及顺从态度），同时还有对年长男性的尊敬（这是她的原生家庭中的文化价值观），都可能蒙蔽他们两人，使他们落入这个行动方案的陷阱里。她不是完全信任她自己的直觉，而是让自己"顺其自然"，尤其是当某个权威人士在指导她时更是如此。这是她的原生家庭动力的典型产物，在家里她有很多哥哥姐姐会告诉她干些什么，而不需要她自己去做决定。此外，她与罗恩的距离是一个不利条件，因为当她与别人面对面时她才能感觉到她可以"读懂"

人们。但是，此案例中她没有办法发现罗恩对治疗的依赖程度，也无法知道他所做出威胁的严重程度。所有这些都提高了帕特丽夏对本案例的焦虑水平。

总的来说，有不少因素妨碍了帕特丽夏以她的意志进行自由行动。贾罗德博士是这个诊所的拥有者/运营者，这个事实造就了一种微妙关系（最好情况）以及一种剥削关系（最坏情况）。非常现实地说，他有权力让帕特丽夏的决策变得非常困难，或至少有影响力，能劝她"不要再提此事"（一个她早就已经排除了的方案）。但是，如果能恰当解决该情境（即从一种整合—情境的角度出发），那么他们之间的关系也可以让他们都产生改变。它可以让贾罗德成为更好的督导师，而且显然会让帕特丽夏成为一名有主见的咨询师（沿着这道路走下去，我们也可以看到一个可能变成督导师的榜样）。

对专业领域的考虑。 帕特丽夏发现并没有很多有关网络咨询和警告职责问题的著述。美国咨询师认证管理委员会（NBCC）曾出版过对网络咨询的指导手册，但是这部分内容只要求来访者自愿去遵守（Heinlen, Welfel, Richmond & Rak, 2003；NBCC, 1997）。事实上，委员会所调查的 136 个网站中没有一个完全遵守美国咨询师认证管理委员会的 13 条标准，尤其是标准 9，内容是："当网络咨询师不在时，应该确保有一名位于来访者所在区域内的待命咨询师。"（Heinlen et al., 2003, p.67）事实上，在委员会的调查中，大多数网站对来自危险来访者方面的风险揭露显得漫不经心，只是发布"免责声明"说，自杀型或嗜杀型的来访者不应该使用网络咨询。帕特丽夏和贾罗德博士的案例中并没有这种情况，而且在罗恩的所在地也没有当地的咨询师可以待命。

伦理/法律领域的考虑。 尽管到目前为止伦理委员会都没有对网络咨询的直接监督（Heinlen et al., 2003），但是，根据美国咨询协会和美国心理健康咨询师协会的伦理准则，还是有一些与这个案例相关的准则。根据美国心理健康咨询师协会伦理准则的第 14 条原则，"心理健康咨询师要采取负责的措施以确保他们的工作能力，并保护病人、来访者……及他人免受伤害。"在

14F.3 部分中也反映了关于在某人的能力范围内实践的问题。美国心理健康咨询师协会原则 3.C 清楚表明："只有在最极端的情境下才能在不经过来访者同意时披露信息。对生命的保护——不管是对自杀的来访者还是要杀人的来访者——超越了保密性的要求。"然而,这个原则中最重要的条款出现在导论中:"对咨询信息的披露只限于那些必要的、相关的和可证实的信息。"这正是罗恩网上咨询案例的麻烦之处。由于存在着距离的障碍,核实信息的工作比罗恩面对面接触帕特丽夏的情况要难得多。至少,如果罗恩与帕特丽夏在同一地点,她就可以召集贾罗德博士进行磋商,或是对会谈进行录音或录像,并拿给他(或其他人)参考。帕特丽夏可以就罗恩的问题请教一位她认识的专业同事,并迅速获得反馈。但是对她来说,在这样一个距离上就不那么容易能做到这些。伦理准则中的同样部分则严格禁止了对信息的不当泄露。

此外,原则 14A 也清楚表明,"心理健康咨询师应该了解报告嗜杀的来访者的方式。"至于法律方面,罗恩所在的州并没有法定报告法案(所谓的"塔拉索夫法案")。此外,罗恩所在州只有有限豁免权法案,意味着帕特丽夏和贾罗德博士并不能免于诽谤的民事诉讼。最后,罗恩所在的州与帕特丽夏和贾罗德博士所在州对执照用途的问题并没有正式的"互惠性"。因此,帕特丽夏和贾罗德博士二人都可能面临一场花费甚巨的民事诉讼或是监管制裁,同时他们的执照也将被其所在州吊销。

步骤 5:与同事和专家商讨

贾罗德博士是帕特丽夏的主要督导师,这就存在着潜在的剥削性的双重角色。由于贾罗德博士在帕特丽夏是否接待罗恩这件事上是有经济利益的,因此当帕特丽夏提出顾虑时,这一点可能会削弱他提供建设性反馈的能力。帕特丽夏住在她攻读研究生课程时所住的地方。她可以去接触以前的教授或是同学,以便为她与罗恩要伤害他的老板这件事有关的顾虑的决策提供另一种视角。

幸运的是,在这危急时刻,一位她所信赖的前教授,帮助她基于当前的事实,而非基于可能

的结果,对各种方案进行了重要性排序。"处理手边的情况,而不是可能发生的情况。"当她从那个角度看待该问题时,她意识到唯一的真相是罗恩真的因这次事件而深感痛苦,而且他是孤立的。这些是在过去会让他付诸行动的先决条件。然而,帕特丽夏确实与他有良好的工作关系。她已经跟他达成了至少 24 小时内不付诸行动的协定,而且她觉得至少她能用这段"冷却"时间想出一些可行的选择。她认识到这是一个同类型问题,在这个问题中她和罗恩都被这些事件所隔开,而且他们俩都需要比他们个人所能找到的资源还要多的资源。

此外,她还联系了她的专业组织所提供的法律帮助热线以获取信息,尤其是关于"危险来访者"问题、网络咨询以及跨州/跨权限的警告职责问题的信息。在与法律帮助热线接触后,帕特丽夏知道她不能就这样与罗恩终止咨询(因为那是一种遗弃),并且知道如果她要报告,她也只能在本州内进行报告,这份报告会送到州里的机构(本例中是治安部门),由该机构决定是否要联系罗恩所在州的地方当局。然而,当地的执法机关可能不太熟悉最新的流程和判例法,还需要一些在该问题上的培训。此外,她也可能仍处于困境,因为保护职责条例明确规定,当罗恩确实要伤害其老板时,她有责任去保护他的老板。

步骤 6:决定实施最可行的备选方案,记录决策过程

首先,帕特丽夏决定去搜集更多的信息。她决定向罗恩表达她对他情绪的担心,以及愿意提供给他更多支持的意愿。结合这一点,她要得到罗恩的允许,为了进行磋商而去接触他的妻子及公司的监察员,从而为罗恩建立一个支持系统。她也会进一步建议罗恩去见工作中的监察员或 EAP 小组,并提醒他这件事是自由而保密的。如果他对这些都很回避,或是完全拒绝,帕特丽夏就需要给当地的治安部门打电话了。她认识到她可能不得不提供一些关于跨州权限保护职责相关法律程序的相应信息。最后,她决定同贾罗德博士谈谈他们之间的关系,以及在她职业发展这个阶段她需要从督导师那里获得什么,并探讨一下是否他是否能为她提供。她决定将她的职业发展

置于自己即时获益或是她取悦上级的需要之上。理想上说来，经过了这个过程后，作为对她自己的情境和职业问题（取悦的需求、发展自己的职业、不被视作无能）进行思考的结果，帕特丽夏会更好地理解她的"贪多嚼不烂"。她可能决定在接受更多培训之前不再接待网络来访者。无论如何，她觉得她早就应该同贾罗德博士谈谈他们督导关系的发展。对帕特丽夏来说，这正是作为一个在伦理上采取整合—情境视角的心理健康咨询师将要进入下一个成熟水平的开始。

步骤 7：实施、评估、记录已做出的决策

帕特丽夏确实在第二天给罗恩回了电话，向他表达了她的担忧，并强调她了解他所感觉到的那种孤立感。罗恩承认，他为他说话的方式而感到尴尬，而且尽管这种幻想是"非常现实的"，但他的老板还"不值得"他去这么做。虽然他还没有将老板当作一个正常人而同情，但罗恩已经能看到，从长远来看他幻想攻击其老板的后果会伤害的仅仅是他自己。帕特丽夏注意到这对他来说是一个进步的标志，并向他坦言她打算采取一

些行动。"你的意思是说你打算告发我？"罗恩提防地问。帕特丽夏回答道："我会以一种能保护所有人的方式来采取行动，如果那意味着'告发'你，那么是的，我会告发你的。但是，你刚刚自己也说，如果你轻率地做出某些事，你只会伤害到自己。我只是打算保护你，但是看起来你比我更早一步想到这个。所以，让我们来谈谈你是怎么保护你自己的，以及当你在今天晚些时候不得不面对你老板时你会对他做什么……"这样这次会谈就如常进行了下去。最终，帕特丽夏成功地让罗恩去和他工作中的监察员讨论他的老板以及他能从监察员那得到的处理方案。

这个案例说明了一些与心理健康咨询师最重要的职责有关的一些问题，这些职责可以最大限度地保护我们的来访者和大众。但是，对待职责的方式却数不胜数。有些方法是牺牲来访者而保护咨询师，另一些方法则是牺牲来访者而保护预定的受害者。情境—整合方法则力求平衡所有相关人员的需求，并找出一种不牺牲任何人而能满足这些需求的解决方法。

要点

1．心理健康咨询长期关注治疗中来访者的观点，因此从本质上来说它兼容了整合—情境（观点三）的方法。

2．保密性是所有心理健康咨询的基石。保密性保护了那些寻求咨询的人的尊严，并确保了对来访者的适当尊重。

3．采取整合—情境方法的咨询师是积极的，其行动的前提假设是，保密的对话导致积极的咨询结果。此外，当其他方法都用尽时，咨询师按照符合法律规定或法院命令的程度而将信息提供给第三方。

4．从整合—情境方法的角度来说，知情同意过程是一个持续与来访者对话的过程，也是一种持续的商议和保持治疗关系的方法。它表明治疗过程中全面伙伴关系的存在，并向来访者表达了对他们自己的福祉决策能力的真正尊敬。

5．按照对待伦理行为的观点三的看法，心理健康咨询实践中界限的渗透性常常能引起界限跨越，如果这些界限跨越在本质上并非剥削性的，那么就可能促进治疗关系。

6．治疗关系中固有的多重关系和/或功能与积极的整合—情境方法是一致的。这质疑了对多重关系的绝对禁止。

7．终身学习的需求是观点三伦理的最终体现，而严格地将委员会的资格认证看作能力的体现，则是观点一伦理的标志。

8．尽管判例法可能形成了观点一伦理，心理健康咨询师仍能在遵守这些法律的同时保持积极的整合—情境方法。

9．对伦理的整合—情境方法不仅适用于常规的心理健康咨询实践，也适用于心理健康咨询中的专项（如物质滥用咨询和团体治疗）。在这些

领域工作的心理健康咨询师评估他们实践的维度一般都与积极的整合—情境方法相似。

10. 对很多开业者来说，管理式医疗组织是心理健康咨询实践中的标准部分，尽管它们看起来对该领域有消极影响。采取整合—情境方法的咨询师会特别注意以不利于来访者的方式（如误诊等）行事的可能性，并抵制住这些压力，即使这意味着从某组织退出。

11. 团体咨询是能同时对一大群来访者进行治疗的有效方式。但是，训练有素的团体咨询师也有一些特殊的问题和顾虑，这些问题和顾虑与采取整合—情境方法的咨询师的问题是相同的，包括保密、知情同意、利益冲突及胜任力。

12. 灵性是很多来访者存在方式中的重要部分。此外，它也可以成为促成积极的治疗进步的强力辅助。虽然过去对该领域有一些误解，如今采取整合—情境方法的咨询师将会以一种接纳和尊重的方式看待来访者的灵性观点和经验。

13. 应用七步情境伦理决策模型，心理健康咨询师可以产生多种解决方案，并依照积极的整合—情境实践模型来评估这些方案，评价每个方案对来访者的影响。

 ## 复习问题

1. 当来访者要求的治疗方案并不在其管理式医疗组织的覆盖范围内，而来访者又不能自掏腰包为该服务付费的时候，你该怎么办？

2. 如果来访者威胁说，要是你敢报告他在咨询中披露的虐待情况，他就要对你造成身体伤害，你怎么办？

3. 在什么情况下，即使你没有被强令报告，你还是会报告咨询中所获知的一个可能的危险情境？

4. 当来访者在咨询中提出想谈谈其宗教时，你该怎么办？

5. 你会不会为一位最近因症状过于严重以至于不能对知情同意过程保持全神贯注的来访者提供咨询？

第 12 章

夫妻与家庭咨询和治疗

由于要在一次会谈中接待多名来访者，因此夫妻与家庭治疗的伦理实践是一种对关系的鲜活体验。这意味着伦理不会也不可能是隔离的、锁在文件柜里的，而是必须体现在咨询师与来访者以及来访者自己之间的关系中。夫妻与家庭治疗中的这个特殊的方面正是它最大力量之所在（即同时在多重系统水平上工作），同时对试图在这个治疗领域中使用积极整合—情境方法也就是发展—情境化的咨询师来说，这也是最大的挑战之一。因为在夫妻治疗实践的所有方面（评估、干预、个案概念化），伦理实践都不是能够一次学会且永不更改的东西。相反，伦理实践是通过咨询师的成长以及不断接触新的思想和概念而形成的，并在与来访者的互动中积蓄发展，是对更广泛的组织动力的反映。简而言之，从这个角度来说的伦理，是一个从发展的、整体的视角（而不是消极的、还原论的、基于恐惧的视角）来说的积极行为，可以让咨询师有意识地在治疗实践中整合并贯彻这些原则。从这个角度来看待伦理的治疗师，由于握有一种强大的影响改变的有效工具，从而有着成长和成熟的潜力。

对良好伦理实践的强调不仅是一位成熟专业人士的标志，也是成熟服务领域的标志。在本章中，我们要探索夫妻与家庭治疗师的两个主要专业协会的伦理准则的最新变动，它们分别是国际婚姻与家庭咨询师协会（International Association of Marriage and Family Counselors，IAMFC）和美国婚姻与家庭治疗协会（American Association of Marriage and Family Therapy，AAMFT）。我们在本章中提倡的是整合—情境（观点三）方法，可能看起来有点奇怪的是我们会用如此多的篇幅介绍不同的伦理准则（这应该是采取伦理观点一的咨询师的唯一焦点）。但是，采取整合—情境伦理视角并不意味着治疗师可以凌驾于准则之上，不能因为遵循了"原则"而可以随意抛弃或违反这些准则，正如严格遵守伦理准则的人也不可以违反法律并以其"高级"伦理来使自己的违法正当化一样。采取观点三的治疗师接纳这些准则以及准则背后的精神（即价值观），也接纳这些准则对个体来访者和治疗师所工作的更广阔系统（即夫妻或是家庭）的影响。因此，对个人—人际、专业、法律/伦理的多层领域都很敏感的整合—情境方法和夫妻与家庭治疗的日常实践是十分相关的。首先，让我们从思考夫妻与家庭咨询的日常实践的伦理开始。

学习目标

阅读完本章后，你应该能够：

1. 以标榜好行为和确保来访者福祉的关系性的视角来界定合乎伦理的夫妻与家庭咨询。

2. 将情境维度——个人—发展、关系—多元文化以及组织伦理—团体价值观——同夫妻与家庭咨询的实践相联系。

3. 描述夫妻和家庭咨询中几个常见的伦理问题，以及与之有关的具体伦理准则及标准。

4. 解释夫妻与家庭咨询中的两个常见法律问题。

5. 将伦理决策模型应用于一个临床问题，注意那些个人—发展的、关系—多元文化的以及组织伦理—团体价值观的维度。

关键词

特例谬论	界限	保密	家庭系统理论
长臂法案	游戏治疗	滑坡	SOAP 记录表
灵性			

夫妻与家庭咨询的日常实践

夫妻与家庭咨询的实践在现代已经几乎没什么东西可以被称作"日常"了。对关系和家庭的定义一直都受到挑战，夫妻与家庭咨询师也必须在挑战这些定义的同时挑战自己。因此，夫妻与家庭咨询师通常都处于文化和社会变化的前沿，先于该文化中其余部分对这些变化的认识。不管是单亲家庭、长期同居的未婚夫妻还是同性恋夫妻，早在他们上报纸或成为杂志的封面之前，夫妻与家庭咨询师就已经与拥有这些生活方式的人一起工作了。因此，一些发生于夫妻与家庭治疗中的日常任务，可能从表面上看起来不像什么主要的伦理问题，但是实际上却有某种伦理准则和法规来管理诸如广告宣传以及评估这样的日常操作。具体而言，在国际婚姻与家庭咨询师协会的准则中，第三部分是涉及胜任力的，强调夫妻与家庭治疗师不能在其接受的训练和能力范围之外工作（下面将提到）。第四部分涉及的是评估与测验，强调任何所使用的材料都必须在治疗师的知识范围之内。这意味着治疗师必须了解与测量及工具效度有关的各种问题，并以来访者所能理解的方式准确地解释结果。第五部分主要涉及的是私人开业，除了补充了第三和第四部分的准则之外，也为服务的付费、禁止为转介而付费以及其他一些实践中的问题提供了指导（见专栏12.1）。国际婚姻与家庭咨询师协会的伦理准则专门将这些内容置放于私人开业的板块中，而美国婚姻与家庭治疗协会中与之相似的准则散见于整部伦理准则中。

专栏 12.1　　　　　　国际婚姻与家庭咨询师协会伦理准则之私人开业（节选）

A. 私人开业的会员有遵守伦理和法律标准的特殊职责，因为他们的工作具有独立的性质。

1. 会员要了解当前的伦理准则和该职业的伦理问题。

2. 会员要了解他们工作的地理区域和专业领域中的法律标准，并在实践中遵守这些标准。

3. 会员要通过协商和督导来保持专业成长和知识的更新。

C. 私人开业的会员要对服务的收费和来访者在自己环境中的需求负责，并保持尊重。

1. 会员要将其服务中的一部分作为社区服务而收取最少费用或不收费。

来源：IAMFC（2002）。

关于《健康保险携带及责任法案》的思考

也许近 20 年来，没有哪一条法规或联邦的裁决对夫妻与家庭治疗实践的影响有 1996 年的《健康保险携带及责任法案》那么大。虽然这个法案 1996 年通过，却直到 2005 年 4 月才完全执行。由于医护服务实践和与之相关的保险事务（管理式医疗）方面的一些改变，《健康保险携带及责任法案》意在形成一种统一的标准，以便在保健服务和为获得服务报酬而必要的交易中保护病人信息。因此，任何处理受保护的健康信息并将之递送给第三方的提供者都要遵守该法案。夫妻与家庭咨询师也在其范围内，不管他们与某一特定来访者之间的接触量有多大。《健康保险携带及责任法案》允许不同的咨询师（根据他们的学科的性质）用不同的方式来遵守该法律。按照莱斯利（Leslie，2002a）的观点，以下这些是夫妻与家庭治疗师为了遵守《健康保险携带及责任法案》而必须做到的（见专栏 12.2）。

专栏 12.2　　　　　　　　遵守《健康保险携带及责任法案》的程序

1. 采用书面的隐私政策和程序。这些政策和程序要准确，包括谁能获得受保护的信息、在机构中这些信息将被如何使用以及在什么情况下这些信息会被披露。所涉及的人员包括非临床人员（行政、会计和其他办公室职员）和非雇员的供应商。阐明这些要求的书面协议要归档。

2. 培训雇员。治疗师或机构需要基于这些关于受保护的健康信息（即病人档案）的政策和程序培训雇员。

3. 指定隐私办事员。法律涉及的机构必须指定一个人来负责隐私政策和程序的发展与执行。在小机构里，办公室经理通常就是隐私办事员；而在私人执业的情况中，治疗师就是隐私办事员。

4. 指定联系人。涉及的机构必须指定一位联系人，负责接受与政策和程序有关的投诉，或是报告对这些政策和程序的遵守情况。

5. 文档保存。所有与同意书、授权、隐私实践的通知、程序和政策、培训以及病人对档案的要求等有关的表格都必须以文件形式保存，并定期更新。

来源：改编自 Leslie（2002a）。

在《健康保险携带及责任法案》中，有很多是夫妻与家庭治疗师必须做的，而这些是与良好的伦理实践相一致的。在《健康保险携带及责任法案》的"隐私规则"中，治疗师出于治疗、收费或是卫生保健工作的目的而要使用或披露私人健康信息（包括记录）时，必须获得病人的书面同意（见专栏 12.3）。这与获得关于治疗的书面同意不同，二者须分开。不管治疗持续多久或是治疗师进行的单独披露有多少次，同意都必须包含具体的信息，但不必重复获得。同意书必须告知病人其有权浏览隐私声明（Leslie，2002a）。

专栏 12.3　　　　　　　　　夫妻与家庭咨询师的记录

新的《健康保险携带及责任法案》中有一条法规允许咨询师做心理治疗记录，这些记录有别于来访者记录的其他部分，且不能被披露给他人（为了收费的目的）。这就为心理治疗会谈的实际内容（即在治疗会谈中所说的话）创造了更高的安全水平或保密水平。但是，关于夫妻与家庭治疗还有另外一个问题。传统上，夫妻与家庭治疗师要保留对一对夫妻或整个家庭的记录，而不是对每个成员个人的记录。与此同时，临床医师必须追踪每个个体对当前问题的贡献，以及在具体会谈中或是在向治疗目标迈进的过程中每个人的特殊贡献。

然而奇怪的是，虽然公认的"关怀标准"（还有一些州立法律）明确指出，应该有一份对每次治疗中发生事件的记录，但对如何做记录却没有明确的定义。*虽然存在着很多种不同的表格（用不同的首字母组合来标识：DAP，BIRP，等等），但是从本质上它们都传递相同的信息。最常用的表格之一就是 SOAP 记录表。该表由威德（Weed，1971）开发，SOAP 各自代表的是：

主观报告：这部分包含的是在咨询中来访者给咨询师的信息，包括来访者所表述的事实、感觉以及从来访者视角对会谈的总体感觉。

客观观察：这部分包含的是咨询师直接观察所得到的事实性信息。这些信息应当以可量化的行为词汇来准确记录下来。对情绪、情感、外貌、精神状态的观察都应记录于此。

测评：这是咨询师对来访者的临床印象，基于评估和治疗计划，以及本记录的主观和客观部分。通常是写成多轴表格的样式，参照的是《精神障碍诊断和统计手册》的最新版本。对夫妻与家庭治疗来说，在轴Ⅴ上，GARF 分数应就是 GAF 分数**。

治疗计划：这一部分包含的是治疗计划和咨询师对来访者的预后。通常包括会谈中使用的干预，为继续下次会谈而给出的具体建议（即"家庭作业"），对附加干预的安排（例如，精神病评估、团体治疗等），以及下次预约的日期。

思考下面的例子：

主观报告：一对夫妻前来进行预定的夫妻会谈。他们报告说他们的儿子们遵守着之前家庭治疗会谈中所达成的协议。今天妻子讨论了丈夫的双相障碍，以及当丈夫拒绝服药时她的挫败感，而这通常是他开始一段长期躁狂阶段的标志。丈夫也表达了他对不能维持治疗方案的挫败感，以及对妻子可能离他而去的恐惧。反思原生家庭动力，尤其是丈夫的父母的离异，以及在妻子童年时期其母亲的慢性精神病，加上以上所描述的这些，都可能对他们的关系有所影响。

客观观察：来访者在整个会谈中都是合作的。穿着整齐，精神状态也很好。双方的情绪和情感都与讨论的话题相一致。两人都具有对时间/地点/人物/情境的定向能力。

测评：

（会谈最初）

轴Ⅰ：双向障碍、NOS。

轴Ⅱ：拖延。

轴Ⅲ：高血压，哮喘。

轴Ⅳ：伴侣关系问题、亲子关系问题。

轴Ⅴ：GAF＝50（去年最高是 55）。

（如果继续发展）排除自杀倾向。

GARF＝55。

治疗计划：本周五预定进行家庭治疗会谈（2005 年 9 月 15 日），继续讨论家庭管理模式。预定的夫妻会谈在 2005 年 9 月 30 日。将开始关注妻子对其丈夫力比多减少而产生的顾虑，以及关系中的躯体亲密的缺乏。谨慎预后。

　　* 在国际婚姻与家庭咨询师协会和美国婚姻与家庭治疗协会伦理准则中有一些内容涉及来访者的"记录"，但是既没有明确的伦理义务让咨询师对发生在会谈中的事情保留一份准确的记录，也没有关于记录应该反映或包括什么内容的具体信息或指导。

　　** 空间限制不支持对 GARF 分数的完全描述。要获得对 GARF 量表的详细描述，请参见 GAP（2000）。

　　在《健康保险携带及责任法案》的管制下，夫妻与家庭咨询师必须为来访者提供一份书面的隐私声明。这份声明描述了如何使用或披露来访者的受保护的健康信息，以及来访者如何能接触到这些信息。法规还要求这份声明解释来访者一开始就需要签知情同意书的目的所在，并且清楚说明，如果来访者不同意披露这些信息，则治疗师可以拒绝治疗来访者。隐私声明中需给出每种允许披露的情况的具体例子，以便来访者能理解其受保护的健康信息得到使用的情况。隐私声明应该描述不经来访者同意，哪些个人健康信息可能被使用或披露。声明必须告知来访者，如果来访者希望，他们有权利对受保护的健康信息的某些使用和披露加以限制。此外，也必须告知来访者他们有权利检查和拷贝受保护的健康信息（如治疗记录），并有权修改治疗师记录中那些他们认为不正确的受保护的健康信息。隐私声明必须告诉来访者咨询师的法定职责以及咨询师关于受保护的健康信息的各种隐私实践。最后，要告知来访者，如果其隐私确实被侵犯了，他们有权向美国健康和公众服务部秘书处或其他监管机构投诉（Leslie，2002a）。

　　正如理查德·莱斯利（Richard Leslie）在其著作《新的联邦隐私法规：你所需要知道和去做的事情》（*New Federal Privacy Regulations：What You Need to Know and Do*，Leslie，2002a）中所说，健康和公众服务部的民权办公室负责监督对《健康保险携带及责任法案》各项规定的遵守情况，在其网站（地址为 http://www.hhs.gov/ocr/hipaa）上也有很多对咨询师有用的信息。此外，在美国婚姻与家庭治疗协会的网站（http://www.aamft.org）上还有各种专门适用于夫妻与家庭治疗师的表格（例如，知情同意书、隐私声明、授权书、政策和程序）的模板，可以下载下来并加以修改，以满足每位咨询师的具体需要。

夫妻和家庭治疗中的情境问题

个人—发展

　　当困难的情况出现时，治疗师也就面临着困难的选择。伦理准则是为专业人士在这些困难情境中提供指导的一种方法。但是通常来说，这些情况都很复杂，需要对伦理准则进行演绎，因为准则对纠结于复杂情况的咨询师来说可能是模棱两可的、不一致的（Corey，Corey & Callanan，1998；Haber，1996；Kitchener，1986）。这种纠结往往源自咨询师的情绪反应和发展水平，这两者经常会蒙蔽其理解事件及与事件相关问题的能力。的确，人们已经注意到，"当现有方针不能提供指导时，伦理问题便出现了……当面临伦理难题或是新的问题时，咨询师必须能准确评估和解释相关的准则，并评价他们的感觉对伦理行为来说是合适的还是不合适的"（Kitchener，1986，p. 306）。从整合—情境的伦理视角来说，我们认为对咨询师的情绪和理性观点的理解、关注和接纳，正是伦理观点三的标志。

根据基奇纳（Kitchener，1986）的说法，伦理决策的直觉水平包括对情境的即时感觉和反应，以及个人的伦理信念。这种直觉水平由罗布森、库克、亨特、阿尔里德等进一步描述为"对伦理难题的前反射反应（pre-reflective response），由一系列知识、信念以及个体自身固有的假设构成"（Robson，Cook，Hunt，Alred & Robson，2002，p.542）。这样一来，直觉水平就决定了咨询师是否需要采取进一步行动（Haber，1996）。但是，很多咨询师仅仅关注伦理决策的批判—评价水平，而对直觉水平的关注则不够：

> 决策制定不仅要基于决策制定的事实，也要基于我们对这些事实的感觉以及我们所持有的形成那些感觉的价值观。但是我们对伦理决策的情绪和价值驱动的反应常常被低估，而且我们会去"理性化"我们的直觉过程——当事后诸葛亮。（Robson et al.，2000，p.534）

然而，没有意识到或是忽视这些直觉，会引起咨询师的反应不足或是过度反应，从而引发伦理问题（Haber，1996；Peluso，2003；Robson et al.，2000）。

家庭治疗师已经宣称说，这些情绪水平的反应形成，部分源于个体原生家庭的影响（Aponte，1994；Haber，1996；Minuchin，1974；Peluso，2003）。根据阿庞特（Aponte，1994）的研究，作为良好的伦理实践之一，治疗师——尤其那些仍在受训的治疗师——应该力求了解他们自己的原生家庭。目前很明显的一点是，从业者或教育者对伦理决策的这个水平的关注不够。但是，为了更好地理解一个人的基本哲学假设，以及对伦理难题的直觉反应，探索影响这些假设和反应的原生家庭动力看起来很有意义（Corey et al.，1998；Peluso，2003）。

正如第 3 章所提到的，佩鲁索（Peluso，2003）对家谱图加以拓展用以理解原生家庭动力对当前伦理决策模式的影响。伦理家谱图以与常规家谱图同样的方法制作。一旦原生家庭被展现出来，且受督导者与其家庭成员的关系得到了建立，那么就可以讨论更进一步的问题了，这些问题涉及存在于父母、兄弟姐妹以及其他人中全面的、伦理的或"艰难的"决策模式（问题的范例清单可参见专栏 12.4）。

专栏 12.4　　　　　　　　　伦理家谱图的范例问题

1. 你的父亲（或在你年轻时的任何长辈人物）如何做出艰难的决定？用两个或三个词描述他的模式。

2. 你的母亲（或在你年轻时的任何长辈人物）如何做出艰难的决定？用两个或三个词来描述她的模式。

3. 你是否还记得一个特殊的例子，在这个例子中，必须要做出一个艰难的伦理决定？关于它你还记得什么？谁做了这个决定，父亲还是母亲？

4. 当要做出困难决定或伦理决定时，你的父亲和母亲之间是否有过冲突或不合？谁通常会获胜？为什么？

5. 是否有其他人影响你的伦理决策，如兄弟姐妹、朋友、老师或导师？他们是怎么影响你的？用两三个词形容一下他们影响你的模式。

6. 在你的伦理决策模式中是否有其他影响因素（文化的、宗教的、哲学的，等等）？你是如何被影响的，积极地还是消极地？

7. 你年轻时是否违反过任何规则或法律？你是否被抓住了？你的父母是如何处理的？

来源：Peluso（2003）。

在这一过程中，一幅画卷应该开始浮现，可以显示对被督导者或治疗师而言，什么类型的伦理难题是难以识别的。此外，完成伦理家谱图有助于被督导者确定其在"灰色区域"与"非黑即白"的伦理决定上是否存在困难。当这些潜在的原生家庭动力被揭露出来时，治疗师或被督导者就有机会看到这些动力是如何成为伦理决定的初步评价背景的，以及这些力量的影响力（见专栏12.5）。作为这种练习的结果，一些治疗师可能会发现一些他们之前从未意识到的力量或影响力

的来源。其他人则可能开始理解一个源自原生家庭内部的未解决冲突的特别消极的模式，是如何影响其伦理决策的。当某种潜在的问题情境出现时，治疗师便能拥有特殊领悟以形成或发展某种策略，制定更好的伦理决策（Peluso，2003）。这是一个非常有力的角度。以观点一或观点二的咨询师所拥有的动力学的角度，伦理家谱图可以被当做一种工具，帮助发现这些动力，并帮助咨询师去看待那些阻碍他们个人—职业发展的问题。

专栏 12.5　　　　　　　　　　　示例的促进和综合问题

　　1. 你从你的原生家庭对你伦理决策制定过程的影响中得到了什么领悟？

　　2. 考虑到这些新信息，你认为在哪些领域中，你在做出关于是否采取行动的决策方面存在困难？

　　3. 你现在能采取什么行动去帮助自己更好地制定伦理决策？

来源：Peluso（2003）。

夫妻与家庭治疗中另一个独特元素便是与另一位治疗师共同进行治疗的能力。这为会谈提供了一些可能的（且有趣的）动力，也能提高每个咨询师与他人密切合作的能力，还为对方看待自己的成长提供了一面镜子。很多时候是一个资历老的治疗师搭配一个新手，这样便可以让一个人向另一个人学习。在这种情况下，二者之间就有了权力差别，这需要多加留意，以免影响治疗。例如，那位资历较老的咨询师可能会叫新手咨询师去注意某些要素，或是要求他服从自己的"领

导"。有时候配对的则是两名处于中间（2级或3级）发展水平的治疗师。这种配对则要求两名咨询师都要有较高的成熟程度。相同的发展水平可以让联合的治疗师们地位平等，但是他们也必须学着去讨论每个人相对的优势和不足，以及如何对来访的夫妻或家庭使用这些优势和不足。每个人都能选择从对方身上学到东西，从而提升能力；每个人也都可以拒绝这么做，从而不可避免地造成关系紧张，并将这种紧张带到治疗中。前者是观点三方法的例子，而后者则是第一或第二种视角的表现。

关系—多元文化

作为大多数夫妻与家庭治疗流派之基石的家庭系统理论，被认为是将信息和观点的多重模型引入治疗领域的催化剂。家庭中每个人对同样的事件（即日常家庭生活）都可能有完全不同的看法，这个观点对20世纪50年代及以后的心理治疗来说确实是一个彻头彻尾的新鲜事物。从此开始，更广泛的文化视角，也许意味着咨询师和来访者由于各自特殊的文化背景或社会经济地位而可能拥有不同的视角这一观念的引入也不能算是

一个巨大的飞跃了。但是，这种转变并不是一夜而成的，在20世纪80年代治疗领域进行慎重思考之前，它经历了数十年的社会变迁（Carter & McGoldrick，2004）。今天，我们理所当然地认为，治疗师必须对文化敏感，必须意识到他们自己的偏见和文化封闭。我们意识到，如果治疗师没有考虑过他们的世界观和价值观强加于人会如何影响一位来访者或一个家庭的话，那么纵使他们心存善意，也还是有可能造成伤害。例如，

结构派家庭治疗技术"打破系统平衡"，其用意在于强行制造一类危机，从而让治疗师能帮助家庭重建家庭界限。然而，这也常常是一种治疗师用于将其世界观（即父母必须永远对家庭有所控制，孩子们应该永远只有一种声音）强加于家庭的策略，而这个家庭可能未必一定得拥有这种观念。治疗师在考虑使用任何一种技术时，必须先扪心自问：这技术对谁是最好的，来访者还是我？此外，夫妻与家庭治疗师也必须考虑是否有其他方法，既能达到同样目的，同时又不会造成一种"输赢"情境或是让人变得对文化不敏感。同样，一位家庭治疗师要是不肯花时间去了解家庭或夫妻生活中的宏观文化和微观文化方面的东西，那他就有可能错过一些信息，而这些信息跟其他常规方法收集到的原生家庭动力（例如成瘾或离异的家族历史）一样重要。

事实上，国际婚姻与家庭咨询师协会伦理准则中明确规定，夫妻与家庭治疗师"要努力去尊重个人特质的多样性，不能有刻板印象，或是强迫家庭接受指定的态度、角色或行为。家庭咨询师尊重来访者对家庭的定义，并认识到家庭的多样性，包括双亲家庭、单亲家庭、大家庭、多代家庭、同性家庭等"。此外，该准则还进一步指出，如果不加以监控的话，咨询师自己的文化视角就会产生消极影响。因此，咨询师有责任对这方面保持警惕，尤其"不要将个人价值观强加于家庭或家庭成员。会员需要认识到世界观和文化因素（民族、种族、性别、社会阶级、灵性、性取向、教育状况）对当前问题、家庭功能以及问题解决技巧的影响。咨询师要了解本土化的治愈实践，并在必要或可行时将它们整合到治疗中去"（IAMFC，2002，I.F）。

组织伦理—团体价值观

第4章中提到，通常一个人的个人伦理、职业伦理和组织伦理之间是有所冲突的。简单回顾一下，个人伦理是一个人的"良心"，或是关于如何度过其一生的信念和价值观的独特集合。咨询师的职业伦理是一个咨询师决定如何用一种合乎伦理的、专业的方式来进行咨询的方法。这一点部分取决于个人伦理，以及该职业的伦理义务。而组织伦理指的是那些影响全局性决策的机构规范和组织特性。

组织主要关注的是确保个体成员的行为和决定能实现组织对外公开宣称的那些功能。虽然对组织成员而言，有一种能让他感到组织是关心其需求的联结感或许很重要，但有时这只是组织的次要考虑。这意味着有些情况下，为了完成组织或机构的任务，成员必须以一种他们并不认同的方式行事。与此同时，这不能作为组织在伦理的界限外行事的理由。如果咨询师要从他的视角来评定他所工作的那个机构是否以一种合乎伦理的方式行事，那么第4章中的自我评估工具是一个很好的东西。如果这个机构对伦理和职业上的各种考虑不敏感，那么有时当咨询师按照组织的要求去做时，会陷入一种抛弃伦理义务的危险境地。我们在专栏12.6中展示了一个案例研究来说明这些观点。

专栏 12.6	组织对你的要求让你不舒服

珍妮特是一位有执照的夫妻与家庭治疗师，在一个非营利性家庭治疗机构中工作。她最近被指派了一个电话预约的咨询，为一对因多起家庭暴力犯罪而被起诉的夫妇提供咨询。珍妮特所在的机构是该领域少有的几家提供这种服务的中心之一。让这个案例变得特殊的是夫妻双方都听力受损，需要有一名提供翻译服务的翻译员进入会谈，并在夫妻和来访者之间进行翻译（通过手语）。珍妮特对自己是不是这对夫妻的合适的咨询师心存疑虑，因为她既没有受过与听力受损的夫妻一起工作的培训，也不会手语。她担心通过一个翻译员进行工作会让她变得没有效力，还担心她会从直接理解来访者（或被理解）的人变成"可以忽略的部分"。此外，珍妮特还顾虑保密性问题，因为很有

可能每次会谈的翻译员都不同。虽然她通常都会接受富有挑战性的案例，在与这两位工作时她却怀疑自己的能力，并认为如果将这对夫妻转介给一个本领域懂手语的治疗师会更好一些。考虑到关系中的暴力成分，她从伦理上就觉得不想见来访者而是马上安排转介。

- 你是否同意珍妮特对案例的看法？
- 你会怎么做？
- 珍妮特的情况中涉及了什么伦理原则？

珍妮特认为她基于一些伦理准则而有正当理由决定转介来访者。第一，她相信，由于她觉得自己受训不足，她没办法帮助来访者（善行原则），而且由于关系中存在的暴力，她的干预可能会引起（或导致）这种暴力的增长（无伤害原则）。此外，珍妮特认为将自己当作一名有能力为这对夫妻提供咨询的治疗师是不对的（诚实原则）。但是，当她表达了这些顾虑并打算把来访者转介给她的督导师时，督导师却对转介来访者表达了一些保留意见。具体来说，他顾虑的是这会让机构面临一场因歧视而引起的诉讼。督导师与机构负责人商量，后者同意督导师的观点，还说，这对夫妻可以根据《美国残疾人法案》（Americans with Disabilities，ADA）提出遭受不公平待遇的诉讼。珍妮特的督导师和机构负责人都劝她去接待来访者，对她说："不能因个人的伦理顾虑而将整个机构置于危险之中。"

珍妮特反驳说，像这种在治疗中可能会发生什么事故的情况里，机构冒的风险是受到渎职的诉讼，而她则要被追究个人责任，原因是她没有坚持其伦理职责去为来访者谋求最好的治疗。她害怕的是后者会引起州立伦理委员会对她的纪律处分，从而很可能让她丢掉执照。但是，不管是其督导师还是负责人都不同意她的看法。事实上，珍妮特感觉（虽然没有明说）如果她拒绝接手此案和接待来访者，她就会因不听话而丢掉这份工作。她感到自己处于困境之中，一边是她的工作，另一边则是她的执照和原则。

- 你会怎么做？
- 你怎么解决这个难题？

在这个情节中，珍妮特感到了要服从机构需求的压力。她打从心里知道，如果她是私人开业的话，她会对她所做出的以来访者最佳利益而行事的决定感到更舒服。尽管机构为了保护自身，确实有义务防止咨询师以不专业的方式行事，以免让机构被追究法律责任，尽管咨询师的伦理考虑绝不是其违背法律的借口，但是在本例中《美国残疾人法案》的使用是否准确却是要被质疑的。根据美国实施《美国残疾人法案》的政府机构残疾人就业政策办公室的说法，虽然某些领域（即律师、会计等）的专业人士可能被要求提供"辅助器材"（例如翻译员）以适应个体的残疾，但如果这些辅助"造成了不适当的负担，或对由公共机构提供的货物或服务的性质造成了根本性的改变"，也可以不要它们（见 JAN，2004）。但是，不提供或不能提供这些辅助器材的专业人士不能以此为借口而不寻找一种合适的替代方法。因此，在本例中，珍妮特对接受这对夫妻的顾虑是正当的，其转介这对来访者的要求也是有道理的。

除了关于个人如何进行咨询实践的决定之外（如上个案例所呈现的那样），个人伦理和组织伦理之间的冲突也会围绕着组织文化的差异而产生。回忆一下，组织文化指的是共享的信念、风俗以及对组织的假设。这些东西可以明确地表述出来（比如写在一个任务或一个愿景里），或者更多时候，是组织及其员工赖以管理自己的未成文的规则。一些组织强调竞争和"不惜一切代价去赢"的精神，而其他一些可能注重创造力和自由表达。然后这些东西就转变成了一些元素，如着装、交流方式或是决策模式。有时候有些个体能很好地适应某种文化，而有些人则不行。很多时候直到深陷于某一情境时才会发现原来自己不适合。还有，就像珍妮特的情况，答案并不像一个人所认为的那样明确。当把某个人养家糊口的能力问题也加入考虑时，要想给个纯粹的答案就更难了。或许对个人来说，最好的结果就是认识到自己不是在一个对自己而言最好的环境或组织中，并尽快采取行动去寻觅另一个组织。按照积极的整合—情境的观点，这是咨询师与其最重要的人——自己——能保持联结的唯一方法。

在下一部分，我们就从与夫妻与家庭治疗有关的表面问题中切换出来，而从整合—情境的伦理视角去讨论实践中的某些核心因素，以及相关的伦理准则。

 ## 夫妻与家庭治疗师的核心伦理问题和伦理准则

如前所述，夫妻与家庭治疗师的两个主要专业协会是国际婚姻与家庭咨询师协会[①]和美国婚姻与家庭治疗协会。如同随着时间推移和社会文化秩序的重建，一个社会的法律也在发生变化一样，伦理准则也是这样一种不断变化的工具，而这些准则最近都有所更新。在下一部分中，我们要比较国际婚姻与家庭咨询师协会和美国婚姻与家庭治疗协会的伦理准则的元素。乍一看去，这两套伦理准则有相当程度的重复。事实上，两者都有八个独立的部分（或称"原则"），且其中的六个达成共识或有重合（见专栏 12.7）。总体来说，美国婚姻与家庭治疗协会准则更强调研究和教学，而国际婚姻与家庭咨询师协会准则更注重实践问题。我们将讨论一下伦理准则中的一些核心伦理问题，如保密、知情同意、利益冲突和胜任力。

专栏 12.7	国际婚姻与家庭咨询师协会和美国婚姻与家庭治疗协会
	主要伦理准则并排对比

国际婚姻与家庭咨询师协会伦理准则	美国婚姻与家庭治疗协会伦理准则
来访者福祉	对来访者的责任
保密	保密
胜任力	专业胜任力和诚实
评估	对学生和被督导者的责任
私人开业	对研究参与者的责任
研究和出版	对专业的责任
督导	财务安排
广告和其他公开声明	广告

来源：AAMFT (2000) 和 IAMFC (2002)。

保密

保密是有效心理治疗和咨询的基本而关键的要素。如果来访者能确保治疗师将会对信息保密，他们就可能轻松吐露与他们生活有关的私密信息（Ford，2001）。如同任何其他类型的治疗一样，夫妻与家庭咨询也保证一定程度的保密性。伯恩斯坦和哈特赛尔说：

在治疗的词典中，"保密"和"信任"这两个词是密不可分地联系在一起的。如果来访者中的任何一人觉得他们在治疗会谈中所说的话将会变成公共领域或社区八卦的一部分，那么鲜有人会同意来参加治疗。来访者有权期待保密性。这就是为什么在通常情

[①] 应该指出的是，国际婚姻与家庭咨询师协会是美国咨询协会的一个分会。

况下，治疗中所说的话是绝对保密的，且永远不会被传播。（Bernstein & Hartsell，2000，p.34）

虽然不可能永远保证这种完全水平的保密性（由于保密性的法定限度、来访者在诉讼中的卷入程度等），但很多来访者希望达到这种效果。这就是为什么将保密作为知情同意的一部分以及治疗的总体方向而在治疗刚开始时就拿出来讨论是一件如此重要的事情。这种讨论应包括与任何法定报告者或是警告职责的法规有关的对保密性的限制（如之前的章节所讨论的）。但是在夫妻与家庭治疗中，不能保证达到与个体治疗相同的保密性水平。在个体治疗中，治疗师是唯一卷入的外人，而且治疗师有伦理义务要保密（如果来访者选择"打破"保密性，这是来访者的权利，而不是对其的侵犯）。所以个体治疗基本上是安全的。但是在夫妻或家庭咨询中，至少有一名其他的来访者在场（而且通常不止一个）。由于治疗师不能假定治疗中所有的其他家庭成员都能对会谈中吐露的信息保密（即说给一个朋友或是一个家人听），治疗师能保证的就是他本人不会披露任何与来访者有关的信息（与所有上述的警告）。这种缺乏与保密性有关的"安全保障"情况需要引起人们的注意，在治疗深入之前要公开拿出来与来访者讨论。福特建议说，夫妻或家庭治疗师可以"主动地处理保密问题，其方法便是向来访者暗示他们都没有必要对对方隐瞒什么，因为诚实和开放的交流对促进关系是十分重要的"（Ford，2001，pp.113-114）。此外，将保密作为一个不尊重他人权利的问题而加以探讨，也有助于每个参与者都一致同意对治疗中吐露的信息保密。

通常，夫妻与家庭治疗师会建议与父母、孩子或是夫妻双方进行个人会谈，那么是将保密扩展到来访者在个体治疗中的同等水平，还是说在这种个人会谈中所说的话可以公开透露给所有家庭/夫妻成员？治疗师也应该在进行任何个人会谈之前就先表明其在信息保密上的立场。有些治疗师会将保密扩展到与个人治疗相同的地步，同意不将任何个人会谈的信息透露给其伴侣；而有些治疗师则认为这对夫妻才是来访者，因此这种保密有相反的效果（Margolin，1998；Pope &

Vasquez，1998；Woody，2000）。

夫妻与家庭治疗师同意保守秘密既有好处也有坏处。好处在于这种保密政策可以让治疗师从来访者那里得到关于他们是怎么想的或是怎么感觉的更可靠的信息，而如果两者知道这些信息会被告诉给伴侣，他们就不会提供这些信息了。例如，咨询师在给一个家庭做治疗时，如果家庭成员都知道治疗师不会对其他家庭成员保守自己所吐露的秘密，那么女儿还会承认她已怀孕吗？儿子还会承认他正在使用和交易毒品吗？父亲还会承认他因为赌博而输光了家里所有的积蓄而且马上要被解雇了吗？母亲还会承认她有了外遇并打算同丈夫离婚吗？（Pope & Vasquez，1998）治疗师可能了解不到某家庭成员的可能会妨碍治疗的隐衷，而保密政策则避免了这种情况的出现。这个政策的坏处则是它要求治疗师牢记什么信息是可以告诉家庭其他成员的，而什么信息是要保密的。此外，治疗的目标之一是让家庭成员之间有开放的交流，而这种政策将治疗师置于与这个目标唱反调的立场上（Margolin，1998）。我们将根据下面所说的伦理原则来思考这些好处和坏处。不管治疗师的倾向如何，作为良好伦理实践的一部分，治疗师都必须在治疗一开始的时候充分描述这些信息。

保密和夫妻与家庭治疗中的拒绝泄露内情权

通常治疗师都搞不明白隐私和秘密、保密和拒绝泄露内情权之间的区别。隐私涉及的是某人拥有的那些不愿意共享但不会影响其与他人之间关系的信息（Glick，Berman，Clarkin & Rait，2000）。隐私可举例如下：这个人在上次选举中是怎么投票的，她经常会梦想成为一名体育英雄，突然有了一百万美元的秘密幻想，或是幼儿园时的初恋。这些是个人的幻想，或是属于自我的范畴，没必要为了完全参与一段关系而告诉别人。相反，秘密则是一个人所拥有的、可能对关系产生影响的那些信息和情绪。这些可能是恐惧的情绪、对一段关系的爱恨交织，或是对一个人行为的羞耻感（例如，有外遇、使用毒品）。因此，治疗师对保守秘密的观点是与治疗保密问题相纠缠的，而隐私则未必。保密是治疗师对来访者的私人信息进行保密的职业责任，这个责任的基础则是个人对隐私的合法权利。如上所述，保密既是一条伦理原则，也是在提供治疗时的一条传统规则（Bernstein & Hartsell，2000）。拒绝泄露内情权则是来访者的一种合法权利，它可以防止专业人士在法律程序中（例如民事法庭案件）作为证人而透露来访者的保密信息。"来访者拥有拒绝泄露内情权，而专业人士有义务保护这种权利，这意味着特许保密通讯只有在来访者同意'放弃'其保密权利时才能被揭露出来。"（Ford，2001，p. 112）拒绝泄露内情权防止治疗师在法庭上泄露私人对话，而保密则防止治疗师将私人信息泄露给一般公众。

不同的州在赋予心理健康专业人士与他们的来访者之间的对话的拒绝泄露内情权方面有所不同。有的州只在某些法律行为（即民事、刑事）的情况下承认拒绝泄露内情权，而非所有情况，而有的州则将这种权利拓展到所有的法律行为上（Ford，2001）。即使是在那些承认对心理健康信息的拒绝泄露内情权的州里，很多法案也被例外弄得百无一用（Bernstein & Hartsell，2000）。但是不管怎样，夫妻与家庭治疗师还是要熟悉他们从业所在州的相关的法案和证据规则（尤其是由美国最高法院审判的贾菲诉雷蒙德案），这一点是非常重要的。讽刺的是，根据福特的说法，夫妻与家庭治疗通常被排除在拒绝泄露内情权之外，"因为从法律角度来说，两人以上在场的情境中所吐露的信息不被认为是秘密的信息"（Ford，2001，p. 112）。因此，对于那些想保护一名来访的家庭成员并对其他成员保密的夫妻与家庭治疗师来说，这通常是一个不成问题的问题。

夫妻与家庭治疗中的保密和诉讼

由于拒绝泄露内情权是一项由法院提供的权利，假定对拒绝泄露内情权和保密的最大威胁就是起诉的话，那么最好能仔细确认一下当涉及诉讼时的保密性方面的问题。在婚姻与家庭治疗中，治疗师必须让来访者知道，治疗会谈中所讨论的信息是有可能被对方律师发现或是被强迫性获取的（例如在离婚案或是子女抚养权的诉讼中）。在诉讼中，那种权限里的证据规则是非常流行的，且保密性问题变成了一种拒绝泄露内情权问题（Ford，2001；Margolin，1998）。伯恩斯坦和哈特赛尔认为：

在这样的案例中，保密的规则是，在治疗中对治疗师所说的话是秘密的，治疗师不能主动传播，但是在法官或是其他治安官的命令之下，或是有其他法律规则的命令时，治疗师可能被强迫在与来访者有关的案件中作证，治疗师的笔记及面谈中的信息所包含的来访者的记录或来访者的行为可能被用到。（Bernstein & Hartsell，2000，p. 34）

如果来访者和治疗师都坚持拒绝泄露内情权，他们（或他们的法人代表）必须向法院递交一份申请书。一位法官将就拒绝泄露内情权问题做出判断，决定哪些要在法庭上揭露，哪些不用。如果这个法官不授予拒绝泄露内情权，那么治疗师就要被强迫去作证，或是冒因未能出庭作证而被人认为是藐视法庭的风险，且很有可能被罚款或是被监禁（Bernstein & Hartsell，2000）。若（来访者）放弃拒绝泄露内情权，或是法院不授予该权利，那么就算专业人士认为这不是对来访者最有利的方式，通常也还是要被强迫去披露这些信息（IAMFC，2002）（Ford，2001）。

即使是有法院的命令，专业人士也应该一直努力在披露机密信息之前取得来访者的书面同意（Pope & Vasquez，1998）。来访者可以以书面形式放弃保密性（通过一份"泄露信息的同意书"或是一份"泄露机密信息的同意书"表格），然后治疗师就可以将与来访者有关的案例信息透露给表格中所提到的那一方。但是，治疗师在透露机密信息的时候必须谨小慎微，因为"意想不到的结果规则"通常都是会产生效果的。这条规则认为："如果结果以一种非预期的、无法预计的或是意料之外的方式对来访者造成了很可怕的伤害，来访者可能会投诉说这种弃权太过火了，而这种对信息的披露也没有得到来访者的适当同意。"（Bernstein & Hartsell，2000，p. 35）这会让治疗师很容易受到法律或伦理的制裁。对保密性未受保证的侵犯是对夫妻与家庭治疗师实践的最大威胁。治疗关系的各个方面都建立在来访者给予治疗师信任的基础上，因此，治疗师有伦理责任去保护来访者的秘密，并尽可能敏感地去对待任何对这种责任的偏差（不管是同意还是不同意）（Ford，2001，p. 110）。

伦理准则

我们在专栏 12.8 和专栏 12.9 中呈现的是国际婚姻与家庭咨询师协会和美国婚姻与家庭治疗协会的伦理准则中与保密有关的部分。

专栏 12.8　　国际婚姻与家庭咨询师协会伦理准则之保密（节选）

A. 保密的性质

1. 会员要认识到咨询关系的正常运作要求来访者必须能自由地与咨询师讨论秘密，且咨询师必须能自由地获得那些来访者自愿说出的信息之外的相关信息。这种对秘密的保护适用于所有情境，包括与一位潜在来访者的初次接触、咨询关系存在的事实，同时这种保护也适用于所有作为咨询师和来访者之间关系的一部分而产生的交流，没有例外。

2. 会员要保护来访者的机密和秘密。咨询师不能透露从来访者处获得的信息。咨询师不使用从来访者处获得的、对来访者不利的信息。咨询师不能为了咨询师或其他人的好处而使用从来访者处获得的信息。

3. 除非所有的参与者都同意采用备用安排，否则一位家庭成员在个体咨询或是咨询联系中对咨询师所说的话都将被视作机密，在没有个人允许的情况下不会透露给其他家庭成员。

B. 对保密的法律和伦理限制的整合

1. 会员要尽力了解在他们执业地区内里跟保密有关的法律状况。

2. 会员要认识到，伦理标准并不能要求咨询师违背其执业地区明确规定的法律标准。

C. 保密的例外

1. 会员可以在得到来访者同意的情况下泄露来访者的机密，但是咨询师首先要尽力让来访者了解这种披露的影响。

2. 当受到像儿童虐待报告令这样具体法律的要求时，会员可以泄露机密。

E. 与保密有关的实践管理

1. 当被要求泄露来访者机密时，会员要维护来访者对保密的权利。

2. 当咨询师接到可能导致不得不泄露来访者机密的传讯时，要通知来访者。

3. 当会员接到去法庭的传讯时，要尽力要求法庭认可咨询关系的价值，以及保密对这种关系的重要性，从而让咨询师有理由不泄露机密信息。

4. 当会员没有理由不去作证时，他们就要小心谨慎，只有在被法院要求时才泄露信息或是交出记录。

专栏 12.9　　美国婚姻与家庭治疗协会伦理准则之保密（节选）

婚姻与家庭治疗师有独特的保密问题，因为治疗关系中的来访者可能不止一人。治疗师尊重而且维护每个个体来访者的机密。

2.1　婚姻与家庭治疗师在职业接触中，一旦条件允许，就要向来访者和其他当事人解释保密的性质，以及来访者对保密权利方面的可能限制。治疗师要与来访者一起回顾，在何种情境下机密信息可能会被要求泄露，在何种情境下机密信息会被合法地要求泄露。这些情境可能会导致重复的信息泄露。

2.2　婚姻与家庭治疗师不能透露来访者机密，除非得到了书面的授权或弃权声明，或是得到了法律的命令或允许。如果没有法律禁止的话，只有在紧急情境下口头授权才有效。当为夫妻、家庭或团体提供治疗时，如果没有得到每个来访者关于放弃权利的书面授权，咨询师就不能将信息泄露到治疗情境之外。在夫妻、家庭或团体治疗情境中，如果没有个体先前的书面允许，治疗师不能将任何个体机密泄露给同一来访者单元中的其他人。

如你所见，总体来说，治疗师对保密性这个问题给予了很多关注，对夫妻与家庭治疗的实践来说，对这个问题的关注甚至要更多。由于有多名来访者，治疗师那份确保对来访者信息都加以保密的责任也要翻倍。相比而言，国际婚姻与家庭咨询师协会的准则看起来比美国婚姻与家庭治疗协会的准则更全面。国际婚姻与家庭咨询师协会的准则还煞费苦心地指导咨询师在实践中如何进行保密，尤其是在记录保存、电脑终端和非咨询的员工等方面。需要指出的是，这些内容与2003年采用的《健康保险携带及责任法案》标准十分相似。此外，国际婚姻与家庭咨询师协会准则申明，除非另有安排，否则在个人会谈中收集到的任何信息都应该保密。美国婚姻与家庭治疗协会准则在准则2.2中回应了这种观点。

保密和观点三

从伦理原则和价值观来看，保密可以被视为夫妻与家庭治疗师必须平衡所有来访者的需求。因此，善行的问题就是一个为夫妻或家庭所有成员做好事的问题了。这可不总是很容易做到的。很多时候，善行原则和无伤害原则是不一致的，因为对一个个体或家庭多数成员来说最好的事情可能并不是对某个成员"最好"的事情。例如，如果某人要求进行物质滥用的治疗，这可能对这个家庭是很好的，但是对物质滥用者来说则不好或是不那么舒服。此外，

如果物质滥用者是家庭里唯一的养家糊口的人，那么对物质滥用进行治疗的建议则会给这个家庭带来不必要的经济负担。同样，善行原则和自主原则也会有冲突，因为对家庭来说最好的事情，有可能会破坏某人自主决策的能力。此时，要解决这些问题就需要一个关系性的情境，因为大多数解决伦理难题的直率方法已经开始变得没什么用了（即需要一种观点三的方法）。采取观点一方法的咨询师更可能会反应性地把这个问题想成"家庭是来访者"，然后就不再做任何更深层的考虑了。相反，采取观点三的咨询师更可能说"每个人都是来访者"，然后会努力寻找一个公正的解决方法。随时公开就对所有成员都达成一种平衡和结果有多难这一问题进行探讨（更好的方法是，继续从第一次会谈时便开始的对话）会有帮助。帮助家庭克服特殊挑战，从而讨论所有家庭成员通力合作的必要性，这种方法可以对此达成共识。对治疗师来说，公开与家庭讨论特殊的伦理原则，可以帮助家庭看到治疗师的努力。这种努力并不仅仅是一种在战斗中"选择立场"的努力，而是确实努力为整个家庭打造一个最好的结果。同样，讨论隐私和秘密这两个概念的差别，可以有助于产生更诚实的讨论，在这种讨论中来访者可以公开处理信息。在这样的框架中，保密的问题（尤其是在何种情况下不能保密的问题）将会得到解决。专栏12.10中呈现的案例就讨论了这些问题。

| 专栏 12.10 | 保密的案例 |

你正在接待一对夫妻，他们前来进行夫妻咨询的问题是由妻子的抑郁而带来的沟通问题。丈夫很不愿意进入治疗，而且在第三次会谈中迟到了40分钟。在迟到的那段时间里，妻子透露说她的丈夫经常会对她进行精神虐待和口头谩骂。她否认有任何的身体虐待，但是你也不确定你能不能相信她，因为她报告说他们原来也接受过治疗（她丈夫对之评价为"浪费时间和金钱，那家伙是个疯子"）。你怀疑之前的治疗师一定是发现了身体侵犯，并在夫妻准备好之前便试图讨论这个问题，或是治疗师停止了对夫妻的治疗而要求进行个体的家庭暴力治疗。在接下来的一次会谈中，丈夫又一次没有按时前来，而妻子则坦承有"偶尔的推推搡搡"，但接着就恳求你保守秘密。接下来的一周丈夫回到了会谈中，问道："我不在的时候你们两个讨论了什么？"你会怎么做？

从伦理的观点三来看，对这对夫妻的干预有一些值得探讨之处。首先，我们一开始就一定要讨论一下保密，以及在治疗会谈之外与来访者接触的问题。如果确实做到了，那么本例中所出现的这种困境将会有所缓解，但是不会完全缓解（即治疗师不能简单以"我们谈到了……"来回答丈夫的问题）。相反，治疗师需要斟酌一下妻子身处的那种危险的程度，以及她想为她的这段关系所做的事情。在本例中，一个很好的方法可能是建议与丈夫进行一对一的会谈，以便能尽力增进他与治疗师之间的关系，从而获得一些影响力。通过这种对关系的增进，可以对主要的潜在问题展开工作。如果丈夫、妻子和治疗师之间的关系没有达到一定程度，就不足以在一种尊重每个人需求的情境中讨论虐待问题，那么这次治疗就会像上一次那样结束。另一个与案例有关的要点则是个案中的专业维度。从观点三来看，专业维度和关系维度并不是分离的，而是同一个维度。因此，讨论治疗师的保护职责，以及与可能是虐待者的丈夫建立关系，这两件事是纠结在一起的。当然，只有一位成熟而平衡的咨询师才能跨过这条界线，并仍然让各方都投入到治疗工作中。

知情同意

当夫妻或家庭决定来参加心理治疗或咨询时，其中的一些参与者或是全部参与者通常都不完全清楚咨询或者治疗到底要涉及什么。从治疗一开始，夫妻与家庭治疗师就有义务为来访者提供一些信息，以使他们能对继续治疗这件事做出明智抉择。由于在该领域有太多的多样性（理论取向、组织或实践问题的管理、管理式医疗），本质上来说治疗师并没有一种获得知情同意的统一方法。但是，在关于知情同意书的性质和目的以及同意书应该包含的基本主题方面，夫妻与家庭治疗师彼此有共识。福特认为：

> 知情同意书的基本要点，就是治疗师不希望来访者在治疗过程中被治疗安排中的某些没有提前充分解释的方面吓到。治疗协议的每个组成部分都必须解释清楚以便来访者能完全掌握，这让获得知情同意的过程有些耗时。（Ford，2001，p.103）

作为正确的、专业的实践的一部分，夫妻与家庭治疗师需要以一种伦理上负责任的方式让夫妻和家庭完全投入到咨询中。提供信息和获得知情同意的过程让夫妻或家庭和治疗师双方都有机会确保他们能充分理解他们马上要开始的这段旅程。这是一个澄清和沟通的过程，是为其余的治疗搭台的过程：治疗师是否充分了解为什么夫妻或家庭会寻求帮助？治疗师是否了解来访者对治疗的期望、希望或是恐惧是什么？夫妻或家庭是否知道他们能质疑治疗师的特殊方法？夫妻或家庭是否知道治疗师将可能如何进行咨询？夫妻或家庭是否知道对他们的问题使用这样一种方法可能产生的结果？（Pope & Vasquez，1998）

在夫妻与家庭治疗的特殊案例中，当涉及了一个以上的来访者时，治疗师必须保证对每个人都提供充分的知情同意书和知情拒绝书（夫妻或家庭知道他们可以拒绝治疗的一部分或全部的治疗努力），而且这份同意书涉及治疗中的具体问题。比如，来访者之一透露信息时，保密原则和拒绝泄露内情权的局限是什么？如果家庭成员之一放弃了拒绝泄露内情权，该权利是否还适用于其他成员？治疗师将扮演什么角色？（Ford，2001；Pope & Vasquez，1998）专栏12.11列出的是为确保来访者在给出同意书之前就能充分了解治疗过程而需要注意的一些基本问题。

专栏 12.11　　　夫妻和家庭咨询完全知情同意书的关键方面的列表

1. 来访者是否知道谁在提供服务，是否了解咨询师的资格（合格证明书和执照）？
2. 来访者是否了解初次会谈的原因及目的？

3. 来访者是否了解将要提供的临床服务的性质、程度和可能的结果，以及可能的备选方案是什么？

4. 来访者是否了解服务的可能限制（包括治疗师的身份地位、管理式医疗所强加的限制等等）？

5. 来访者是否了解咨询师在付费及错过或取消会谈方面的政策？

6. 来访者是否了解咨询师在两次会谈之间的紧急事件联系程序？

7. 来访者是否了解咨询师对在治疗中从夫妻或家庭的其他成员那里得到的信息的保密性立场？

8. 来访者是否了解保密、隐私和拒绝泄露内情权的限制？

9. 来访者是否了解咨询师为这个案例寻求磋商的督导义务？

来源：改编自 Pope & Vasquez（1998）。

除了要让来访者投入治疗之外，在治疗开始之前就获得来访者的同意书也是伦理实践的基石。这包括完整地浏览以上所提到的所有要点，并列出任何来访者可能会有的问题、恐惧或疑问。通常来说，需要解决一些结构化的问题，比如会谈间隔多久一次、治疗要花多少钱，还有一些来访者总体安全（心理安全、保密和身体安全）方面的微妙问题。看起来要求治疗师提供准确、诚实的对知情同意的描述，就算不是不可能的，似乎也是很困难的。重要的是要记住（除了在极端情境下）：能自主进行决策就是对来访者最好的事情。当然，知情同意书不应该是一个"一次性交易"，而是伴随治疗进行和目标变化的一个持续的、循环的过程（Ford，2001；Glick et al.，2000；Margolin，1998）。例如，一个家庭可能同意进行一个初级的心理学、神经心理学和医学的评估，并同意参加家庭治疗项目，该项目是意在帮助冲动性儿童的一个初级的、非常临时的治疗计划。治疗进行了几个月之后，这个治疗计划可能会因为评估结果、家庭系统的更多信息或是父母需求的变化而发生显著改变。既然治疗计划发生了显著变化，那么病人就必须充分了解这些变化，并自愿同意这些变化（Pope & Vasquez，1998）。

最后，知情同意书必须解决治疗协议中的"商业"部分。财务安排、错过的会谈、会谈长度、第三方付费问题都应得到讨论和澄清。此外，来访者应有权参与他们治疗的筹划、目标设定，以及/或是与他们的进步有关的问题。如之前所讨论的，来访者要知道如何才能接触到他们的记录，以及他们在诊断和案例笔记方面的权利（Ford，2001）。根据《健康保险携带及责任法案》，来访者有权请求修改他们的记录，尤其是当他们质疑专业人士所写的内容时（即不准确的信息、错误引用和诊断等）。

过去，人们担心给予来访者太多与治疗有关的信息（"毫无保留"的方法）会吓走来访者，或至少会在治疗中迈错第一步。但是，根据波普和瓦斯克斯（Pope & Vasquez，1998）的研究，有证据表明，若在治疗开始时便与来访者开诚布公地讨论治疗的利益和局限，来访者更可能完成治疗建议，并完全参与治疗（更少症状，更少阻抗，更多服从）。因此，不仅作为伦理的基础，而且作为良好实践、恰当治疗联盟的建立以及关系维持的一部分，治疗师都应该通过知情同意过程将治疗期望和治疗过程教授给来访者。

知情同意和丧失能力

作为合乎伦理的知情治疗过程要求的一部分，当接触某个不能给出或是因能力丧失而不能为治疗给出恰当同意书的人时，咨询师必须特别关注和谨慎。如果知情同意书不是来自一个有能力做出同意的人或有权利为别人做出同意的人的话，同意书是无效的。例如，处于药物或酒精影响下的某个人没有为治疗给出知情同意的精神能力。如果一个人在受到药物或酒精影响时参加治疗，那么不要尝试给他知情同意书，直到他完全清醒。

如果因某人丧失能力而不能获得知情同意书（比如在精神发育迟滞、痴呆或是持续性精神病发作的案例中），那么治疗师应该找出是否有一位法定监护人，或是一个拥有授权委托书、能提供知情同意的人。如果没有法定监护人，通常建议治疗师拒绝提供任何治疗，直到有人被指定为监护人。即使有人被指定了，伯恩斯坦和哈特赛尔（Bernstein & Hartsell，2000）也建议治疗师要求得到法院指定监护人的命令，并仔细检查该命令，以确定该命令对监护人的权利（比如为心理健康治疗提供同意书）没有限制。无论有任何疑问，治疗师都应该推迟治疗，直到治疗师澄清监护人在提供同意书方面的合法权利（通过律师或是法院官员）。作为有益的、良好的伦理实践的一部分，当来访者存在智力缺陷时，夫妻与家庭治疗师要根据来访者的理解能力为其提供尽可能全面的信息（Bernstein & Hartsell，2000；Ford，2001；Margolin，1998）。

未成年儿童是另外一类没有能力给出合法同意书的来访者。通常未成年儿童被定义为未满18岁且未婚的儿童。在某些州，当未成年儿童通过结婚或是摆脱父母管制而去除了未成年人的身份时，他们可以被视作成人（可以同意进行心理健康治疗）（Bernstein & Hartsell，2000）。即使当未成年儿童参加家庭治疗，且父母的同意书已被合法要求和给予时，治疗师也必须给儿童提供与治疗过程有关的信息，并让儿童以给出知情赞同（informed assent）或是协议的形式来同意参加治疗。治疗的核心概念应当以一种没有过多术语的、未成年儿童能理解的方式呈现给他们。通常来说，口头解释、视觉或图画辅助以及让来访者

口头证明他们完全理解了呈现的信息，这些都是能确保完成完全同意或赞同过程的方法（Ford，2001；Pope & Vasquez，1998）。

当今社会，由于离异夫妇通常会分享对孩子的共同监护权，治疗师越来越难以决定哪位家长有权，或者所有的家长都有权来为参加家庭治疗的孩子给出同意书。正如面对有智能缺陷的成年来访者一样，夫妻与家庭治疗师应当坚持在对离婚家庭中的孩子开始治疗之前，便获得最新的监护命令复印件。对治疗师来说，保留儿童档案里的任何相关文件（比如监护法令）的副本是一个很好的习惯。再说一次，如果有什么不确定的地方，夫妻与家庭治疗师们应当在提供服务前就询问一下他们的律师。毕竟，"由错误的人或是没有合法权利的人给出的书面同意书，根本就不是同意书。"（Bernstein & Hartsell，2000，p. 64）

伦理准则

国际婚姻与家庭咨询师协会和美国婚姻与家庭治疗协会的伦理准则都有具体的章节来为夫妻与家庭治疗师提供关于如何从来访者那里获取知情同意书的指导意见。我们将相关节选部分列在了专栏12.12和专栏12.13中。

专栏 12.12　　　国际婚姻与家庭咨询师协会伦理准则中与知情同意书有关的部分

1 N. 会员要告诉来访者（如果可行的话，以书面方式）咨询的目标和意图、咨询师的资格、保密的范围和限制、咨询过程以及具体的技巧和干预的可能风险与收益、对结果的合理的期望、服务的持续时间以及其他替代方法。

2 D. 关于保密的知情同意书。

1. 会员要告诉来访者保密的性质和限制，包括与保密有关的法律标准和伦理标准之间分离但又相互联系的状态。

2. 会员务必小心，不要明确地或含蓄地承诺比现有的保密性更多的保护。

3. 会员务必要小心地从每个家庭成员那里获得关于在家庭或其他团体中沟通时关于保密限制的知情同意书。

4. 会员要清楚地界定和传达保密的界限，这个界限是在家庭咨询关系开始之前就得到咨询师和家庭成员一致同意的。当不断变化的形势可能会造成界限的改变时，咨询师要在继续咨询活动前获得对新情况的知情同意书。

5. 当来访者拒绝对保密界限给出知情同意书，从而妨碍咨询达成一致目标时，会员要终止关系并做出合适的转介。

2 E 9. 会员要在对咨询会谈做电子记录前获得所有来访者的知情同意书。

专栏 12.13   美国婚姻与家庭治疗协会伦理准则中与知情同意书有关的部分

1.2   婚姻与家庭治疗师要尽早在治疗关系中获得对治疗和相关程序的适当的知情同意书，而且要使用来访者可以理解的语句。知情同意书的内容根据来访者和治疗计划的不同可以有很大的不同；但是知情同意书通常要求来访者：(a) 有同意的能力；(b) 充分了解与治疗过程和程序有关的关键信息；(c) 充分了解可能的风险和收益，而对这些东西目前还没有普遍认可的标准；(d) 自由地、无不当影响地拥有同意书；(e) 提供被适当记录的同意书。当人们由于其年龄或精神状态而在法律上没有能力给出知情同意书时，如果使用替代的同意书在法律上得到许可的话，那么夫妻与家庭治疗师要从一位得到合法授权的人那里取得知情同意。

1.12   婚姻和家庭治疗师在进行录像、录音或准许第三方观察之前要获得来访者的书面知情同意书。

当与同事或转介资源进行会诊时，婚姻与家庭治疗师不要分享那些会对来访者、研究参与者、被督导者或是其他与他们有保密关系的人进行身份识别的机密信息，除非他们已经事先从来访者、研究参与者、被督导者或是其他与他们有保密关系的人那里获得了书面同意书。信息的分享只限于能达到会诊目的所必要的程度。

这两种准则有些地方重合，也有些差别。国际婚姻与家庭咨询师协会准则更进一步警告治疗师不要在获取同意书时对来访者过度承诺保密性，然后又不得不对这项保证食言。

知情同意书和观点三

从观点三的方法来说，知情同意书的问题对夫妻与家庭治疗的伦理实践尤其重要。在个体治疗中，获得治疗同意书时只有一个人必须考虑。但是，当与夫妻或家庭在一起时，每个参与者都必须给出他的同意书，这意味着所有来访者必须完全知情。此外，治疗师必须搞清楚是否所有来访者在给出同意书之前都完全掌握了这些问题（见专栏 12.14）。从积极、整合—情境的方法来说，这意味着在初次会谈中就采取行动缩小权力差别，使关系平等化，从而创造一种更加平等的、有利于对治疗过程进行充分知情的氛围。最后，治疗师必须为整个咨询过程中同意书的持续性做好准备，其方法可以是提醒来访者咨询的局限，或是为来访者提供机会，让他们能重新评估他们在咨询中的卷入程度。

专栏 12.14   知情同意书的案例

雷蒙和西尔维娅前来进行夫妻咨询，目的是讨论他们八年婚姻中的冲突。两位来访者都是四年前从哥伦比亚移民而来的；但是，西尔维娅拥有高等学位且能说流利的英语，而雷蒙只有高中学历且英语不好，尤其是在阅读和理解书面英语方面。他们接受咨询的这个机构有一份冗长的知情同意书，目的是提供咨询过程中的所有细节。咨询师怀疑雷蒙很难理解这份书面同意书。于是她开始与这对夫妻一起仔细看这份同意书，但是西尔维娅对雷蒙失去了耐性，后者则表示他已经理解了所有东西并匆匆签署了这份同意书。

利益冲突

界限

用最简单的话说，界限就是一个标志点，标志着一件事的开始和另一件事的结束。界限的功能在于把东西分开，从而可以分类。我们每天都要面对各种界限。比如说，房子的墙、门和窗户就标明了房里和房外的界限。我们的性别、公民身份以及社会角色都是某种界限。

在家庭系统理论（是几乎所有夫妻与家庭治疗理论的发源地）中，界限有着特殊的含义。"界限"主要由鲍恩和米纽庆（Minuchin）（以及他们之后的追随者们）所使用，是指家庭中那些如果得到了清晰界定就能让这个家庭高效工作的元素。例如，在家庭中，如果清晰界定了父母和孩子之间的界限，那么父母就能有效地抚养孩子。如果界限定义不清，比如在一个儿童身兼许多父母角色（比如做饭、打扫卫生、外出工作以提供收入以及抚养孩子）的案例中，父母以父母角色行事的能力和可信性都会减少（因为孩子不会尊敬父母且/或会感到一些角色混淆）。夫妻与家庭治疗师常常会根据界限的清晰或模糊、界限的渗透性（即沟通和功能的交流有多好）和灵活性（即家庭或夫妻能多好地适应改变）观察界限的情况。当界限混淆、渗透过多或渗透不够、太灵活或不够灵活时，就会发生功能紊乱。

除了要考虑能决定治疗相关问题的界限的临床领域之外，夫妻与家庭治疗师还要思考，作为治疗的一部分，他们自己将如何影响、加强或瓦解一对夫妻或一个家庭的界限。这种干预本身就是一种界限侵犯，治疗师必须从对夫妻或家庭的治疗的影响以及伦理价值观和伦理原则出发，来好好地思考这个问题。因此，我们将通过探究与善行、无伤害、自主、公正和诚实伦理原则有关的界限混淆、界限渗透性以及界限僵化问题，来讨论夫妻和家庭治疗中界限的治疗方面和伦理方面。

界限混淆

治疗师和来访者之间的界限混淆几乎瞬间就能发生。如果治疗师没有让夫妻或家庭的所有成员弄清楚治疗师的角色和方法，那么就会出现混淆。治疗师的伦理责任要求他们设置清晰的界限，目的是为了恰当地履行"不造成伤害"的责任（即无伤害原则）。瓦斯克斯认为：

> 很多来访者的家庭或其他关系中的心理界限或物理界限或两者都不清楚，因此他们没有办法为自己设置合适的界限。治疗师尤其有责任将治疗关系同其他之前的伤害性关系区分开，这么做对关系的成功是至关重要的。（Vasquea，2003，p.565）

同样，治疗师也必须给每个来访者机会去倾听和理解治疗的期望、可能结果以及程序。此外，来访者要能表达他们的需求、顾虑和期望。对获得完全的知情同意书来说，所有这些元素都很关键。只有当界限十分清晰，且各方都有相对平等的力量时，这种情况才会出现（Sommers-Flanagan, Elliott & Sommers-Flanagan, 1998）。

科尔（Coale, 1998）则关注了另外一个与界限混淆有关的问题。在她所称的界限设置的"内隐意图"（implicit agenda）中，治疗师的需要常常得以传达，但是很少会被讨论，而如果不能公开讨论，这种秘密性就会对夫妻或家庭咨询造成伤害，因为它为这段关系引入了一个混淆的元素。由于治疗师受到的训练就是将来访者的需求放在他们自己的需求之上，所以治疗师澄清界限对自己的保护作用的需求就很少讨论到。科尔写道：

> 对治疗师和来访者双方而言，界限的有效功能之一就是保护性。毕竟，如果我们不为我们自己的需要和来访者的需要而使用界限，那么我们对来访者的益处就会受到影响。如果想要一起有效地工作，来访者和治疗师双方就都有受保护和安全的需要。在面对某些来访者、生活状况和个人问题时，治疗师需要有非常明确的界限。其他时候则对界限的设置没什么要求。一个处于持续危机、要求从治疗师这里得到频繁反应的来访者，与一个很少需要帮助的来访者，二者所需要的界限划定不同。而根据生活中的不断变化状况，治疗师也需要不同的界限。（Coale, 1998, p. 100）

界限问题没有"一刀切"的方法，因此治疗师必须有能力讨论何种治疗方法的界限能起作用，并根据来访者的需要而调整和协商这些界限。

但是，就像界限制定的其他方面一样，界限澄清也有"第二十二条军规"。一方面的危险在于，如果来访者的利益是治疗界限讨论中的焦点——这是对伦理准则太过抠字眼的结果——那么治疗师的需求和自我保护意图就会变得隐晦并被隐藏起来（只有当治疗师从来访者的行动中察觉到某些危险时才会浮现）。这种内隐意图给来访者的印象是：所有关于界限的决定都是为自己而做的。另一方面的危险则在于，如果治疗师对他们的来访者太过袒露他们自己的需求，那么同事和专业组织就会批评他们不恰当地将他们的"需求"（即反移情）引入治疗环境。这两种情况都会造成界限混淆，从而像在家庭中的界限混淆一样减弱关系的效力，因此也是不符合伦理的（Coale，1998；Pope & Vasquez，1998）。也许拉扎勒斯最好地捕捉了这种情况下所需要的"中庸方法"，他写道："在有质量的关系中，人们尊敬别人的权利和敏感性，小心谨慎地不去闯入他人的心理空间。"（Lazarus，2002，p.25）

界限渗透性

界限渗透性（boundary permeability）描述了家庭成员之间，以及在治疗情境中来访者和治疗师之间的沟通和功能的交流的程度。如果界限恰当，那么各方之间的沟通就是清晰的；治疗师理应执行的那些功能就得以实现，且来访者负责的那些功能也能同样执行了。但是，如果界限渗透太过（也就是说，治疗师和来访者之间分享了太多的个人信息），那么治疗师可能会是为了自己而使用治疗。比如说，为了对家庭的背景和生活方式有更好的洞察，治疗师可能会考虑在来访者的家里做几次家庭会谈。这是一个关于治疗地点（办公室 vs. 家里）的界限渗透性的良好例子，因为其意图在于更好地理解来访者。但是，如果治疗师因为想要与这个家庭形成一段友谊而寻求治疗外的接触（比如说，过来吃晚饭），这就是界限侵犯了。个人和专业之间的界限变得太过渗透化，而且引起了每个人之间过多的交叉。彼得森（Peterson，1996）将这称为治疗师和来访者之间的"角色倒置"（role reversal），让治疗师为了获得个人支持而依赖或"倚仗"来访者。

就像界限混淆一样，过度渗透的界限也是对治疗师权利的一种误用，是对来访者生活的闯入，而且是偷偷摸摸地闯入。正如科尔所写：

> 关键问题并不是界限本身，而是在治疗关系中发生的事情。这种关系的结构以及它

的界限不会决定它是健康的或有问题的；从来访者利益出发，界限是促进还是阻碍治疗进程，这才是关键。来访者是否被客观化，或受到任何方式的剥削？治疗师是否察觉到来访者对界限的体验？治疗师是否能公开讨论界限，而且能诚实回答在与来访者一起时她为什么更偏好某类型的界限？她是否能根据不同类型来访者的不同界限需求而调整自己？她是否在办公室之外足够好地满足了自己的需求以防止这些需求闯入治疗关系？（Coale，1998，p.99）

因此，治疗师必须随时清楚治疗中的界限状态。此外，治疗师也必须知道她自己对"开放性"或渗透性的容忍水平，并能根据来访者的需求进行调整。例如，如果一个家庭正在处理一位曾受到性虐待的成员的问题，就算治疗师有非常好的临床原因关注这个问题，家庭成员在刚开始公开讨论他们自己关于权利和控制的性幻想时，可能还是不会太舒服。此外，这个家庭可能不太想听到治疗师自己的被虐待经历。很显然，对那个家庭来说，在那个时间谈论这些是不合适的，所以强制推进这个问题或进程，就变成一种界限侵犯，也是不符合伦理的。要想保持一条恰当的界线，就需要一位伦理意识强的治疗师，一位能自我觉察、能了解来访者的需求，而且在不侵犯来访者的情况下保持专业立场的治疗师（Coale，1998；Sommers-Flanagan et al.，1998；Vasquez，2003）。

界限僵化

界限太过渗透的反面就是太过严格。家庭中的界限僵化（boundary rigidity）就是维持现状，不允许任何成长、改变或灵活性。这种僵化界限下潜伏的动力是恐惧和权力。在面对变化或成长时，父母开始害怕他们没有能力控制他们的孩子，或是害怕由于给孩子更多的自由，会让孩子们受伤。为了控制这件事情，他们便依赖于更加严格或僵化的界限，并试图施加控制。因此，当环境确实发生了改变（比如当孩子开始长大，有了更多的责任，或是行使他们的权利时），而家庭无力去改变关系以适应这种变化，就会造成混淆、伤害和冲动。这可以是外显的或内隐的，但

是所有成员都能感觉到。

在治疗僵化界限背后起作用的，也是同样的动力。通常是治疗师出现了恐惧或控制的反应，且来访者隐约或明显感受到了这一点。但是，根据某些作者的说法，或许这也有一部分要怪那些澄清了界限的伦理准则（Coale，1998；Lazarus，2002）。尤其是将性行为不端（对来访者和界限的真正侵犯）与任何其他的界限侵犯相关联，这一点会造成科尔所说的"相当僵化和偏执地强调要在治疗中保持清楚的界限"（Coale，1998，p.95）。此外，出于对"风险管理"方面的顾虑，对任何可能会被视作侵犯了仔细描述和规定界限的技术或程序，治疗师都完全不会考虑使用。诉讼和执照委员会做出的一些举动，使得一些曾处在夫妻与家庭治疗核心位置的技术（例如，艺术治疗、游戏治疗、家庭雕塑和角色扮演）也变得不再可靠了。甚至像治疗师的服装和对来访者名字的称呼这样的因素也变成了风险管理的一部分（Coale，1998）。这让治疗师噤若寒蝉，而且会将他们所能使用的干预方式限制在可以得到清楚界定的言语互动上。当面对那些对言语交流不适的来访者、那些对运动的干预方式（例如，家庭雕塑）有更好反应的来访者，或是那些不能进行言语交流的来访者时，这种界限的僵化就出现了伦理上的问题。当治疗师不能以一种治疗方法来回应这些需求时，他们就会因为担心报复而行动过度，且/或试图控制来访者并让来访者服从治疗师的命令。这样就可能让来访者采取某一类的行动，不管这种行动是隐蔽的（例如，不再回到治疗中）还是明显的（例如，对治疗师的积极抵抗）。

结论：做什么？

如果读者已经搞不懂什么构成界限侵犯了，这是可以理解的。伦理准则或"风险管理"中，除了告诫说不要参与任何有风险的行为之外，似乎也没有什么真正的指导。但是，根据一些人的说法，那种立场是一种很有问题的伦理行为（Coale，1998；Lazarus，2002；Zur，2002）。萨默斯-弗拉尼根及其同事（Sommers-Flanagan，1998）建议采取以下三个步骤来确定界限侵犯是不是"坏的"：（1）这次界限侵犯是否"客观化"了来访者？（2）治疗师是冲动行事还是经过了深思熟虑？（3）这次侵犯是否将治疗师的需求置于来访者需求之上？如果有涉及这些元素中的任何一个（客观化、冲动思考或是为治疗师的需求服务），那么，从积极的整合—情境（观点三）的方法来看，就确实存在某种侵犯。治疗师必须考虑这是否是某种界限混淆、渗透或界限僵化的结果，然后找到解决方法（重新与来访者商量治疗协议、转介给其他治疗师，和/或寻求督导或对治疗师的治疗）。采取整合—情境方法的治疗师将感应到这些破裂（不论大小）并留意它们。恰当的界限是良好治疗的关键，而有伦理的治疗师则应记住：

> 治疗是同情、关怀、共情、赋予力量、相互关联——是与另一个人的痛苦在一起，让他能感觉到被倾听、被注视、被理解和被接受。治疗不是通过应用专业知识和风险管理程序而与来访者保持距离。从定义上来说，治疗在感觉上是无界限的，将治疗师和来访者联结在一段互相治愈之旅中，在过程中影响来访者和治疗师，并打破旧的不信任、隔离、猜疑和绝望的界限。（Coale，1998，p.97）

双重关系

从性质上来说，治疗关系是一种能让来访者对治疗师产生很大信任的关系。同时，当来访者开始进入严肃的治疗工作时，他们又会有一种高度的脆弱感。当治疗师与来访者有一种以上的关系（即商业关系、友谊等）时，保持中立的能力或是为了来访者的最佳利益而行事的能力，就会有所削弱（或至少是要被质疑的）。这样一来，禁止治疗师拥有一种以上关系（即专业的治疗关系之外的关系）的禁令就成为了一条界线，其目的是保护治疗师和来访者双方远离操纵、共谋、界限混淆和剥削（Glick et al.，2000）。但是，有些时候，在职业上，治疗师必须与来访者有比职业关系更多的关系，因为他们有时会为同时在夫妻或家庭治疗中接待的来访者提供个体治疗。尽管这些都是职业关系（技术上来说也不能算是"双重"角色情境），但是在两种环境中接见同一名来访者确实会带来潜在的伦理上的复杂性，即治疗师对谁（家庭还是个体来访者）效忠的问题，并为偶然讨论那些只在个体治疗中出现的问题而违反保密性埋下了隐患（Ford，2001）。

但是，伦理上对双重关系禁令中的核心内容，却是禁止与治疗师治疗中的来访者有性关系。这是对治疗关系的最大背叛之一，而且显然是不符合伦理的（Margolin，1998；Woody，2000）。然而，正是与性行为之间的这种特别的连接，导致准则用最尖锐的批评主动制止双重关系或多重关系。

对来访者与治疗师之间的性接触实行禁令的结果，就是所有的双重关系都变得可疑了。这是一种"滑坡"观点，认为任何专业领域之外的关系都有可能渐渐地（同时不可避免地）导致性行为不端（Zur，2002）。这并不是说这条准则是毫无理由地提出来的。对我们的职业来说非常遗憾的是，一些同事已经成为了这条准则的牺牲者，或者（更坏的是）曾经在一个脆弱的时刻剥削过来访者。但是不管怎样，任何双重角色/关系现在都"成了对性方面或其他剥削性的不正当行为的含蓄说法"（Coale，1998，p. 101）。事实上，一些专家甚至建议说，对进入任何类型双重角色的治疗师，都应该取消他们的执照和职业协会的会员资格（Coale，1998；Lazarus，2002；Pope & Vasquez，1998）。

对那些希望看到所有的双重关系都得到禁止的人来说，不幸的是，要让治疗师不在两个或以上的角色中行事是不可能的。从人际和内部心理两方面来说，治疗师都必须面临在多层水平上处理来访者的问题。人际上来说，治疗师可能会与他们的来访者有共同的社会环境（尤其是在小城镇的环境里），例如教堂或宗教团体、学校或孩子的田径联盟，或是购物区，在那里他们可能不得不与他们的来访者互动。此外，他们可能不得不使用多重的职业关系，如作为法院案件或是工作职能的评估者，以及在虐待问题案例中充当法定报告员。内部心理方面，治疗师必须不仅应付与来访者工作时其本身的职业角色，也要应付其作为一位男性/女性、父母、伴侣、儿子/女儿等的角色（Coale，1998）。所有这些都是本质上非性方面的双重角色，从而必然产生了一个问题：有没有例子证明双重或多重关系是健康的或有效的？

在多数人生活的"现实世界"中，在任何给定的时间里总有些人是在多种水平上进行操作的。根据科尔的说法，这些偶然的双重角色可以是"精力充沛的、健康的、有利于恢复的，只要不是偷偷摸摸的，或者是以牺牲来访者为代价来满足咨询师的利益"（Coale，1998，p. 103）。比如说，如果一位治疗师由于汽车问题而陷入了困境，来访者正好开车经过并提供了帮助（换了个轮胎，带了治疗师一程），治疗师是否应该因为害怕侵犯双重关系的界限而拒绝帮助？也许不会；事实上，治疗师如果仍然继续困在这种困境中的话，就是在犯傻了。实际上，这些事件可以给来访者更多力量，或是让治疗师对来访者来说变得有了人情味。再说一次，关键在于这种关系不能是秘密的或剥削的。

不管是维持双重关系的严格界限，还是不关注对来访者的潜在剥削，都是有危险的。"关系问题是棘手的问题，有些情况下不卷入双重角色会比卷入双重角色的破坏性更大。"（Coale，1998，p. 105）怀疑所有情境中的任何双重关系，将这些关系通通打入地下，这也是有危险的。因为没有办法去逃避这些问题。卡尔·汤姆，一位杰出的学者和夫妻与家庭治疗方面的从业者，对多重关系和剥削做出了一个重要的区分：

> 关系中的剥削就是剥削，不管它是发生在双重关系中、治疗关系中、督导关系中还是研究关系中。双重关系是与同一个人有两种（或更多）不同种类的关系。比如说，治疗师如果与作为来访者的某人有关系，同时又与那个人有另外的关系，例如雇主、雇员、商业伙伴、朋友或亲戚，那么治疗师就卷入了双重关系。虽然双重关系总是带来更大的复杂性，但本质上并非剥削性的。事实上，通过双重关系而拥有的额外人际接触更可能是肯定的、可靠的、促进性的，而非剥削性的。在该领域禁止所有的双重关系，是要对那种将我们作为人而联系起来的天然模式进行人为的职业分裂。这种观点与其说是引发争论的，不如说是导致枯竭性的。（Karl Tomm，2002，p. 33）

伦理准则

我们现在呈现国际婚姻与家庭咨询师协会和

美国婚姻与家庭治疗协会伦理准则中与双重关系有关的部分。值得注意的是这些准则是以何种程度和范围来对待这个问题的——这暗示着它对本职业的相对重要性。当然，关于这些准则并不是没有辩论和批评的，这一点我们将在专栏 12.15 和专栏 12.16 之后再讨论。

专栏 12.15   国际婚姻与家庭咨询师协会伦理准则中与双重关系有关的部分

章节 I：来访者福祉

H. 会员不得与来访者卷入双重关系。当双重关系不可避免时，家庭咨询师有责任针对这种咨询关系的后果来进行讨论并提供知情同意书。

I. 会员不得骚扰、剥削或是强迫当前或以往的来访者。会员不得进行性骚扰。会员不得与现在或以往的来访者发展性关系。

章节 VII：督导

B. 为别人提供督导的会员要尊重督导关系中固有力量的不平衡。这样，他们就会主动监控并恰当管理多重关系。他们会克制自己，不接触那些会增加剥削或是会损害被督导者职业判断的关系或活动。禁止与学生或被督导者有性关系。

专栏 12.16   美国婚姻与家庭治疗协会伦理准则中与双重关系有关的部分

原则 I：对来访者的责任

婚姻与家庭治疗师要促进家庭和个人的福祉。他们尊重每个前来寻求帮助的人的权利，并为了保证服务得到恰当的使用而尽心竭力。

1.3 夫妻与家庭治疗师要清楚他们对来访者的有影响力的地位，而且要避免剥削这些人的信任与依赖。因此，治疗师要尽一切努力避免会损害专业判断或是增加剥削风险的那些情境，以及与来访者的多重关系。这些关系包括但不限于与来访者或来访者的直系亲属之间的商业的或亲密的私人关系。当由于情境或多重角色的缘故而使这种损害或剥削的风险存在时，治疗师要采取适当的预防措施。

1.4 禁止与来访者发生性关系。

1.5 与以往来访者的性关系可能有伤害性，因此在治疗结束或是最后一次专业接触两年内禁止发生这种性关系。为了避免对这种信任及来访者对治疗师的依赖进行剥削，婚姻与家庭治疗师不得在两年内与来访者发生性关系。而在两年后是否可以与前来访者发生性关系，需要治疗师证明这不会对前来访者或来访者的直系亲属造成剥削或伤害。

原则 III：专业胜任力和诚实

3.8 婚姻与家庭治疗师不得对来访者、学生、被训者、被督导者、雇员、同事或研究被试进行性骚扰或其他形式的骚扰。

3.9 婚姻与家庭治疗师不得对来访者、学生、被训者、被督导者、雇员、同事或研究被试进行剥削。

3.10 婚姻与家庭治疗师不得给来访者或从来访者那里收取这样的礼物：（a）贵重礼物；（b）会损害操守或治疗关系有效性的礼物。

原则 IV：对学生和被督导者的责任

婚姻与家庭治疗师不得剥削学生和被督导者的信任及依赖。

4.1 婚姻与家庭治疗师要意识到他们对学生和被督导者的有影响力的地位，避免剥削这些人的信任及依赖。因此，治疗师应在尽一切努力避免会损害专业判断或是会增加剥削风险的情境和多重关系。当由于情境或多重角色的缘故而使这种损害或剥削的风险存在时，治疗师要采取适当的预防措施。

4.2　婚姻与家庭治疗师不得为现在的学生或被督导者提供治疗。

4.3　在治疗师和学生或被督导者的评价性或训练关系存在的时段内，婚姻与家庭治疗师不得与之发生性关系。是否可以与前任被督导者发生性关系，需要督导者证明这不会对被督导者造成剥削或伤害。

原则Ⅶ：财务安排

婚姻与家庭治疗师要对来访者、第三方付费人和被督导者做出财务安排，使他们能理性地理解并服从这些公认的专业实践。

婚姻与家庭治疗师通常要避免接受来访者为了回报治疗师所提供的服务而提供的物品或服务。只有当以下情况出现时，才能对专业服务进行以物换物：（a）被督导者或来访者要求；（b）这种关系不是剥削性的；（c）职业关系不会因此遭受歪曲；（d）写一份清楚的书面合同。

汤姆（Tomm，2002）严重批评了与双重关系有关的伦理准则（重点集中在美国婚姻与家庭治疗协会准则），并坚信这种对伦理准则的聚焦必然会导致邪恶的咨询师产生剥削问题，而不是避免双重关系。他接着写道：

　　但是相比于对有可能出现的关系复杂性的简单禁止，目前美国婚姻与家庭治疗协会反对双重性的立场更糟糕。其所产生的不光是一种结果，更是一种病态的社会过程。这个过程为职业特性提供了超越个人联结的优先权。这种优先权是病态的，因为它会培养出人类异化，促进人际关系向等级制方向发展。以职业特性的名义，我们作为婚姻与家庭治疗师，被鼓励去避免卷入我们的来访者、学生、受训者、雇员或研究被试的个人生活。而实际上，我们被告诫要保持我们的"职业距离"。这种对非个人距离的积极保持会让人注意并强调治疗中的人的权力差别。这种距离促进客观化的过程，并将我们置于人际关系中的一种更加垂直的等级制中。当社会系统以这种方式重建时，这些专业人士的地位得到了提升。因此，那些被服务者的地位就以一种交换的方式被降低了。这是职业特性中更险恶的方面之一。

此外，汤姆（Tomm，2002）还认为伦理委员会在一个错误的方向上将这个问题更延伸了一步。在准则中提供给治疗师（或督导师）的补救方法是用获得督导的方式（根据自己的选择）来保持双重关系界限的明晰，而根本没有建议在这件事里应该给来访者（或被督导者）一个选择。来访者（或被督导者）没办法通过提供第三方的来访者的选择来帮忙维持住界限（Coale，1998）。这将是一种平衡额外力量差异的方法，这种差异存在于潜在剥削性关系的案例中，而且超过了治疗关系中固有的那种差异（Tomm，2002）。

对双重关系的绝对禁止，在机构上是一种逻辑上的特例谬论。特例（ad hoc）一词是拉丁短语 ad hoc ergo propter hoc 的缩写，翻译出来就是"因为甲事曾在乙事后发生过一次，所以甲事总是在乙事后发生"。其精华在以下这个三段论推理中得以展现："所有猫都会死，苏格拉底死了，所以苏格拉底是猫。"而说到对双重关系的伦理禁令，根据汤姆（Tomm，2002）和其他人的说法，这个三段论就变成了："所有剥削关系都是不好的，剥削关系在本质上是双重的，所以所有双重关系都是不好的。"此外，禁止所有双重关系，从评估角度来说也是一个"精彩的"解决之法。人们不再需要从"不好的"双重关系中整理出"好的"双重关系（在法律意义上来说，这个过程是个难以承受的负担），而只需检查一下是否有双重性的存在。如果存在，就是不好的，咨询师就得挨罚。如果不存在，就没有伤害。在这样的判断中，情境是没有地位的。但是，这就有了问题：这个过程对谁来说是最好的，来访者、咨询师、还是评估组织？如果答案是第一个，那么这个过程还可以被视作合乎伦理的、合理的。如果答案是后两个，那么这个过程就没有满足善行原则和公正原则，且近乎渎职（Coale，1998）。

应该申明的是，根据伦理原则，那些剥削性的双重关系（包括性关系）既不好，也不公平，更不真实。此外，这些关系通常都有害处（对来访者和咨询师双方都是如此），而且这些关系抹杀了来访者做出自由决策的能力。因此，它们是对所有伦理原则的违背。

但是，那些非剥削性的双重关系呢？如果它们能尊重来访者的自主性，对来访者公平，且能保持关系的真实性，它们能不能是有益处的呢？

换句话说，咨询师能不能在与来访者保持某种非性关系的双重关系的同时，又不违反伦理原则呢？再说一次，这取决于咨询师清楚界定和保持界限的能力，以及是否能在公开承认治疗关系满足治疗师个人的、情绪的乃至经济需求的同时，在心里为来访者的最佳利益打算。如果可以，那么也许这段关系就可以被视作合乎伦理的。在我们的观点里，这是一条更高的标准，高到任何具体的伦理准则都别想达到。这同样也是任何良好的、合乎伦理的心理治疗或咨询实践的基点。在专栏 12.17 的案例中，我们呈现了这个问题。

专栏 12.17　　　　　　　双重关系的案例

你正打算同一对正坐在等候室里的新婚夫妇会谈。当你走出去接待他们并邀请他们到办公室来参加会谈的时候，你才发现原来他们是你的基督教会/犹太教会团体里的成员，在那个团体里他们积极投入。这对夫妻同样认出了你，但是没有能把你的名字（他们从保险公司的名单上得知）和你的脸联系起来。为了服从所有的相关伦理准则，你将他们转介给另一名咨询师，并帮他们做好了预约。这对夫妇的反应很大，他们变得很恼火，而且抗议说："我们已经等了两个礼拜了，而且很期待这次咨询，我不知道我们还能不能再等两三个礼拜。我们真的现在就需要帮助。"你怎么办？

利益冲突/界限和观点三

到目前为止，这个案例看起来都像"不必费脑筋的事情"（即整合—情境的方法）；但是，通常这么简单的案例就能让好心的咨询师犯下错误。此外，这些简单的案例能让要讨论的问题最大限度地浮现在我们眼前。以上的这个场景，其中的主要问题就是"什么才符合来访者的最佳利益"。这对夫妻看起来处于急性的危难之中，特地来寻求帮助。一位称职的、能处理好表面多重关系问题的咨询师应该可以接待他们，而且在经过几次对如何处理其他场景中不可避免的会面的公开讨论之后，能毫无问题地为他们提供治疗。事实上，明知他们不得不为了新的咨询而等上相当长的一段时间，却还是要转介他们，这并不符合来访者

的最佳利益。因此，采取观点三方法的治疗师，在经过一些磋商之后，可以不受任何良心谴责地去接待来访者。事实上，在治疗中这种共同分享的灵性成分可以作为一种治愈资源加以利用，并能与来访者迅速建立起良好关系。而严格采取观点一方法的治疗师则可能会反其道而行之。伦理准则中对"避免所有双重关系"的要求会在其脑海中赫然出现，治疗师很可能会严格而迅速地坚持那条规则。另外一种可能性就是，有问题的治疗师（采取观点一方法）会为了自己的目的（权力、威望、金钱等）而去剥削。结果就是，这对夫妻要么带着道歉和转介书被送走，要么则是被一个真正的邪恶治疗师接待并被剥削。不管哪种情况，这对夫妻接受的都将是这个行业的差劲服务。

▌胜任力

夫妻与家庭治疗的实践是十分复杂的。治疗师必须解决的不只是一个人的焦虑，而是要在家庭所有成员中制造一种微妙的平衡。通常会很容易疏远一位家庭成员，或是很自然地与夫妻中的

一方结盟，或会与孩子结盟来反对家长（或者相反）。个人心理治疗中的那些模型，在个人治疗中足以从根本上解决问题，但是不能适用于有效地与夫妻或家庭进行工作的那些日益复杂的元素。因此，要想胜任夫妻与家庭治疗实践，仅仅受训成为一名治疗师是远远不够的。甚至在夫妻与家庭治疗方面取得执照，也不足以确保咨询师能胜任家庭治疗。很多州都允许治疗师在没有学习过夫妻与家庭治疗实践的额外课程或得到认证的训练和受过督导的情况下，仅是作为职业咨询师或心理健康咨询师而受训和获得执照。正如我们已经提到的，让治疗师在一个没有获得适当训练的领域进行工作是不符合伦理的。

有什么大不了的呢？你可能会问。毕竟，咨询就是咨询嘛，是不是？不完全是。在第11章中我们举了一个有执照的治疗师在没有得到适当培训的情况下就进行了催眠治疗的例子，那是不符合伦理的，在这里我们也坚持认为，那些没有得到适当训练和督导就任意接待夫妻或家庭来访者（带着他们无数的复杂性和问题而来）的治疗师，都是潜在地将他们自己和来访者置于了危险之中。这不是说那些没有受过夫妻与家庭治疗师专门训练的治疗师就不能进行符合伦理且有效的夫妻与家庭治疗。在个体治疗的基础上进行再培训或额外训练，对那些想要拓展和提高其知识水平与能力的咨询师来说是十分理想的。詹宁斯和史考夫荷特（Jennings & Skovholt，2004）认为这种对该领域的热爱和终身学习的行为正是"专家级"治疗师的关键成分之一。但是往往那些只在受训中接触了夫妻与家庭治疗的很少理论（根本没有涉及真正的夫妻与家庭咨询的实践，如CFT）的治疗师，没有得到过恰当的指导、体验和督导，却被要求提供这些服务。他们放弃了去获得更多信息的过程，而那些信息本可以引导他们去察觉家庭动力，并了解那些产生于夫妻与家庭治疗中并会导致治疗失败或更大伤害的狂暴情绪。这明显是不符合伦理的，尤其是当来访者没有觉察到治疗师的缺点，并相信他们在接受恰当的治疗时。

即使是那些受过恰当训练的夫妻与家庭治疗师，也必须明确他们与所受训练相符的身份。从法律的角度来说，这种明确性是为了保护大众远离那些不符合伦理的咨询师，后者可能会为了"赚一笔"而去利用来访者在咨询师胜任力方面的纯真无知。从一种更加符合整合——情境的方法来说，了解自己的身份和能力水平可以帮助治疗师在适当的专门知识（和夫妻与家庭治疗有关的问题）和进入自己职业领域之外的领域之间做出平衡。奥马利（O'Malley，2002）警告说，在来访者眼中治疗师的地位很容易被抬高，因为通常在关系的某一水平上都会有信任和依赖的问题。在某些情境中，比如做出转介或是当被询问意见时（通常属于一种诊断或其他治疗上的考虑），咨询师必须清楚自己只是提供建议，并帮助来访者自己做出决定。

就算是受过训练，且取得了夫妻与家庭治疗师执照，也不能说就够了。这并不一定意味着治疗师就能够驾轻就熟地或是有能力处理所有类型的人群的问题。例如，某些家庭治疗师没有受过足够的训练（或是不愿意）去接待小孩或未成年人。另外一些治疗师可能可以很好地解决家庭和抚养问题，但是不能解决夫妻问题。最后，一些治疗师可能受过必要的专门训练去面对有较高危险的或是易导致情绪高度激动的问题，如家庭暴力、性虐待、乱伦或物质滥用，而另一些人则不能。所有这些能力领域都必须在治疗一开始以及当问题在治疗中作为良好伦理行为的一部分而变得十分重要的时候，完全告知来访者。如果不告诉来访者，那么来访者就很容易受到那些不能充分解决问题的人的伤害，这将会使他们离开治疗（就算他们面对的是一位富有经验、能够令其得到一些缓解的咨询师），从而使他们继续生活在痛苦、恐惧和恐怖中。

伦理准则

由于夫妻与家庭治疗师所面对的独特问题（相对于其他心理健康从业者），以及他们带来巨大伤害和虐待的潜在可能性，两个主要组织的伦理准则都非常强调治疗师的胜任力。这是向大众，同时也是向这个行业的声明，即治疗师要具备解决来访者所呈现问题的能力，或是很清楚自己在什么时候无法提供治疗。国际婚姻与家庭咨询师协会和美国婚姻与家庭治疗协会两套准则都花了整整一章来讲述夫妻与家庭治疗师的专业胜任力，尤其是胜任力中的教育成分。此外，两套准则都强调了一个事实，即训练和胜任力并不是一个静态的结果（基于某人的学历或执照的状态），而是一种保持能力的持续过程，这个过程是所有治疗师都必须经历的。

在美国婚姻与家庭治疗协会准则的最新修订版中（AAMFT, 2001b），特别值得一提的是章节3.14（见专栏12.18）。当来访者夫妻或家庭处于离婚程序、抚养权或探视权的纠纷时，这条准则为夫妻与家庭治疗师提供了一个伦理上的理由，让他们可以拒绝作证和给予意见。过去，当治疗师治疗以离婚收场的夫妻或家庭，或是当一位有监护权的家长要带着孩子进入治疗时，如果另一位家长想争取抚养权，那么咨询师就会处于被强迫出庭作证的危险境地。这通常会给治疗师带来约束，尤其是当呈现的问题与抚养权问题无关

时，或是当治疗师不对抚养权的合适性进行评估时。出庭作证的治疗师可能会让自己暴露出可信度的问题。而在新的标准下，治疗师可能仍然不得不作证，但是"除非治疗师对这个家庭的唯一作用就是要使用社会上普遍适用的关怀标准来进行法庭评估，否则的话一位夫妻与家庭治疗师应该只透露那些以进行治疗的治疗师身份所获得的信息，而不是以评估者身份获得的信息"（O'Malley, 2002, p.53）。现在，治疗师可以宣称给出这样的意见是对伦理准则的违反，这可以为法庭提供更多的考量因素。最后，当这可能是个潜在问题的时候，治疗师可以（而且应该）为夫妻和家庭描述这些功能。这种规定还没有出现在专栏12.19所列出的国际婚姻与家庭咨询师协会准则的最新版中，但是在将来有可能被纳入。

专栏 12.18　　　　　美国婚姻与家庭治疗协会伦理准则节选

3.14　为了避免利益冲突，接待涉及抚养权或探视权问题的未成年人或成年人的婚姻与家庭治疗师，可以不为未成年人的抚养权、居住权或探视权而进行法庭评估。只要接待未成年人的这位婚姻与家庭治疗师没有违反保密规定，他就可以向法庭或心理健康领域中进行评估的专业人士提供关于未成年人的信息，这种信息是从这名治疗师的视角出发、以进行治疗的治疗师身份所提供的。

专栏 12.19　　国际婚姻与家庭咨询师协会伦理准则中与胜任力有关的部分

Ⅲ：胜任力

A. 会员有责任通过研究生学习、督导和同伴评审来发展和保持婚姻与家庭咨询的基本技能。这些技能的概况由咨询及相关教育项目认证委员会婚姻与家庭咨询/治疗的环境和专业标准所提供。最低限度的受训水平是助人专业硕士学位。

B. 会员要意识到需要与婚姻与家庭咨询领域的最新发展保持同步。要努力接受继续教育，形式包括书籍、期刊、课程、工作坊、讨论会和大型会议。

C. 会员要承诺获得文化胜任力，包括与一个多样化的来访者一同工作时所需的察觉、知识和技能。会员要意识到他们自己的偏见、价值观和关于人类行为的假设。他们要使用能恰当处理不同文化群体的技巧/评估策略。

D. 为了减少倦怠的风险，也为了预防对来访者的损害和伤害，会员要关心自己的身体、心理和情绪健康。

审视与胜任力有关的伦理准则，会发现两套准则之间似乎有很多重合。但是，国际婚姻与家庭咨询师协会准则强调具体的教育方面，而美国婚姻与家庭治疗协会准则则讨论了在实践中应用胜任力（或胜任力的缺乏）问题。两套准则都特别指出，治疗师在使用头衔、证书、专业知识以

及他们将自己展现给公众的方式（广告）方面不能马虎。这就要为来访者提供关于治疗师的最准确信息，让他们在与一位特殊的治疗师进入治疗关系之前能够做出明智的决定。

从原则的视角来看待胜任力，很容易便能发现这个问题涉及所有五个伦理原则。当涉及忠诚原则时，胜任力是一个很明显的问题。从定义上来看，如果你在自己的能力之外行事，那么你就没有诚实地将自己呈现给来访者。根据伦理准则及其背后的伦理原则，这显然是一种违背伦理的实践。合乎伦理的夫妻与家庭治疗师必须预先告知来访者自己的局限之处。就像前文所说的那

样，如果不告知来访者这些，就违反了自主原则，剥夺了来访者对治疗做出知情决定的权利。同样，在无伤害原则方面，如果你不知道自己在干什么，那么就几乎不可能不造成伤害。事实上，"做好事"更多的是运气或机会的问题，而不是技巧的问题！要想从一位自己对之感觉不是很舒服的咨询师那里得到好结果的唯一方法就是这位治疗师在实践的同时寻求督导。这种方法以及转介方法，是解决治疗师与胜任力有关的两难困境的方法。使用这两种方法是一位真正称职的、成熟的、有伦理的家庭治疗师的标志，就像下面的案例中所说的那样（见专栏12.20）。

专栏 12.20   **胜任力的案例**

你是一位正在实践的家庭治疗师。你已经与一个单亲家庭（妈妈和三个孩子）工作了一段时间。最大的女儿已经表现出了一些症状，可能需要对她进行抑郁症诊断（睡眠增加、烦躁不安、情绪波动等）。但是你发现没有什么显著的事件可以解释这种抑郁的开始，而且她本人以及她的家人都一致认为一直以来都是如此。当你全面而严格地进行了评估以及随后的面谈后，你发现自己没有理由去反驳他们。此外，你注意到她显示出一些迹象，表明她的这种情况有可能出于一种生物学上的病因。你曾经有过类似的个人经验，你的一位甲状腺有问题的嫂子，最初就是表现得像抑郁。她去见了一位内分泌学家，进行了药物治疗，而且效果不错。你认为这个案例可能是同样的情况。你也知道这个家庭非常重视你的话，而且可能会被你的故事所影响（排除其他可能性）。你应该怎么做？

胜任力和观点三

在这种情境中，从整合—情境的视角来说，治疗决定应该是共同做出的，这既尊重了来访者的自主性，也是治疗师诚实性的体现。治疗师必须能积极地、真诚地、完全诚实地向家庭坦言技巧上的缺乏，而家庭被伤害的可能性（无伤害原则）也会由于治疗师在家庭治疗中接受督导的行为而得到控制。这里的主要问题在于，治疗师对家庭会如何接受她的意见有顾虑。她很清楚，她对这个家庭有相当大的影响力，虽然她从未鼓励过这一点，而且她也花了很大的力气强调来访者的力量。作为这种影响力的结果，她很清楚，当她分享信息时，她不再是作为一名医疗专业人士在分享（在这方面她是没有受过训练的），而是作为一名有着相似经验的普通人在分享。很明显，如果她觉得她的来访者行为背后隐藏着生物学上

的原因，那么为了遵守该领域的实践标准，就要将其转介给一位内科医师。但是，她是否应该分享她的经验？她是应该建议来访者马上去找一位内分泌学家，还是将来访者转介给他们的首席保健医生或一位全科精神病医生？在任何自我暴露中，必须问的问题是：这种暴露是为了谁的利益而进行的？要达到帮助该家庭做出选择医疗路线决定的目的，是让该家庭听到一个"私人故事"好，还是不要泄露这个故事中治疗师的个人信息，而只是以第三人称来讨论这个故事（"我原来听到一个案例……"）好？治疗师可能会决定将来访者转介去接受与抑郁有关的一般性检查，并从家庭那里获得检查的相关信息，接着才是内科医师和"会诊"（这个领域的通常做法），而此时，治疗师就可以分享她的观察结果和经验了。但是，如果建议给得太过模糊，该家庭可能会对它不太重视。再说一次，从积极的整合—情境方法来说，不考

虑自己意见的分量是很愚蠢的，而不就所有的医疗选择（包括所有的警告）与家庭进行合理的谈话，是对诚实治疗关系的一个更大的危险。因此，选择这种方法，咨询师就是采取了一种整合—情境的视角，并利用了伦理决策过程，与来访者一起确保最有利的结果。

伦理违反的普遍程度

在前面的章节中，我们讨论了伦理准则的具体问题，并呈现了很多夫妻与家庭治疗师所面对的困难情境的案例。可能看起来，在夫妻与家庭治疗的日常实践中采用很多不同的方法会陷入麻烦，伦理委员会肯定会因此接到很多投诉。但是，被指控、惩罚甚至被剥夺执照的咨询师数目并没有人们想的那么多。在这一部分，我们就列出一些违反伦理准则的普遍程度和后果方面的数据。我们这么做，是因为新手咨询师和采取观点一的咨询师们常常使用这些被伦理委员会和专业协会证明对严格遵守伦理是正当的限制性（也有可能是不符合伦理的）方法，从而产生一种对起诉和惩罚的无根据的恐惧。我们希望这些信息可以为这场辩论提供一些必需的情境。

说起来共计有三种类型的投诉：法律性的（玩忽职守）、规章性的和伦理性的（Woody，2000）。根据伍迪（Woody，2000）的说法，法律投诉的准确数目无法获取，因为很多案例都是庭外解决的，或者是处于旷日持久的诉讼中，还没有报告出来。但是彼得森（Peterson，1996）断言玩忽职守的诉讼正在增多。同样，提交到州执照委员会的对治疗师不符合伦理行为的投诉也在增多。

像很多其他的职业协会一样，美国婚姻与家庭治疗协会在伦理和专业实践方面保留了一个委员会。通过采用美国婚姻与家庭治疗协会的规章制度，这个伦理委员会要解释这些伦理准则，判断美国婚姻与家庭治疗协会会员对这套准则的违反情况，而且如果有辩护律师听审的话，还要对会员的指控做出裁决（AAMFT，2001b）。

美国婚姻与家庭治疗协会伦理委员会对伦理违反的一份报告显示，在过去50年中总计有1 120个伦理案件（AAMFT，2001a）。该委员会报告说，每年来自州执照委员会、其他会员或咨询师，以及来访者的案例大概有50～60起。会员违反最

多的伦理准则部分是与双重/多重关系有关的方面。这占到了所有报告案例的40%。此外，在这群人中，65%的人涉及性吸引或性方面的不端行为。违反伦理的第二大方面问题（13%）则是与胜任力和治疗师的伤害有关的问题。这一类问题很多涉及某人在所受培训或专业知识范围之外行事的问题，或是个人的不足削弱了进行符合伦理的或专业的实践的能力。9%的案子受到了州监管委员会的纪律处分（违反了美国婚姻与家庭治疗协会的伦理准则），6%的案例违反了保密规定，20%由于各种轻重罪行或不服从伦理委员会（拒绝服从调查），以及经济上的不当行为而获刑。很明显的是，治疗师最严重的问题在于处理职业关系和私人关系（性关系或其他关系）的界限，这表明这是未来培训必须着眼的一个领域。

看到上面的这些比例，一名治疗师可能会对出现这么多违反伦理的现象感到泄气。但是，尽管存在这些问题，调查的结果又如何呢？大部分提交给伦理委员会的案例由于当事人没有放弃其保密的权利（大概65%）而不了了之。因此，投诉的案例中只有49%能被提交到伦理委员会。根据美国婚姻与家庭治疗协会（2001a）的文件，在1990—2001年的10年间，只有281个案例得到了裁决，其中17%的案例终止了咨询师的会员身份（美国婚姻与家庭治疗协会伦理委员会所能做出的最重判罚）。超过一半的案例（52%）没有被裁决，原因有诉讼被撤销、调查之后发现没有违反，或者虽然是违反，但是违反太过轻微，不足以做出纪律处分。27%的例子发现有违反伦理的情况，并要求对治疗师追加处分。通常，这包括接受个人咨询、暂时停止实践，或是在持续的督导下进行咨询。

这些数据表明，至少对一个监管机构来说，十年内的伦理投诉的普遍程度，相比于数千的会

员规模来说，是很小的。[①]

 ## 影响夫妻与家庭治疗师的法律问题和判例法

所有开业的夫妻与家庭治疗师都必须谨记多重的背景环境。这种开业背景包括学科训练、理论取向、特定的伦理准则，以及最后，他们获得执照的那个州的法律。面对这些多重背景，治疗师必须能平衡这些领域，尤其是法律领域。事实上，忽略法律会给治疗师带来很多风险，因为忽视法律不能成为违背法律的借口。州立法律中有一部分是提供纪律处分的，包括因违背报告职责而吊销执照。此外，对保密的错误违背也会让咨询师因为造成了伤害而在民事诉讼中承担法律责任（Leslie, 2003）。因此，我们呈现一下与虐待儿童、威胁他人等有关的法律问题和判例法，以及在面对那些对自身有威胁的来访者时的保密问题。

虐待儿童

夫妻与家庭治疗师常常会更多地卷入与儿童虐待及对儿童虐待的法定报告有关的情境当中。不管是在抚养权的争夺中，还是在那些处于极度紧张状态的家庭中，与儿童的福祉有关的问题都发挥着作用。但是，这经常是个很混乱的领域，因为轻微和严重、报告哪些和不报告哪些，这些问题之间的界限的划分常常是模糊的。我们将与报告虐待儿童的职责有关的一些定义列出（见专栏 12.21）。

专栏 12.21　　　　　　　与虐待儿童报告有关的定义

豁免权　当治疗师被要求报告儿童虐待时，他们将免于被来访者或其他怀疑方起诉（不管是民事法庭还是刑事法庭）。各州之间的豁免权各不相同，某些州规定，要想获得豁免权，治疗师必须"善意行事"。

儿童　18 岁以下的人。

脱离父母独立的未成年人　获得与双亲分开的合法权利的儿童。各州都各自拥有关于脱离父母独立的未成年人和脱离后果的法案。关于儿童虐待和忽视现象的报告，有些州规定要报告关于脱离父母的未成年人的儿童虐待，而有些州则不用报告。

报告的标准　正如法定报告的其他元素一样，这一点各州也各不相同。要回答的基本问题是，报告儿童虐待情况时，你是仅仅怀疑即可，还是需要合理地怀疑，或是提供某些更接近可能原因的东西。很多州都将"令人相信的合理理由"作为标准，而其他一些州则用"合理地怀疑"作为标准。剩下的州则要求报告者"知道或怀疑"。

身体虐待　通常指的是非意外手段所造成的身体伤害。通常包括青肿、挫伤、擦伤、破口、肿胀、烫伤、烧伤或其他伤害。那些没有造成身体伤害的体罚，如掌掴、打屁股或其他不严重的形式，取决于特殊情况和可应用的州立法律，可能不能构成儿童虐待。

性虐待　对儿童的性虐待通常包括性攻击（如强奸、乱伦、鸡奸或口交）和性剥削（例如，雇用未成年人表演猥亵的动作，或是让儿童卖淫）。

忽视　指任何应该对儿童的福祉负责的成年人对伤害或威胁儿童健康或福祉的各种迹象的不当对待。通常包括外显行为（例如，故意不给饭吃）和忽视（例如，没有给予恰当的医疗照顾），其

[①]　1990—2001 年间的具体的会员人数不太容易得到。但是，这一数字肯定超过 1 000。

程度从不太严重（例如，不进行免疫接种）到严重（例如，一个礼拜不给孩子饭吃，作为惩罚）。在多数州里，不论严重性大小，忽视情况都必须报告。

精神虐待　精神虐待的困难在于定义那些轻微的精神虐待。严重的精神虐待（例如，将孩子关在壁橱里）一定要报告，但是轻微的精神虐待（例如，责骂、奚落、惩罚）虽然有潜在的伤害性，但却不是依法必须报告的内容。跟其他方面一样，各州的法律差别很大。

来源：Leslie（2003）。

根据卫生与公共服务部的研究（Department of Health and Human Services，HHS，2003），除了印第安纳州、密苏里州、佛蒙特州之外的所有州，都为心理健康专业人员设立了法定报告法规。在印第安纳州，由于对心理健康咨询师没有特定的法规，所有人都可以成为法定报告人。此外，多数州都为法定报告人提供了豁免权，使其不会因被要求或被授权报告而负民事和刑事责任。但总的来说，这些保障报告的豁免权法案是比较综合性的，与此同时，不报告所带来的可能后果则让人吃不消（包括刑事、行政和民事责任）（Leslie，2003）。因此，这个问题治疗师不能忽视！

显然夫妻与家庭治疗师有责任保护孩子的福祉，当这些孩子容易受到剥削或被虐待的时候更是如此，但是该报告什么，以及什么时候报告，却并非总是很清楚。思考一下专栏 12.22 中的案例。

专栏 12.22　　　　　　　　　　过去的虐待，现在才发现

菲尔是一位取得执照的夫妻与家庭咨询师，正在接待一对 35 岁左右的夫妻。这对夫妻有性方面的困难。在治疗的过程中，妻子第一次承认说，当她是个孩子的时候，她曾在四年的时间里被一位保姆骚扰了很多次。她说她记得那人是谁，但是不确定他是否还住在这个地方。这桩虐待已经过去了 20 年了。你应该怎么办？

这个例子提出了一个问题，即是否有法律法规对儿童虐待报告加以限制。通常的答案是在虐待报告方面没有法规上的限制，但是可能会有法规限制对虐待者的起诉。另外一个要考虑的因素则是报告虐待的时间和方式。一般来说，每个州各不相同，但是要以最快速度进行电话报告。在某些司法管辖区里，可能还会要求在很短的时间内提交一份书面报告。如果治疗师不能及时按当地法律提交报告，就有可能负刑事责任。这些报告一般是提交给儿童保护服务机构、警方或当地的治安部门（Leslie，2003）。虽然在治疗师的督导师或雇主方面也可能有一些替代性的责任（欲知更多与督导师责任有关的信息，参见第 14 章），但一般来说这种报告的职责会被视作个人责任。

与儿童及其报告有关的州立法律是很清楚的；但是有一些特殊案例，因此在这里讨论一下法庭判决也是很重要的（见表 12.1）。法院曾对发生在另一个州的滥用报告做出过澄清。在第九巡回上诉法院对瑟西诉奥尔巴克的判决中，法院认为治疗师不能去联系另一个州的儿童保护机构来报告其来访者的虐待。治疗师认为他拥有儿童报告法案下的诉讼豁免权，但是由于他所在州的机构并不知情，因此他并不受他所在州的豁免条款的保护。法院传达了明确的信息，即联系在其他州的分支是这个机构的事，而不是治疗师的责任。虽然不同州之间的报告标准（大概）可能完全一样（Caudill，2000；Leslie，2003），但治疗师也只能在其所注册的州里进行法定报告。

表 12.1　　　　　　　　　　　　　影响夫妻与家庭治疗师的判例法

案例名称	案例号/裁判权	标题	相关结果
威尔金森诉鲍尔萨姆	885 F. Supp. 651（D. VT 1995）	破坏保密的有限诉讼豁免权	由于其显而易见的恶意，佛蒙特州立法律中的有限豁免权不能适用。
克里科里安诉巴里	1987；196 Cal. App. 3d 1211（California）	破坏保密的诉讼豁免权	就算是有完全豁免权，法定报告者仍然会受到指控，直到法庭否决了该案件。
斯特克诉扬	1995；38 Cal. APP. 4th 365（California）	破坏保密的诉讼豁免权	当报告属实时豁免权并非必要，只有当报告不属实时才需要豁免。
瑟西诉奥尔巴克	980 F. 2d 609（9th Cir. Federal Court 1992）	破坏保密/报告虐待的诉讼豁免权	治疗师联系另一个州的儿童保护机构来报告其来访者的被虐待是错误的。治疗师认为他拥有儿童报告法案下的诉讼豁免权，但是由于他所在州的机构并不知情，因此他并不受他所在州的豁免条款的保护。治疗师只能在其所注册的州里进行法定报告。
塔拉索夫诉加州大学校委会	1976；California Supreme Court；17 Cal. 3d 425 131 Cal Rptr. 14，551P. 2d 334	警告的职责/保护的职责	当咨询师知道其来访者"对另外一人有严重暴力危险"时，咨询师必须采取行动"以保护可能的受害者远离这种危险"。
赫德伦诉奥兰治县高级法院	1983；Superior Court of Orange County, California：34 Cal. 3d 695，669 P. 2d 41，45	警告的职责/保护的职责	治疗师有责任去警告那些处于来访者暴力行为之危险下的家庭成员。扩展了对塔拉索夫案的判决，规定不能恰当诊断出来访者的危险性也要负责任。
汤普逊诉阿拉梅达县	1980；27 Cal. ♯d 741，167 Cal. Rptr. 70，614 P. 2d 728（California）	警告的职责/保护的职责	若缺乏容易识别的可预见的受害者，则没有警告的职责。因此对一群潜在受害者的威胁并没有足够的危险性以产生警告的职责。
尤因诉戈尔茨坦	2004；2nd Dist.，2004 WL 1588240（Cal. App. 2 Dist.）（California）	警告的职责/保护的职责	咨询师从其来访者的双亲处得到的关于来访者对别人有进行人身伤害的实际威胁的信息，也是同等重要的消息，被认为是一种决定是否要触发咨询师警告职责的"病人沟通"。
威尔逊诉瓦利心理健康	1998；969 P. 2d 416 Sup. Ct.（Utah）	警告的职责/保护的职责	法庭支持塔拉索夫的判决，但是承认该法规"可能在不经意间鼓励治疗师避免诊断上的适当检查，因为这些检查可能揭示出具体的威胁并引发需要采取预防措施的责任"。
贾菲诉雷蒙德	1996；U. S. Supreme Court，518 U. S. 1	来访者—咨询师的特许保密通讯/保密	美国最高法院支持了下级法院的判决，即由于 50 个州都认可某种形式的来访者—咨询师拒绝泄露内情权，联邦证据法规也将（间接地）认可同样的权利。
美国诉蔡斯	2003；340 F. 3d 978（9th Cir.）	来访者—咨询师的特许保密通讯/保密	美国第九巡回上诉法院裁决，不能因人物的危险性而免除联邦承认的来访者—咨询师拒绝泄露内情权，警告职责法规可以允许咨询师因对他人的威胁而破坏保密，但是所泄露的信息在审判中不被采纳。

报告豁免权

　　如果咨询师报告了虐待，且这些虐待得不到证实时，心理健康咨询师反而要面临诉讼，这绝对会让咨询师在是否应报告一事上噤若寒蝉。如上所述，各州会赋予法定报告的咨询师各种等级的诉讼豁免权。但是，豁免权的等级在各州之间并不相同，总的来说分成两类：（1）完全豁免，如加利福尼亚州；（2）有限豁免，如佛蒙特州。豁免权类型的重要性在于，儿童虐待报告如果并不属实，那么它在本质上就是诽谤，令人痛心且具有伤害性。完全豁免的法规认为，就算咨询师知道他们的报告是错的，就算咨询师是要恶毒地故意伤害要被起诉的那个人，治疗师也不会因诽谤罪而被起诉。不管怎样，这些州仍然认为，在提供豁免权以鼓励治疗师报告，和治疗师因受诉讼的限制从而不敢做出恰当的报告这两者之间，前者是更好的选择。可是这并不是说治疗师就可以不走正常的法律程序。事实上，加州的法院认为，就算有完全豁免权，这些被强制进行报告的报告者们仍会被起诉，直到某一法庭不接受该案件（克里科里安诉巴里，1987，196 Cal. App. 3d 1211）。此外，对斯特克诉扬一案（1995，38 Cal. App. 4th 365）的判决认为，当报告属实时豁免权并非必要，只有当报告不属实时才需要豁免（Leslie，2003）。

相反，有限豁免权是一种当满足某些条件时才能发动的豁免权。总的来说，应用豁免权的条件是进行报告不能有恶意或造成伤害的意图。这就有一个很明显的问题了，即不管你什么时候做出报告，假定的施虐者都可以说报告者由于存在恶意而没有资格使用豁免权。然而有时候，咨询师确实会为了伤害来访者或是控制来访者的行为而滥用该机制并做出错误的声明。在威尔金森诉鲍尔萨姆一案中，一位精神病医师为了带给其来访者伤害和痛苦，做出了一份谎称来访者虐待的报告（包括极端残忍的虐待和其他行为）。法院驳回了这份报告，追诉该医师的责任，并宣布由于其显而易见的恶意，佛蒙特州法律中的有限豁免权不适用于该医师（Leslie，2003）。

对他人的威胁

加利福尼亚州最高法庭在 1976 年对著名的"塔拉索夫诉加州大学校委会"一案所做出的判决，为加州的治疗师们，以及全国的夫妻与家庭治疗师们创造了一个新的职责。本案的细节已在本书的他处涉及，在此不再赘述。不管怎样，作为塔拉索夫案的结果，其他州以及各种专业协会都认同这个诉讼的结果，并规定了治疗师有警告职责这一义务。尤其是当咨询师知道其来访者"对另外一个人有严重的暴力危险"时，咨询师必须采取行动"以保护预定的受害者远离这种危险"（参照"塔拉索夫法案"）。至于具体怎么实现，则取决于不同的州立法规（如果有的话）。这就是为什么对咨询师来说，去检查一下他们所在州的法律以了解他们应在何种程度下行使其职责，是非常重要的事情。大部分州都有一部"塔拉索夫法案"，咨询师一般都要做好准备，尽力去联络可能受害者和地方执法机构（参见专栏 11.15 中的案例）。

塔拉索夫案对夫妻与家庭咨询师来说特别重要，尤其是案例中的问题涉及夫妻问题时。事实上，一个人的力量和控制的问题，是夫妻与家庭治疗师经常面对的家庭问题或家庭暴力问题的核心。当夫妻与家庭治疗师面对这个问题时，塔拉索夫一案所造就的"保护职责"条例给他们加上了额外的义务，尤其是当作恶者和受害者都是来访者的时候。过去，出于对受害者的考虑，大部分对夫妻暴力的治疗方针是避免进行夫妻治疗（Jacobson & Gottman，1998）。咨询师认定受害者一点力量都没有，且将永远处于一个几乎不可能被治愈的作恶者的魔掌之中，这种方针正是这种概念化的产物。虽然很多有家庭暴力问题的夫妇被归入这一类别，但是最近的研究和治疗开始表明，夫妻暴力问题包含了很多类型和动力。其中一些夫妻间的动力似乎是可以用家庭治疗来解决的。但是，这里就有两个关键的附带条件——采取观点三方法的咨询师在接待存在暴力问题的夫妻和家庭之前必须要做的两件事：第一，进行全面评估，以测定暴力问题的程度和潜在的动力；第二，设置恰当的安全措施，以保护夫妻双方及所有家庭成员（Sperry，Carlson & Peluso，2005）。

关于第三方的对话

当来访者告诉治疗师，他或她知道某人正处于将被伤害的危险之中，或自己就处于危险之中时，治疗师应怎样做？治疗师是否有义务去干预并破坏保密？一般来说，除非有相反的具体法规，否则治疗师很可能不得不为对话保密。这是因为，如果没有合理的第一手信息就违背保密，这种行为不会得到豁免权法规的保护。在来访者给予的信息不能被证实的案例中，如果治疗师破坏了保密而其实没有任何威胁，那么治疗师要被追究责任。但是从伦理上来说，治疗师会想探索到底什么才是最符合来访者利益的，并为了帮助来访者或潜在的受害者而帮来访者决定去做些什么（Caudill，2000；Leslie，2003）。

一个有关但是更为间接的情况是，咨询师从非来访者的渠道获知来访者的暴力威胁。如果咨询师不是直接从来访者那里得到信息，那么他们还是否有义务去打破保密？尤因诉戈尔茨坦案给这个问题提供了一些额外的启示。具体情况是，有一个男人被其女友的前男友所杀，然后这个男人的父母起诉了这个杀人者的心理治疗师，因为这个杀人者的父亲曾经跟这位治疗师说过他的儿子正打算对他的前女友造成伤害。治疗师认为，由于这个信息不是直接获得的信息，他没有义务去做出警告。此外，咨询师认为，从法律上来说，他是不能打破保密的，因为这个信息既不是来自来访者本人，同时也没有任何迹象表明这个信息会造成致命伤害。治疗师先是胜诉，但是在后来的上诉中原判被推翻了，因为法院认为，根据法案的含义，病人的家庭成员为了推动病人的治疗而与咨询师之间的沟通也属于病人沟通：

> 尽管有拒绝泄露内情权性质……但一旦咨询师相信，要想防止其病人或其他人发生危险，就必须揭露这些信息，那么其保护信息的职责就必须让步……我们没有原则上的理由，去认为咨询师从其来访者的双亲处得到的来访者对别人有进行人身伤害的实际威胁的重要的消息，就不是一种决定是否要触发咨询师警告职责的"病人沟通"……病人的家庭成员告诉治疗师的那些能证明重要事实存在的信息，可能与来访者是否跟咨询师沟通过其对他人有身体暴力方面的严重威胁并不一致，这只是因为这些信息并不是直接由病人告诉治疗师的。[Ewing v. Goldstein（2nd Dist.，July 16，2004 WL 1588240）]

换句话说，当这些信息来自一个亲密的家庭成员，因而具有亲密性和可信性时，治疗师就要把它当作从来访者自己那里听来的。那么当家庭动力关系差到治疗师要去质疑给予信息的家庭成员的真诚度或可信性时，就又有了问题。而这些问题是至今尚未由判例法所回答的。

对自己的威胁

大多数州立法律中都涉及来访者以自杀相威胁的情况。根据莱斯利（Leslie，2003）的说法，在这种情况下，治疗师没有义务（法律上规定的）泄露这个信息，但是通常有权利这干（来自公认的关怀标准，以及善行和无伤害的伦理原则）。在这种情况下，治疗师的职责是提供尽责的照顾，因此他/她应该知道怎样医治要自杀的病人。如果有条件的话，通常建议与另外一位获得执照的健康工作者或临床督导师进行会诊，并将这些会诊存档于来访者的记录中。

对处于急性自杀期的来访者的通常治疗方法是暂时住院。但是在很多州，并没有条款可以让夫妻与家庭治疗师安排紧急的、非自愿的住院。同其他与来访者一同工作的医务工作者之间的密切合作，可以让夫妻与家庭治疗师在来访者要自杀或自伤时，能为其提供最好的治疗。为了在护理和诊断上进行协作而与其他专家进行的信息交流，不能视为对保密的破坏，尤其是在紧急情况下。但是为了以防万一，还是应该按照惯例获得一份合适的书面知情同意书。

在一些州里，要想恰当地保护来访者并将之送到某一机构，就必须联系当地的执法机构（警察局、治安部）。此外，在自杀事件期间，要例行通知其配偶和其他家庭成员，并共同形成一套护理方案（住院等）。夫妻与家庭治疗师通常能更好地去与他们进行接触，因为这群人中至少有一个

也是治疗的一部分。再强调一次，各州的法律差别很大，因此了解其所在州的具体法律，对治疗师来说是很重要的事（Leslie，2003）。

夫妻与家庭治疗中的特殊问题

夫妻与家庭治疗的伦理实践里有很多独特的因素。这里我们对一些必须考虑的重要问题进行简单的讨论。这些问题包括培训、执照和资格

证，夫妻治疗中科技的运用及网络治疗，灵性和夫妻与家庭治疗。

培训、执照和资格证

培训是一个人从认知上、行为上、情绪上以至整体上都准备好成为一名夫妻与家庭治疗师的过程（Fraenkel & Pinsof，2001）。此外，我们还要在这个定义上加上"在伦理上准备好成为一名夫妻与家庭治疗师"。为了成为一名夫妻与家庭治疗师而进行的培训，其最低要求是在某一种助人专业（专业咨询、社工、心理学或夫妻与家庭治疗）上取得硕士学位。不是夫妻与家庭治疗专业（专业咨询、社工、心理学）的学生通常还需要进行额外的夫妻与家庭治疗领域中的课程学习和具体的实习实践，以使其在能力上达到令人满意的水平。而夫妻与家庭治疗专业的学生就不用了，因为他们的实习课和实习培训的经验主要集中在夫妻与家庭工作上。这些培训课程通常会由各自的专业组织授予学位，这意味着该培训课程要求这群得到恰当训练的学生遵守该职业的一系列公认标准。

但是除了所传授内容之外，传授知识的方式也是各种各样的。大多数培训课程必须面对的一个问题是怎么能让学生最大限度地接触不同的治疗流派和技术，让学生从实践上体验这些不同的理论取向，并给学生充分的时间去深思熟虑地选择一种理论并掌握这种理论。有些课程提供某些理论上的培训，想让学生获得深入的培训而非宽泛的知识。另外一些课程则从一种整合的视角来看待训练学生的方式，向学

生传授技能、技术和理论中的关键组成部分，让学生能自己构建（或采用）一种特殊的实践理论（Cornille，Mcwey，Nelson & West，2003；Fraenkel & Pinsof，2001；Norcross & Beytler，2000）。此外还有一个问题便是如何教授伦理。尽管这一点是必要的，但是与课程的其他要素一样，不同课程教授伦理的视角，以及讲授伦理与学生整体培训课程相整合的水平方面，存在很大不同。在某些课程中，可能会用一门单独的科目来教授伦理，因而与实践中的其他元素很少或根本没有整合（观点一的伦理），而在另一些课程中，可能会与所有的课程整合得很好（观点三的伦理）。

夫妻与家庭治疗师的执照法规给了公众（及其他各方）一个途径去识别夫妻与家庭治疗中那些有资格的工作者们。取得执照（这种执照最常用的名称是"婚姻与家庭治疗师"）的那些治疗师是已经符合了某种教育上和临床上的经验标准的人。所有州都要求至少取得硕士或博士学位，并至少要在毕业后有两年的受督导的临床经历，才有资格取得执照。此外，申请执照者还必须参加一场执照考试，该考试的目的在于测试治疗师在夫妻与家庭治疗实践方面的知识，包括伦理。

2003 年，美国有 47 个州（包括哥伦比亚特区）有法规管理夫妻与家庭治疗。而 1986 年只

有 11 个州有这样的法规。这是一个时代的象征，在这段时间内，不光是该领域作为一门独立学科而获得的认可方面有了巨大提高，人们在合法化及法律监管方面的开支也增长巨大（AAMFT，2004）。这意味着各州都要有一个执照委员会监管其成员违反伦理的情况。这个委员会为保护公众利益而生，但是有些人会觉得委员会在解决伦理案件时惩罚过度，从而支持了伦理的观点——（Tomm，2002）。要想获得关于各州要求的具体信息，可以浏览国际婚姻与家庭治疗协会监管委员会（www. AMFTRB. org）或美国婚姻与家庭治疗协会（www. aamft. org）所列的委员会的网站。

只有在夫妻与家庭治疗中受到过训练的合格治疗师去进行实践，才是所有情况中最好的情况。对夫妻或家庭产生效力的那些必要的技能是需要熟练掌握的。但是进行夫妻与家庭治疗的治疗师通常仅接受了基本培训和督导后就开始实践了。虽然不同的伦理准则都强烈禁止在自己胜任力水平之外进行实践，但是在大多数州，只要治疗师获得了执照，就不会对其所做的事情进行真正的管理或限制。因此，很多心理健康咨询师、社工及心理学家都在没有相应的培训和能力的情况下就开始与夫妻或家庭工作（也有例外，最明显的是加利福尼亚州，在那里有更严格的政策）。这并不是说，这些取得执照的专业人士中就没有人会去接受额外的夫妻与家庭治疗方面的训练和督导，甚至有些人作为一名夫妻与家庭治疗师而取得双重执照。重点在于，少有例外的是，几乎没有什么办法能阻止那些取得执照的专业人士在没有接受过适当训练的情况下就进行夫妻与家庭治疗。只有当出现了渎职的诉讼，或是受到伦理指控时，才会有一些补救方法（处罚等等）。虽然已经在努力加强对这一现象的监管，但是目前我们还必须依赖每个咨询师自己去考虑自己实践夫妻与家庭治疗的胜任力水平。

正如我们之前曾讨论过的那样，在对夫妻与家庭治疗实践的主动监管中，会遇到一些困难。同样，在一些需要进一步训练和资格认证的专门领域里，要想恰当掌握相应技能，也存在这些问题。这需要从业者能准确描述他们自己，并在其所受的培训和能力范围之内进行实践。需要高级培训的理论流派（例如 NLP）和某种特定技术的使用（EMDR，催眠）有数不清的资格证明，我们只将讨论集中在适合夫妻与家庭治疗师的三种类型的资格证上：性治疗、游戏治疗和离婚调解。

性治疗

性在一段关系中的作用是十分关键的。它为伴侣之间提供了一种情绪和身体上的连接，同时也是使彼此舒适和愉悦的源泉。但是它也是一种人类的生物学功能，是受人自身条件限制的。当性功能障碍发生时，这就成了一个关系问题。因此，性治疗和夫妻治疗存在着很多重合之处。研究者估计，所有寻求治疗的夫妻中有多达 75% ～ 80% 的人有性方面的困难，而接受性治疗的夫妻中大约 80% 有明显的关系问题（Heiman, Lo-Piccolo & LoPiccolo, 1981; McCarthy, 2002; Schnarch, 1997）。根据格利克（Glick, 2000）及其同事的研究，所有的关系中大约有 50% 都有不同程度的性问题。这个比例对同性恋和异性恋夫妇来说都是相同的。因此，夫妻治疗师需要对性功能的领域及性功能障碍的治疗有充分了解。作为整合—情境方法的一部分，应该将治疗师自身的经验、问题或对性的偏见作为个人成长的一部分而加以检查。

虽然夫妻与家庭治疗师常常要解决性问题，而且应该对与性有关的问题泰然处之，但是在性治疗方面还是有更高级的资格证书。某些州（例如佛罗里达）要求在实践前取得证书，并对这类服务的宣传进行严格管理，而另外一些州则没有这么做。美国性教育者、咨询师与治疗师协会（AASECT）已经列出了要成为一名合格的性治疗师所必须接受的培训（见专栏 12. 23）。这个列表强调说，你必须在与亲密关系有关的生理、生物、心理、情绪和性关系等各方面受过高级培训。性治疗领域已经从羞耻的阴影和公众的误解中走出来，成为那些有性功能障碍的夫妻的一种正统的治疗形态。而要想维持性治疗领域中实践的职业操守，其途径便是取得这方面的资格证书。

专栏 12.23	对性治疗师的基本的资格要求

1. 必须是 AASECT 会员。
2. 必须有两年以上的硕士后临床经验。
3. 必须在所居住的州有从业执照。
4. 必须接受 90 小时以上与人类性有关的一般知识的教育。
5. 必须在如何治疗那些被诊断有性心理障碍的病人/来访者方面接受至少 60 小时的培训。
6. 必须对有性困扰的病人/来访者进行至少 250 小时的有督导的临床治疗。
7. 必须接受一位 AASECT 认证的督导师至少 50 小时的督导。

注：完整的要求请浏览美国性教育者、咨询师与治疗师协会（www.aasect.org）。

游戏治疗

同性治疗一样，游戏治疗是另一个家庭治疗师有独特机会进行实践的专门领域。在一个受损的家庭系统中，孩子通常是那个"确定的病人"，抑或他们真的有一些需要治疗的精神或情绪疾病。他们最主要或者说更喜欢的交流模式并不是言语交流（至少不是成人水平的言语交流），而是符号表征。因此，游戏的使用成为一种强有力的技术，可以以之观察和破解儿童的表征世界。这个世界通常会给治疗师一些线索，让治疗师了解孩子对自己的环境、经验以及对与他人关系的感知。游戏治疗被证明能有力地帮助那些受过创伤或是正经历着由于疾病、离异或家庭成员死亡而导致其生命产生重大混乱的孩子们（Kottman，2003）。

游戏治疗师必须解决一些职业上和伦理上都需要详加考虑的独特事项。特别是与孩子一起工作，需要有专门的知识和培训。美国游戏治疗协会为游戏治疗师和游戏治疗督导师提供了注册资格认证。专栏 12.24 总结了这些对游戏治疗师的要求。美国游戏治疗协会也出版了一本实践准则，为保密问题和其他专业问题提供指导，这本准则的很多内容都和国际婚姻与家庭咨询师协会及美国婚姻与家庭治疗协会的伦理准则内容相契合。

专栏 12.24	对注册游戏治疗师的资格要求

学术　申请者必须拥有医学或心理健康专业的硕士学位，并在游戏治疗课程方面有 150 小时的学习。

临床　申请者必须有两年（2 000 小时）临床经验（一年硕士后），必须有至少 500 小时的受督导的游戏治疗经历，且必须提供对普通临床经验和游戏治疗临床经验的督导证明。

来源：美国游戏治疗协会（www.a4pt.org）。

离婚调解

离婚调解是一个过程，是一对夫妻一起去见一位受过训练的心理健康专家，或一位在调解和冲突解决心理学方面受过教育的律师。大多数调解人从另一个角度来看待离婚，其工作的目的在于真正寻求一个满足各方最佳利益的解决方案，离婚中并没有什么赢家或输家，每个人都要为其行动负责。夫妻问题中的差异是以任务取向的方式来进行调解的，直至达成一种解决方法。整体目标是协商出最佳的解决方法，能最大限度满足每个人当前和未来的需求和利益。这个过程至少应该包括以下几个步骤：系统地区分一致和分歧的方面，制定可选方案，考虑调和。即使不能将这场争论中的所有因素都解决，至少也要将冲突降低到一个更易于管理的水平（Taylor，2002）。

一位咨询律师将以法律词汇来重写这份调解方案，并公正地将家庭视作来访者，"而非冲突中的双方"。这个为调解而生成的解决方案包括对婚姻财产的分割、可能的配偶间的赡养费、所要求的子女抚养费、共同的抚养责任，以及孩子监护权的安排（Folberg & Milne, 1988; Taylor, 2002）。

事实上，很多夫妻治疗师都将调解服务作为其实践的一部分，因为进行成功的治疗和成功的调节所必需的很多技能是一样的（Taylor, 2002）。为了形成一个合作性的解决方案，一位调解员要在四个方面施加影响：沟通、态度、谈判方法和结果目标（Erickson & McKnight-Erickson, 1988）。调解人努力教人们怎样去合作。沟通过程用一种相互合作的方式来解决离婚中的实际问题和情感问题。双方拥有不同的价值观、不同的能力以及面对未来的有限资源，调解则为双方提供了一个参与的过程，来使一段拥有孩子、共同收入和财富积累的夫妻关系获得一个圆满的结束。

对一名离婚调解员的资格要求，随地区不同而不同，而且通常会与该州的律师协会的要求相结合。最低要求通常包括在冲突解决方面的一些培训，当涉及儿童时有些地区还要求额外的培训（例如得克萨斯州）。因为这是一个不断发展的、有利可图的实践领域，所以同样也很有可能产生弊端和不符合伦理的行为。迄今为止，专业组织尚未在调解领域形成指导方针。

夫妻治疗中科技的运用和网络治疗

科技的运用，尤其是互联网的应用，在夫妻咨询的实践中是一个不断发展的前沿领域。就跟很多前沿领域一样，对那些认为运用这些科学技术将会改善对来访者服务的治疗师来说，这个前沿领域的问题多于答案。只有美国咨询协会在其伦理准则中特别增添了与网络咨询有关的部分（Leslie, 2002b），其他的协会对网络治疗有一些立场文件和声明，但是所有文件和声明中传递的主要信息是来访者自行负责。以下我们将简单地列出一些顾虑。

关于网络咨询的第一个问题是：合法么？这个问题并不是用"是"或"否"就能简单回答的。实际上，网络咨询（即远程医疗）的合法性在各州中不尽相同。这就引发了关于网络咨询的辩论中的头号问题（也是经常被引用的问题）：咨询是在哪里进行的？更具体地说，由什么法律机构来保护咨询师或来访者？是用来访者居住州的法律呢，还是咨询师居住州的法律？根据莱斯利的文章，"大多数人的看法是，这项健康服务的发生地点是在病人接受治疗时所在的州。"（Leslie, 2002a, pp. 39-40）同样的原则也应用于执照问题，因为并不是所有的州都认可其他州的执照。

因此，网络咨询师就有可能被起诉了，因为不管在他们自己的州里他们的状态是怎么样的，在来访者居住的州里他们是无照行医（Leslie, 2002a）。此外，由于很多专业协会都没有对在夫妻治疗中使用网络下一个伦理定论，违背伦理准则的风险也随之增加。让形势更加复杂的是，大多数州都有所谓的"长臂法案"。如果一位居民在另一个州进行了商业活动，那么这些法案就允许该州出于诉讼的目的而对其进行管辖。举例来说，就算你居住和工作的地方在佛罗里达，只要你在得克萨斯从事了商业行为，你也要服从得克萨斯州的法律。"长臂法案"的存在以及它和州执照法案之间冲突的模式，意味着那些想提供远距离治疗（用网络或是电话）的夫妻与家庭治疗师都应该慎重地考虑一个事实：他们有可能会在另一个州成为被告（Caudill, 2000）。

其他与网络咨询有关的伦理问题包括知情同意书（言语 vs. 口头）、与来访者进行 E-mail 沟通，以及真正现身于来访者面前和观察非言语的行为是否会影响治疗的质量。但是，也许这些伦理问题中最严重的一个问题是保证网络咨询的保密性和安全性。网上交流的安全性，不管是书面的、声音的还是影像的交流，都不能得到保证，除非是进行加密或在一个安全的网络中进行。即使是这样，黑客入侵或是公共电话线路中敏感信息的传输，也让绝对保证完全的保密性成为一件不可能的事。作为良好临床实践的一部分，这些问题的风险都必须告知来访者。但是，网络咨询也有一些潜在的益处，例如优质服务增多（尤其在偏远地区）、旅途花费和整体不便减少，以及可能进行更持久的医疗（Leslie，2002a）。显然，科学技术，不管是以什么形式，都将继续在咨询实践中发挥作用。传真、语音邮件以及电子付费的使用刚刚兴起就已经增强了咨询实践的效用。然而，如同任何新的增长领域一样，技术的扩展已经超出了伦理和法律对它的管制。这些问题在未来将会怎样处理，对这些问题的回答又将怎样影响整个行业，这些都还有待观察。考迪尔（Caudill，2000）向治疗师推荐了以下方法来保护自己免于远距离玩忽职守的投诉（见专栏 12.25）。

专栏 12. 25　　夫妻与家庭治疗师保护自己免于远距离玩忽职守投诉的方法

1. 为了获得一份交易的"官方"记录，应该保留关于与病人的所有远距离治疗接触的详细而真实的笔记。

2. 保留一份详尽的知情同意表格，要符合知情同意的国家标准，并能在其中体现出对远距离治疗使用的争议。此外，这份知情同意表格还应该清楚说明在哪个州的法律下提供服务，以及咨询师在哪个州有执照。最后，这份知情同意应该声明，如果得到批准，可能会将来访者转介给一名当地的咨询师。

3. 进行远距离治疗的治疗师应该跟他们的医疗事故运营商一起检查一下保险是否覆盖了该领域，同时也是告诉他们，他们将参与远距离治疗。

4. 只有持有执照的咨询师才能进行远距离治疗。不要让实习生或学生参与治疗。

5. 知情同意表格应该表明治疗师所在州的关于法定报告（例如，儿童虐待报告和警告职责）的政策和法律。

6. 应从来访者那里通过邮件或电子邮件的方式取得书面同意和一份接纳表格。这份表格应该包括对来访者的年龄、给予同意书的能力方面的声明，并肯定这些声明都是符合来访者的知识水平的。

来源：改编自 Caudill（2000）。

灵性以及夫妻与家庭治疗

就像多元文化的方法一样，夫妻与家庭治疗师已经更乐意对宗教和灵性采取一种开放的姿态，并将之视为家庭生活的一个重要方面，以及家庭的一种强大资源。事实上，大约十年来，研究者重新发现，将灵性作为一种辅助疗法纳入治疗领域，或作为一种基于力量的资源与治疗相结合，是非常有用的。在家庭治疗中，哈里·阿庞特是将灵性整合进家庭治疗运动前沿的第一人。根据他的说法，灵性可以被宽泛地定义为"生活中超然的部分，给了我们生命意义（哲学和/或神学）、道德（伦理规范和/或美德与罪孽），以及精神修行和社群（社会人际网和/或伴随着精神超越的宗教团体）"（Aponte，2002，p.282）。因此，从这个定义来看，每个人（治疗师和来访者家庭都一样）都能找到某种方法，用普通的元素（意义、道德和社群）来定义自己个人的灵性"空间"，因而大家能找到一个共同的话题，无论个人自己做出的灵性抉择是什么。阿庞特（Aponte，2003）认为，治疗环境中灵性的应用，其重要性与生物学、心理学或家庭系统的应用处于同等水平。

有趣的是，美国婚姻与家庭治疗协会伦理准则的最新版并没有具体讨论来访者的宗教或灵性背景问题（除了指出夫妻与家庭治疗师不能在宗教信仰上有所歧视）。但是，国际婚姻与家庭咨询师协会伦理准则关注了这些问题：从警告治疗师不要将自己的价值观强加给来访者，到公开将灵性和宗教信仰作为咨询过程的正规方面加以肯定（见专栏 12.26）。

　　此外，国际婚姻与家庭咨询师协会伦理准则还具体指导其会员去利用来访者的灵性或宗教资源促进他们的治疗过程：

> 为了预防未来的问题，会员应该努力让来访者在认知、道德、社会、情绪、灵性、生理、教育、职业需求，以及抚养、婚姻和家庭生活技能等方面有所发展。

　　很明显，国际婚姻与家庭咨询师协会伦理准则强调组织对接纳来访者的宗教和精神生活作为来访者整体的一部分以及家庭或夫妻生活的一部分的努力。从情境的视角看，这让治疗师重视来访者的精神生活，并将之作为一种治疗和应对的资源加以利用（Bevcar, 2003）。与此同时，国际婚姻与家庭咨询师协会伦理准则也明确警告治疗师不要将个人价值观强加给来访者，并清楚阐述了这种行为将带来的危险。

　　若从伦理的观点三来看待灵性问题，要判断什么对来访者"好"（即来访者进行的是有益的还是有害的宗教活动），是一件很困难的事。对某人来说的"邪教崇拜"或许对另一个人来说是"做礼拜"。就如同以下的这个案例情境一样，家庭中的某人决意转投另一种信仰或某一信仰的另一教派，或是决定不信奉任何信仰（成为不可知论者或无神论者），这通常会给整个家庭带来困扰。当一个人接受了一种非西方式的"新时代"思想，或是其他家庭成员所不熟悉的其他信仰时，会发生什么事？治疗师的职责是什么，又该对谁负责？治疗师是应该让这位家庭成员回到整个家庭的信仰中，还是让家庭接受他们至爱之人的选择？在这里，治疗师可能会发现自己已身处伦理原则的冲突之中。在其他的例子中，如果咨询师看重来访者的自主性，而夫妻的宗教和精神规范看重遵守某些宗教戒律（即性别角色、着装等），治疗师又将怎么办？在专栏 12.27 中，我们用一个案例来探讨这些问题。

由于治疗师越来越可能误导性地将自己的价值观强加给来访者，因此看起来对治疗师很重要的是，通过一种积极的、整合—情境方法的镜头来过滤他们的干预方案。根据奥德尔（Odell，2003）的研究，考虑到这一问题的实质以及以上所述各领域中可能出现的滥用，有关灵性的工作必须重视来访者所有形式的安全（生理、情绪、心理和关系安全）。治疗师有责任将来访者在治疗中受到这类伤害的可能性降到最小（无伤害原则）。在萨拉的案例中，治疗师必须与整个家庭一起去探索，怎样才能在不将任何一人排除在外的情况下，交流每个人对信仰的不同观点和对信仰的表达。讨论了无伤害原则之后，自主性的问题就变得很重要。对来访者来说，一个人最基本的品质，就是可以自由地选择他们所认为是真实的东西（如灵性），并选择如何表达这种东西。尤其是在决定他们特殊的信仰体系时，这一点尤为重要。夫妻与家庭治疗师有义务不以任何方式将他们自己的价值体系强加或灌输给来访者（而且当他们觉得他们不得不这么做时，他们有义务向来访者指出这一点）。这是因为，相对于治疗中的其他因素，治疗中的灵性工作可能需要与来访者有更深层的关系。来访者可能会感到一种更深层的责任，让他们的生活与他们的信仰保持一致。这种个人的承诺，可以帮助治疗师指出来访者内部不一致的地方（例如，一位虔诚的来访者，所信仰的宗教是严禁私通的，可是她却有了外遇）。同样，在上面的这个例子中，可能所有的家庭成员都有这种不一致性。这可能有助于去探究这个家庭在堕落和宽恕方面的灵性传统。这种探究包含在对具体问题的解决过程中，并让来访者自己去选择怎样让信仰和行为更加一致（Odell，2003）。如果治疗师试图将自己的信仰强加给来访者，那就剥削了来访者选择信仰什么以及怎样根据这些信仰而生活的权利。

阿庞特（Aponte，2003）认为在治疗中重视灵性，与社会上的伦理价值观重视公平，其实没有什么区别。而事实上，这个说法反过来说才是对的：否认灵性是对来访者的不公平。奥德尔声称，来访者如果不关心其他人的生活，自己的情况就会越来越糟；夫妻与家庭治疗师则受过特别的训练，促进家庭成员之间以及与更大的系统之间的相互联结。他写道，"治疗中的灵性和宗教工作，强调的是来访者对更大的团体的责任，这个团体包括家庭、双方的宗教团体（如果有的话）乃至更大的社会"（Odell，2003，p.27），并认为这是良好的（以及符合伦理的）治疗实践的一部分。

夫妻与家庭治疗中的伦理—专业决策案例说明

专栏 12.28 举了一个夫妻与家庭治疗师面临的伦理—专业困境的例子。

专栏 12.28	案例

西蒙斯一家在经历了漫长而痛苦的六个月后，前来进行家庭治疗。父母分别是亚瑟和安德里亚，都是 38 岁，结婚 17 年。他们有三个孩子：16 岁的女儿萨凡纳，12 岁的儿子杰瑞，以及 4 岁的女儿罗丝。从文化上来说，西蒙斯一家是非裔美国人，而且他们自认为在其宗教团体（基督教会五旬节教派）中是"十分活跃的"。最近三年来，亚瑟和安德里亚与萨凡纳就着装方式问题不断发生冲突，他们监控萨凡纳所看的电视内容，并普遍反对她在音乐上的品位。"全部让人作呕，"她母亲说道，"内容都是杀人、吸毒和性。"父母双方都觉得他们做的事是"负责任的父母应该做的"，并表达了他们抚养中的一种宗教责任。萨凡纳则回应说，他们"阴魂不散"地缠着她，"太不公平了"，"太严格了"。她还说他们"总是挑剔我"，并且喜欢弟弟更胜喜欢她。

大约六个月前，当亚瑟和安德里亚发现萨凡纳已经与一位 25 岁的男性——她中学里的前任音乐老师"约会"了之后，所有的矛盾都被引爆了。学校和警方进行了调查并逮捕了这名教师。在调查的过程中，发现他们已经有过性行为，这一点对亚瑟和安德里亚来说是一个巨大的冲击。他们知道这段关系持续了一年多，而且萨凡纳（她不想透露这段关系的任何信息）还不想结束这段关系。

这个事件以及由这段故事而产生的流言蜚语的结果是，这个家庭移居到了200英里以外的一个新城镇。亚瑟可以调任，而安德里亚则和孩子们在一起，接送他们上下学。全家来参加治疗的目的是"帮助萨凡纳解决所有这些问题"。但是，很明显需要得到帮助的是整个家庭，尤其是亚瑟和安德里亚。在最初的会谈中，这个家庭适当地表达了对女儿幸福的担忧，以及过去数月的巨变（媒体的关注、离开原来的社区、在陌生环境开始新生活等）所带来的压力。亚瑟和安德里亚表现为成熟的、情绪稳定的人，而且还有职业背景（她曾是一名会计，而他则是一名工程师）。他们对女儿所做的抉择以及女儿对他们的引导和"权威"的挑战感到十分害怕。在会谈中，每当谈到与萨凡纳的关系时，安德里亚就会失声痛哭，而亚瑟则要么转身，要么就是安慰她。而在萨凡纳方面，当她母亲情绪失控时，她根本就不表现出任何情绪。事实上，值得一提的是，萨凡纳对她的家庭，尤其是她的母亲和弟弟，似乎情感上很"疏远"和"冷漠"。她的父母说她跟父亲更亲近一些，但是萨凡纳说与父母中的任何一个都不亲近。萨凡纳在会谈中拒绝讨论与她前任音乐老师的关系。杰瑞大多数时候都在听，但是不管怎么努力吸引他，他对交谈的回答一般也只有一个字。他就像一个典型的12岁男孩，只对他的PS和篮球感兴趣。罗丝没有来参加这次会谈。

在这次家庭会谈中咨询师是联合工作的：一位白人男性（艾伦）和一位白人女性（苏珊）。说到他们的宗教/灵性背景，艾伦属于新教教派，而苏珊则属于福音教派。在接纳面谈早期，亚瑟和安德里亚要求过这一点，说："对我们来说，有一位信仰基督教的咨询师是十分重要的。"很显然，没有哪个咨询师被认证为一名基督教咨询师（这种认证需要特别的培训），但是这表明灵性维度是治疗过程的一个重要组成成分。这一点看起来可以让他们在前来会谈时感到更安心，因为他们透露说他们之前的一位治疗师作为一名"信奉正统派基督教的人"而抵制他们的精神信仰，这让他们觉得很不舒服，就没有再去治疗。

在第二次家庭会谈中，除了冲突之外，似乎萨凡纳和她的父亲之间还有更多的联结，因为当父亲在会谈中沮丧时，她试图安慰他。他们讨论到在最近的一次即兴"舞会"上，安德里亚和孩子们花了一个下午的时间听广播里的《流金岁月》，甚至萨凡纳和她母亲之间的关系也出现了解冻的情况。但是最激烈的讨论是关于父母对萨凡纳穿着的嫌恶。在这些交流中，萨凡纳努力捍卫自己，宣称她有"权利"按照她想要的方式穿着。她的父母则固执地反对她那种挑逗的穿着方式，以及她在家里听的那些音乐所造成的消极影响。要将这些冲突重新聚焦到来访者先前定下的"帮助萨凡纳（以及这个家庭）解决关系上的创伤"的目标上是不太可能的。咨询师认为在第二次家庭会谈后，可以单独和萨凡纳进行一次会谈，看看能不能和她建立某种良好关系，来促进问题的深入。苏珊同意了这一点，因为就目前所涉及的问题来看，最好给萨凡纳配一位女咨询师。

在随后跟萨凡纳的个人会谈中，苏珊试着让她谈谈那段关系。她真的就说了出来：她没觉得那段关系是错误的，而且认为她应该继续这段关系。她感到烦乱的是"他因为这件事而陷入了麻烦"，而且认为这是"最大的事情"。萨凡纳说她还有些其他的朋友，她们的男朋友也是20多岁和30多岁，而她被抓住的唯一原因就是他是个老师。她觉得她已经足够成熟了，可以自己做决定，而且试图和他保持联系。当苏珊开始更多地询问她和她家人的关系时，萨凡纳说她父母出钱让杰瑞打她并有性接触。她否认父母对她做了些什么，但是父母同样会"付钱"让杰瑞摸她的屁股、下体和胸部。苏珊问她这些是在多久之前开始的，她回答说几年前，但是确切时间不记得了。她问萨凡纳在调查期间她是否将这些告诉过别人，萨凡纳说她没告诉过别人。苏珊听到这些感到十分吃惊，而且不知道该怎么办。她把会谈内容告诉了艾伦，两人都意识到他们碰上了一个棘手的难题。以下是对这个案例的分析，使用的是伦理和专业实践的决策模型。

步骤 1：界定问题

苏珊和艾伦都对萨凡纳的故事有些怀疑。她的行为没有显示出她曾经被虐待过或受过创伤。此外，她说她父母给她钱让她接受她弟弟的虐待（身体虐待和性虐待），这一点也很诡异。通常来说，虐待都是直接的，不是间接的，尤其是在这种乱伦的情况下。而且父母双方都参与的情况也不太可能。当然，并不是绝无可能，只是在艾伦和苏珊看来不太可能。此外，苏珊和艾伦一致认为，安德里亚和亚瑟都是真正关心萨凡纳的幸福。他们并不认为安德里亚和亚瑟会真的做出这些事情来。虽然他们承认有些儿童虐待者一眼看上去也不像是坏人，但对这个案例，他们也没有产生这种直觉或是怀疑（这些直觉在其他的乱伦和儿童虐待的案例中是会有的）。但是，像这种儿童自己宣称的儿童虐待事件，他们是有义务报告的。这就是难题所在。他们是要报告一个他们所不相信但是却不能驳回的声明呢，还是抛开法律并希望这个声明不是事实？

步骤 2：辨识受决策影响的参与者

具体来说，牵涉到的人包括苏珊、艾伦、安德里亚、亚瑟、萨凡纳和杰瑞。如果家庭和儿童服务部也被牵扯进来的话，那么罗丝也是要受影响的。若发生了诉讼，那么苏珊和艾伦的单位，以及他们二人的督导师，都会被他们的行动方针所影响。

步骤 3：辨识对参与者来说可能采取的行动以及潜在的利益和风险

艾伦和苏珊有三种备选方案，但是没有一个特别合意。

方案 1：艾伦和苏珊向儿童保护部门递交报告。

好处：艾伦和苏珊依照法律条文履行了他们的职责。

风险：如果他们真的按照州法律要求递交了一份报告，对艾伦和苏珊来说几乎没有什么负面影响。这份报告会发动一项调查，而孩子们将会被暂时性或永久性地带离这个家庭（理论上来说）。但是，更可能的是，这种行为会给家庭带来更多不必要的混乱。不论这种行动方针的结果如何，它可能会毁掉任何治疗关系，这个家庭可能会拒绝继续治疗。

方案 2：苏珊和艾伦可以在获得更多信息之前暂缓报告，或干脆不报告。

好处：可以保持与家庭的治疗关系。

风险：他们想知道，如果他们不报告，会对萨凡纳造成怎样的影响。可能会破坏与她之间的所有信任和关系，因为她可能觉得不被承认或被忽视。她会不会认为这是大人联合起来对付她，从而引起更多的权力争夺，并强化了她的原有态度？此外，不递交报告违反了他们所在州的法定报告的法律，他们也要考虑这会产生什么个人后果。

方案 3：苏珊和艾伦可以让安德里亚和亚瑟直接递交报告，然后跟进。

好处：这种方法能让安德里亚和亚瑟先私下听到这项指控，并在一个安全的环境中做出反应。然后这对父母可以决定如何最好地准备面对萨凡纳，并知会当局。这个方法有个好处，就是给了家庭一个中立的场所，让他们能恰当地探讨这个事件以及与之有关的问题。治疗师应该尽力维护尽可能多的治疗关系，并向父母传达这样一个信息：如果报告是治疗中所必需的部分，苏珊和艾伦也会尽各种努力来使整个过程变得可以承受。

风险：这对父母可能会不信任治疗师并拒绝递交报告，而是逼着艾伦和苏珊去做这件事。此外，这对父母可能会谴责治疗师站在了他们女儿那边，因为她是通过编造谎言来对他们进行回击。最终，这可能会导致咨询的取消（可能是永久的取消）。

步骤 4：基于对各种因素的考虑评估各行动方案的利益和风险

对情境领域的考虑。以个人发展水平来看，艾伦和苏珊有着很相似的经验，两人都处于从水平二到水平三的转变过程中。两位咨询师都对他们评价情境、做出治疗决策的能力有了更多的信心。此外，他们作为联合治疗师已经一起工作了一段时间，发展出了很好的同伴督导关系。双方都知道，如果对方有很强烈的反对意见，那么她或他是会表达出来的。他们彼此都强烈地感觉到，尽管法律明白无误地要求报告由未成年人宣称的虐待，但是在履行义务的方式上也可以有一些调整，使之不那么无情或冷漠，从而能保护治疗关系。此外，在这个特殊的例子中，他们感到敏感的是他们的泄露对萨凡纳与她父母之间关系的影响，而这种关系对于家庭从所经历的创伤中恢复是十分重要的。因此，方案1的吸引力被降低了。

至于与来访者的关系问题，苏珊承认说，由于灵性背景上的相似性，她对西蒙斯一家的这种困境有一些同情。最近，苏珊的母亲在经过长期的病痛后离世了。在这段时间里她花了很多时间来照顾她的母亲。因此，她和艾伦讨论了对安德里亚可能的反移情，以及由于萨凡纳让母亲体会到了更多的痛苦而对她产生的愤怒。而在艾伦这方面，他和来访者没有灵性或文化上的相似背景，但是会很开放地去探索他们的灵性生活是如何为他们提供勇气和力量的，以及这种灵性可能会减少他们对挫折的表达（而不是减少了挫折情绪本身）。艾伦的特殊挣扎在于家庭会谈中强烈情绪的表达，这源于他原生家庭中与他不可预料的酗酒母亲有关的问题。过去，当会谈气氛变得紧张时，他就会让自己"过度理智化"。而在经过了他自己的治疗和督导之后，他已经可以识别出何时这种情况会发生。另外，他和苏珊已经发展出了一种交流的方法，当艾伦试图仓促地制止家庭的情感表达过程时，苏珊会提醒他。此外，两个人都承认，他们作为白人，可能不那么容易理解西蒙斯一家的困扰：一对正在抚养十几岁女儿的非裔美国夫妻。他们相信，他们可以在治疗中创造一个氛围，来讨论这一点会如何引起高水平焦虑，并给他们一个机会用一个开放的讨论来探究这个问题，同时也"教育"苏珊和艾伦自己。最后，他们工作的机构很注重督导，尤其注重困难条件下的督导，并为之提供了很多机会。此外，这个组织采取的是一种聚焦于来访者的姿态，鼓励其员工在做出报告前考虑所有可能的利益和后果。

专业领域的考虑。从专业上看，有关虐待儿童的问题是无可争议的。夫妻与家庭治疗的位置很独特，在对虐待进行防止和校正方面扮演着重要角色，况且法律赋予了他们工具（即法定报告法）。但是，这意味着从业者必须有所警惕。通常在过去，可以很轻松地说"她或他不适用于这个模板"或忽略整件事情。令人痛心的是，这么

做就意味着儿童要继续经历虐待，甚至是在某些形式的专业"关怀"中（医生、治疗师等）受到虐待。同时，也存在与整个家庭有关的治疗问题。对苏珊和艾伦来说，这意味着，要是他们不能简单地忽略萨凡纳的言论，他们就必须决定如何做出反应。第一件事是获得更多的信息，同时要对家庭更加敏感。科尔（Coale, 1998）建议应该在个体的生活情境下去评估所有对虐待的指控（儿童和成人）。她建议说，除非有压倒性的反对原因（例如，对受害者的危险），否则必须将这个家庭纳入治疗的讨论中，包括如何处理虐待的报告。艾伦和苏珊的问题则是如何尽快去处理萨凡纳的指控，而且处理的时候不能忽视对与父母或对萨凡纳治疗过程的影响，反而要借由这种处理而让整个家庭进入更深层的治疗过程中（这让方案2变得更不现实了）。

对伦理/法律领域的考虑。根据国际婚姻与家庭咨询师协会的伦理准则以及州法，有几个相关准则与这个案例有关。伦理准则中明确说道："当某项具体的法律，例如儿童虐待报告法规有明确要求时，会员可以泄露秘密。"美国婚姻与家庭治疗协会伦理准则也有相似的章节（2.1），但是没有明确提及儿童虐待。但是，苏珊和艾伦所在州的州法中是假定了这一点的。伦理准则和州法的不谋而合是毫不含糊的，没有多少回旋余地。因此，考虑到影响的各种水平，方案2必须被排除。

步骤5：与同事和专家商讨

苏珊和艾伦与他们的督导师，一位获得执照且在该领域有20年以上经验的心理学家、婚姻与家庭治疗师进行磋商。督导师同意说这个指控有一些意外的方面，看起来不那么合适。他也表达了对这对父母以及他们经历的同情，但是鼓励他们去考虑更大的背景：萨凡纳的行动可能是试图在"元水平"上表达她对整个家庭的感知，或是表达她对家庭对整个创伤反应的感知。他提醒他们说，她可能认为她的家庭比以前还要严格，以至于她为自己做出决策的能力受到了限制，或是她自己所做的决定会遭到审议。她可能不接受支配其父母生命的那种灵性世界观，并努力自己去决定如何过自己的生活。不管这个指控是否真

实，他都认为萨凡纳可能试图在为这段与老师在一起的经历以及这段经历所带来的感觉，找到一些更深层的意义。他深思熟虑地说，她可能觉得对这段关系她说不出任何积极的东西，这一点限制了她应对这段经历的后果（公众关注、搬家等）的能力。由于他很看重报告的职责，他将方案 3 视作提交的方案中最好的方案。

此外，艾伦接触了一位在性虐待督导方面有较多专业知识的前任教授，来为他们对萨凡纳的决策提供另外一种视角。这位教授提供了一些关于如何接近这对父母的指导，并同意另一位专业人士关于故事真实性的看法。但是，她确实向艾伦表达了顾虑，即担心萨凡纳可能会感觉到（或真的是）被当成了替罪羊，而且觉得在向外寻求帮助的时候受到了指责。教授鼓励艾伦去确保在完成最终计划的时候会将萨凡纳的需求纳入考虑。他们最后还可以找咨询机构的律师讨论这样的泄露对机构的影响，以及苏珊和艾伦所属的专业组织所提供的法律咨询求助热线，目的是为他们自己的行动方针提供一些信息。但是，在本案例中，他们没有这么做。

步骤 6：决定实施最可行的备选方案，记录决策过程

经过广泛的意见征询，似乎围绕方案 3 达成了一致。这看起来不仅减轻了艾伦和苏珊的法律责任（尽管他们自己疑虑重重，但这种责任本身是很清楚的），也让他们抱有保持尽可能多的治疗关系的希望。艾伦和苏珊必须熟练地同时管理亚瑟和安德里亚的焦虑和可能的失望，并使他们保持长期的治疗目标。除了正在进行的家庭咨询之外，可能还要包括夫妻咨询。

对萨凡纳来说，需要澄清的是，由于指控的严重性质，咨询中一定要慎重考虑她的顾虑。苏珊和艾伦知道他们要去检查他们对她故事的怀疑，目的是为了不会造成"对受害者的责怪"。在她的个体会谈中，苏珊告诉萨凡纳她将做出某些形式的报告，这番话没有引起萨凡纳太大的反应。此外，苏珊还提醒了她保密上的限制，这一点在咨询一开始就告知她了。同时，作为家庭咨询的附加治疗，还将会为她提供一个个体咨询。他们决定从一个更大的视角来考虑她的情境：认

为她感觉到了无助，希望能重申她对一些东西的自我控制，因为她已经失去了所有东西。

步骤 7：实施、评估、记录已做出的决策

苏珊和艾伦两人认为最好的行动方案是邀请整个家庭回来参加下一次的常规会谈，并让亚瑟和安德里亚先各自进来，独立讨论这个指控。这让他们能和治疗师一起来处理这个事情，并能了解咨询师将采取的行动方案。之后，他们会让萨凡纳进来，讨论刚刚与她的父母说了些什么，然后给她一个机会去面对她的父母，处理她的感受。这个过程是与苏珊一起的，或是与一位来自儿童和家庭服务部门的调查员一起。之后，咨询师会请父母联系当地的儿童和家庭服务部门，自己报告这个指控；然后苏珊会和调查员谈话，并报告她所听到的东西。如果萨凡纳愿意的话也可以来参加，而且可以在会谈室（父母在场）或是单独在隔离的房间里谈。然后整个家庭共同来处理这个事件，并讨论后续的行动方案。

父母来会谈时被这个消息震惊了。安德里亚开始号啕大哭，一边哭一边说："这不是真的，这不是真的。"亚瑟有着明显的激动，也同样否认这个指控。苏珊和艾伦验证了他们的感受，反馈说，看起来这是一个更加不能承受的压力来源，但是他们要为了帮助萨凡纳处理她所遇到的创伤而重新解读这个事件。咨询师让他们以一种不仅是治愈萨凡纳的伤口，也是治愈整个家庭的伤口的角度去看这个事件的后果。苏珊说，所有这些损失所带来的一种受害感，是三个人共同拥有的，而他们可以各自找到方式来为其他人打气，目的是不要让这些损失"夺走了他们的快乐"（参考圣经）。可以理解的是，他们努力接受了这件事，并选择聚焦到将他们的孩子带离恐惧上。咨询师向他们解释说，虽然这个指控是非常严重的，但是也有其他一些情况是需要考虑的（例如，围绕与那位老师的关系而进行的调查）。这看起来让他们都安心了点。

当萨凡纳进入会谈，苏珊告诉她已经告诉了她父母时，她没有表现出任何情绪。当问及她的感受时，她回答说："挺好。"她妈妈很惊讶，问道："我们什么时候干过这些事？我们什么时候让你有这种感觉？"萨凡纳就篡改了她的故事，

回答说，过去杰瑞常常在玩的时候欺负她，亚瑟和安德里亚就会让她别管他，或是让她继续跟他玩。当具体问到性的方面时，萨凡纳说："他有时候会摸我的屁股。"她没有对其他的性行动作出任何解释，也没有直接控诉说她的父母参加了任何行为。然后他们联系了家庭与儿童服务部，后者对这件事进行了初步的调查。当萨凡纳看到她的父亲开始无声哭泣时，她终于表现出了一些情绪，说道："我不知道，我想我不知道还能说点别的什么。我不是要伤害你们。"安德里亚表达了她的愤怒，说道："好啊，你倒是觉得这样有趣！现在我们都要去承受这一切！"艾伦进行

了干预，逐步缓解了紧张的气氛，将注意力重新聚集到家庭在那时以及之前六个月内的经历上来。

在两周之内，调查员在学校里访谈了萨凡纳和杰瑞，也访谈了亚瑟和安德里亚。当然也访谈了苏珊，而这个案子最终就到此结束了。西蒙斯一家继续接受了三个月的治疗，并聚焦于处理所发生的事情，为他们找到他们所承受的压力源。此外，他们还讨论如何与其他人相处。他们可以有效地利用咨询会谈，同时萨凡纳也参加了几次个体会谈。到结束的时候，每个人都说他们可以更亲密地同其他人相处了。

 要点

1. 由于在同一会谈中要和多个来访者一起工作，夫妻与家庭治疗是一种对关系的鲜活体验，其实践和应用伦理的观点三方法都是很独特的。

2. 家庭系统理论同时关注互动的多个水平，因此能让夫妻与家庭治疗师轻易地采取一种积极的、整合—情境的方法来进行伦理实践。

3. 从整合—情境方法的角度来说，知情同意的过程是一个持续与来访者对话的过程，并真正尊重来访者对自己的福祉做出决定的能力。

4. 保密是所有夫妻与家庭治疗的基石。保密保护了那些寻求咨询的人的尊严。对来访者保密的恰当尊敬支撑着咨询过程的完整性。

5. 采取整合—情境方法的夫妻与家庭治疗师是积极主动的，并以保密的对话支持积极咨询结果为前提而行事。

6. 夫妻与家庭治疗实践中的界限渗透常常会引起界限跨越，如果这些界限跨越在本质上不是剥削性的，那么就可能促进治疗关系。这个观点是与伦理实践的观点三方法相一致的。

7. 治疗关系中固有的多重关系和/或功能与积极的整合—情境方法是一致的。这质疑了对多重关系的绝对禁止。

8. 终身学习的需求是胜任力和伦理观点三的最终体现，而僵硬地依赖委员会的资格认证作为胜任力的体现则是伦理观点一的标志。

9. 尽管判例法可能形成了伦理的第一种视角，夫妻与家庭治疗师仍能在拥护这些法律的同时坚持积极的整合—情境方法。尤其是在对虐待的法定报告方面，以及保护来访者或其他人免于伤害方面，所使用的方式要在来访者的需求和情境的要求之间加以平衡。

10. 伦理的积极整合—情境方法不仅适用于常规的夫妻与家庭治疗实践，也适用于夫妻与家庭咨询中的分支领域（如性治疗、游戏治疗和离婚调解）。在这些领域工作的夫妻与家庭治疗师一般以与积极的整合—情境方法相似的维度来评估他们的实践。

11. 游戏治疗是一种有效的对家庭中儿童进行治疗的形式。受过良好训练的游戏治疗师和采取整合—情境方法的咨询师之间有着一些共同的特殊问题和顾虑，包括保密、知情同意、利益冲突和胜任力。

12. 离婚调解是采取整合—情境方法的夫妻与家庭治疗师所使用的一种方法，通过聚焦关系维持的策略，给来访者提供一个框架，对家庭中的个体（特别是孩子）可能受到的长期伤害加以控制。

13. 性是夫妻功能的一个关键维度。采取观点三的咨询师会发现，同来访者一起探究性功能较复杂，可将之视作关系和评估他们自己对性问

题的不舒服的领域的一个整合的部分。

14. 灵性是很多夫妻与家庭生活方式的重要部分。此外，它也可以成为促成积极治疗进步的辅助力量。虽然过去对该领域有一些误解，但如今采取整合—情境方法的咨询师将会以一种接纳和尊重的方式看待来访者的灵性观点和经验。

15. 应用七步情境伦理决策模型，心理健康咨询师可以提出多种解决方案，并依照积极的整合—情境实践模型来评估这些方案。这种模型能够评估每种方案对夫妻和家庭的影响。

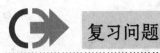 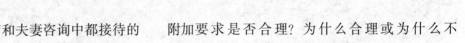

复习问题

1. 如果你在个体治疗和夫妻咨询中都接待的一位来访者求你不要告诉她的丈夫她有了外遇，你该怎么办？

2. 你觉得在家庭治疗中是否能保证保密？为什么能或为什么不能？

3. 你觉得对游戏治疗、离婚调解和性治疗的附加要求是否合理？为什么合理或为什么不合理？

4. 在什么情况下你建议一对夫妻离婚？

5. 当家庭中的一位或多位成员拒绝加入咨询过程中时，你觉得家庭咨询是否还能产生效力？

第 13 章

康复咨询和职业咨询

康复咨询和职业咨询有很多共同点，因为它们的起源相同，都始于帕森斯（Parsons, 1909）在美国所进行的开创性工作。从这个传统引出了一个观念，即职业选择可以成为，而且应当成为一种有目的、有计划的行为。这两种咨询都关注人类行为与职业需求和劳动力市场需求之间的接合，其工作范围包括职业选择的各种模型、工作能力的测评，以及运用工作场所行为（workplace behavior）来描绘终身职业，或是改变某人的职业方向。此外，这两种咨询还负责干预一些非病理的、潜在功能不良的行为，这些行为有可能引发个体的焦虑，或是阻碍一个人的职业发展。最后，这两种咨询还关注生活方式和自我实现方面的问题。随着个体的不断成长和发展，他们对自我实现的期望也在变化着。因此，这两类咨询要帮助人们进行个人调整并获得满足感。

以这些共同点为基石，两种咨询都发展成为独特的分支，并对人类发展做出了特有的贡献。本章将对这些专业进行更进一步的探讨。只有对它们用以理解来访者的关系性方法（观点三）加以了解之后，才能理解这些咨询领域的伦理。

 学习目标

阅读完本章后，你应当能够：

1. 描述与康复咨询和职业咨询有关的法律问题。

2. 描述康复咨询和职业咨询领域的范围、从业者面对的来访者的类型，以及咨询的潜在目标。

3. 描述康复咨询中来访者和咨询师之间的独特关系，指出双方各自拥有的独特责任，以及用于达成这些目标的整体模型。

4. 理解康复咨询师及其来访者所面临的伦理问题，包括现存的一些社会障碍。

5. 描述在康复咨询和职业咨询情境中，如何处理保密、知情选择、利益冲突和双重关系以及胜任力等核心伦理问题。

6. 运用伦理决策模型解决康复问题，要注意关系维度、多元文化维度，以及其他组织和个人维度。

7. 识别职业咨询中的胜任力。

8. 识别与职业咨询相关的专业协会。

 ## 关键词

《美国残疾人法案》	自然支持	个案结束	美国国家职业发展学会
消费者	残障人士	来访者援助服务	合理调节
择优	支持性就业	基本职责	独立生活

 ## 职业咨询和康复咨询介绍

职业咨询

作为一门咨询专业，职业咨询起源于 19 世纪末、20 世纪初的社会改良运动。在美国历史的这个关键时代里，最早的职业咨询只是初步尝试将职业选择和就业安排变得系统化。当时整个国家正面临着从农业经济体向工业经济体的转变，同时一波巨大的移民浪潮为这里带来了成千上万的劳动力，因此职业需求和劳动者技能之间的关系就成了很多研究者的理论重点（例如，Williamson, Jones, Roe, Holland），从而产生了多种多样的劳动者测评和工作分类。

职业指导模式最初关注的是成年人第一次职业选择，并提出理论说，所谓最佳选择，就是工作因素和劳动者特质之间的一致匹配。渐渐地，这种匹配概念渗透到学校系统里。"二战"后，随着"二战"老兵流入全美各地的学校，这个模式也获得了延伸，将大学专业选择和大学毕业后的就业选择也纳入其中。劳动者越来越迫切地希望能有计划地选择他们的第一份工作，这种需求便产生出很多职业选择的模型，让职业选择成为

一个研究重点。

现在，美国已经从一个工业型的经济体转化成为一个信息/服务型的经济体。因此，工作者的技能里又添加了新的元素。劳动力市场所需要的工作技能开始出现两极分化：要么是高度复杂和先进的，要么是低端的没什么技能要求的。此外，为了适应新的工业、新的职业、新的工作方式和工作信息，以及科学技术方面的新发展，高水平的技能还在快速变化着。通常，对新技能总是求大于供。换句话说，在科技或信息方面，人们失去了操控的权利，因为他们的专业知识总是不能满足劳动力市场不断变化的需求。因此，雇主提供的培训成为技术教育的一个重要来源。后现代的职业发展理论尝试去解释职业选择、发展、转变、角色冲突和角色优势（salience）的复杂性，并在这个过程中发现了语境论和现象学的影响。

职业咨询在人为干预中扮演着十分特殊的角色，其所采取的方法也较独特。它关注个人焦虑和人类功能不良的共同来源。

康复咨询

作为一门行业，康复咨询融合了三种专业的哲学和实践的模式：医疗模式、职业指导模式，以及心理健康模式。康复咨询继承了医疗模式的任务，即关注生理损伤和精神损伤的功能性问题。这就要求康复咨询从两个方面来理解医疗诊断：功能性和适应性的优势，以及功能性和适应性的局限。职业指导模式则让康复咨询致力于理解职业对一个人功能性能力的影响，以及这种能力对就业、竞争性和独立性的潜在影响。这项功能要求康复咨询对工作世界以及劳动力的功能性需求都有深入了解。心理健康模式则让康复咨询师们着眼于帮助人们满足他们的社会心理需求，以及他们的家庭和人际关系需要。为了完成这项任务，治疗干预的目的应着眼于提高适应性、满足需要。此外，由于康复咨询起源于 20 世纪初美国的社会改良运动，因此在上述这些模式背后，康复咨询对咨询师们还有一个潜在要求：为他们所服务的来访者们谋利益，并推动残障人士自己为自己谋利益（self-advocacy）。因此，康复咨询是一门混合的专业，它将广阔范围内的许多不同知识和技能同时应用到个人情境里。康复咨询同样也是一门严肃地将谋利益作为其角色定位的专业。

康复咨询的一些基本原则与关系性的（观点三）伦理观是一致的。阿德勒（Adlerian）关于人类的整体本质的概念是该专业的基础概念。康复咨询师关注的是情境中的全人。因此，咨询师要将一个人放在与环境、关系（例如人际关系、工作关系）和社会组织相互影响的背景下，去考察他/她的生理需求、情感需求和精神需求。

职业咨询的常规实践

职业咨询师可在不同环境中进行实践：中小学校、大学、咨询中心，或是私人开业。在这些地方，职业咨询师通常要解决职业选择、职业发展和职业转变的问题。职业咨询师关注来访者的能力（例如，工作技能、成就水平和智力水平）、他们的职业优势和局限，以及他们所寻求的目标或生活适应水平这三者之间的关系。作为咨询关系的一部分，智能、兴趣或技能测验通常被用于收集与来访者相关的客观信息。职业探索通常要收集有关职业、环境和生活方式方面的信息。然后就是对这些信息进行汇总和加工，为职业选择制订计划。一旦确立了职业目标，就要制定达成这些目标的行动计划。

来访者的问题通常是工作场所里的功能不良。在这种情况下，咨询师帮助来访者将焦点放在工作行为、产生这些行为的认知，以及对工作场所的期望上。期望和工作表现之间的差距成为咨询会谈的重点。咨询师帮助来访者找到一些方法，来解决那些在工作中引发了问题或是阻碍了晋升的行为。

职业转变，不管是自愿选择的转变，还是由于不可控的劳动力市场问题所带来的被迫转变，都属于职业咨询师帮助来访者的另一个领域。在这个领域里，咨询的重点是了解工作世界，以及这个世界对来访者来说可能存在的选项。测验，以及其他个人信息，提供了对来访者的有效评估。对劳动力市场——包括当地、国内和国际市场的知识对知情选择起到了重要的作用。

其他咨询问题也常常出现在职业咨询实践中，这些问题包括：犹豫不决、功能不良的未决、劳动力市场准入水平太低、家庭—工作角色冲突、基础教育和高等教育和技能的获得、晋升问题和向上流动性、监督技能的习得、地理位置改变、工作场所歧视（例如，种族或"玻璃天花板"效应）。

职业咨询的典型实践因所服务的来访者不同而不同。职业咨询要求咨询师具备该专业特有的那些能力，以及在技巧上不断进步。它通常面对的是功能不良情境（病理学情境）下的正常人，关注点是工作，及其在更广泛应用领域中的重要性。职业咨询关注来访者在职业和生活方式满足方面的价值观、需要和期望。

康复咨询的常规实践

在康复咨询的实践中，几乎没什么内容是"常规"的。这门专业起源于一种计划性的需求：联邦政府要求咨询师们去接待残障人士——最开始是那些在战争中负伤的退伍军人。联邦政府启动这个初始计划，是认为这些退伍军人为国家服务，他们在战争中受了伤，导致无法重拾以前的工作，所以政府应该帮助他们获得新的职业技能，并帮助他们用这些新的技能就业。政府的这个思想形成了多部法案（Szymanski & Parker, 2003），如 1918 年的《史密斯 - 希尔斯法案》（Smith-Sears Act），1943 年的《伤残军人康复法案》（Disabled Veterans Rehabilitation Act），1974 年的《越战退伍军人辅助法案》（The Vietnam Era Veterans' Readjustment Assistance Act）。康复咨询师对退伍军人的职业咨询做得十分成功，所以所有人都很自然地认为，接下来就该将这种职业服务推广给全美国的残障公民。出于最初对公众职业咨询的重视，康复咨询师的角色出现了巨大改变。现在，康复咨询师在各种实践环境里都开展业务，包括州立和联邦系统，以及私人开业和非营利机构。

过去对康复咨询师的培训只涉及职业因素，但是现在却是通才培训，要求咨询师们掌握职业咨询和个人适应咨询这两个领域的技巧（Cottone & Tarvydas, 2003）。康复领域的三大主管机构——康复咨询师认证委员会（CRCC）、美国康复咨询师协会（ARCA）和美国国家职业发展学会（NCDA）关于康复咨询实践范围的声明强调了多种实践模式对康复咨询师的适用性，包括测评、诊断和治疗计划、职业咨询、个体和团体咨询、案例管理、项目评估、研究、干预、顾问服务，以及工作分析、发展和安置（CRCC, 2001b）。因此，虽然很多人觉得康复咨询的实践针对的是限制更严格、范围更细化的一类来访者，但是事实上完全不是那么回事。康复咨询师服务的是那些在生理、心理、发展、认知、情绪和成瘾方面有障碍的人群，在尽可能整合的情境下，帮助他们达成他们的个人、职业和独立生活的目标。

关于实践方面的官方声明固然可以有力地帮助外行人了解一门专业，但是在现实中，由于康复咨询发展太快，我们还有必要再追加一些解释。正如观点三的伦理实践总是随着咨询世界的变化而不断变化一样，咨询的角色也随着社会的变化和需求的出现而变化着。这一现象也体现在康复咨询领域里：现在，管理式医疗行业对案例管理服务的需求正在激增。康复咨询师们很好地适应了这个角色，因为他们既对疾病的医疗领域有深入的了解，同时又掌握着职业案例管理的技巧。有了这些技巧，康复咨询师们就能接待来自不同管理式医疗环境的来访者，如员工帮助计划、以雇主为基础的残疾管理计划、残障学生服务办公室，以及那些为慢性疾病如 HIV 和 AIDS 服务的机构（Leahy & Szymanski, 1995）。身处这样一个位置的康复咨询师，在接待来访者时，通过协调各种服务，以及告知来访者他们可能获得的一些康复机会，来帮助他们制订计划，满足他们的职业、社会心理及医疗需要。

传统上，康复咨询师在州立或联邦的康复机构里工作。在那里，来访者是被安排来接受服务的，因为他们身上的某种残疾已经限制了他们主要生活活动的某个方面或某些方面。以这个角色进行工作的咨询师要为来访者负起责任，帮助他们实现最大的生活潜能。咨询师通过一系列方法来达成这个目标，包括与来访者进行个体咨询，帮助来访者适应他们的残疾，并通过适应、教育或培训等方法实现他们的最大潜能。通过这些方法，残障人士开始了解他们的能力，而不仅仅是局限。

康复咨询师所拥有的独特知识，能帮助他们很好地适应除传统州立康复机构之外的其他众多实践环境。很长一段时间以来，康复咨询都被法

院或医院用于进行精神病人的康复（Cottone &
Tarvydas，2003）。康复咨询师还常常加入药物
和酒精依赖的康复计划中，使用将来访者的医
疗、社会和职业等各方面都包含在内的整体治疗
法来帮助来访者。跟在其他实践环境中一样，物
质滥用计划也要利用康复咨询团队治疗方法。康
复咨询师要和医生、康乐治疗师、职业治疗师以
及其他专业人士合作，为来访者制定一个整体计
划，以确保能把来访者的方方面面都纳入到康复
过程中去。这种团队治疗方法让来访者能同时关
注各方面的技能和知识。比如有一个来访者，由
于酒后机动车事故而接受了下肢切除手术，之后
住进了康复医院。在医院里，来访者不仅能和他
的物理治疗师一起训练行动技能，还能计划去拜
访一位可能的雇主，使这种训练行动技能的课程
对职业有所帮助。这样一来，来访者就是同时使
用了身体技能和职业技能。按照这种方式，所有
与来访者一起共事的专业人士，将他们的行动计
划整合到一起，使用一种将各种服务协调一致的
整体化方法来帮助来访者，从而让来访者能以一
种整合的方式进行康复，而非接受各种独立的、
分离的康复服务。

很重要的一点是，虽然康复咨询的实践领域
非常宽泛，但是对什么才是合适的专业实践，业
内还是有着非常清晰的实践标准的（Cottone &
Tarvydas，2003）。

进行康复咨询的各种实践环境比传统环境要
宽广得多。能在各种各样的环境里进行专业实
践，这一点也让咨询师们颇为满意（Leahy，
1997）。其中一个传统实践环境就是公共机构。

几十年来，州—联邦职业康复（Vocational Re-
habilitation，VR）系统一直是咨询师的主要就
业点。在这类工作环境里，康复咨询师要选择合
适的服务，与消费者磋商形成某个康复目标，对
双方同意的服务订立契约并提供经纪人，对整个
过程实施案例管理，并引导整个计划成功完结。
康复咨询师另一个传统的实践环境是私人的非营
利机构。在这种情况下，康复咨询师受康复中心
或以社区为基础的机构雇用。这些机构主要做宣
传和其他服务类型的传递，而康复咨询师就成为
消费者和提供服务的机构之间的媒介，因此，咨
询、协商和内部案例管理就成为他们的关键技
能。最后，还有一种私人的营利性机构。这种
情况下，雇主主要是一些员工赔付保险商和保
险公司，它们通过长期的残障计划来雇用咨询
师。当然，在这个领域，还有相当一部分私人
开业者。私人开业的康复咨询师是职业康复服
务（如职业评估、职业发展、就业安置）的直
接提供者，此外还为不同类型的诉讼（如人身
伤害）提供司法鉴定和生活保健规划。这些服
务类型要求咨询师能进行可携带技能分析，并
能对谋生能力和劳动力市场准入能力的丧失进
行测评。

非传统的实践环境包括员工帮助计划、雇主
设立的残疾预防和管理计划、学校到工作的转换
计划、心理健康中心、大学残疾学生服务部门，
以及康复医院和医疗诊所。这些拓展的实践环境
表明，康复咨询具备多种功能，康复咨询师所拥
有的独特技巧有着广泛的应用范围。

 ## 职业咨询中的情境问题

个人—发展

对伦理问题的敏感性是十分重要的。职业咨
询师对伦理的敏感程度，是对咨询关系及在这段
关系里所发生的事件做出反应的伦理敏感程度。
职业咨询师们不仅要了解伦理准则的字面意义，
更要在实践中关注美德和在关系方面的关怀。本
书力图提出的一个观点是：伦理和专业实践是相
互联系的，而且应该是一体的。尽管风险管理非
常重要，但是伦理敏感性更要求聚焦于关系和
发展。

伦理决策是职业咨询师需要学习和应用的一

项基本技能。遵循某一决策模式，是建立伦理敏感性，以及关系性地应用伦理准则价值体系的方法之一。在第 5 章中所推荐的八步模式是一种临床上很有效的模式。该模式在应用伦理原则的同时，也对考虑到风险管理的问题解决式的护理方法加以强调。此外，虽然职业咨询师通常面对成人，但是有时候也会碰到儿童来访者。因此，遵循学校咨询那章所提出的那些建议，也是十分必要的。

职业咨询师的专业发展是有效专业实践的重要因素。最初级的准备，让咨询师具备了进行伦理实践所必需的最基本的能力。当职业咨询师取得了越来越多的专业经验之后，他就有必要进一步巩固自身的伦理价值观——正是这些价值观，形成了优秀专业实践的基础。同时，他们还要学习运用这些价值观的新方法，以便尊重来访者之间的个体差异。因此，尽管有些规则坚持只采取一种行动（比如，一定要避免双重关系），经验丰富的咨询师却明白，并非所有的情况都要上升到违背准则的高度，也不能避免所有违背准则的情况。因此，问题就变成了咨询师如何运用准则，以及怎样对情境加以控制，以避免伤害并继续提供关怀。

此外，需要提出的是职业咨询师要了解自己的人格、行事风格及核心价值观。个人发展问题、价值观以及未完成事件都会影响咨询关系的质量。因此，自我察觉并处理这些问题，对一名优秀职业咨询师的专业发展来说是至关重要的事情。咨询师要想在伦理上变得敏感和有效，就必须自我察觉。他们同样也需要察觉在何种情况下他们的核心价值观和信念可能对咨询关系产生消极的影响。职业咨询不要求咨询师去采纳来访者的价值观和信念，既不要去肯定他们，也不要去反驳他们。职业咨询只期望咨询师能在咨询关系中发挥效力。想做一名对汉尼拔·莱克特（Hannibal Lector）[1] 产生效力的咨询师，也不一定要接受和采纳他的价值观。

特许保密通讯是一个法律概念，能防止他人强迫咨询师泄露那些在咨询关系中获得的信息。这个概念是站在来访者的利益上来说的，目的是确保来访者的隐私权得到尊重。

拒绝泄露内情权是在一个又一个个案基础上形成的。该原则得到了不同咨询专业协会的共同支持，而且已被联邦法院体系所认可（Jaffee V. Redmond，1966）。这个概念对咨询关系和伦理实践来说都十分重要。

关系—多元文化

咨询关系的质量已经被证明是良好咨询结果的最佳预测因素。在职业咨询中，由于接触的都是 DSM 所认定的非病态人群，这个结果就更可能成立了。但是有时候，人们会在功能非常不良的情况下来寻求职业咨询。在这种情况下，关系的范围和所涉及的问题，都要比常规情况更宽泛，也更加多样化。对专家级治疗师所进行的研究得到的结论是，咨询关系的质量是十分关键的，会影响来访者的自我实现、决策能力和目标达成。因此，关注关系，对获得成功的治疗结果来说至关重要。职业咨询师需要与来访者建立有效的关系，这些关系需要来访者和咨询师之间弹性的、强力的联结。

关系视角的一个重要方面是要识别来访者的文化，以及这种文化在咨询关系中所扮演的角色。对实践中的职业咨询师来说，文化不仅仅是指种族、国籍和民族，它还包括性别、年龄、社会经济地位（Socioeconomic Status，SES）、残疾、性取向、宗教和灵性。所有这些个人问题都会影响到来访者和咨询师之间关系的质量。职业咨询师需要具备文化能力。这种能力包括理解来访者的世界观、文化同化和文化适应的速度和水平，以及以文化为基础的价值观——这些价值观对行为、问题解决，以及咨询结果有着决定性作用。文化对所要提供的服务类型以及进行有效沟通所需的语言，都有着决定性的作用。

---

① 汉尼拔·莱克特是电影《沉默的羔羊》中的主人公，有变态的价值观。

组织伦理—团体价值观

对群体及其构成有所了解是十分有必要的。来访者群体的多样性影响其所能获得的职业信息和网络信息的数量。博士项目要求受训者在以下三个领域之一至少花费 60 小时参与一般性课程以及完成专门的课程作业：学校和社区中的儿童与青少年发展，儿童、青少年、夫妻和家庭干预，最佳化人类发展与健康。所有这些资源都与最新的就业和劳动力市场信息有着十分重要的联系。要想获得这些信息，不仅要准备好书籍和硬件（即信息输入），还需要具备使用数据和进行"网络搜索"的科技技能。不幸的是，这就产生了两个问题。少数族裔群体常常很少或不能接触电脑或网络，也不具备有效使用它们的技能。因此，他们获得与就业和教育机会有关的高质量信息的能力也同样受到了限制。此外，当地的图书馆可能没有以印刷的形式将最近的职业信息编目。既缺少印刷信息，也没有电子资源，更没有使用这些资源的操作性技能，缺乏这些都会影响一个人能掌握到的信息的多少，而人们正要凭借这些信息去做出决定，并为自己的未来制定目标。

对职业咨询师来说，组织伦理以及与之相关的系统动力十分重要。职业咨询师的特殊性，使得他们很可能是进行独立的实践，而没有组织的支持。对于那些在组织里工作的人来说，第 4 章所讨论的系统方法正是对该维度的一种有效测评。组织的目标、文化和期望显然会影响在其中工作的个体。专业的职业咨询师有义务去理解组织目标和业务动态，以及咨询师所持有的个人价值观和个人标准等因素之间的关系。这两套价值体系的不同之处，就可能存在冲突。

对私人开业的职业咨询师来说，将环境系统视作组织系统也是很有用的。在这种环境里，也有些商业动态在影响着咨询师。咨询师必须和他人竞争，才能继续实践。要产生收入，他们就得提供有质量的服务。咨询师可以通过与来访者之间关系的质量来进行判断。商业招标、营销以及广告的方式，都会影响职业咨询师展现给社会团体的公众形象。职业服务的供求关系、办公场所的地点、运营管理费用等也都会影响到职业咨询师是否还能继续开业。

职业咨询同样要求咨询师为其来访者谋利益，而这一点通常是在环境系统里完成的，比如在政府委员会介入之前就出庭作证，或是代表学生约见校长。

和其他咨询分支一样，对职业咨询师来说，搞清楚他们所在组织的组织伦理是很重要的。第 4 章中所介绍的组织伦理审查委员会，是测量和评估一名职业咨询师组织伦理的方法之一。我们鼓励职业咨询师看看这个位于本章稍后部分的测评，以评估他们自己所在的工作环境的伦理。

康复咨询中的情境问题

个人—发展

帕特森（Patterson, 1998）和其他人早已指出伦理准则的目的是：为专业提供标准、为社会提供一些关于该专业的保证，给咨询师提供应该如何从事该专业的指导（Shertzer & Stone, 1980）。我们也必须认识到，撇开对伦理准则持续不断的修订以及准则中蕴含的各种好意不谈，作为指导手册，伦理准则并没有在康复咨询领域获得广泛应用（Brubaker, 1977; Cottone, 1982）。这可能有很多原因，其中一个原因就是很多咨询师和学生都觉得，学习一套伦理准则，和在实际的工作中遵循准则，二者之间有着很大的割裂。例如，学生们通常知道知情选择是伦理准则的一部分，但并不总是能理解，为什么让来访者在一开始会谈时就签署一张空白的"同意将信息与其他机构分享"的表格，可能就是违背了知情选择的伦理准则。我们认为，针对专业康复咨询师而建立的伦理准则是非常好的，所有咨询师都应该完全理解它；但是，我们也需要在实际条件下去理解咨询师在康复环境中进行伦理实践的方式。伦理行为不是死板地遵循伦理准则（观点一），而是认识到准则应该成为过程的一部分（Patterson，1998；Tarvydas，1987）。伦理行为的下一步，就是理解伦理准则如何与对残障人士的日常咨询实践相结合。

对康复咨询师来说，伦理的一部分就是来自于对自己的理解，以及作为一名咨询师，能将自己与关系性的视角（观点三）相联系——这种视角，我们已在之前的章节里谈及。咨询中的每一次互动，里面都蕴含着伦理，因此，伦理应该被视作康复过程中的一个核心概念，而非出现伦理困境时咨询师所感受到的一种反应模式。所有咨询都与伦理有关。这个理念下的康复咨询遵循的就是促进积极的关系性伦理。

对康复咨询师们来说，如果想以来访者导向的方式看待关系伦理，那么对自我的了解就变得非常重要。毫无疑问，绝大多数咨询师都了解这一点，并确实在努力不造成伤害（Gatens-Robinson & Rubin，2001）；但是，咨询师需要建立共情技巧，以便从来访者的视角去理解残障人士对生活质量的观点，从而调整他们关于"生活应该是怎么样"的信念（Gates-Robinson & Rubin，2001）。事实上，这种技巧应该包含助人的伦理原则：善行，以一种促进来访者福祉的方式行事（Beauchamp & Childress，1989）；自主，对来访者的选择自由权表达尊重（Kitchener，1984）；公平地对待所有来访者（Welfel，1987）——但是这一点也是最不容易达到的。咨询师的教育计划应该帮助这些将要成为咨询师的学生发展出共情和洞察的技能。这些计划要力求超越那些简单的、弊大于利的模拟练习（Wright，1983），而致力于发展共情能力。要达到这个目标，就要让学生把时间投入到残疾人世界中，让他们真正理解残障人士世界：要让学生们学会倾听残障人士，能够理解他们的世界观以及他们的世界观和学生本人的世界观之间的差异，让他们花更多的时间去成为残障人士世界的一部分。只有当学生拥有了这样的技能和知识后，他们才能拥有一种更有凝聚力的、与积极的伦理交织在

一起的、身为康复咨询师的自我同一性。这种同一性的核心就是，作为康复咨询师，他们所做的任何事情里，都深深地包含着积极的伦理方法。

我们相信，康复专业对观点三关系概念的理解，比其他专业领域要早得多，而且已经朝着积极的关系性的伦理同一性努力了很久。事实上，于 2002 年 1 月 1 日生效的康复领域伦理准则的最新修订版指出，康复专业者需要了解不同文化和世界观的人。同样，这份准则修订版也承认了过去准则的缺点，即没有恰当地覆盖来访者的个人需求和价值观（Tarvydas & Cottone，2000）。在试图理解来访者的个人世界方面，康复咨询有着足以骄傲的历史，而且康复咨询师也应该为他们仍在准则中不断强调"理解来访者"这一点而自豪。

对专业的康复咨询师来说，这份准则的最新修订版也包括了 1999 年康复特别工作组为准则开发的附加标准，以巩固准则的力度，并使之与一般性的咨询准则有更直接的联系，因为康复咨询师已经意识到，随着时间的推移，其自身角色已经发生了变化，现在该行业已比原来具备了更多的咨询特质（Tarvydas & Cottone，2000）。由于这些变化，康复领域认为准则是一份充满活力的文件，鼓励人们为了回应康复咨询不断变化的角色而成长和改变（Pape，1987）。

康复伦理准则的最新修订版强调了一些重要领域的变化，其中一个主要修改就是强调了对多文化因素的考虑（Cottone & Tarvydas，2003）。由于社会和专业总是在变化，其需求也在不断演变，所以任何伦理方面的文件，在它出版的那一刻起，就会变得稍微有点过时了（Pape，1987；Marshall，Leung，Johnson & Busby，2003）。新的伦理准则包括 11 个部分，197 条标准，这让它成为一份贮存在短期记忆里的庞大文件。从本质上来说，伦理准则必须具有反应性，关注的是如何处理那些带到伦理委员会面前的失败案例。准则是由该领域的一群同行来强制执行的（Tarvydas，2003）。因此，伦理准则常常不同于该行业里实际的伦理实践。

要想让实际实践变得更加主动，其中一种方法就是模仿该领域解决多元文化问题的方式。教

育者们一直在尝试着培养学生们这方面的技能，因为他们知道，作为专业人士，他们的学生需要熟练地与各种不同的人打交道，这些人很可能在文化上与咨询师本人有巨大差异。此外，如果康复咨询师失去文化上的觉察，就会产生无数问题，比如无意识的种族主义、对以文化为基础的行为的错误解释、误诊，以及最可能发生的滥用测评（Alston & Bell，1996；Byington，Fischer，Walker & Freedman，1997）。我们希望该领域所有咨询师都能具备文化觉察力，因为康复咨询的基础是建立在一些核心的康复哲学假设上的，即尊重人的差异，以及尊重所有人都拥有的最基本的尊严和价值（Tarvydas，2003）。但是，这个希望从没有实现过，这一点也常为过去的来访者们所诟病。

对咨询师来说，这个问题已经迫在眉睫了，因为美国的劳动力将在未来 20 年内出现文化上的转移，变成一种更加"棕色"、"黑色"和"灰色"的劳动力（Fisher & Chambers，2003）。因此，咨询师要与来访者一起，发展"相互尊重，并为了能一起工作而对对方的文化表现出积极关注"（Marshall et al.，2003，p. 56）。有些人建议说，为了达到这个目的，应该在该领域里添加与多元文化有关的能力和标准（Middleton，Rollins，Sanderson，Leung，Harley，Ebner & Leal-Idrogo，2000）。其他人则建议说，咨询师必须要学会深入了解那些与咨询师有文化差异的人们的现实生活。只有做到这一点，咨询师才能真正帮助来访者做出有意义的生活决定，比如就业方面的决定（Marshall et al.，2003）。

不管背后是什么原因，有一点是确定的，那就是要想成为一名符合伦理的、技能熟练的咨询师，就必须能理解文化差异，并能对那些有着不同背景的人产生共情。有些人建议说，要达到这个目的，

可以将文化问题整合到现有的培训和课程中去。其他人则认为，最好的方法就是开设一门强调文化、种族和民族有关问题的系统性课堂教学课程（Marshall et al.，2003；Smart & Smart，1992）。当然，在这门专业中最重要的，仍然是首先将来访者看作独立的个体，但是我们也绝不应该将这个个体从他的社会环境中剥离（Ivey & Ivey，1999）。

我们承认这些问题是这份充满活力的文件的一部分，而且也希望教育者们能看到学生在成为康复咨询师，以及承担不断变化的责任的过程中的发展进步。由于这份责任是面向未来的，所以我们觉得有很大的可能，可以将积极的、关系性的伦理整合到咨询师的整个思想和心灵中去，让他们所做的一切事情，都明白无误地向别人展示着这门专业的伦理是存在于日常生活中的——在与所有来访者、服务提供者和同事的互动中，都展示着康复咨询的召唤：看到别人的积极方面，强调所有人的内在力量。

我们强调从观点一的伦理向积极的、关系性伦理的持续转变，但是与此同时，我们也应该去了解如何发展伦理技能，要了解习得这些技能后，这些技能如何受到其他因素的影响。我们鼓励咨询师培训计划培养学生们的各种技能，但是我们也认识到，尽管咨询师们已经远离学校良久，他们仍有责任去继续发展共情技能，继续增加对来访者个人情况的了解。除了与伦理生活有关的个人变量之外，我们认为，组织变量也会有很大的影响力。组织变量，尤其是组织哲学、期望以及个人的督导师，都会对善意的康复咨询师产生巨大影响（Ferrell & Gresham，1985）。在本章的稍后部分，我们会讨论到组织动力，以及这种动力作为一种指南，在咨询师尝试使用关系性伦理的过程中所起到的作用。

▌关系—多元文化

康复咨询带给咨询领域的一个独特方面是，咨询师的主要义务是为他们的来访者谋福利，并将所有残障人士纳入社会的主流人群（伦理准则第二条，2001a）。这个概念得到了大家的一致认可，而且已经在新的伦理准则里进行了更新。该

概念强调，不仅要为自己的来访者谋福利，还要通过提供恰当的信息，支持他们自己维权，赋权给所有残障人士（Tarvydas & Cottone，2000）。虽然以来访者的利益而行事一直是康复咨询的核心伦理概念（Howie，Gatens-Robinson &

Rubin，1992），但是新的伦理条款更进一步认识到，一名咨询师可以影响更多的个体，乃至影响超越任何独立来访者的整个社会。这种认识就形成了重要的自我决定观点，而自我决定被该专业认为是对残障人士的伦理实践的核心内容（Cottone & Tarvydas，2003）。康复行业的从业者们之所以会感到骄傲并受到尊敬，正是因为这条原则；事实上，除了社会工作者之外，没有其他任何专业强调这个核心义务。但是，我们还需要对合乎伦理的利益谋求进行进一步解释（Tarvydas & Cottone，2000）。

为所有残障人士谋求福利的准则要求康复咨询师"致力于消除态度上的障碍，包括刻板印象和歧视，并致力于增加咨询师自己对此类个体的觉察和敏感性"（CRCC，2001a，p.6）。这意味着，康复咨询师一定要在社会上提倡那些他们认为对社会来说合适的改变和变化，以使残障人士完全融入社会。环境的改变是比较明显的开始，比如无障碍交通和建筑，但是正如格林伍德（Greenwood，1987）所提倡的那样，我们也一定要在社会和服务中看到进步，比如让残障人士能和普通人拥有同等的工作和求学机会。准则内容的改变也意味着，在这场让社会变得对所有人更平等的挑战里，康复咨询师一定要成为领头人。准则要求康复咨询师带领其他所有行业，与来访者合作，一起去解释和支持与工作相关的价值观（Tarvydas & Cottone，2003）。康复专业现在处于一个独特的位置，康复咨询师们可以通过整合一体的工作环境，接触其他不同的医疗和心理学专业人士，也可以使用这些专业人士的转介信息。所以康复咨询师们有义务采取积极行动，以转变这些专业看待残障人士的态度。康复咨询师需要帮助医师看到病人身上的力量，而不仅仅是诊断他们的缺陷。同样，康复专业也要教导来访者如何去面对那些通过态度上和企业上的障碍来限制他们进入环境的服务人员和雇主，例如在关键项目上付钱给残疾工人让他们退出市场，而这些关键项目本可以让他们有更多机会进入社会的重要领域。实质上，康复领域有一个职责：将关系性的伦理方式推荐给他们所能接触到的所有人。这个义务让康复咨询的这个观点成为与来访者进行所有活动的一部分，以及咨询师所接触的整个社会的一部分，使之成为一个主动的要求，教导人们，残障人士为自己谋利益应该成为所有互动的一部分，而不仅仅发生于来访者提出要求的时候。

有一个非常重要的改变在于，该行业认为，帮助这个社会进行改变的最好方法之一，就是传授给残障人士为自我谋利益的技能，以及使用这些技能帮助他们（Vash，1987）。咨询师可以通过多种方法做到这一点，比如为来访者树立如何争取某项利益的角色榜样，让来访者直接去面对那些抑制他们参加正常活动的人，以及告诉他们一个基于法律、伦理原则和伦理准则标准而建立起来的适应性的社会应该是什么样子。康复行业相信所有人的尊严，相信个体能力的价值，以及个体选择的自由（Szymanski，1987）。一位符合伦理的咨询师会理解和促进这些理念，他们会要求以一种非管教的、平等的方式来为来访者提供服务，而且当关系开始侵占残障人士的尊严和自由时，来访者有选择的权利去改变这种关系。因此，在与来访者所有关系的一开始，咨询师就应该帮助来访者理解到，咨询关系是一种真正的平等，来访者有自由去选择这段关系的很多方面：如何进行互动、咨询师有哪些准则和义务、需要交换什么样的信息，以及如何解决分歧等。

可以理解的是，关系在一开始的时候并不总是平等的：康复咨询师对治疗计划的决定权比来访者大。这种不平衡应该得到制度上的改变，这在本章稍后的部分会谈到。通过多年的学校学习，以及在该领域的多年服务，咨询师已经对康复行业有了很多了解。这就造成了权力上的不平等，咨询师应该认识到这种不平等，并与来访者分享这种不平等。还要认识到的一点是，来访者对于他们自身有着独特的洞见。康复咨询的来访者向咨询师讲述着其生活中的隐秘细节，为的是让咨询师了解来访者的需求和愿望、力量和弱点（Gatens-Robinson & Rubin，2001）。因此在这种情况下，很重要的一点是，咨询师也应该分享其对康复、咨询、工作的知识，以及对这名正在接待的特殊来访者有用的其他任何知识。

从最初的接触开始，我们就发现，咨询师的首要职责就是了解来访者，以及了解接受康复咨询师服务的所有残障人士（CRCC，2001a）。次要的责任则是理解家庭和其他方面，了解到相互依赖是每个人生活的一个层面（Cottone & Tarvydas，2003）。因此，符合伦理的康复咨询师要明白，他们的首要义务是帮助来访者获得成为一名自我谋求利益者所必需的技能和知识。这些目标已经超越了联邦或州立系统或其他组织的需求——这些组织可能只关心来访者的就业或健康康复情况，而不重视来访者学会自我谋求利益之后所带来的好处。咨询师还需要了解的是，在很多情况下，康复咨询师接待的来访者已经经历了很多生活变故，他们可能不太能够完全察觉或者完全理解他们当前的所有决定和责任。因此，咨询师常常要为了来访者而去向重要他人和其他专业人士谋求利益。与此同时，咨询师也教导来访者自己为自己谋利益，并给予他们必要的信息，让他们能做出重要的生活决策。如果来访者同意的话，也可以教导重要他人如何与来访者一起为来访者谋求利益，尤其是当来访者还是未成年人，或是来访者不是自己的监护人的时候。

康复咨询师知道，已经有很多法律致力于为残障人士创造一个公平的竞争环境。这些法律本身令人称赞，却并没有在残障人士整个群体中引起实质性的改变。这一方面是因为团体价值观还是非常关注那些拥有外表吸引力的人，而且"泛化"的社会理念认为，如果某人的某一项品质低于平均水平，那么他的其他方面也同样如此（Gatens-Robinson & Rubin，2001；Wright，1980）。采取观点三的康复咨询师知道，这些社会信念会影响所有非主流人群，从而引起失业、就业不足以及其他许多机会的丧失。社会的方方面面都受到这些误导性的价值观的影响，例如，克拉塔（Kolata，1993）发现，商业人士每超重一磅，其工资就要减少1 000美元。除了就业领域，大家更清楚的是，比起那些非残障人士，残障人士更少去电影院、餐厅，参加文化活动或是去便利店购物（Taylor，Kagay & Leichenkor，1986）。正是由于这些原因，康复咨询师才要去争取利益。这不仅仅是为他们所服务的来访者，更是为了所有人的尊严，为了个体和社会的进步，让所有人过上一种更有尊严的生活。

关系性：来访者的情境

要想真正为来访者争取利益，只有一个办法，那就是以一种专业的、非批评的方式，通过康复咨询师的高度共情，去了解残障人士在这个世界中所占据的位置。康复咨询师很清楚，那些受到政治上的反对，在社会上有污名的人，很难找到完全融入世界的机会（Cottone & Tarvydas，2003）。事实上，康复咨询师伦理准则的最新修订版已经很明显地注意到了多元文化问题，指出所有的残障人士，由于他们身上的残疾，正面临着更加难以克服的很多需求。康复咨询师采取了一套明确的一般价值体系，即尊重所有人的差异，同时察觉到那些不被理解或不被尊重的人所面临的由社会、职业、经济和政治障碍所带来的各种问题（Cottone & Tarvydas，2003）。事实上，符合伦理的康复咨询师会发现，态度上的、其他社会和经济障碍以及有限的机会，才常常是严重限制残障人士的最重要因素（Cottone & Tarvydas，2003）。

开明的康复咨询师知道，咨询师与来访者之间通常并没有什么明显相同的经历（Gatens-Robinson & Rubin，2001）。没有障碍的人，以及来自主流文化的人，通常不能理解日常生活是怎样对来自少数派文化的个体产生影响的。咨询师只有经过深刻反省，才能发现正常人所具有的优势，才能更清楚地意识到设身处地地为残障人士设想是一件多么不同的事情。所以，我们鼓励学校通过实际的生活经验来教会学生们共情，这些实际经验的作用比学生们在一两个活动中坐着轮椅所参加的那些模拟练习的作用大得多。我们一定要鼓励学生去更深入了解少数派地位在日常生活中意味着什么，这样才能理解提供给来访者的具体服务所蕴涵的真正价值（Gatens-Robinson & Rubin，2001）。我们应该鼓励学生走出他们的舒适小窝，去理解少数人群的文化。我们建议超越模拟练习，因为它培养的是同情而非共情。我们应该鼓励学生承诺用全新的视角去理解残障人士。过去，我们课堂里的学生们已经尝试过通过一系列的活动来发展出更多的共情，这些活动包括一个学期里只使用公共交通作为唯一的交通方式，一个学期里接受另一种宗教的服务，以及在一段时间内戒掉某种需要的物质。我们发现学生们总能很有创意地找到一些方法加强他们对别人的独有共情；如果允许他们自己为自己设计活动，他们总能探索出更丰富的活动，而且发现在理解他人方面所发生的改变常常是非常戏剧化的。专业人士也应该不断去找一些方法来增加他们的特有共情，尤其是当今各种疾病问题，如艾滋病病毒/艾滋病，已经成为来访者所要求的服务中很突出的一部分。

了解当前生活的社会背景，并能理解社会规则和社会认知会对社会成员所产生的影响，对咨询师来说十分重要。例如，美国非常看重独立性，所以任何形式的依赖都被视作是消极的（Gatens-Robinson & Rubin, 2001）。将依赖减到最小，将自给自足扩到最大，成为最高信念；自由、自主和独立的概念已经无处不在，深深扎根于美国的政治和社会历史中（Fowler & Wadsworth, 1991）。虽然这些信念可能确有可取之处，但是它们在现实生活中就没有在信念系统里那么流行。几乎没有美国人为自己种食物，或是为自己建造交通工具，但是就算信念和现实情况如此不一致，美国人仍然相信他们能独立生存。然而，缺乏对他人的依赖，常常成为对残障人士的歧视来源。符合伦理的康复咨询师努力将社会态度概念化，并在概念上搞清楚这些态度是怎样在经济上和心理上影响残障人士的。通过共情，咨询师可以帮助来访者理解社会上的错误观念会如何影响来访者以及他们的自我价值。通过理解这一点，来访者就能选择更为积极的团体价值观，重新开始寻找自我价值。

虽然康复咨询师们尽了最大努力对来访者进行概念化，但是考虑到来访者在寻找自我的过程中所处的那种历史环境，还是出现了很多意料之外的问题。虽然现在很多咨询师来自不同的背景，培训计划也已经将所有人都纳入了康复咨询的教育和实践中，但关于康复系统的容纳性和公平性，还是存在着很多争议。例如，很多作者（例如，Atkins & Wright, 1980; Wheaton, 1995; Wilson, Harley, McCormick, Olivette & Jackson, 2001）都曾指出，咨询对来自少数群体成员的接纳率明显低于对主流文化来访者的接纳率。随着美国少数族裔人口比例的逐步扩大，以及在少数族裔人口例如非裔美国人中，残障比率升高，这种接纳率的差异变得越来越明显了（Alston & Bell, 1996; Middleton et al., 2000）。

对咨询过程的期望，很大程度上受到文化价值观的影响，所以少数派通常与咨询师拥有着不同的期望（Byington et al., 1997）。很多康复行业的作者都指出，康复行业的伦理准则对少数派的强调还很不足。

事实上，尽管每一个在康复领域进行服务的人都是少数派，该领域仍试图去理解，作为一名少数派（例如，女性、有色人种、残障人士），生活中各方各面的"大量需求"是如何影响来访者和他们所接受的服务的。因此，康复咨询师的伦理，应该是致力于理解一个人可能拥有多种少数派地位，这些少数派地位的背景如何影响该个体的康复过程。

组织伦理——团体价值观

从 1920 年的《史密斯·费斯法案》（PL236，或称《国民职业康复法案》）开始，康复咨询就不再是一个商务市场了，而是由联邦政府批准而拨款的一个职业领域。因此，这个专业领域有着其他专业领域里罕见的动力关系。这个专业领域过去一直依赖于拨款，而且现在也在某种程度上依靠政府拨款而存活。这种依赖使得该行业一直在与其生存源泉的期望争斗。如何既能安抚其资金来源的需求，又能提供给来访者恰当的服务，一直是该行业的一个疑问所在。

虽然大多数康复咨询师不再在联邦/州立系统里工作（Chan, 2004）了，但是大多数康复咨询师仍要直接或间接依赖政府的支持而生存。咨询师的教育者们部分依赖于长期的培训款项；在受支持的雇用环境中工作的咨询师，依赖着州系统转介来的来访者以及州系统为他们交付的费用；甚至现在出现的那些非传统的康复咨询环境，例如康复医院，也经常要依赖于拥有医疗补助或医疗保险的病人，而这些病人对康复咨询服务费用的支付都依赖于联邦系统所制定的付款规则。总而言之，康复咨询的资金来源基本上还是州或联邦政府。显然，康复咨询是一个有着很多"主人"的专业，其中有一个握着很大的权力。

或许正是这种咨询领域之外的、州和联邦系统需求的存在，使得康复组织常常将咨询师置于一种不稳定的伦理情境中，咨询师必须自己选择听谁的话。康复咨询的既定目标是让残障人士实现他们的最大潜能，这个信条却往往被其他东西所取代，因为州系统要求咨询师以一种适时的、划算的方式结束尽可能多的个案（见专栏 13.1 的示范案例）。

专栏 13.1　　　　　　　　　令人痛苦的组织伦理问题

组织动力会给康复咨询师们带来很多棘手问题，本例就是其中之一。20 世纪 90 年代末期，位于中西部的一个州立康复组织，觉得需要增加成功结束个案（26 号状态）的数目。过去，该机构曾尝试通过员工培训、雇用员工工作发展专员，以及与残障人士团体外联等方式来增加结束的个案数目。或许由于采取了这些措施，该组织确实连续几年增加了成功结束的个案的数目。但是，这种增加成功结束个案的需求仍然存在。

组织的领导人考察了增加结束个案的各种方法之后，有了一个想法：他们可以让咨询师去接触那些之前已经成功结束的来访者，看看这些来访者是否需要进一步的服务。如果来访者认为他们需要，咨询师就可以用同样的资格确定重开他们的个案，就像开始其他新个案一样。在个案里，咨询师为来访者提供他们所需要的服务。假如来访者一直保持着被雇用的状态，那么在一段时间后，就可以结束这个个案，宣布来访者得到了成功的康复（26 号状态）。

作为一名康复咨询师，这个个案会给你带来哪些伦理问题呢？在这种非书面的新政策受到了康复咨询师质疑时，该机构却认为，其所服务过的来访者都有着严重的残疾，所以即使他们参加了工作，他们仍然像系统里的其他残障人士一样需要服务。对于那些质疑该政策的个体咨询师，该机构虽然听取了他们的顾虑，之后却开始对其进行不定期的个案负荷的评估。此外，该机构还在那些质疑的咨询师的档案中问他们"是否符合伦理"。这种举动显然是为了减少他们对组织的质疑。

咨询师对该政策的质疑包括以下几点：第一，康复咨询是要为那些残疾程度最重的人服务，而可以和正在工作的人却并不属此列，虽然他们确实也可以从服务中获益。第二，他们认为，康复的一个既定目的，是要促进来访者的独立性。如果不是来访者要求服务，而是机构去问他们是否需要服务，这种做法是家长式的。理论上说，独立的来访者可以自己从他们的雇主那里获得所需的服务，或是知道如何获得服务，而不是等人上来查问。最后，咨询师争论道，目前他们的工作量已经和他们在州立康复系统里工作的同僚们一样多，如果花时间去接触那些之前已经成功康复的来访者，并为他们提供服务，也就等于偷走了大部分还没有获得康复成功的残障人士和来访者的时间和服务。

在这个例子里，还有很多其他的问题是咨询师和来访者都没有讨论到的。在机构环境里，应该如何重开一个个案，以及什么因素可促成成功的结束，都是很重要的事。

● 如果你是该机构的一名康复咨询师，你要如何处理这个局面？如果你是管理者或来访者呢？如果你是一名已经成功康复的来访者，又有什么不一样的地方？

● 如果你相信要求你做的事情不符合你的伦理观，你会怎么反应？你想跟谁讨论你的情况？是不是有些情况就像这个例子一样，你的机构有了更多成功结束的个案，你就能得到更多的基金，接待更多在找工作的来访者？

● 你觉得该机构或咨询师们在这个情境里有没有什么做错了的地方？你觉得讨论你所在组织的伦理，通常会带来什么间接后果，比如说它会审查你的个案数，或是由于你对组织提出了质疑，而没有获得晋升？是不是有时候默不作声更好？可不可以既不去服从你认为不符合你伦理观的政策，也不去质疑这个政策？

● 通常来说，康复系统中的管理者和其他人士都不是康复咨询师。他们可能觉得康复伦理准则对他们不适用。你觉得呢？

很长一段时间以来，26 号状态的个案结束都被认为是衡量州系统里康复咨询师成功的主要标准（Kuehn，1991）。咨询师的表现、机构的资金，以及本州的声望，常常都和 26 号状态结束的数目相关。一般来说，只有当康复咨询师帮助一名残疾来访者就业成功，而且来访者至少要在那个就业环境里待满 90 天，才算是一个 26 号状态的结束。

无论康复咨询师在哪里工作，组织动力都是很脆弱的。有一个持续存在的问题是，咨询师是为谁工作：来访者还是为咨询师付工资的人？有些咨询师可能决定服从为他们付工资的人的政策；而另外一些咨询师，只要他们觉得是来访者应得的东西，他们都要去争取。理论上说，机构的目标和咨询师的关系性伦理是一致的；但是在当前体制下，却通常不是这样。

组织所采取的一些方法，比如择优、资格确定、对来访者的有限选择，以及为那些不合格的来访者服务等，都是与咨询师所希望的观点三的伦理标准相违背的。择优，就是先不管其他来访者，只选择为那些残疾程度最轻的来访者服务。这种方法可以为机构带来更快、更便宜的积极康复结果。但是，这种方法可谓在《美国残疾人法案》（1990）的脸上扇了一巴掌，因为该法案要求机构优先为那些残疾程度最重的人服务（见专栏 13.2）。

专栏 13.2　　　　组织动力：应该先为谁提供服务？

《美国残疾人法案》规定，残疾程度最严重的人应该先得到服务。那么以下这种情况是不是也应该这样呢？

我们假设，你在一个州立职业康复机构里担任康复咨询师。你所在的州是有选择顺序的，意味着你应先为那些残疾程度最重的人服务。在实践中这意味着，在这种选择顺序之下，很多人尽管有书面证明是残疾，而且这些残疾也妨碍他们实现一项或多项生活功能，但是他们永远也接受不到服务。有一天，有两个来访者来到你的办公室寻求帮助：

第一名来访者叫罗恩。他曾是一家大型航空公司的停机坪服务人员，但是最近由于他的背部有问题，他不能弯腰或是举起重物，因此被强制离职了。罗恩告诉你，他想尽快找到某些方面的工作，因为他喜欢工作，而且他也需要工作给他的经济报酬。他告诉你，他为那家航空公司服务 21 年了，他的上级对他的评价不是"很好"就是"极佳"，而且在这 21 年里，他只因为生病而误工过两次。

罗恩希望能与该航空公司签订一份工伤协议，不过这一点看来不太可能，或者说，至少是一个长期的过程，部分原因是该公司最近正在申请破产。由于已经被该航空公司解雇了，现在就算想换一个工作岗位，也不太可能成功；其他的航空公司也没有符合罗恩的就业需求的位置。看看罗恩的工作履历，你就会发现他是一个非常可靠、工作很努力的工人；但是，他的教育背景表明他没有完成高中学业。他的可携带技能很好，但是由于他不具备高中学历，这个优点就受到了限制，因为以他目前的情况来看，最适合他的工作大多数都需要该学历，比如工厂主管或是货运经理，这些工作都和他在航空公司里担任的领导岗位很相似。罗恩告诉你说，他未能完成高中学业的原因之一，是他有未确诊的学习障碍。作为一名职业咨询师，你意识到只要让他进行一些小的适应——主要是电脑方面的适应——你就可以与他一起工作。并且通过短期培训，你就可以帮他通过一般同等学力考试（GED），然后他就能在该领域轻松找到一份工作，其薪酬也在他受伤之前工资水平的下限之上。你的机构总体花费很少：电脑设备加上培训费用，比如书本费，以及一些能帮助罗恩的职业发展技能——比如制作简历的技能课程等，这些加起来也不到 1 500 美元。你在这个个案上花费的时间也不会太多，你计划罗恩可以在 6 个月到 1 年的时间里重回工作岗位。

第二个来访者名叫克里斯，今年 29 岁，身患截瘫，到目前为止从未就业过。克里斯在一个小镇子里上学，学校既没有因为他所使用的轮椅而做出相应调整，也没有特别照顾他在操作精细物体方面的困难。克里斯不会写字，而且由于其身体状况，他经常不能去上学。他确实从高中毕业了，不过正如他所说，"大多数老师不用我做什么就让我过关了。"

他来到你的办公室，希望你能帮他找到一份工作。他说他不知道自己想干什么，但是他喜欢电脑，而且觉得电脑编程还挺有意思的。目前他的电脑相关知识不太多；他可以使用声控来开机和关机，除此之外什么也不会做。

克里斯很友好，但是他的职业技能并不满足你所期望的在办公室环境中的标准：他没有剪头发，有一段时间没刮胡子了，而且就你的品位来说，他说话有一点粗鲁。他在轮椅上的移动技能也不太好：今天他进你办公室的时候撞到了桌子，把桌子上你的狗照片的相框给摔烂了。

作为一名职业咨询师，你认为，克里斯要想就业，还得先做很多事情。考虑到他说话的样子，你不确定他是否能以一种具有竞争力的速度来使用电脑。你觉得他可能需要一部新轮椅；此外，为了实现他的潜能，还需要再上四年学。最后，根据他的医疗记录，你很担心任何培训都会被长期住院所破坏。

在经过一段时间以及一些测评之后，你开始和克里斯一起制订计划。你们俩估计他要花 6 年时间才能就业，而且这个康复计划估计要花 20 万美元以上。

从一种关系性的伦理观点来看待这个情境，假设你只能从这两个人里挑一个作为你的来访者，你会选哪个？你必须考虑哪些伦理问题？如果你的机构负责人告诉你，由于你所在州是遵从选择顺序的，你只能为那个残疾程度更严重的人服务，你会采取哪些行动？你会怎样帮助这些来访者自己为自己谋求利益？如果你所在州并不遵从选择顺序，你可以同时为这两名来访者服务，你会怎样分配你的时间？你觉得其他人会怎么处理这种情况？如果你是一名在自己机构里工作的私人康复咨询师，你的想法会不会不同？如果只有当你的来访者工作了六个月以上，你才能拿到报酬，这会不会影响你的决定？

在决定对残障人士使用什么服务方面，社会同样起着非常关键的作用。一般来说，政府计划所提供的服务是由纳税人所支持的。因此，社会以及立法机构的价值观通常决定了残障人士所能接受服务的数量和质量。康复咨询服务的源头是社会要去帮助在一战中受伤致残的退伍战士（Rubin & Roessler，2001）。接着，社会认为某些残疾状况比其他状况更重要。在大多数纳税人看来，比起那些因为自己的疏忽而致残或是那些患有精神残障的人，那些不是因为他们自己的错误而致残以及那些带有身体残疾的人更应该获得帮助（Rubin & Roessler，2001）。所以，康复咨询师要明白，提供给残障人士的服务，以及他们的最终就业，都取决于整个社会的观点。那些强调康复咨询的益处、致力于让残障人士成为整个社会一部分的康复计划，其目的就是要让整个社会最大限度地将残障人士当做正常人一样看待，残障人士应该和社会的其他人一样拥有相似的机会。

康复咨询环境中的组织伦理审查

我们建议所有在康复咨询环境通常是机构里工作的专业人士，都确认一下其组织伦理。第 4

章中介绍的组织伦理审查，是测量和评估康复咨询环境组织伦理的方法之一（参见专栏13.3的审查案例）。那么，作为一名咨询受训者，或是一名康复咨询师，为什么要对其即将在里面进行实习或为之雇用的机构进行组织伦理的审查呢？换句话说，这样一个测评的意义何在？

审查的主要原因，是机构的组织动力会显著影响咨询受训者和康复咨询师的伦理和职业行为，以及他们的工作满意度。那些有着清晰的伦理价值观、原则和专业标准，并按照这些内容行事的机构，倾向于得到积极的来访者结果，其员工的个人和职业发展好于其他不按伦理行事的机构里的人，员工对工作和机构的承诺可能会高一点，员工的离职会少一点，而且来访者服务的质量也会受到积极的影响。当咨询受训者或康复咨询师的核心伦理价值观与机构的实际价值伦理观相一致的时候，这种情况尤为显著。反之，如果机构的伦理文化或氛围不那么积极和健康，那么咨询受训者和康复咨询师更可能体会到工作压力。简而言之，组织伦理审查就是一个用来评估某一特定机构的伦理氛围的工具。

专栏 13.3　　　　　　　　在康复咨询环境中对组织伦理的评估

指导语：使用以下的1～5量表等级，根据你对某一特定机构的伦理价值观、氛围和实践的现有知识，来评估以下的每个项目。然后将你的评定加总，形成一个总分。问卷下面是对总分范围的分析。

1＝完全不同意；2＝有些不同意；3＝无所谓；4＝有些同意；5＝完全同意

_____ 1. 机构里有一套正式的伦理政策，清楚说明了机构应该遵循的伦理价值观、原则和专业标准。

_____ 2. 该机构的实际核心价值观和政策与其既定核心价值观和政策是一致的。

_____ 3. 该机构对其核心价值观、伦理政策以及专业标准的承诺，得到了领导的支持，而且对这些内容的交流贯穿于员工入职培训、培训计划和日常会议中。

_____ 4. 员工理解并赞同该机构的核心价值观和伦理期望。

_____ 5. 当员工对其工作的任何方面表达伦理顾虑时，机构会倾听他们的表达。

_____ 6. 合乎伦理的行为会受到认可和奖励，而邪恶的和不符合伦理的行为会受到惩罚。

_____ 7. 所有的员工和来访者都被尊重，受到公平和平等的对待。

_____ 8. 在员工之间和其他会议上，会经常讨论机构的伦理承诺，以及伦理政策和专业标准的要素。

_____ 9. 在该机构里，保密性和来访者隐私得到了有效的保护。

_____ 10. 在该机构里，提升专业能力是一件得到高度重视和奖励的事情。

_____ 11. 该机构希望建立和维持恰当的界限、避免有危害的利益冲突，并已经做到了这一点。

_____ 12. 一开始就给来访者提供知情同意，而且这种提供是持续进行的。

_____ 13. 员工有正式的、适当的步骤报告有嫌疑的不符合伦理的行为，以及询问澄清对伦理政策和标准理解的问题，而不用担心报复或惩罚。

_____ 14. 我的伦理价值观和伦理原则与机构的价值观和原则是一致的。

_____ 15. 该机构的伦理文化或氛围是积极而健康的。

_____ 总分

康复环境下组织伦理得分的分析

以下的得分范围，提供了一种代表性的、此时此地的视角，去看待某一特定的康复咨询环境中的伦理和专业因素。结合其他组织结构与文化的指标，它可以提供一种有用的视角，帮助人们思考该诊所/机构是如何对伦理和专业因素进行评估和排序、如何分配资源、如何满足来访者的需求并提供有质量的服务，以及如何满足员工的需求，考虑他们的工作满意度的。

61～75   该组织对伦理和专业因素，以及员工/来访者的福祉有着高度敏感性。

44～60   该组织对伦理和专业因素，以及员工/来访者的福祉有着适当的敏感性。

31～43   该组织对伦理和专业因素，以及员工/来访者的福祉相对来说不太敏感。

0～30   该组织对伦理和专业因素，以及员工/来访者的福祉非常不敏感，已经到了会滋生或认可不符合伦理或非法行为的地步。

 ## 职业咨询中的核心伦理问题

有些问题对职业咨询是非常关键的，给咨询师们带来了一些重大的责任。如何处理这些问题，对咨询关系成功与否有着至关重要的影响。

胜任力

在职业咨询中咨询师的胜任力是非常重要的。美国国家职业发展学会确定了 11 个潜在能力范围。它们分别是：职业发展理论，个体和团体咨询技巧，个体和团体测评，信息资源，项目管理和执行，教练、磋商和绩效改进，多元人群，督导，伦理和法律问题，研究与评估，科技（NCDA，1997）。

但是，由于实践地点、面向的人群，以及所期望的服务之间都有着很大的差异，咨询师们常常会专攻该领域内的某些方面。咨询师主要关注工作安置、职业变动，或是生活方式的咨询。此外，有些人专攻某一行业；有些人提供离职后另谋新职的咨询，或是准备简历的服务；有些人帮助来访者进行面试和求职；有些人则为某些特定类型的来访者（如西班牙人）服务。咨询师要确定他们所提供的服务是在他们的能力和技能范围内的，而且要确定他们所拥有的劳动力市场知识是通用而准确的。此外，多元文化的问题不仅出现在针对某一特定群体（例如，印第安人）的实践中，也适用于总体人群，因为现在总体人群已经变得越来越差异化和多元化了。

测验通常被用做一种评估工具。咨询师要确定他们在使用这些测验工具方面已经受过相应的训练，并且能准确执行、计分和解释。他们要非常专业而小心地帮助来访者使用这些结果去做出最符合他们利益的选择。美国国家职业发展学会的伦理准则写道："美国国家职业发展学会会员不能或明或暗地夸大其所持有的专业资格，而且有责任去纠正其他人对这些资格证明的错误展示。"（NDCA，2003）

知情同意

与咨询师胜任力同样重要的是来访者的知情同意。在咨询关系刚开始的时候，咨询师就要清楚，他们能提供哪些服务，以及哪些信息和服务得来自其他途径。来访者会对咨询会谈结果有不切实际的期望（例如，确保工作得到安排），所以要早早地、清楚地处理他们的结果期望。来访者通常在危机时刻前来寻求帮助（例如，失去了工作）。咨询师要清楚地界定其服务的限制，以及进行咨询和得到结果通常所需要的时间。

当在评估过程中使用测验时，咨询师要确定，之所以收集这些测量的、客观的数据，是因为来访者需要获得额外的信息去做出知情选择。咨询师要告诉来访者进行这些测试的必要性，以及这些数据对来访者的目的的有效性。

来访者根据他们的最大利益进行知情选择的能力，是在咨询关系中越来越有必要进行的一项评估。由于越来越多的人开始寻求职业咨询，咨询师评估来访者能力的胜任力变得十分关键。对来访者能力的损害因素包括但不限于物质滥用、发育障碍、受伤、药物使用或情绪困扰。

年龄代表着一种非常独特的知情同意的情况。我们的社会将未成年人视为自己没有能力做出决定的人（例如，关于获得医疗保健的问题）。没有能力不同于无能。无能是指不足以或不适合进行有效行动。这意味着某个行动者或某种情境（内部或外部）对来访者的正常功能有消极影响。由于职业咨询师所能提供的服务可谓琳琅满目，来访者恰当地理解咨询关系以及所提供服务的本质，这种能力是十分关键的，是咨询师的主要责任，也是进行最佳实践的必要条件。

保密

保密对任何咨询关系来说都是十分重要的。由于职业咨询通常解决的是工作场所功能不良以及那些会影响个人实现的不利条件，所以保密在这个专业里也就显得十分关键了。通常来说，为了有助于对来访者现有情况进行测评，咨询师可能会要求得到一些间接的信息（例如，雇主推荐、绩效评估）。有时候这些档案可能会被用于资格评审（eligibility reasons），或是用于更好地理解来访者的工作能力。这些文件成为个案材料的一部分，为了在使用过程中顾及来访者的最佳利益，需要对它们进行保密管理。

涉及职业发展和就业安置的咨询师，需要小心他们向潜在的就业来源所揭示的东西。咨询师手上可能握着测验结果、雇主对来访者的绩效评估，或是其他关于来访者的第三方信息（每种情况里都有支持和不利的信息）。应该披露什么，这一点要得到来访者的书面同意，而且这些信息应该用于支持来访者的职业目标。

职业咨询中的特殊伦理问题

私人开业

职业咨询是心理咨询中较为特殊的，通常独立于机构，不受其资助。私人开业或合伙开业的咨询师通常将职业咨询作为各类咨询服务之一。也有人专门从事职业咨询服务。职业咨询通常不包含在医疗保险内，但公司的员工帮助计划或者一些政府资助项目有时会提供这个服务。通常接受职业咨询的来访者要自己付费。美国国家职业发展学会的伦理准则建议美国国家职业发展学会成员要"考虑来访者的经济水平以及地域问题"（NCDA，2003，A.5）。

界限问题及权力使用

传统的观点认为咨询关系是一种不平等的关系，咨询师拥有学识和经验，在关系中比来访者有更多的权力。因此，咨询师在帮助来访者达成他们的目标时，要谨慎使用他们的权力。在职业咨询中，保持一段权力平等的关系能产生良好的咨询效果，是令咨询有效的最好方式。在这样的关系中，共同决定咨询的过程、目标和效果对来访者而言是最有益的。此外，来访者也可以最大限度地利用测验结果和第三方提供的补充信息，从练习中获得领悟。

双重关系中，权力滥用是最为常见的例子。双重关系会很自然地发生，通常是无法避免的。

比如，私人开业的咨询师会有亲戚前来寻求求职   建议。

灵性问题

　　一些职业咨询领域的学者认为职业咨询除了涉及职业外，还包括生活方式和环境问题。因此，灵性、宗教会影响咨询目标的设定、咨询效果和执行情况。比如对决策制定（堕胎）产生影响的圣召、精神超越、宗教价值观等都可能带到

咨询关系中。因此，凯尼格（Koenig）和普里切特（Pritchett）提出的灵性评估很有用，应在咨询关系建立的早期使用。为了满足来访者的需要，咨询师应该清楚在咨询工作中包含多少灵性的内容是较为合适的。

职业咨询中的法律问题

　　职业咨询中有一些特殊的法律问题。一个问题是特许保密通讯。法律上，拒绝泄露内情权指的是咨询师在法庭作证时可不透露咨询中的保密信息。与大多数的伦理和法律标准一样，特许保密通讯不是绝对的。首先要确保来访者在咨询中确实透露了信息，其次，需要得到法官的授权。咨询师在得到允许后，可以不透露咨询中的信息。

　　任何机构（如个人、合伙开业或机构）的咨询师都应该将法律和伦理标准融入到咨询关系中，这是专业咨询师的职责。所以，在咨询开始时，咨询师就需要向来访者解释保密和拒绝泄露内情权之间的差异。

　　另一个需要关注的法律问题是执照。在大多数州都没有职业咨询的执照，因此按照许可法名称保护条例，职业咨询师可能不能使用咨询师这一头衔。从实际角度出发，许多职业咨询师持有心理健康咨询师的执照（如果州政府对执照要求很严格的话）。执照对来访者和咨询师都能起到某种程度的保护作用。谨慎细致的咨询实务工作通常规定从业者要持有州政府的证书或执照。职业咨询师同样需要提高他们的技能、知识和经验。因此证书和执照在该领域非常重要。

　　目前，有两个机构提供该领域的国家证书。一个机构是美国国家职业发展学会，它所颁发的证书强调了该行业的独特性，这些证书包括专家级职

业咨询师（Master Career Counselor，MCC）、资深职业发展专家（Master Career Development Professional，MCDP）。另一个机构是美国咨询师认证管理委员会下属的认证和培训中心。它所颁发的证书包括全球职业规划师（Global Career Development Facilitator，GCDF）、高级临床督导师（Approved Clinical Supervisor，ACS）、远程认证咨询师（Distance Credentialed Counselor，DCC）。

　　执照不太具有针对性。目前，没有一个州将职业咨询作为心理咨询中的一个专业进行认证。许多职业咨询师只能持有心理健康或夫妻与家庭咨询师的执照。由于许多州的许可法有名称保护条例，要使用咨询师头衔的职业咨询师需要考取许可法规定的执照。由于缺乏职业咨询的认证，许多没有执照但仍要从业的人士便采用了许多其他的头衔，比如职业教练、工作教练、职业顾问等。

　　咨询关系中，咨询师的保护职责是很基本的。保护职责基于善行和无伤害原则。这些原则也符合美国国家职业发展学会的伦理准则。保护职责的另一个体现是许多州许可法中均有法定报告的要求。报告某些行为（比如虐待儿童）是执业人员的义务。因此，虽然伦理准则中能找到相似的原则，但是法律规定了法定报告的额外步骤。因此，州通常会成立法定报告机构来处理此类问题。

总结：观点三和关系问题

　　本章及本书中的伦理原则主要用于指导咨询实践，而不是为了风险管理。保密原则是伦理原则之一，它能够促进咨询关系。但是保密是有限制的。在咨询初始阶段，作为知情同意的一部分，咨询师需要向来访者解释保密的限制。知情同意的过程并不是为了保护咨询师，而是为了巩固良好的咨询关系。许多双重关系是无法避免的，那么咨询实践中很关键的一点就是如何处理双重关系，使来访者不受伤害，咨询关系得以保护。

　　随着美国劳动力市场日益复杂，新的工作和技能要求层出不穷，这也增加了社会对职业咨询师的需求。职业咨询师需要不断提高他们的技能、教育水平，接受培训。这些也是目前资格证的要求。

　　上述讨论的伦理和法律问题是目前该领域实务工作的基础。持有保护来访者的伦理观，发展牢固的咨询关系是咨询有效的重要条件。专栏13.4 中的两个案例说明了咨询师应当采取最好的职业咨询策略。

专栏 13.4　　　　　　　两个案例

大学职业中心

　　一名在学校职业中心工作的咨询师接待了一名大一的女生。这位女生在选择专业上遇到了困难。这名学生 18 岁，来自一个小城镇。她的工作经验很少。课后，她在冰激凌店打工。之前，她还曾在公立图书馆打杂。她来州立大学读取学士学位，但是她没想好以后是找一份工作还是嫁人生小孩。她母亲是一名专业裁缝，她父亲是一个卡车司机。他们都极力主张她找与他们不同的工作，因为他们不想女儿步他们的后尘。

　　这名女生很聪明。她的入学考试成绩高于平均分。而且，她在高中的成绩几乎都是 A。她的英语和历史成绩最好，不过她对数学比较感兴趣。但是，她不想从事教学工作，也说不出有什么工作可以满足她对数学的兴趣。

　　这所大学有 192 个专业，非常庞大。这个学生不知道该聚焦于哪个专业，也不知道要采取哪些步骤来做出专业选择。那么咨询师该如何帮这名学生进行优先级排序，帮助她解决问题，做出职业选择呢？

私人开业

　　一名软件设计行业的年轻专业人士来进行职业咨询，希望职业咨询师能够帮她探索接下来的职业去向，让她能有一个高效、富有成果的工作。这名来访者最近错失了一个晋升的机会，她觉得得到晋升的那个人能力并没有她强，只是因为他是男性罢了。咨询师了解了来访者以前的工作史和具体的工作经历，发现之前的两份工作中，她也未曾得到晋升。来访者承认她之前向平等就业机会委员会（EEOC）告发过她的第二个雇主有工作歧视的情况。来访者说不出这些经历有何共同之处。那么，咨询师该如何帮助来访者客观地看到三个情境中她的工作行为模式？咨询师怎样才能客观地了解来访者的工作表现？

康复咨询的核心伦理问题

胜任力

从关系伦理观的意义上说，我们知道伦理行为不仅仅只是常识、合理的诊断和工作经验（Flowers & Parker，1984），而且还是从业者可以学习的技能（Handelsman，1986），因此我们提出了一个教育者和从业者可以使用的发展模型，为该领域的学生或相似人群建立一个伦理观的关系模型。

第一，正如苏（Sue，1992）和其同事提出的，自我觉察能够避免康复专家因为自己的价值观、偏见和固有的观念而影响咨询效果（Sue，Arredondo & McDavis，1992）。然而，许多人因为对来访者的同情大于共情而进入康复咨询这一行业，这是该领域公认的事实。其实，整个社会对残障人士心存仁慈是可以理解的。但我们可以推测，如果接受过训练刚入职的人没有共情技能，可能会低估了残障人士的需求，限制他们帮助残障人士的范围（Gatens-Robinson & Rubin，2001）。

第二，对康复咨询师的调查显示，大多数违反伦理的情况是由于无知和不良判断，而不是因为故意忽视伦理准则（Van Hoose & Kottler，1985）。有研究发现 45% 的康复咨询师察觉到同行有违反伦理的情况，结合这一结果，我们可以发现伦理问题是整个领域的不足，而不是一个个

体问题。因此，康复咨询不仅需要在个体层面，还需要在行业层面强调伦理问题。

因此，一个发展性的模型需要强调所有康复咨询培训项目中所要求的核心胜任力，并认识到对关系伦理观进行补充的宗旨。要求认证项目开设针对康复咨询的课程只是一个开始。从关系伦理观来看，以整合的方式将伦理观融入所有课程中更具意义。为了让学生能够理解并真正在实践中运用伦理知识，需要让他们看到伦理知识是康复咨询的一部分，而不是偶尔出现伦理两难时才搬出来用的知识。比如，在职业发展课中，老师经常强调为来访者提供选择是非常重要的，甚至可能会让学生练习来帮助理解自我决定该如何培养，以及在职业规划中如果自我决定的价值观不被提及可能会导致的问题。这种教学方式能够让学生理解自主的伦理准则是如何融入咨询师和来访者的互动中的。关注自我决定这一宗旨的关系方面仅仅向学生强化了康复咨询师的身份。培训不足会导致缺乏胜任力，表现为不良的判断力、无法认识到自己的缺陷（Van Hoose & Kottler，1985）。

在个体层面，采用之前提到的关系伦理观能够帮助学生和从业者将伦理知识和康复宗旨融入整合自我的一部分。

保密

或许是由于康复咨询师与来访者及其家庭、其他服务提供者的关系较为复杂，因此，保密问题常常被咨询师和来访者误解。据此，康复咨询师认证委员会在最近的伦理准则中强调了保密问题。首先，无论咨询师与来访者有直接联系还是为其提供间接服务，康复咨询师都必须遵守伦理准则（CRCC，2001a）。再者，咨询师需要解释保密的限制问题，以及任何可能影响保密性的情

境（Cottone & Tarvydas，2003）。

保密问题通常被视为咨询师最难处理的情况，对康复咨询师来说尤为如此，因为很多个体可能牵扯进康复的过程。由于所属地域不同，咨询师面临的各种法律问题也存在巨大的差异。

有些人总是抱着为来访者利益着想的信念，期望咨询师能够打破保密原则。家庭、学校和其他机构也常常希望能够无条件地获得来访者的信

息，从而帮助来访者。他们都想和咨询师成为一个团队，支持他/她和来访者共同制定的康复计划。但与他们所期望的相反，咨询师可能不得不处于与这些人抗争的角色上。

艾滋病病毒携带者或艾滋病患者

除了保密问题外，还有一个更为特殊的领域，即艾滋病病毒携带者或艾滋病患者，将在下文讨论。

康复咨询师知道携带艾滋病病毒/患艾滋病（HIV/AIDS）是一种慢性疾病，对患者的影响与其他慢性疾病比如糖尿病、关节炎类似，只是还带有社会污名（Frain, Berven & Chan, in press）。如果 HIV 或 AIDS 的来访者还可能感染他人，那么是否要履行警告职责，咨询师可能就要经历一番挣扎了，这跟塔拉索夫案例中的情况很类似。导致这种挣扎的部分原因在于各个州的法律对艾滋病病毒/艾滋病案例中警告职责的规定不一致（Hopkins & Anderson, 1990）。此外，关于康复咨询师在处理艾滋病病毒/艾滋病来访者时所应采取的行为，警告他人的角色定位，也没有一致的结论（Stanard & Hazler, 1995）。

有一些指导咨询师如何履行警告职责的指南。伍兹、马克斯和迪利建议咨询师在履行警告职责或保护他人时应该确认以下事实（Woods, Marks & Dilley, 1990）：（a）来访者感染了艾滋病病毒；（b）来访者在日常生活中有不安全行为；（c）行为确实不安全；（d）来访者还会继续这种行为；（e）艾滋病病毒可能会传染。

这些观点与先前章节中提到的塔拉索夫案例很类似，塔拉索夫案例中提到三种情况下要履行警告职责：（a）存在真实的咨询关系；（b）来访者表明马上会对他人有身体暴力的严重威胁；（c）能够明确受威胁的受害者（Dalton et al., 1986; Harding, Gray & Neal, 1993; Woods et al., 1990）。

既要像塔拉索夫案例中那样履行警告职责，又要考虑艾滋病病毒携带者和艾滋病患者的保密问题，这对于康复咨询师和心理学家来说通常是一个难题。传染性疾病是我们社会的一部分，医生和康复专家努力以专业的方式对待来访者，尊重来访者及公众的利益。法院为在某些领域披露信息提供了指导。比如，某个州有保护自己居民的责任，因此允许医生为了公民的利益打破保密原则。比如沃切克诉美国铝业公司（Wojcik v. Aluminum Company of America, 1959）和西蒙森诉斯温森（Simonsen v. Swenson, 1960）两个案例就是医生为了防止疾病传播而警告人们的例子（Knapp & VandeCreek, 1990）。在这些案例中，法院规定，如果医生意识到病人患有传染性疾病，但病人不准备提醒他人，那么医生有责任告诫可能受到传染的人。

然而，康复咨询师并不是医生，有人对以塔拉索夫案处理方式对待艾滋病病毒携带者提出质疑，认为打破保密原则基于咨询师要了解危险所在，这超出了咨询师的专业领域（Harding et al., 1993）。因为这要求咨询师提出医学上的建议，说明疾病的传播方式，以及通过性行为和共用针筒传染的可能性。

另外有些作者指出塔拉索夫案的判决并不适用于艾滋病人，原因如下：第一，塔拉索夫案中的威胁是直接的、主动的，不像艾滋病人是被动的（Kermani & Weiss, 1989）。第二，明显、紧迫的危险这一概念很难定义清楚。危险与来访者的性行为方式、防止感染的保护措施有关，或许还与静脉注射的吸毒者为何选择共用针头有关（Stanard & Hazler, 1995）。第三，塔拉索夫案中规定要有明确的受害者，如果因为担心普遍的感染而要透露来访者的信息，则不符合塔拉索夫案的规定。如果咨询师不知道谁可能感染，那就很难做出警告。

这些针对艾滋病患者保密问题的观点至今未在康复领域达成一致，有大量的哲学讨论仍在继续（e.g., Knapp & Van de Creek, 1990; Patterson, 1998）。伦理上，一位康复咨询师可能觉得有责任将艾滋病患者的状况告知其同伴，即便法律上并没有此规定。此外，美国所有 50 个州都要求依法向公共卫生官员报告艾滋病病例。但是，这一职责从医生落到咨询师手中的情况很少见。

康复咨询师认证委员会和美国心理学会并没有明确标准指导咨询师如何处理 HIV 阳性者（Melchert & Patterson, 1999）。美国心理学会的立场如下：

1. 法律不应该强制规定咨询师有责任保护第三方不受 HIV 感染。

2. 但是，若考虑特定的立法，可以在下列情况下允许披露信息：（a）信息提供者有强有力的理由相信第三方有感染的危险，且能确认第三方；（b）信息提供者有合理的理由相信第三方无法发觉自己有危险；（c）要求来访者/病人告知第三方，他/她本人不愿意告知第三方，或第三方不信任来访者/病人。

3. 若此立法被采用，还需要加入这一内容：若信息提供者出于善意做出披露或不披露信息的决定，不需承担法律责任。（APA, 1991, p. 1）

康复咨询师认证委员会的伦理准则并不站在保护来访者隐私权的立场上。其对传染病和顽疾的态度是：若法律允许，康复咨询师将向第三方披露来访者疾病的信息，"第三方为可能受到感染的高危人群"（CRCC, 2001a）。根据康复咨询师认证委员会的说法，咨询师只有在确定来访者未告诉第三方，且无此打算的情况下，才能向第三方披露信息。而这一政策与该组织声称的人人平等、为来访者最佳利益着想的观点相违背。这一政策忽视了为来访者服务的责任。该标准要求康复咨询师做出判断，这超出了其专业范围，还可能对来访者造成严重的伤害——许多公司已经对这一群体存在偏见，形成了一种职业氛围。比如，克莱克—拜瑞尔饭店长期以来有一个书面政策（直至 2002 年），声明同性恋不符合饭店的"家庭"理念，因此，不会雇用同性恋者（People of the State of Illinois v. Hubert, 1992; Verona, Layton, & Morrison, 1998）。这一政策更加剧了对这一群体的歧视。但有人坚持，为了第三方的安全值得违反保密原则。我们鼓励所有的康复咨询师自己思考这个问题，并从各方的角度理解问题，从而决定采取最好的行动。

康复咨询师在处理艾滋病病毒携带者或艾滋病患者时，应该了解各种与警告职责有关的州和联邦法律。而且，他们还应该谨记，积极的关系伦理观是咨询关系的基础。在来访者说明艾滋病病毒或艾滋病的状况前，理解如何处理类似艾滋病这种私密、窘困，甚至还会损害事业的问题是建立关系的基础。咨询师应该意识到公众对艾滋病有许多错误的假设，而在一些地区，因为性取向问题被解雇仍是合法的。因此，虽然法律对这类问题有指导，但是咨询师需要理解披露这些信息会严重影响来访者生活的各个方面，他们需要更深入的方法。谈到残疾总是会带来消极的刻板印象，但艾滋病更为复杂。公众会回避、轻视和谴责艾滋病病毒携带者或艾滋病患者的生活方式和信念。

知情同意

咨询师应该完全告知所有的来访者，咨询师会向谁披露什么信息，如何披露。来访者应完全了解这些，若他们不愿意分享某些信息，他们可以拒绝接受服务。与残障人士工作时，可能有些人没有能力为自己做所有的决定，比如有严重的智力缺陷，或者疾病发作时的来访者。在这种情况下，法定他人可以代表残障人士做出决定，但仍需要与来访者本人协商，并让其参与决定，了解信息是如何分享的。

但是，在康复领域，仅仅告知来访者，让其在知情的情况下做出决定还不够。康复专家必须认识到有残疾的来访者一直面临着选择障碍。这些障碍包括环境方面的、建筑方面的和态度方面的（Patterson, Patrick & Parker, 2000）。虽然这些障碍在发生变化，比如建筑方面的障碍因为立法而不复存在了，但仍是影响残障人士做出决策的独特阻碍物。

在康复领域，知情选择并不是一个新的概念。莱文（Levin, 1959）和帕特森（Patterson, 1960）及其他很多人都强调来访者可以选择自己的职业目标。最近，这个知情选择的概念也普及到了其他方面，比如残障人士机构经常呼吁的"没有我们的参与，不能做出关于我们的决定"，这在理论上与知情选择的概念很像，但在实践上不像知情选择的概念这么清晰。在我们做康复咨询时，有时某个来访者有着不实际的职业目标，促使我们想用教导的方式对待他/她，这样的情况谁没遇到过？在我的康复咨询中，我就想到一个类似这样的来访者。他很害羞，不适应社交场合。但他说他的短期职业目标是主持一个类似奥普拉脱口秀的电视节目。那时我还是一名年轻的康复咨询师，当时就有种冲动，想强势一些，帮他制定职业目标。

但是，帕特森（Patterson，2000）和其同事采用更倾向于关系伦理的观点来看待这个常见的问题。他们根据舒伯（Super，1990）的生活广度与生活空间理论来讨论残疾来访者的不合理职业目标。该理论探讨了幻想阶段，这在不太了解工作世界的来访者中是尤为典型的。因此，当职业咨询和康复咨询的咨询师在进行知情同意时，要意识到许多残疾来访者存在探索障碍，因此要主动让来访者有知情选择的真实体验。萨洛蒙（Salomon，1988，1996）提出了一个五阶段模型，采用关系的观点，帮助幻想阶段的来访者更恰当地看待周围的世界。该模型认为咨询师要帮助来访者（a）了解自我；（b）了解环境；（c）了解决策过程；（d）做出教育和职业决策；（e）适应工作世界（Salomone，1988，1996）。

因此，知情选择是咨询师需要在伦理实践上提高和培养的方面。咨询师可以使用萨洛蒙的模型帮助来访者进行自我探索，可以采用的方法有：给予来访者适宜、诚恳的反馈，利用家庭和重要他人的反馈，使其顺其自然地发展。在职业咨询方面，咨询师可以督促来访者参与许多康复咨询师较熟悉的活动，包括工作观摩、信息访谈、工作模拟、工作试用、情景评估等（Patterson et al.，2000）。

康复专家通常处于医疗环境中，但需要考虑的是心理健康这一方面。知情选择与健康护理中的知情同意相关（Patterson et al.，2000）。知情同意是在来访者理解将对他们采取的措施、充分了解其他选择并清楚每个方法的利弊后做出的。而知情选择则是来访者在知晓可做的选择后做出的。康复领域的咨询师需要时刻牢记他们的来访者是那些因为某些障碍而不太了解工作世界的人。

在所有情况下，康复咨询师都应该保护来访者的最高利益。这样做的一个重要途径就是最少地披露信息，保护来访者的隐私（Cottone& Tarvydas，2003）。咨询师应该向他人提供必要但尽可能少的信息（Cottone & Tarvydas，2003）。这意味着当有人索要来访者信息时，咨询师需要与他人沟通，并与来访者协商哪些信息需要告诉他人。来访者档案中有咨询师收集的信息，包括医疗、心理和个人的信息，而其中某些信息并不是他人为其提供服务时所需要的。通常，一个职业规划师会在得到来访者的许可后获得来访者的整个档案。但是来访者并不清楚其中有些信息，比如医疗措施、家庭状况是与职业规划师所提供的服务无关的。在这种情况下，咨询师需要在来访者的协助下了解哪些信息可以提供给索要信息的人，又能让来访者获得最好的服务。通常，在与来访者讨论后，咨询师会更了解哪些信息应总是最小限度被披露。同时，来访者在签署同意书时也能更清楚什么信息是可以披露的，对可披露的信息做更多限制。这种披露的形式也是《健康保险携带及责任法案》中咨询师需要了解的内容，下文会再进行讨论。

利益冲突

康复咨询师认证委员会伦理准则中明确表示，康复咨询师的主要职责是为来访者的福祉着想，来访者指接受康复咨询的残障人士（CRCC，2001a）。因此，为残障人士的福祉着想可以缓和康复咨询师与其他对康复过程感兴趣人士的关系。保护和实施核心价值观是康复咨询师的基本职责。这一原则看似简单，但现实世界中，咨询师要经常与其他利益抗争，而这些利益往往不是来访者的最高利益。

在保险公司、劳工赔偿机构或员工帮助计划中工作的康复咨询师经常发现公司的利益至少部分依赖于省钱。公司可能会告诉咨询师，他们的一个重要工作职责是以尽可能少的成本来帮助来访者，而这通常与为来访者提供最适宜的康复选择相冲突。康复咨询师意识到那些残障人士不仅仅是残障人士，他们还是有优势的个体。

康复治疗的核心原则是理解与强调人们可以做的，而不是关注人们的缺陷。因此，将基于医学诊断模式的心理学运用到康复模型就会出现问题，该模型重视长程治疗、关注优势、没有蒙受污名，以功能评估为中心（Cottone & Tarvydas，2003）。如此，咨询师便处于两难的境地，他们或者做大量的工作并与其他同样的专家交流，表明他们也了解 DSM-IV 和相关的医学诊断，关注于来访者的缺陷，或者坚持康复领域中的重点，强调自我价值和来访者的能力，而不是诊断。

这种两难的境地不仅仅是康复咨询师面临的，美国的所有咨询师和治疗师都见证了该行业逐渐向医学发展的过程。康复领域与医学领域紧密联系有许多益处。来访者可以接受更全面的服务，在许多医院接受同等的治疗，医生、护士、康复专家、职业咨询师可以为了来访者的健康一起工作。虽然有很多益处，但是医学方法也会带来一些严重的关系伦理问题。相当多的保险公司、政府残障机构和其他服务提供者要求有根据 DSM-IV 的诊断才能为来访者服务。而这些根据 DSM-IV 和医学的诊断从根本上强调了来访者的缺陷，造成人们首先给他们贴上残障人士的标签，忽视了残障人士个体的尊严、自足的能力和为社会贡献的才干（Bozarth，1981）。

长久以来，康复咨询师一直在理论和实践方面强调来访者的整体性，即便在考虑职业时也是如此（Cottone & Tarvydas，2003）。在进行医学治疗时纳入康复咨询，能够在一开始就为受伤后的来访者制定较为全面的治疗目标。作为治疗的一部分，来访者住院时就可以开始规划以后的职业。比如，康复咨询师和物理治疗师在设计复健活动时，不仅帮助来访者做身体康复，还帮助他/她恢复工作能力。因此，以前散步活动仅用于锻炼和增强精力，现在还可以让来访者熟悉去工作场所的公车路线。这种整合的方法可以让来访者更顺利地适应生活，更快地回归正常活动。

工作是最重要的活动之一。工作对于咨询师和来访者都很有价值，是最具意义的人类活动之一（Cottone & Tarvydas，2003）。整合的方法会让来访者看到他们带给工作单位的许多益处。康复咨询师应该强调工作给来访者的积极影响，同时也要意识到工作场所为了充分利用残障人士的知识技能而可能做出的调整。来访者和其他人很自然地就会看到伴随着残疾的缺点。比如，一个坐轮椅的银行出纳员可能会听到有人说他造成了一些麻烦，比如没办法取金库的东西，因此需要适应工作场所，却没有人注意到他表现依然很好，很好地平衡了工作与疾病，有很高的客户满意度。因此，康复咨询师需要注意到那些进展顺利的事情，以及那些在残障发生后已经有所改进的情况。

 ## 康复咨询的特殊伦理问题

督导

伦理准则一般讨论的是康复咨询和职业咨询，并没有多少涉及督导（Tarvydas，1995）。康复和职业领域的督导师有多种角色：老师、治疗师、评估者、协商者（Burns & Holloway，1989）。随着对知识的需求以几何级数增长，督导师的重要性也在增加。不幸的是，重要性和学识的增长却并没有伴随着伦理准则的指导。理想上，督导师应该关注被督导者的专业发展和技能培养，确保来访者接受的是有质量的专业咨询（Goodyear & Bernard，1998）。

许多场合都需要督导。在康复领域，经常由大学或机构的人员进行督导。康复督导师的工作领域包括公共康复项目、非营利性私人组织、独立生活服务中心、大专院校、心理健康中心、私立康复公司、中小学（K~12）教育系统、保险公司、工商企业、医院和医学中心、矫正中心等（Saunders & Peck，2001）。随着心理学和康复领域进入了一个执照和资格证是实务工作者基本要求，以便能够让第三方付费并且保持专业的可信性的时代，督导师的责任也越来越重了（Tarvydas，1995）。当学生都在努力考取执照或资格证时，督导师不得不经常去了解他们胜任力范围外的知识，来帮助学生达成他们获取执照或者证书的目标。无奈的是，许多有康复咨询师认证的康复教育者，现在正在指导要考取专业咨询师执照（比如，专业咨询师证或心理健康咨询师证）的学生。近期的研究（如 Ferrin, Frain, Leech & Holcomb, 2004）表明，25％以上有康复咨询硕士学位的毕业生在考取专业执照，还有许多人在考取其他领域的资格证，比如物质滥用咨询领域、职业评估领域。如今，消费者的知识越来越丰富，这意味着咨询师也需要了解更多，毕业生的角色也越来越多元化，督导师处在巨大压力之下，因为他们要符合伦理，回答学生关心的问题，而那些问题没有人教过他们。

在康复和职业咨询领域进行督导会遇到许多棘手的伦理问题。第一，督导师和被督导者受一些伦理准则的约束。非常普遍的情况是康复督导师遵循康复咨询师认证委员会伦理准则、美国咨询协会伦理准则，也要遵守其工作所在州和联邦的准则。这些准则中的差异会造成混淆（Saunders & Peck, 2001）。第二，拥有康复或相关领域硕士学位的督导师通常没有受过作为督导师的任何训练。庆幸的是，康复咨询师认证委员会和美国咨询协会已经开始改变这种情况，将康复咨询师认证委员会和美国咨询协会的伦理准则加以整合，减少多个准则造成的混淆（Saunders & Peck, 2001）。最后，康复咨询师认证委员会伦理准则中最近增加了督导的部分，以便解答这一角色的问题。不过，虽然这个新的部分也许会有所帮助，但督导师需要认识到准则只是一个指南，为了了解督导领域的现状，他们还必须追踪该领域的最新文献。这对于绝大多数不搞学术的督导师是有难度的（Patterson, 1998; Tarvydas, 1995）。

权力的使用：交给来访者

1998 年的康复法案修正案规定个体必须积极参与自己的康复计划，包括做出有意义的知情选择，选择职业目标、目的及服务（Tarvydas & Cottone, 2000）。随着此规定的出现，教育来访者拥有与咨询师平等的地位就已不再是道德上的责任，而变成了一种伦理职责。咨询师有必要向来访者提供康复过程的重要信息，以便使来访者做出关于自己康复过程的知情选择（Tarvydas & Cottone, 2000）。不幸的是，残障人士及其家人常常提到，当他们面对咨询师和其他康复专家时会感到压力，在获得资源方面没有帮助（Kosciulek, 1994）。

意识到残障人士的需要并帮助他们准备以一种合作的方式完全参与康复过程是康复咨询师的伦理职责（Tarvydas & Cottone, 2000）。这个过程能够培养来访者的自主性，让他们了解并掌控自己的知识、技能和态度。许多来访者经历匮乏，他们在生活中没有机会为自己做决定，因此这个缓慢的过程可以教授他们技能，进行角色扮演，培养他们的自主能力。康复专家有义务促进这个学习过程，让来访者有自由选择和行动的权利（Gatens-Robinson & Rubin, 2001）。

康复咨询较为特殊，因为它对康复咨询师履行善行职责的要求很高（Howie et al., 1992）。康复专家倾向于以家长式或权威式的方式对待来访者，因此履行善行职责是较为困难的（Patterson, 1998）。这两者之间较难平衡，因为康复专家了解某个群体的特殊需求和危险情况，而且能够评估他们行动的利弊（Howie et al., 1992）。康复咨询师通常是来访者获得所需信息和资源的唯一途径，除此之外，为了促进来访者的福祉，他们有权选择透露或不透露这些资源和信息，州和联邦系统的咨询师尤为如此（Gatens-Robinson & Rubin, 2001）。虽然康复咨询师的角色或许不应该是档案管理者和资格认定者，应该要有所改变，但是目前很多咨询师的工作就是如此。咨询师有责任与来访者一起工作，这样可以减少他们角色间的差异。咨询师要教育来访者和整个社会，让他们对残障人士有常识性的了解，这样残障人士就不用再以咨询师为中介来获得所需的资源和信息了。

咨询师应当积极推动来访者适应这些技能。中年来访者来寻求康复咨询时通常期望咨询师采用的是医疗模式，即咨询师是专家，来访者只要听从咨询师的意见就可以了。1973 年通过的康复法案将康复服务与医疗模式做了区分。康复服务强调来访者的重要性，强调通过完成个体化书面康复计划（Individual Written Rehabilitation Plan，IWRP）督促来访者参与康复治疗的计划过程（Rubin & Roessler，1995）。个体化书面康复计划是有关咨询师和来访者的关系和服务的计划，现在称为个体化就业计划（Individual Plan for Employment，IPE）。该计划应该由咨询师和来访者共同完成并定期回顾，推动来访者与咨询师的咨询进程（Tarvydas & Cottone，2002）。该计划除了要包括长期目标和个体化就业计划的大纲，还应该包括来访者是如何选择目标的（Rubin & Roessler，1995）。

康复法案与这样的态度截然相反：认为专家知道什么是对来访者最好的，尤其是由于有情绪或心理疾病，来访者认为他们的选择都是不好的。比彻姆和奇尔德雷斯指出，任何在自主性方面的局限都应该仅限于个人真有能力缺陷的领域（Beauchamp & Childress，1989）。潜在的基本假设是所有来访者都有能力做出适当的、合理的决策，而且他们在法律和道德上都有权利做出这样的决策（Kitchener，1984；Patterson，1998）。即使有些案例中，来访者的监护人或其他人有最终决定权，咨询师还是应该在做出任何关于来访者的决定前得到来访者的同意。

来访者和康复咨询师都应意识到在现今的康复治疗中需要更多的自主性。咨询师发现了很多来访者没有自主地进行自我决定的原因：来访者有不现实的职业目标；要求的服务远多于他们获得合适的职业所需要的服务；来访者觉得只有最贵的服务才能满足他们的需求；来访者的期望与现实世界不符（Patterson，Patrick & Parker，2000）。这些阻碍已经在康复咨询专业中被注意到，康复咨询师有必要教育来访者，把他们带回咨询师工作的现实中。此外，这些原因也启发联邦和州立机构建立服务和基金参数，让咨询师和来访者了解可能的选择。追求最顶尖的服务或设备是人的天性，在生活中随处可见。当人们寻求服务或产品时，他们更可能会根据需求探索最好的选择，并考虑代价和实际性。因此，咨询师需要帮那些不熟悉现实世界的来访者了解他们的决定和期望是如何影响康复过程的，此外，咨询师还应当呼吁建立一个针对个人但有足够参数的系统，让咨询师和来访者可以了解系统的实用性。

举一个例子可能有助于理解上述内容。20世纪90年代末，笔者工作的州立系统可资助来访者一万美元的设备使用费。而且，来访者可以根据需要额外申请2 000美元的设备使用费。在康复治疗开始时，康复咨询师除了跟来访者制定康复计划外，还需要告诉来访者经费的数额、治疗中设备的使用及花费情况。来访者得知这些后，就能在早期控制花费以确保在治疗结束时有足够的经费使用设备。这和我们小时候学的"未雨绸缪"很像。因此，这对来访者是很有意义的，可以让他们更积极地参与康复过程。但是如果来访者使用经费的方式咨询师不认同，那就难办了。所有的家长都了解让孩子学习财务管理的过程并不容易。但是，这种学习过程能够让咨访关系从家长式转为自我决定式。我们鼓励咨询师帮助来访者了解设备市场的情况，给他们示范比较—购买的技巧并让来访者负责这块内容。这种方式不仅能让来访者更了解设备市场的现实情况，也能够让他们有机会将生活中的所有决策和目标定得更实际。幸运的是，康复教育中新兴的概念与此是一致的。

灵性

知情选择、自我决定、赋予权力与尊重来访者的信仰是相契合的。康复咨询师面对的来访者可能与自己的信念和文化迥异。让来访者定义角色灵性、家庭等类似内容，可以让来访者在康复过程中掌控自己的康复计划。虽然以前有人认为残疾是上帝的惩罚，但我们仍不能否认在某些文化中，宗教和灵性对某些残障人士的影响是巨大的。持观点三的咨询师会尽力找出康复咨询中应该涉及来访者的哪些方面。尊重和理解这些方面能够如何帮助来访者达成目标，也是咨询师尊重康复过程的表现。

 ## 康复咨询中的法律问题

特许保密通讯

康复专家不容易理解特许保密通讯这一概念。康复咨询师不应想当然地以为自己有特许保密通讯的权利（Cottone & Tarvydas，2003）。实际上，明智的咨询师会调查他们工作地区所提供的法律保护。一般而言，特许保密通讯仅授权于拥有执照的咨询师（Cottone & Tarvydas，2003）。因此，许多康复咨询师没有特许保密通讯权，因为他们只持有康复咨询师认证（Certified Rehabilitation Counselors，CRCs），而没有专业咨询师执照（Licensed Professional Counselors，LPCs）或类似的执照。拒绝泄露内情权常见于法律案例，康复咨询师应该和所属的立法机构一起改善康复专家的境地，对咨询师而言，很重要的是了解在特许保密通讯方面，咨询师及相关来访者的处境。

特许保密通讯是法律术语，指受法律保护的特定关系人可不在法律程序中透露信息。拒绝泄露内情权是法律许可的，属于来访者的权利。若来访者享有拒绝泄露内情权，他的交流内容在得到其允许前不会泄露（Koocher & Keith-Spiegel，1990）。

美国高级法院的"贾菲诉雷蒙德案"（1996）中提到心理治疗师（包括心理学家）间的交流在某些情况下是享有联邦法院拒绝泄露内情权的。法院规定，执业心理治疗师和来访者在诊断或治疗中的保密信息是受到联邦证据法 501 条保护的，可免于强制透露（Jaffee v. Redmond，1996）。该案例是这样的：玛丽·鲁·雷蒙德（Mary Lu Redmond）是芝加哥郊区的警察。1991 年，她接到报警说有人打架，结果在处理案件时射杀了里基·阿伦（Ricky Allen）。之后，雷蒙德去一名执业临床社工那里接受咨询。而阿伦先生的遗产管理人贾菲根据美国公民法和伊利诺伊州侵权法起诉了雷蒙德。贾菲还想要那名社工的咨询记录，并强迫其作证。但雷蒙德和她的咨询师拒绝了这一要求。法官说明拒绝提供这一信息可能会让陪审团对雷蒙德有成见。最终，陪审团根据公民法和州法律判决雷蒙德进行赔偿。

1996 年 6 月 13 日，高级法院推翻了之前的判决，以 7 比 2 的投票表决结果支持接受执业咨询师服务的来访者享有联邦证据法规定的拒绝泄露内情权。两名不赞成的陪审员认为该案例不应享有拒绝泄露内情权，因为心理咨询不应受依法产生的拒绝泄露内情权的保护，社工也显然不是心理治疗师。因此，自该案例起便建立了新的拒绝泄露内情权保护标准（Ong，Lee & Frain，2002）。

这个伊利诺伊州的案例表明，所有助人行业中有执照的咨询师都享有特许保密通讯的权利，即使他们不是心理学家或者执照不属于管辖区。然而，这个案例仍未应用到其他领域。因此，咨询师需要思考康复咨询师的身份会对自己享有特许保密通讯的权利有何影响。

特许保密通讯常常与保密产生混淆（Patterson，1998）。特许保密通讯是咨询师无须在法庭作证时透露保密信息的法律权利（Hummell，Talbutt & Alexander，1985）。保密指不透露来访者信息的伦理决定。因此，咨询师需要向来访者解释其所属区域内的保密限制，讨论可能限制保密的情况（Cottone & Tarvydas，2003）。咨询师须让来访者了解两种特许保密通讯：绝对的特许保密通讯和有条件的特许保密通讯。一般而言，康复咨询师享有有条件的特许保密通讯权，表明在某些情境中咨询师和来访者的交流是有拒绝透露内情权的，但并不是所有情境都如此（Denkowski & Denkowski，1982）。但是，咨询师应时刻牢记，除非法规授予特许保密通讯权，否则这两种权利都不存在（Hummell et al.，1985）。

授予个体拒绝泄露内情权时会有很多限制和例外。比如，实习时作为咨询师的学生通常还没有执照，可能就没有与有执照的督导师一样有拒绝泄露内情权，但是各个州对这类情况的规定也不一样。此外，还有很多法律要求从业者打破保密原则，向政府部门透露信息。比如，康复咨询师在遇到儿童虐待的案子时要向州政府报告（Ong, Lee & Frain, 2002）。当法律和伦理相悖时，咨询师唯一能依靠的是公民有违反法律的这一权利，因为美国心理学会和康复咨询师认证委员会伦理准则对此的指导很少："如果心理学家的伦理责任与法律冲突，心理学家应遵守伦理准则，并负责地采取行动解决冲突。"（Koocher & Keith-Speigel, 1990）

关于保密问题，康复咨询师还面临许多特殊的情境。康复咨询师可能在很多不同类型的地方工作，比如学校、法院、州政府和联邦政府，他们必须了解在不同场所中，保密问题有何影响。与未成年学生工作的咨询师可参考第10章的内容，该章讨论了与伦理、保密有关的特定问题，以及18岁以下学生的问题。我们也发现许多康复咨询师在联邦成瘾治疗所或联邦资助的成瘾治疗所工作，这些地方都规定了非常具体的保密限制（特别是在联邦资助的成瘾治疗中心中工作的咨询师无论是否有执照都享有特许保密通讯权）。此外，有些康复咨询师工作的地方很适合以团体的形式工作，包括团体咨询、团体档案管理和团体评估。科顿和塔维达斯指出，咨询师应该提醒来访者注意团体中的保密限制（Coteone & Tarvydas, 2003）。

强制报告

本书中提过的塔拉索夫案例也适用于康复咨询和康复心理学领域那些与威胁他人的来访者一起工作的咨询师。康复专家可能会遇到来访者威胁到另一个个体的情况，如果咨询师相信这一威胁已经严重到需要干预的地步了，那么咨询师有责任警告可能受到伤害的个体。这种做法很极端，要谨慎对待，可能的话最好在与其他康复咨询师协商后采用。

许多康复专家有责任报告某些行为。这适用于大多数的管辖区内虐待18岁以下的儿童、65岁以上的老人以及残障人士的情况。遇到这些情况时，康复咨询师必须向警察局、儿童服务部门或类似的政府机构报告来访者被忽视或者虐待。几乎每个和来访者有联系的人都可以进行法定报告。因此，案例管理者、康复咨询师、职业教练等都有责任法定报告。

《美国残疾人法案》和《康复法案》

康复经由立法形成并定型。最重要的立法之一是1990年的《美国残疾人法案》（Americans with Disabilities Act of 1990, ADA; PL 101-336）。该法案涉及残障人士的公民权，其中有许多内容是咨询师应该了解的。首先，该法案对残障进行了定义，这也是1973年《康复法案》的504条：（a）身体或心理损伤，因而相当限制个体的某种或多种生活活动；（b）有损伤的记录；（c）被认为有损伤（Adams, 1991, p.28）。该定义说明了哪些人包含在《美国残疾人法案》的5项规定内。这些规定保证为残障人士提供合适的方便设施，使残障人士享有同等的工作权利，在享受私立或公共服务、通信服务时不被差别对待。虽然对该法规的具体介绍不属于本书范围，但与残疾来访者工作的咨询师应该留意这一立法，了解其对个体的影响。有许多非常不错的资源可以获得该类信息（如 Chan & Leahy, 1999; Rubin & Roessler, 1995; Szymanski & Parker, 2003）。

专栏13.5总结了本节讨论的法律问题。

专栏 13.5　　　　　　　　　　　康复咨询中的重要法律问题

　　特许保密通讯：康复咨询师有特许保密通讯权。因此，他们不必透露来访者的信息。

　　强制报告：虽然咨询师有特许保密通讯权，但是咨询师必须报告某些信息，这取决于其所属管辖区的规定。一般而言，虐待或忽视儿童、老人，虐待残障人士的情况必须向相应的机构报告。

　　1973 年的《康复法案》：规定咨询师必须促进来访者的参与来增加残障人士的权利。

　　1990 年的《美国残疾人法案》：在之前的《康复法案》上进行了扩展，给予残障人士更多的权利。

 总结：观点三

　　20 世纪 70 年代及 80 年代所关注的正常化和主流化，是康复咨询师在其专业实践行动中提倡的（Wolfensberger，1983）。最近，赋权这一理念渗透在康复过程中（Emner，1991）。观点三在伦理上认可和提升了赋予权力这一概念，将专业准则和咨询师个人发展融入康复咨询的实践工作中。

　　赋权这一术语及相关的哲学思想出现于心理学研究和 80 年代的政治激进主义运动中（Flaherty & Parashar，2002）。赋权这一概念起源于70 年代的社会发展运动，指的是被剥夺公民权的个体有理解和积极投入影响自己生活的事务的能力。实际上，这代表的是观点三的立场，即培养来访者的自我决定技能。自我决定让来访者自己成为信息的来源，而不再需要依靠专家或好心的家人。来访者必须意识到自己所处的位置，因此，他们应该具备自我监督和评估的能力，以便理解和管理自己的表现，调整自己的行为。自我决定意识能够引发自我效能感和自我欣赏，从而使来访者对工作和生活做出规划和决策。自我效能感指来访者不但能够向康复治疗师，也能够向康复后接触的人如雇主等要求他们想要的，这能够大大辅助决策过程。自我决定是赋权的核心部分，是许多接受康复咨询的来访者所缺乏的，因为这些来访者常常习惯于善意的家长和老师的保护和隔离。

　　用现代健康促进理论的说法，赋权能够通过意识提高、自助、能力培养和政治行动，促进自下而上的社会变迁（Simons-Morton & Crump，1996，p.291）。理论上，通过观点三的方法和赋权教育，个体可以提高动机和技能，帮助推动社会变革，使群体或社会的大多数人变得更好。

　　赋权的定义有多种。福希特（Fawcett，1994）及其同事将赋权定义为"得以控制对个体或团体重要的事件、结果和资源的过程"（Fawcett，White，Balcazar，Suarez-Balcazar et al.，1994，p.472）。根据关系伦理观，康格和卡农戈指出，赋权从根本上是关系性的，指个体控制或影响他人或群体的程度（Conger & Kanungo，1988）。因此，赋权的过程似乎增强了人们的人际或政治权力，因此，他们能够采取行动改善生活环境（Guiterrez，1990）。这是康复咨询领域中必须教给来访者的技巧，因为这个领域充斥了过度帮助的专家，导致来访者总是依赖于他们，无法觉察到真实的选择（Olney & Salomone，1992）。

　　咨询师必须同来访者一起培养赋权技能，因为对疾病的易感性和丧失社会机会对许多残障人士是很常见的。辨别模型的提出者认为生物制剂可能引发各种精神症状，而易感疾病可能转而导致技能降低，社会支持网络减少。然而，社会对这些症状及"疾病"的误解，对个体的社会功能破坏更大。减少对残障人士的不公平的主要方法是令他们掌控自己的生活（Flaherty & Parashar, 2002）。这是赋权的真谛所在。赋权的价值观提供了一个信念系统，指导咨询师和来访者如何一起工作。这些价值观包括关注健康、适应、胜任力和自然支持系统。赋权的方法看重健康，而非疾病；看重胜任，而非不足（Flaherty & Parashar, 2002）。这表明康复咨询师与残疾来访者工作时应该尽可能帮助他们独立，通过帮助他们发展来改变阻碍其生活情境的能力。此外，咨询师需要和他人合作，一起克服阻碍人与社会整合的障碍（Flaherty & Parashar, 2002）。

赋权的过程涉及帮助人、组织和社区对困扰他们的问题获得掌控，发展对环境的批判性觉知，并参与自己的生活决策。个体可以培养和练习掌控社会政治环境的技巧，比如决策、调动资源的技巧、评判分析环境的能力。批判性觉知指个体了解如何获得资源，以及获得后如何管理这些资源的技能（Kieffer, 1984）。

观点三的过程也包含集体学习，有可能影响社会政治环境。此过程中，批判地了解相关的社会环境是核心任务，获取资源是重中之重，与他人合作达成共同目标是基本原则（Cornell Empowerment Group, 1989）。梅顿和赛伦指出，赋权的干预能够增强团体系统，培养知识技能，建立一个支持性的资源库。（Maton & Salem, 1995）。因此，各个机构的康复咨询师应该与所有的来访者建立一个目标，让他们更自主、更自控，更少受外界力量的控制。

正如能够看到的，康复领域开始尝试培养残障人士和咨询师自身的权力感和自主性，越来越

倾向于采用观点三的方法。赋权已经成为伦理准则的一部分，许多学者提出了模型帮助咨询师了解如何促进个体和社会的权力感。科施乐克（Kosciulek, 1999）提出了消费者导向的赋权理论（Consumer-Directed Theory of Empowerment, CDTE），指导咨询服务的发展，提高消费者的权力感。该模型强调觉察，即始终关注增加消费者在所有层面上的参与（Seelman & Sweeney, 1995）。该理论认为，通过这一康复服务模型，社会更为整合，残障人士的权力感得到提升，生活质量也得到提高（Kosciulek, 1999）。这一切通过价值感和态度获得，这些价值观和态度融入了个体的世界观中（Bolton & Brookings, 1996）。其中，内部和心理因素包括来源于康复咨询师和来访者关系中的控制感、胜任力、自信心、责任感和参与。除了心理因素外，消费者导向的赋权理论也重视环境和社会因素，关心残障人士的行为受到环境影响的方式。通过与来访者的关系，咨询师可以帮助残障人士掌控重要资源，从而决定他们自己的生活，解决他们生活中的问题，培养适应性的社交网络（Flaherty & Parashar, 2002）。

虽然赋权的方法是康复过程中的重要环节，但是需要注意的是这是一个以欧洲为中心的方法。许多来访者和康复咨询师共同协商自身所需要的技能和教育以便做出知情选择。同样，康复咨询师需要将他们的个人信念与咨询实践相整合。康复咨询师也应当认识到向来自非主流文化的来访者释放一些权力的必要性，这样可以让来访者在接受适当的教育和技能后扩大他们的选择。

 康复咨询中的伦理—专业决策的案例说明

该部分将伦理—专业决策策略应用于康复咨询的两难情境，专栏 13.6 进行了介绍。

专栏 13.6　　　　　　　　　　保密与报告 HIV 阳性病人的职责

　　作为一名康复咨询师，朱莉·莫里森已经和一位来访者工作了三个月。有一天，在两人的会面中，38 岁的来访者凯伦告诉朱莉她被证实 HIV 阳性。那天她刚从附近一个大学的诊所那里得到确定的

结果，她为此而心烦意乱。在离婚一年后，她最近才刚刚再婚；她认为她之所以会感染这种病毒，是因为在单身的那段时间里，在某次度假中与某人有过性行为。

这段咨询关系中的前一个问题是怎么适应她的听力丧失，以及为凯伦找到一份合适的工作。凯伦是一名有执照的护士，曾在一家当地的医院里照料肿瘤病人。六个月前的一场汽车事故让她的听力受到了损伤，于是她自愿离职。现在她希望能重新从事护士工作，她目前正在学习手语，以适应自己的残疾。

在这次会谈中，凯伦说她很怕把 HIV 阳性的结果告诉她丈夫，她不想让丈夫知道她以前的性经验，但是她也不想因为不能与丈夫保持正常的性关系而引起他的猜疑。她承认说："我只是需要一点时间去想清楚如何面对这一切，然后就没事了。"作为一名护士，她很清楚他们在性行为中所能适用的一些预防措施，而且她知道如何去处理自己可能出现的症状。

除了顾虑到这位丈夫对病毒的接触之外，朱莉也从之前的会谈中了解到，凯伦喜欢在丈夫出差的周末"出去玩玩"，而且凯伦向朱莉坦白过，有时候她会和遇见的男人过夜。

凯伦说在七个月前，还没离职时，她接受过测试，那时自己还没有携带病毒。在那之前的一年，她也接受过免疫印迹法的检验，她认为这种方法是可以在最早期就检验出 HIV 病毒的。

步骤 1：界定问题

这个案例有很多关系性伦理方面的问题。作为一名咨询师，朱莉知道，很多 HIV 携带者承受着社会污名，而且很多人也会由于某人身携 HIV 而对她/他做出许多假设。在这样一个案例里，面对一个携带致命病毒的来访者，首先受到挑战的是咨询师自己的感觉。此外，咨询师还应该明确的是，自己对于病毒是如何感染的，以及来访者的社会行为如何影响咨询过程等问题，究竟有着怎么样的感受。此外，一些咨询师可能会对关注携带 HIV 的肿瘤科护士的就业目标感到不太舒服。至于为这名来访者谋求利益会对她的未来造成什么影响，以及向雇主推荐来访者是不是应该包括完全披露她的 HIV 状态等等这些问题也可能存在于咨询师的脑中。

步骤 2：辨识受决策影响的参与者

在该案例中，显然很多人都会受到凯伦的 HIV 状态的影响。咨询师和凯伦首当其冲，因为她们可能是完全了解凯伦的 HIV 状态的仅有的两个人。剩下还有谁？嗯，如果没采取预防措施的话，凯伦的丈夫似乎也存在着感染的风险。如果你作为咨询师，在和凯伦讨论她与其丈夫维持正常性关系的问题时，你的舒适度如何？当你们讨论他们采用的预防措施时，你是否觉得舒服？你是否觉得有义务去联系她丈夫？她的其他关系以及前夫又会怎么样：他们涉及这个个案的程度如何？未来的雇主似乎也受到这个问题的影响。一名护士应不应对她的雇主、病人和社会披露她的 HIV 状态？如果选择披露，那么应该在何时进行，怎么进行？这其中涉及哪些伦理准则？你所在的组织会对这个情况如何反应？

步骤 3：辨识对参与者来说可能采取的行动，及其潜在的利益和风险

方案 1：对一位寻找人性优点的关系性咨询师来说，这个案例可能带来各种不同的情绪。除了情绪和伦理意义之外，咨询师还需要了解的一个重要成分，就是教育的部分。人们对 HIV 病毒的传播有着很多误解，为了将传言和现实加以区分，咨询师需要掌握最新信息。咨询师也需要和凯伦讨论她在将 HIV 状态告诉别人这件事上的保留态度。通过试图理解为什么凯伦害怕告诉她丈夫或未来雇主，咨询师可以更好地了解凯伦的某些决定，帮助她为自己做出最好的决定。咨询师与凯伦可能会达成共识：凯伦希望将她的 HIV 状态告诉一些有着感染病毒最低风险的人，比如性伴侣，而不希望告诉另外一些同样有着这种最低风险的人，比如病人或工友。理想情况是，咨询师和来访者了解到最可能的风险和利益，而且清楚这个决定的很多方面，比如别人的反应可能是完全无法预测的。

方案 2：朱莉的另一个方案就是打破保密性，告诉那些可能被凯伦的 HIV 状态所影响的人。朱莉可以联系凯伦的丈夫，向他解释他所承担的风险，也可以去联系凯伦可能为之工作的雇主，并让病人们了解到他们所未知的风险。好处：所有可能感染病毒的人会意识到这种风险，并采取相应的预防措施。风险：凯伦可能在未来就业，以及与丈夫和其他人的关系上受到无可避免的伤害。

方案 3：朱莉可以选择等待，看看在对诊断的最初震惊过去后，凯伦会做些什么。或许她可能与凯伦形成一个协议，即在两人下次会谈之前，凯伦不参加任何可能会带给别人风险的活动，比如性行为。她们可以随后进行更频繁的预约会谈，来进一步讨论这个问题。好处：咨询关系依旧开放，可以充分思考和恰当地调查与披露有关的可能决定。风险：凯伦可能在办公室里同意了某些协议，但是离开之后不遵守。她可能会抛弃咨询关系，并且对以后的咨询师也不袒露这些信息。

步骤 4：基于对各种因素的考虑，评估各行动方案的利益和风险

情境领域的考虑。为了使用观点三的方法做出恰当的伦理行动，咨询师必须理解来访者所面临的情境。咨询师不仅要直线式地想到这件事对他人的威胁，同时也要考虑这种披露对来访者来说意味着什么。来访者会不会永远被当成少数派和替罪羊，生活机会也随之减少？咨询师也要考虑自己对 HIV、性行为以及个人生活决定等方面的想法和价值观。这种自我检验可能帮助咨询师找到一些盲点，这些盲点可能影响其与 HIV 携带者个体的咨询方式。一名康复咨询师要为所有残障人士谋求福利：你对这一个来访者的行动，会对其他来访者的机会造成怎样的影响？这会不会影响你的行动？

步骤 5：与同事和专家商讨

就像其他伦理决定，以及咨询中的一般实践一样，与他人交流可以帮助咨询师从真实情境中梳理他/她自己情境性的价值观。HIV 领域的专家可以帮助咨询师去理解他所不熟悉的 HIV 风险因素及其问题。

步骤 6：决定实施最可行的备选方案，记录决策过程

康复咨询领域的关系性伦理观点强烈支持来访者应该参与咨询师的决策过程这种观点。因此，最可行的行动方案将在很大程度上取决于凯伦的需求，以及咨询师在对确定个体伤害可能性方面的调查。理想状况下，咨询师可以帮助凯伦以一种合适而正确的方式为自己谋求利益，并允许她实现自己的最大潜能。如果凯伦选择不披露，那么康复咨询法规要求咨询师负责去警告别人。这种观点看起来与关系性的伦理视角相违背，而本书强烈鼓励咨询师考虑一种情境性的视角。本书同样强烈鼓励康复专业考虑美国咨询协会和其他协会准则中关于 HIV 案例里知会他人的部分。其他的准则都没有要求咨询师在艾滋病病毒/艾滋病的案例里知会他人。

步骤 7：实施、评估、记录已做出的决策

根据咨访关系中所作出的决定，实施决定的方法有很多种。理想状况下，凯伦在实施决定的过程中扮演一个主动的角色，同时也接受咨询师的评估，并由咨询师将决策结果记录在案。

就像在任何伦理两难困境中一样，有很多事情需要考虑。这里列出一些在该例中你需要考虑的其他方面：在凯伦的保密性以及她可能对别人造成的危害这方面，你有哪些顾虑？你觉得为什么凯伦会对你坦白？如果凯伦觉得她是以另外一种方式感染病毒的，比如车祸后的输血，这会不会影响你在本例中的思考？如果不是凯伦，而是一个同性恋男性处于相同的情况，你处理该案例的方法会不会有所不同？

要点

1. 对职业咨询实践的管理，大多数是由非官方的职业团体和美国国家认证机构进行的。这种非官方的证书对最好的实践是十分重要的。

2. 文化背景提供了一个交流和理解的基础，这对咨询关系和有效的结果来说很重要。

3. 在美国社会中，日渐增多的种族/民族的差异性，影响着人们对职业信息、电脑和网络信息的获得。不同收入水平的人，对电脑和网络服务的拥有量也不同。信息的获得取决于方法和能力的功能。就算网上有一些免费的公众网站，来访者可能也没有所需的技能去获得这些信息，而这些信息对做出最符合他们利益的职业决定十分必要。

4. 咨询师了解自己的核心价值观，并了解这种核心价值观对咨询有效性的影响，这一点对有效的实践十分重要。

5. 合理的实践，再加上核心实践价值观作为个人的职业价值观，这就是最好的实践。

6. 康复和职业咨询是与独特人群工作的专业，解决的是与就业相关的众多问题，而成果/结果的质量则是两门专业的共同核心原则。

7. 康复咨询师在不同环境中，与患有不同残障的人一起工作，目的是帮助他们在生活中、就业中、居住环境以及资源使用中实现他们的潜能。

8. 康复咨询师为残障人士谋求福祉，但更重要的是，康复咨询师与残障人士一起工作，让他们自己为自己谋求福祉。

9. 康复和职业咨询都是有着专门执照和证书的专业化领域，但是它们也与许多相似的组织，如美国咨询协会和美国心理学会有着直接的联系。

10. 康复咨询师的伦理准则最近作了新的修订，强调了之前的版本中所缺乏的多元文化和督导的问题。

 复习问题

1. 你对职业咨询的印象是怎样的？相比于心理健康咨询，你觉得它如何？

2. 你是否认为康复咨询师和来访者之间的关系，与心理健康或学校咨询师与来访者之间的关系不同？请解释你的回答。

3. 康复咨询或职业咨询存在哪些社会障碍？

4. 你觉得如何才能将赋权的概念灌输给康复咨询的来访者？

5. 你觉得康复咨询来访者和一般咨询来访者有什么不同？你觉得是不是应该对其分别对待？请解释你的回答。

第14章

督导中的伦理和法律问题

有研究表明，督导失败，是监管委员会对精神健康专业人士采取惩戒处分的七种最常见原因之一（Sacuzzo，2002）。督导师不仅仅要对自己作为一名督导师粗心大意的行为负责，而且要对受导者的行为负责。比如说，如果一个受导者将来访者的私密信息透露给咨询环境之外的人，或者是与来访者在咨询中或咨询后做出一些不恰当的行为，督导师就要为受导者的行为负法律责任。为什么只要是心智正常的人都认为应该假定督导师要首先负责呢？答案是督导是咨询和心理治疗训练必不可少的组成部分，也是这个职业未来发展的必不可少的成分，包含了多重角色以及对督导师的多种伦理的和法律上的挑战。对于那些渴望提供督导的有胜任力的专业人员来说，挑战是寻求可以增大其伦理敏感性并降低法律责任的方法（Bernard & Goodyear，2004）。本章主要在关系、发展和组织背景范围内叙述和阐释重要的伦理问题以及关键的法律问题。这一章对将来要从事督导工作和正在接受督导服务的学生有重要意义。学生不仅仅扮演受导者的角色，并且因为职业训练的性质，大多数最后会担任督导师。

 学习目标

阅读完本章后，你应该能够：

1. 给临床督导下定义，比较临床督导与关系督导和自我督导，将临床督导与案例会诊和同伴磋商进行对比。

2. 将情景维度中的关系性、发展性、组织性，以及多元文化与督导的工作进程相联系。

3. 描述在督导中的八种常见伦理问题以及具体的伦理守则和相关标准。

4.解释临床督导中两种常见的法律问题以及对其进行预防的危机管理策略。

5.将伦理决策模型应用于督导问题中,对关系性、多元文化以及其他组织和个人维度有觉察。

关键词

案例会诊	关系型督导	临床督导	自我督导
直接责任	关怀标准	督导中的公正评估和法定程序	督导师功能损伤
责任	督导师能力不足	同伴磋商	替代责任

本书从以下几个方面给咨询中的伦理和职业问题构建了框架:关系、发展、组织。下面我们从督导的发展维度进行讨论。督导师的发展阶段被描述为四个水平,包括督导师的发展水平对受导者的影响。书中提到关于督导师不胜任与督导师功能受损的动力和发展性延迟或固着的伦理启示。讨论了督导师通过描述受导者的伦理决策风格,促进受导者的伦理发展,以及通过自我督导促进自身的伦理和职业发展的方法。接着,描述了督导的关系性背景,比较和对比了关系性督导的观点和传统的督导观点。然后讨论和说明督导师与受导者双方的角色、责任和义务。最后,从组织动力对督导的影响、督导协议以及发展性问题的协约呈现了督导师的组织维度或背景。如前所述,这一章的设计是为督导师和受导者在临床实践方面提供帮助。因此,有一个受导者应用伦理决策模型处理督导困境的案例介绍。

下一部分探索和阐释督导中的四个核心伦理因素。它们分别是保密、知情同意、利益冲突以及督导师和受导者双方的专业胜任力。之后我们会提出其他一些需要考虑的伦理因素,比如多元文化问题、灵性与宗教问题、程序问题以及与督导有关的同伴磋商问题。与此同时也探讨两个法律问题:督导中的公正评估和程序以及督导师的责任。尽管本章大部分涉及观点三,但在这一章也认可在督导过程中观点一的看法。相应地强调了关于风险管理的具体建议。

督导操作规程

临床督导有各种各样的风格和方法,这反映出督导训练的多样化:从督导师和受导者回顾咨询过程记录或录像到利用单面镜或者反思小组进行的团体督导。尽管如此,在如此多样化的督导风格中,有许多操作程序和规程,这些无论对督导师和受导者个人还是机构管理都是有帮助的。

督导协议

书面协议在形成督导师—受导者正式关系以及督导程序结构化方面都特别有用。尽管行政督导没有必要形成书面协议,因为督导师和受导者的关系和任务已经在工作准则中明确化了,但是这样的书面协议在临床督导中是非常有价值的,对于关系导向的督导尤为如此。因为这些书面协议清楚地表达了督导关系的期望和界限,可以减少之后的误解。书面协议也可以用于告知受导者关于督导的性质,给他们提供一个与来访者知情同意接近的模型,并通过建构这种关系给双方当事人提供一种安全感（Remley & Helihy，2001）。　　专栏 14.1 中列出了这样一种书面协议的关键因素。

专栏 14.1　　　　　　　　　　　　　**关系性督导协议中的关键因素**

关系性督导协议中的因素包括：

- 督导的目的。
- 督导师的专业背景。
- 督导师和受导者的特定期望和责任。
- 督导过程和督导结构。
- 督导关系的界限。
- 督导师的督导哲学观。
- 评估方法和发展计划。
- 伦理守则和专业实践的法律条款。

专栏 14.2 用一个督导协议的例子解释关系　　　　性督导。

专栏 14.2　　　　　　　　　　　　　**一个临床督导协议的实例**

　　杰西卡·斯温森，牛津大学理科硕士，职业咨询师，督导师，同意为威廉·A·巴霍斯实习医生提供临床督导服务，以便帮他达到咨询硕士学位以及专业执照的临床教育要求。杰西卡 1997 年拿到了佛罗里达州（美国）颁发的心理健康咨询师资格证，已经完全有资格担任临床督导，在过去的四年里已经督导过几个见习课的学生和实习生。她的职业专长是咨询成人和夫妻。

　　威廉同意他自己的责任是满足完成学位的要求，并根据诊所对实习生的规定为指定来访者提供咨询服务，为每一次临床督导准备个案进展笔记、咨询过程笔记和录像带。杰西卡的责任包括促进督导进程，监测和评估威廉临床工作的负荷，完成评估其工作绩效以及证实其获取执照所需要小时数的临床督导师表格。他们需要确保威廉做出准确的诊断和临床上有用的个案概念化与治疗方案，提供多样化的理论模型和恰当有效的干预，使用合适的书写病例报告和文件的方法。

　　督导过程的结构是一对一的模式，每周至少进行一个小时。这一小时将被留出来作为一个约定，并期望两个人都可以遵守这个约定。如果任何一个人不能准时赴约，那么此人有责任尽快重订时间表。威廉也被鼓励与其他实习生一起参加临床督导团体周会。双方都了解，那个团体的督导师会单独评估个人表现并核实专业活动的时间。因为涉及个人专业表现的评估，所以在督导的过程中，他们不会建立私人关系，赠送礼物，或者在此期间开始社会交往。

　　杰西卡的督导哲学观是：临床督导是成为一名优秀咨询师和治疗师必不可少的部分。她相信有规律有计划的督导在帮助实习生处理更广范围内的专业和伦理问题方面，包括移情和反移情，是非常重要的。因此，作为一名临床督导师，她的角色是塑造恰当的和伦理敏感的职业态度和实践，在咨询的伦理和专业实践方面提出建议，监测和评估威廉的临床努力情况。杰西卡实行开放策略，鼓励威廉如有需要可以及时停下来。

　　实习中期和实习结束前一周，杰西卡分别需要完成一个关于威廉的进展和个人绩效的书面评价表。杰西卡需要提供两个评估表的复印件用于讨论，这一行动要在将评估表递交给学校督导师之前进行。中期评价可以用来发展计划或者修正协议，双方共同修改后将会寄给威廉的大学导师。通过在下面签字，双方当事人同意所列出的条款，包括遵守所有实践标准、伦理指导方针和该地区的政策以及实习机构的行政程序。

杰西卡·斯温森　　　　　　　　　威廉·A·巴霍斯
时间：＿＿＿＿＿＿＿　　　　　　时间：＿＿＿＿＿＿＿

发展问题协议

发展问题协议的使用在督导情境中被倡导成为咨询师与治疗师发展的一种独有的方式（Skovholt & Ronnestad, 1995）。该协议清晰陈述了其目标为特定价值观的发展意识，这可以是一个有效的教育活动，因为价值观有关伦理决策。比如说，在督导中促进与来访者"关系性联结"的问题呈现出来的时候，督导师可能在协议中建议受导者在某一特定时间内或者针对某一特定来访者人群注意特定的关系动力。再者，如果伦理问题在督导中出现，督导师和受导者要共同担负责任。思考如何处理关系，可能是找到对某一特定问题或者困境的符合伦理的解决方法的一部分。发展问题协议可以同时提高督导师和受导者双方在督导中处理发展性问题的舒适度水平，因为这样可以使价值观培训更加有目的和有针对性，并且外化了督导过程。

督导的书面资料

一些机构要求督导师记录他们与受导者的工作情况，通常用以增强问责并减轻机构责任。对一些督导师而言，这个要求只比撰写所有来访者案例日志（常常用笔记本或者是电脑）高一点，而这些案例已经与特定的受导者在给定的时间里回顾和讨论过了。另一些督导师会为他们介入的具体督导加注一些额外信息，比如"对自己和他人的危险性"、潜在倾向，以及具体来访者的其他问题与细节，比如隐私和保密性的内容，涉及受导者的界限问题，还有其他一些危机管理的考虑。

记录书面资料对督导师和受导者都可以是极为有价值的练习。依据我们的经验，完成受导者的评价表时，具体案例的书面日志和笔记可以作为参考。记录受导者的进步非常有用，即使是缺少进步，与受导者讨论移情问题，评估受导者的专业发展水平、伦理决策风格以及特定的顾虑，也都有助于督导过程更聚焦。这对于督导师反思督导过程、检查他们自己对受导者的反移情，以及他们作为督导师的发展性水平等等都有很大帮助。

督导的情景领域

这个部分描述影响督导专业和伦理实践的三个领域，分别是个人—发展、关系—多元文化以及组织伦理—团体价值观。

个人—发展

第 2 章详细描述了咨询师和治疗师发展的四种水平，每个发展水平概念化的方式以及对于伦理问题和困境作出反应的方式。第 2 章也描述了从一名初学者到专家级咨询师或治疗师的艰难发展轨迹。督导在这个发展旅途中扮演了非常关键的角色。在这个部分，我们将描述初级水平的督导师到资深督导师的类似发展轨迹。我们将会讨论督导师的四种不同发展水平以及督导师发展水平对受导者的影响，特别关注伦理因素。这个部分还会说明其他发展性因素，如个人伦理决策风格和自我督导。此外，也会涉及什么可能被认为是督导师的发展性延迟或固着，还会详细讨论督导胜任力不足和功能损伤。

督导师发展水平与伦理问题

表 14.1 和下面的叙述对四种水平进行了简单描述。

表 14.1 督导师的四个水平

水平	描述
一	有限的技能和关系性的督导能力和经验；经常焦虑，聚焦于把事情做对，在与受导者工作和评价受导者时过分结构化；能够与水平一的受导者恰当工作。
二	通常短期内就可以过渡到水平三；未成功过渡者表现出缺乏客观性的趋向，强调受导者的整体缺点，采取放任主义的态度对待受导者甚至以治疗替代督导；需要继续接受专家督导；除了水平一的受导者，与其他水平的受导者匹配都有困难。
三	能够对他们的受导者做出准确恰当的评价，能够就受导者的优势与局限性提供一个平衡的评估；与各种水平的受导者都可以合理工作。
四	被称为专家级督导师；能轻松地整合理论与实践，并且可以示范这个整合；能够准确、有效地监控和评估受导者的表现，与任一水平的受导者都可以工作得非常好。

督导水平一。处于水平一的督导师对于督导工作比较陌生，可能有高焦虑水平或者在他们作为一名督导师时表现得有些幼稚。因为结构化可以减轻他们的焦虑，所以他们关注于做正确的事，通常给受导者充当专家的角色。提供反馈信息和作评价对他们来说感觉不太舒服，他们更喜欢结构化的评估而不是书面评语，比如检核表。并非令人感到惊奇的是，他们督导处于水平二和水平三的受导者有困难，但是对处于水平一的受导者则可以做得更好。此外，他们热衷于鼓励受导者

采纳他们自己赞同的理论取向和治疗方法（Stoltenberg et al.，1998）。

督导水平二。处于水平二的督导师比水平一的督导师把督导看得更加复杂和多维。水平二的督导师通常短期内过渡到水平三，而且几乎没有什么困难。然而，对于那些没有成功完成过渡的人，他们的督导行为通常是有问题的。比如，他们可能过度关注受导者而失去了提供恰当指导所需要的客观性。说到评价，他们可能强调受导者的整体性而不是具体的不足，可能错误地得出结论，认为受导者要么不能要么不愿意接受反馈信息。其他与不能够过渡到督导水平三相联系的风险还有，他们对待督导持放任主义态度，或者他们的督导角色令他们无奈，他们可能对受导者进行咨询或者治疗。这些督导师与所有水平的受导者匹配都有困难；只是与水平一的受导者合作问题会少一些。寻找专家继续进行督导对这些处于水平二的督导师来说是必需的。

督导水平三。因为处于水平三的督导师已经具备了水平三的治疗师经验和专家特征，他们可能把督导视为有更高价值的专业活动，因此更可能期待他们以负责任和关怀的方式进行督导。处于这一水平的督导师相当熟练地整合理论与实践。与水平一和水平二的督导师不同，水平三的个体已经有足够能力对他们的受导者作出准确且恰当的评价，并且能够提供一个包括受导者的优势与局限的平衡评价（Stoltenberg et al.，1998）。

督导水平四。也称作是水平 3i。水平四的督导师被称作是专家级督导师（Stoltenberg et al.，1998）。多年来，他们已经积累了相当多的技能与关系性的督导能力。他们更像是高度熟练的咨询师和治疗师，更可能被同行视为专家级的治疗师。他们善于整合理论与实践，能够精确且有效地监测和评估受导者的个人表现。他们可以与任意水平的受导者很好地工作，特别善于与进展困难的受导者合作，比如说处于水平二的受导者。

理想来看，那些提供正式临床督导的督导师都应该已经是或即将成为水平三和水平四的督导师。但实际上，受导者大多数情况下是分配给水平一和水平二的督导师。督导的个人的、专业的、组织的伦理和法律因素是什么呢？

从个人伦理来说，那些提供临床督导的督导

师有责任和义务认真辅导受导者，并尽力在知识、技能和督导经验方面成为有效的督导师，这意味着他们自己要成为水平三和水平四的咨询师或者治疗师，也要成为水平三和水平四的督导师。这意味着从事督导工作的同时需要继续被专家级督导师督导。这也意味着除了专业发展之外还要继续个人发展。

从专业伦理和法律因素考虑，处于水平一和水平二的督导师比处于水平三和水平四的督导师更可能卷入伦理和法律问题，督导能力以及受导者的福祉的问题在水平一和水平二是很常见的，当然，给受导者做咨询治疗显然是不符合伦理的。至于工作中存在疏忽和直接责任，不能将受导者与他们有能力处理的来访者匹配，不能恰当监控受导者与来访者的工作，这对处于水平二的督导师是经常出现的问题。

至于组织伦理因素，诊所或者项目主管以及其他管理人员有责任将受导者分配给那些实际上达到所要求的督导功能的督导师。尽管并不是每一个督导师能力都可以达到水平三或水平四，但是，伦理敏感项目及其管理者要培养一种进行有效督导的文化，提供督导师培训，并适当奖励有效督导。在经济困难时期，这意味着要进行资源和人员配置，这样受导者是被训练的人员而不是资深工作人员，根据督导师的特点来合理分配受导者的数量，确保督导师有充足的时间可以不定期会见受导者的来访者，回顾录像和录音，恰当地监控和评估受导者的临床工作。

个人伦理决策风格

每一个寻求督导的受导者都有独特的历史、需要、期望，以及对于自己职业的梦想，形成独特的伦理决策风格。这一独特风格反映了一个人先前的和正在不断发展的道德价值经验。这个风格被父母、亲戚、同伴以及生命中的重要他人如老师和教练所影响和塑造。这种风格是内在的，也就是说并不是有意识说出来的，但是会影响所有或者是大多数受导者的伦理和道德决定。一个好的临床培训项目能给学生提供一个意识到和批判性审查他们这种内隐风格的机会。这一过程可能开始于一个"伦理与专业实务"的课程，但通常更可能在督导过程中完成。在帮助受导者清楚表达其内隐风格的各种方法中，伦理家谱图是特别有用的方法（Peluso，2003）。用这种方法，一个人可以通过画家谱图和描述自己的各种关系以及重要个体（如父母）处理道德问题和做出道德决策的方式来理解自己的风格。专栏 14.3 用伦理家谱图方法描述了杰西的伦理决策风格。

专栏 14.3　　　　　　受导者伦理决策风格的督导含义

杰西是一个 28 岁的咨询专业硕士研究生。刚开始实习的时候，她的督导师鼓励她通过完成伦理家谱图描述自己的伦理决策风格。在做这个练习的过程中，杰西对自己和自己伦理决策风格的来源有了很多了解。

杰西注意到，她父亲做棘手决策的风格是花大量时间反复思考这个决策和可能的结果。这个过程通常很纠结，因此他经常避免做过多的决策。她母亲的风格反映出她觉得自己被迫做出自己丈夫不能或者不愿意做的艰难决策，然后她会发泄自己的愤怒和不满。面对一些比较棘手的道德和伦理决策时，她的母亲会比较严格和武断，而她父亲则表现出迟疑和退让。杰西总结概括了她自己的内隐风格：她会考虑所有事实然后行动，但是从不过于武断。杰西惊讶地发现，她做出伦理和道德决策的风格是她父母两种截然不同风格的复杂混合物。有关杰西历史的更完整描述在第 2 章。

你能从杰西的伦理决策风格中看出什么启发意义吗？会在督导中对这个问题进行讨论吗？

基于这些信息，杰西的督导师可以得出这样的结论：作为咨询师，杰西把伦理情景视为不明确的，在了解美国咨询协会的专业伦理守则后，她很可能对自己是否能够恰当应用这个守则和标

准有怀疑。比如，假如她有一个名叫本的来访者，在本休病假期间她给本做了三周咨询，本现在需要一个健康证明重新上班。在最初的评估中，本承认他曾经滥用药物，尽管他很想停止服用那些有产生药物依赖作用的药，但是他受肌肉痉挛的折磨，当需要的时候，他需要服用抗焦虑和放松肌肉的镇静剂。在最近两次咨询中，杰西注意到，本表现出轻微的言语不清和反应迟钝，这是镇静剂通常的副作用，但是杰西说没关系。杰西意识到来访者确实非常想回到单位上班，但是她担心他的物质滥用。她希望如果本可以回去上班，他的自尊感会得到提升，工作会使他从疼痛上转移注意力。她不想阻碍本的工作前途，因此她给本写了个有利的证明，没有提及物质依赖

的问题，而只是在证明信寄出去之后在督导中提到了这件事。

这个例子中，她的临床督导师很好地将督导的焦点放在了杰西站在"弱势者"一边，避免对峙，害怕对峙可能对治疗关系有消极影响或者是伤害来访者这一模式上。结果是，本最终可能不会被允许回去上班，可能被直接解雇。当伦理上、道德上和法律上需要时，杰西可能会延误或者不采取恰当的行动。另外，督导师可能建议成立一个督导团体，在这个团体中杰西可以在一个相对安全的环境中表述自己的担心，并得到反馈，或者让她进行心理治疗，解决那些与反移情或咨询中的盲点有关的未完成事件。

关系—多元文化

督导中的关系—多元文化维度需要督导师认识到督导双方的差异总是存在的，在督导关系的发展过程中必须考虑双方差异。这种差异可能反映了年龄、性别、民族、种族、性取向、宗教和信仰，以及文化等方面的不同，此外还包括个人与权威人士关系方面在个人经验上的差异。督导双方在种族、文化和性别上的差异反映了他们在权力以及与权威之间关系上的差异。肤色、种族、性别、宗教和性取向上的少数群体几乎都会有感到受压迫或是被边缘化的经历。

在督导关系中，这些经历将会影响督导师和受导者双方，如果合适的话最好在督导讨论中讨论这些经历。如上面所说，督导协议的形成，为对多元文化敏感的督导师提供了考虑相关背景的机会，他们可以有目的地与受导者讨论在即将进行的督导过程中，什么对他们而言是最重要的，他们愿意如何解决可能出现的差异和文化问题。承认多元文化在督导过程中的重要性，并以一种开放和非防御的方式对这一问题进行公开讨论的督导师是持观点三的关系性督导师的特征。

传统的与关系的督导观点

各种咨询与治疗专业协会的伦理守则是一系列基本的规定和禁令，期望咨询师内化并在他们的临床实践中应用。这些守则是咨询师需要遵守

的一系列规定，其中一些是肯定的，但很多是消极的。例如，美国咨询协会积极鼓励督导师和咨询培训师"尽力将有关人类多样性的资料融入所有课程和工作坊中，旨在促进专业咨询师的发展"（ACA，1995）。相反，像所有专业咨询与心理治疗协会一样，美国咨询协会强调了那个负面禁令，即"督导师不能与学生或是受导者发生性关系，也不能对他们进行性骚扰"（ACA，1995）。

这些规定都基于强调来访者福祉和不能造成伤害或是无伤害原则的使命宣言。同时这些基于对伦理守则理解的规则建立在个人权利和义务以及强调督导师对受导者责任的基础上。大部分伦理守则几乎没有提及受导者对督导师的责任和义务。伦理守则反映了在个人背景下的现代司法学所赋予的公平或权利与义务。

另外一种对伦理的理解源于关怀的伦理，由卡罗尔·吉利根（Carol Gilligan，1977，1982）发展而来。这一源于吉利根的对伦理的理解，挑战了科尔伯格（Kohlberg）的公正与责任的模型，其道德责任指向关系而不是指向权利和义务。在关怀伦理中，道德决策聚焦于关系如何受到特定行动与不行动的影响，而不是个人是否受到影响。

麦克纳米和格根也阐释了伦理的关系性观点，但是他们是从社会建构的角度进行阐释的

(McNamee & Gergen，1999)。在他们的观点中，关系的责任要求：（a）认识到关系是人们认为"好"的主要来源，因此应该获得肯定和欣赏，关系在某种程度上是合理的；（b）认可个体自己代表着很多人或很多声音（比如，父母、老师、爱人、朋友、督导师、大学同学等的声音）；（c）愿意反思其他人在这种关系中是如何对待他人以及如何在那一刻做出回应的（比如，应受谴责的人因此内疚，缺乏理解的人因此不敏感）；（d）愿意积极思考其他可能回应的方式而不是思考什么可能是不变的或是不去回应（例如，周全考虑而不是防御）；（e）把个人的行动与这种行

动所代表的更大群体或支持者相联系。

在传统的伦理道德司法模式中，督导被第一层"过滤器"（即专业伦理守则及相关法律）引导。第二、第三和第四层的"过滤器"分别是：来访者的福祉、受导者的福祉、督导师的福祉。最后的"过滤器"是项目或者机构的需要（AC-ES，1993）。这一传统司法模式被认为是"自上而下"的模式，把一般原理应用到特殊的情景上。相反，督导的关系型模式被认为是"由下而上"的模式，从一些比较特殊的情况出发决定应该应用什么原则（见专栏 14.4）。

专栏 14.4　　　　　关系型督导与传统督导的案例

卡拉是一名正在读博的受导者，她有一些学校和心理健康机构的咨询经历。她目前是一所高中的咨询师，作为博士实习的一部分，她还在大学心理健康中心做咨询工作。实习中有常规督导，卡拉向其督导师报告说她在咨询过程中并没遇到什么特殊问题。当她的督导师问她最具挑战的个案时，卡拉说还没有特别困难的个案，所有个案都进行得很顺利。

在大学咨询中心关于现场督导的两次会谈中，卡拉的督导师认为卡拉对工作是愤恨的、不合作的和轻视的。这次现场督导后，督导师认为卡拉在与来访者建立关系的技巧方面有不足，她没能很好地与来访者交流以及倾听和理解。

在传统的督导模型里，卡拉的督导师应该就她的观察给以反馈，并就技巧策略给予一些建议，并提醒卡拉如果不提升自己的技能，就可能伤害来访者的福祉。如果卡拉对督导师的反馈仍然采取不合作、轻视的态度，督导师可能会要求她本人去接受咨询，之后才能在学校咨询中心约见来访者。

而从关系型督导的伦理观点来看，督导师可能让卡拉讲述督导对不同人的意义，比如，对她的来访者、她的同事、她非本专业的朋友，以及对她自己。通过回答这些问题，关系型督导师让卡拉重新思考对于不同的人，督导的众多意义，并且可能帮助她重新定义督导，以使她对督导不那么害怕。关系型督导师还可能让卡拉去思考，即使在她和来访者已经做得很好的情况下，这段督导关系对于来访者有何影响，这或许能够增加和巩固卡拉对来访者的职业承诺。关系型督导师还可能让卡拉谈谈，在这段督导关系中她认为她应该是什么样的，以及她认为她应该表现成何种姿态（经验丰富的执业人员、专家、下属、研究者、带着求知欲的参与者，等等），因此可以讨论目前的关系并发展各种可能的关系。

关系型督导中督导师和受导者的角色与职责

关系型督导期待相互负责的经验而不是对消极评价的恐惧，这些是通过不断进行的对话和反思完成的。遵守法律及专业标准和伦理守则，促进来访者的福祉，促进受导者临床技能和绩效的发展，并最终作出评估和认可决定，这些依然是关系型督导中督导师的责任，但它们是在关注督导关系的社会建构本质及其可塑性潜力的背景中完成的。

在督导关系中，情感的因素可能没有得到足够关注。一个只有公正取向的督导师会导致受导者的情绪朝向恐惧的方向——害怕不能胜任，害怕被负面评价，害怕违反伦理守则或者法律，害怕被起诉，害怕被执照委员会惩戒，害怕丢掉工

作。督导的关系型观点鼓励督导师考虑伦理的关怀模式，并且更清楚地关注督导关系本身的本质，以及督导关系中的目标。

神经科学最近有了一个新发现，它可能在督导关系中会有有趣的应用，并使关怀伦理模型更受重视。这个关于大脑工作原理、情绪与推理关系的新观点，认为情绪其实是潜藏于推理和决策过程中的，所有的想法都会受情绪影响（Crossley，1998；Crossley，2000，Damsio，1994）。把这一观点应用于咨询和督导中的伦理决策，似乎可以认为，因为伦理决策在关系型督导中比在公正型督导中带有更多的积极情绪，所以通过关系型督导，我们可以更好地定位角色和提升生活。在相互合作和负责的过程中产生的情绪，往往比在单向、自上而下的评估过程中产生的情绪更积极。

关系型督导师公开讨论在督导关系中所发生的一切是怎样与权力、执照委员会要求、行业规定、对上下级关系的文化理解相联系的。在关系型督导中，督导师有义务探究更大范围意义上的文化阐释对此时此刻发生在这个特定督导关系中一些事情的影响。关系型督导师也有义务与受导者一起创造更好的督导关系，使其包括受导者、来访者、督导师三者的声音，还要包括与临床督导利益相关的组织和机构的声音。理想情况下，这是一个各方声音都能被考虑而没有声音被排斥的模型。

与此同时，无论是在自我对话还是与督导师的会谈中，受导者都有义务对督导师提出的问题进行反思，并解释自己在临床行为中的选择和决定。在关系型督导中，受导者有义务审视自己看待来访者的方式，以及自己如何思考来访者呈现的问题与更大文化脚本所定义的常态、责任、成就的联系。在关系型督导中，受导者也有责任探讨自己关于督导的预设理解如何影响当前的督导关系，以及影响对于督导过程的情绪和认知反应。

对于影响临床和督导关系的观念以及这些观念对督导师和受导者的影响，反思其来源和形成历史的过程就是一个关系型督导的模板。这个模板需要建立在问责制基础上，即愿意思考目前的行动和决定与观点和理论的关系，以及这些想法和行动如何影响临床和督导关系中涉及的人。关系型问责制需要放下自己的假设和信念，并把这些假设和信念变成一个相互质询的过程。它也需要想象和以不同的方式思考与行动，这些思考与行动可能使目前的关系更加让人满意。专栏 14.5 展示了一个较难处理的督导情况。

专栏 14.5　　　　　　　　　　　　拒绝认可

大概对咨询督导师来说最艰巨的任务莫过于告诉一个受导者他/她的知识基础、技能、专业水平连行业的最低标准都无法达到，因此他/她不能继续接受训练。传统的督导模型中，督导师会告知受导者其不足以及这种不足难以补救，以及要解职的决定。这无论对督导师还是受导者，都是一次毁灭性的打击，通常会让双方都产生挫败感，这可能引发受导者的愤怒和受伤以及对督导师的诉讼。

关系型的督导方式并不能使这种情形变得容易，但可能产生一些重要的改变。在关系型督导中，督导师首先会提到评估对双方都很不易，着重于关系中的"我们"。督导师会告诉受导者目前受训面临的困难，并谈到双方为了改善这种状况曾一起做过的努力，并谈及当下这不太成功的结果。

督导师可能说出那些不成功的受训者的心声，站在他/她的立场上，理解受训者感受到的挫败和伤害。督导师可能会提出这段受训者在技能和训练方面的失败经历对受导者意味着什么，给受训者足够多的时间来回应这些反思和顾虑。失败关闭了一扇可能的大门，同时也开启了一扇有其他可能性的大门。督导师可能会问受导者是否已经把自己的状态调整到足够好，足够去探索那扇新的大门，探索这扇门是要引导你暂时休息和调整，还是引向一个改变。受导者也被要求从督导师的角度上来思考并提出问题，无论这些问题有多难回答。

这种督导情况下，痛苦是无以言表的。上述例子展示了在关系型督导观点下处理这种拒绝情况时体现的关怀伦理，以及同样情况在公正型督导观点下可能的处理方式。

在前面，我们提到当督导师和受导者的关系是不恰当的或有问题的时候，不可能有高效的督导。因此，培养一段健康的督导关系是督导初期的关键任务。以这种牢固的督导联盟为基础，督导中的问题和两难困境才能得到有效的处理。督导师有责任在整个督导过程中维持这种关系。另外，因为督导涉及评估，所以牢固的督导联盟也建立在对督导各方面评估期待一致认同的基础上。对于督导的目标和任务的期待不一致，或者对评估过程的期待不一致都可能导致误解、批判和冲突。

关于督导关系的研究

督导关系出现问题的一个指标是，受导者不向督导师提供来访者的信息。因为来访者的福祉可能受到侵犯，而督导师需要对受导者不提供信息的后果负责。关于督导关系的研究中有很多是关于这方面的。已有一些研究表明，受导者不向督导师提供信息的最主要原因是不良的督导关系。另外一个原因是对督导师的负面情绪。受导者往往会与同伴讨论不向督导师提供的信息。受导者越认为督导师是消极的、不关怀的，就越有可能不提及与来访者工作中的问题（Ladany, Hill, Corbett & Nutt, 1996）。

督导中的不良事件，被定义为阻碍、无助于、有害于受导者作为一个治疗师的成长的事件，可以通过详细的会谈研究来评估。分析表明，受导者通常将他们的不良事件归因于督导师对他们想法和感觉的忽略。有趣的是，那些报告在不良事件发生后与督导师互动不良的受导者，认为他们的督导师并没有意识到事件产生不良后果的本质原因。受导者也认为这种不良事件削弱了督导关系，并改变了他们与督导师相处的方式。虽然他们认为不良事件对来访者也产生了消极影响，但大多数受导者依然不会向他们的督导师报告这件事（Gray, Ladany, Walker & Ancis, 2001）。

"平行过程"指的是，由督导师通过受导者对来访者进行的治疗。前提假设是，督导师和受导者的关系最终能影响到来访者，或者更好，或者更糟。这个理论很有前景然而有待验证。相对而言，直接检验治疗师的绩效和来访者的改变与督导师的关系的研究很少。尽管如此，还是有研究间接地支持良好的督导关系与治疗结果相关这一观点（Neufeldt, Allstetter & Holloway, 1995）。总之，这些研究都强调了建立信任关系、对角色和责任一致认同的重要性和必要性。

伦理敏感性督导

为了培养积极的督导关系，咨询师的培训机构似乎也应该承担起保证关系质量的责任。有人认为，机构在没有合适的督导资源的情况下提供临床督导是不合伦理的（Nelson, Gray, Friedlander, Ladany & Walker, 2001）。并且，机构督导师与大学临床教育协调人，都有义务告知机构管理者提供高质量督导的必要资源。作为一个临床过程，督导必须保证足够的时间，并有督导师的会诊作为支持，特别是在那些督导师与受导者遇到困难的情形下。

组织伦理—团体价值观

正如本书前面提到过的，背景明显影响咨询和督导的过程与结果。这一节我们先讨论一下督导过程的组织动力影响，然后描述团体价值观对督导的潜在影响。

组织动力对督导的影响

每一个学校、临床机构、医院和服务部门都有一套独特的影响员工和来访者的组织动力。正如本书第一部分所提到的，一个组织的核心价值观会反映在组织的结构、文化、领导和员工行为上。并不令人奇怪，这些组织的价值观和动力也会影响督导过程。在某些学校和临床机构，实际情况与组织对外宣称的价值观相差甚远，然而在另一些机构，这两者高度一致。差异越大，产生迷惑、冲突和不满的可能性就越大。例如，虽然这并不普遍，但的确有些服务机构对其核心价值观自吹自擂，如来访者第一、保证优质关怀、员工是我们最重要的资源等等。然而，实际情况却是企业的利益优先、保证数量是常态、员工顺从但不忠诚，且员工被视为用于消耗的资源，这种情况下受导者就会遇到很多问题。

对于培训机构督导的恰当性、员工的专业性、培训文化、优质关怀、伦理实践，研究生的咨询实习是检验这些是否合格的最好途径。但是，新的领导、员工离职和预算改变都可能改变组织的价值观，导致机构变得不足以为培训提供一个良好环境（见专栏 14.6）。

专栏 14.6   关于一个新实习机构的幻想的破灭

在完成了关于儿童和青少年住院治疗项目的实习课程之后，简·杰卡布森开始寻找可以与成人工作并能得到督导的门诊实习机会。她与格雷格森博士讨论了这个问题，格雷格森是新任命的负责咨询专业临床教育和培训的主任。简去考察了几个并未与大学建立正式合约的机构。几天后，她找到了她认为理想的机构：一个面向成人的私人诊所门诊部，有博士水平的心理学家和心理健康咨询师的督导，而且离她家也很近。特林蒂诺是这个机构的主管，简与他的面试会谈是热忱的而且令人鼓舞。她还被那里的宣传册所吸引，宣传册上说这里拥有充满关怀的环境、高水平的员工和优质关怀的承诺。她的督导师是埃米利奥·贾斯汀博士，一个注册的婚姻和家庭治疗师。她向负责临床教育和培训的主任申请了这个实习机会，并得到了批准。实习第三天，她在与新的来访者会面中，了解到了来访者对该机构的规定和员工行为的不满，于是她的热情大受打击。另一所大学的一个研究生，简的实习生同事，也印证了来访者的看法。另外简还发现通常治疗计划都包括三种或以上的治疗形式：个体咨询、团体咨询和夫妻或家庭咨询，而不管是否都需要。不管来访者是否享受到这项服务，这些都是要收费的。当她被派去协助团体治疗时，她发现有时指定的专业治疗师不在，实习生必须自己来做团体治疗。在她的第一次督导会面中，贾斯汀博士对她漂亮的腿大加赞赏，并建议一起出去喝杯饮料，她感觉很不舒服。她拒绝了并认为这很不合适。而他说只是想表现友好，并希望能帮助她。简不能肯定是否可以相信他，开始怀疑在这里实习是一个错误。第二次督导会面时，他对她的过程记录、案例陈述和资料文件都进行了严厉批评。此外他还指定她去接待另外 6 个十分棘手的来访者。现在，她比来这里两个月甚至更长时间的实习生负担还要重。她去机构主管那里投诉了贾斯汀博士。主管的回复是贾斯汀是这里最好的几个督导师之一，她应该服从他，并向他学习。虽然她与大部分来访者都建立了良好的工作关系，但还是对她的督导师感到焦虑和疑惑。这和她之前预想的机构和督导很不一样。也许是因为当初寻找实习机构的时候太过急切而没有看清。她相信格雷格森博士，认为他可以给自己提供建议。贾斯汀博士的行为是否意味着他的专业胜任力不足或督导功能损伤？简该怎么办？如果你是简，你会怎么做？

团体价值观和对督导的影响

在第 4 章里我们已经讨论了咨询过程中的团体价值观的潜在影响。就像学校、诊所、机构的组织动力能强烈地影响咨询师或治疗师的行为和决定一样，团体价值观和群体压力也会影响咨询和督导过程。群体影响可能是明显的或是微妙的，对伦理问题敏锐的督导师能识别并理解与咨询过程相关的团体价值观。专栏 14.7 的案例表明了团体价值观对咨询过程的显著影响以及对督导师的挑战。

专栏 14.7	"魔法石"案例

蒂娜是一个学校咨询实习生，埃弗兰·詹姆斯是一名小学的咨询师，并且埃弗兰·詹姆斯被指定为蒂娜全职实习的督导师。假设你是埃弗兰·詹姆斯，你们已经达成共识：她主要负责两个四年级团体辅导课程。你们学区已经采用了一个针对中年级的学生的商业模式的团体辅导课程，这个课程比较灵活，可以根据学生或咨询师的兴趣和意愿而改变。蒂娜最近参加了一个关于灵性和游戏治疗的工作坊，她急切地想要试试她新学到的东西。今早你审阅了蒂娜关于这周两个课程的工作安排。她提到今天下午的团体辅导有提高自尊这一环节，她会使用一种叫"魔法石"的技术。详细询问后，你得知每个同学都将得到一块光滑的石头，用以提醒他们坚定地去做自己决定了的事。指导语很简单：闭上你的眼睛，然后一边抚摸你的小石头，一边重复五次"你是特别的、有价值的，好运会永远伴随你"。然后让他们睁开眼睛，告诉他们魔法已经生效了。

这让你回想起了几年前的一场骚动，在一个相邻的学区，当时一位小学老师也试图对她三年级的学生使用类似的技术。随后，就有一群家长向校长和董事会投诉说，他们不希望自己的孩子被所谓的"新时代"的异端邪说所污染。不久之后，当地一个新教教堂发起了一系列"新时代灵性魔力"活动。此后，那个区就禁止在学校使用"魔力"这种概念了。

由于你很清楚一些家长董事有类似的情绪，所以你打算跟蒂娜就下午的团体活动计划进行讨论。她说，实际上自己并没有考虑到这次活动与家长、校长、董事会成员价值观上的潜在冲突。她也同意用另一个活动替代，以免产生冲突。

这个案例突出显示了当一个群体的价值观没有被注意到的时候，可能存在的冲突和激烈行为。这个咨询实习生并不了解自己所处群体的价值观及其敏感性，以及相关的重大事件。幸运的是，她的督导师对这些很了解并迅速介入，阻止了可能的灾难性后果的发生。

督导中的核心伦理问题

如果将督导视为一个包括督导师、受导者、来访者以及这些参与者的背景信息形成的多元关系的话，那么对于基本的伦理问题，咨询师从督导师的角度上就能容易辨识出来。此外，有一些督导中的伦理问题仅仅是对咨询督导师这个角色而言的。督导中常见的伦理问题已经为咨询师们所熟知，现列举如下：

- 保密、隐私和拒绝泄露内情权。
- 保护和强制报告的责任。
- 知情同意。
- 界限和权力的使用，包括骚扰。
- 双重关系，包括性吸引、亲密和非亲密关系。

虽然这些问题大家都很熟悉，但当运用到咨询督导师的角色和责任中时，需要在不同层面加以考虑。咨询督导师常见的其他伦理问题如下：

- 受导者的胜任力和监控。
- 公正评估和法定程序。

督导中常见的伦理问题，还有文化的影响，尤其是性别、种族和阶级。

关于上述伦理问题的讨论将包括以下几方面：(a) 咨询督导师的角色和责任；(b) 督导过程的利益相关者；(c) 对每个问题的积极视角；(d) 案例。

保密

督导中的保密是指督导师的双重责任，既要确保受导者尊重和保护来访者信息的保密性，也要确保督导过程中受导者透露的来访者信息的保密性。专业伦理主张受导者和来访者的保密性，除非有强制情况。督导师就像一个魔术师，手中同时握着好几个球，每个球都代表一份责任。有时两种或多种责任之间会有冲突（见专栏 14.8 的案例）。

隐私

隐私在这种情形下常常需要权衡一下。受导者有权利保护自己源于个人或宗教承诺的信念。但这一权利并不绝对，可能会让位于其他的督导责任，就像上面的案例。在这个案例中，保护来访者的福祉可能使受导者遭受一些非难，这些负面评价可能来自对于堕胎持积极态度的同事，也有可能来自那些认为不支持堕胎的咨询师会伤害来访者的人。

督导师也要确保受导者对来访者的健康信息保密。这种督导义务现在也备受指责，在联邦保密法颁布前，1996 年《健康保险携带及责任法案》出台，用以规范心理健康服务的提供者。由于《健康保险携带及责任法案》的出台，咨询师对于个人健康信息的保密权才得以被尊重，专业伦理才被法律认可。《健康保险携带及责任法案》强调来访者有权保护自己的私密健康信息，防止未经授权就泄露信息。督导师有义务确保受导者了解《健康保险携带及责任法案》的相关条例并遵守相关规定。

拒绝泄露内情权

因为涉及保护来访者的隐私，所以拒绝泄露内情权与隐私和保密都相关。但拒绝泄露内情权其实是一个法律概念，是指来访者有权保证自己的私人心理治疗和医疗信息在法律程序中不被公开。通过立法，大多数州都认为心理治疗是一种特许保密通讯。此外，州政府通常认定心理健康机构为特许保密通讯的合法方。而职业咨询师和婚姻与家庭治疗师是否可以为来访者提供特许保密通讯，取决于各州的不同情况。

对于拒绝泄露内情权，督导师有责任保证受导者全面了解并维护拒绝泄露内情权。关于拒绝泄露内情权的一个常见误解是，这是属于治疗师的权利，但它不是。拒绝泄露内情权是来访者的，他们可以选择放弃拒绝泄露内情权，允许咨询师提供所需求的信息给法律或其他机构，即使咨询师认为这不符合来访者的最大利益。督导师和受导者都有一些强制报告义务，关于保密、隐私和拒绝泄露内情权的问题其实归根结底就是保护人的尊严，因为在这段关系中来访者是脆弱的（见专栏 14.9 的案例）。

一位他督导的最有天赋的受导者拿了一粒白色片状毒品，并且得知她已经坚持24小时没有服用这个了。他提前离开了工作坊，确定那个受导者并没有看到自己。督导师感觉自己陷入了一个糟糕的困境。工作坊是封闭式的，就像之前看到受导者吸毒的那次，本应该是匿名和保密的。他知道自己有权为了自己的恢复去参加这个工作坊，但是，在一个陌生的城市匿名的环境中，他却得知他的受导者也在恢复期，而且已经故态复萌了。

督导师为此感到震惊，因为他知道除非这个受导者提出并解决自己的复发问题，否则她不能与戒毒中心的来访者一起工作。虽然这一点让督导师个人陷入了深深的痛苦，但督导师还是决定第二天早晨私下与这位受导者见面，告诉她自己已经知道她的复发，并问她是愿意跟单位主管谈及自己的复发情况并辞职，还是让督导师来出面处理。督导师睡前一直咒骂毒品，就是因为这些毒品，让戒毒所的来访者们将失去一位高效的治疗师。他直到快入睡还在思考在她辞职后应该怎样对她生活上的困难进行帮助，并认为这整个状况真是糟糕透了。

保护和强制报告的职责

保护职责。 保护和警告的职责来源于塔拉索夫案（塔拉索夫诉加州大学校委会，1976）。在这个大多数学生知其名而不知其内容的案例中，加利福尼亚州法院认为，对于未能向治疗过程中来访者提的受威胁的第三方提出警告的这种行为，应该提起诉讼（Meyer, Landis & Hays, 1988）。在这个案件中，一位来访者在治疗过程中提到要伤害塔蒂阿娜·塔拉索夫，因为她拒绝了这位来访者的求爱。这次治疗会面结束后的两个月，塔拉索夫被这个来访者杀害了。这位来访者在发出威胁之后到谋杀之前的这段时间内再没有来接受治疗。治疗师的督导师建议他不要采取进一步的措施，这使得来访者没能及时接受精神病学的评估。督导师害怕违反保密协定，最终却遭到诉讼。

这次事件之后，明确了督导师有责任保证受导者明确在治疗中得知第三方将受到威胁时的告知义务，即使违反了保密协定也要如此。在这个案例中，出现了明确的对第三方的伤害或杀害的威胁，告知职责非常明确。对咨询师的挑战是，是否能够区分这仅仅是一个口头警告还是即将到来的危险。

如果威胁是通过玩笑表露出来的，这样算威胁第三方吗？这是威胁还是仅仅发泄愤怒或敌意的情绪呢？这些都不是简单问题，但要牢记，在心理健康机构或是学校，与威胁相关的任何形式的表达都有可能造成真正的伤害，因此对其做出的反应就是将其视为真的威胁。

对于咨询师和督导师，伦理问题就是一场各种责任的博弈：保护他人不受伤害、保密、提供有效治疗提升来访者福祉、保护个人和家人免受起诉。但如果咨询师为了保护第三方，对来访者任何形式的愤怒发泄都作出打破保密和告知第三方的反应，那么就不可能进行有效的治疗。

督导师的义务是协助受导者在某些模糊的情境下有效地行使功能，采取合理的而不是极端的措施来维护伦理规范。对于指明对象的明确威胁，要履行明确的警告职责。另外也有可能出现不明确的情况，督导师仍然有义务帮助受导者区分是应该采取治疗措施还是采取社会功能控制方面的措施。治疗和社会功能控制完全不同，理应区分对待。

在治疗中，保护职责不仅仅体现在警告第三方那些针对他们的威胁，还应该采取迅速的、积极的措施提升来访者的福祉，特别是当来访者面临风险和威胁时。保护职责让督导师有义务帮助受导者处理来访者的紧急情况，并提前针对各种可能提出应对措施，以防止自杀、药物滥用和忽视等情况（见专栏 14.10）。

专栏 14.10	举例说明保护职责

2000 年 6 月，一个 15 岁的小男孩在佛罗里达州布劳沃德郡收容所上吊自杀，这是法院指定专为离家出走青少年和问题少年设立的收容所。这个男孩在他母亲关他禁闭后攻击了母亲。母亲报了警，警察告诉她，必须提起诉讼将她儿子送交法院才能帮助她儿子。被送到收容所时，男孩

告诉一名工作人员说，他前天曾尝试过上吊自杀。虽然我们不能明确当男孩披露他要上吊时应怎样进行危机干预，但是有一件事情很清楚——那个男孩仍然被允许系腰带。在他因为不良行为被送到这里大约三周后，男孩用腰带在他的房间上吊自杀。那名工作人员，报纸上说是咨询师，并没有尝试把孩子放下来，而是对着悬挂在空中的男孩拍照，她的督导师告诉她应让警方来处理。男孩被发现时还活着，但在医院治疗四个月后死亡。那名咨询师被起诉，因为忽视儿童且没有及时采取行动救助这个男孩，她被判有罪且面临着最高五年的有期徒刑（Bierman，2004）。

这个现实生活中的惨剧让人们重新在多个层面反省伦理问题。如果我们假设这名工作人员或咨询师是真诚的、友善的，她为什么会选择不立即采取救助行动呢？是什么样的担心妨碍她立即采取行动呢？是什么样的想法使督导师建议在警方处理前不采取任何措施的？至今，督导师和其他目睹了男孩自杀却没有救助的工作人员都没有因此受到指控。为什么我们的司法系统仅仅起诉了那名工作人员，而这样的决定又意味着什么？如果事关低收入家庭中的问题少年又该怎么办？而关于伦理决策我们又能从这个惨剧中吸取怎样的教训？

虐待的强制报告。和警告的职责一样，对于弱势群体受虐待的强制报告（mandatory abuse reporting）也是需要咨询师完成的一项社会控制功能。目前已有关于强制报告的立法，以保护弱势群体避免身体虐待和性虐待以及剥削。在大多数司法体系中，以下群体被认定为弱势群体：儿童、60岁以上年老体弱者、成年残障人士（Behnke，Winick & Perez，2000）。参见专栏14.11中强制报告的两难困境。

专栏 14.11　　　　　　　　　　　　　**关于虐待的强制报告示例**

受导者告诉督导师，有一个个案让她非常担心。这名来访者是一个中年妇女，她的丈夫身患中风，在市里唯一的公立医院住院治疗。来访者对于丈夫的情况感到非常沮丧，对丈夫所接受的糟糕的医疗服务也苦恼不已。来访者告诉受导者，她非常担心丈夫在医院的安全。进一步了解她的担心后，受导者得知，来访者曾经有两次见到一名医护人员用握紧的拳头击打一位坐在轮椅上的患者的头部。受导者问她是否将这个行为报告给了医院其他员工或当局。她说没有，因为她担心她丈夫会因为报复受到同样虐待，而她又没钱送他去私立医院。受导者鼓励并支持来访者报告这种虐待行为，但是来访者坚持认为这会使她和她丈夫的情况更加困难所以拒绝报告。在受导者看来，来访者说的都是真的，并没有虚构事实。受导者因此困惑于自己的职责究竟是什么，并且也担心医院里其他病人的安全。督导师应该怎样处理这个两难问题呢？

在这个两难问题中，督导师陷入了这样的境地：根据受导者陈述的案例事实，需要对虐待进行强制报告。为来访者保密的义务，与履行类似虐待报告的社会控制义务，这两者间有一场博弈。看起来似乎很明确督导师有责任确保虐待的强制报告，但还有一个更长远的任务，就是督导师有义务进一步协助和支持受导者，帮助受到惊吓的来访者度过即将面临的困难历程。此外，受导者可能不愿意让来访者知道虐待强制报告这件事，担心失去来访者的信任，督导师有义务支持受导者完成这一过程。

知情同意

知情同意背后的团体价值观是认为个体有自我决定权和自主权（Behnke，Winick & Perez，

2000）。知情同意旨在向个体提供足够的关于治疗的相关信息，包括风险和可供选择的治疗方案，让来访者自由选择疗法。"治疗"（treatment）这个词来源于医疗领域，"知情同意"这个概念也是如此。伍迪（Woody，1984）及同事声称，知情同意是公共服务机构面对玩忽职守诉讼时的最好辩护。

关于知情同意，督导师有如下义务：（a）有义务确保受导者得到来自来访者的足够细致和及时的知情同意；（b）有义务确保来访者的知情同意材料中包含对督导过程和督导中对来访者隐私的处理的清晰描述；（c）有义务向受导者提供足够细致的知情同意说明，包括督导过程和督导程序的大致情况。

对来访者的知情同意

对来访者的知情同意包括对咨询服务的风险和利益的描述；对咨询涉及过程的简要描述（比如，问题、反思、团体咨询，或使用单向玻璃等等）；关于保密本质及其限制的说明，包括虐待的强制报告和警告职责；关于收费和付款的说明。保密的限制部分应该包括督导中对来访者信息的处理。对于婚姻和家庭治疗，保密的部分还应该说明，在行业伦理指导规定下，除非有所有成员签字的书面知情同意书，否则关于夫妻或家庭治疗的信息不会透露给第三方。

对受导者的知情同意

对受导者的知情同意应该包括：督导师在督导中对督导过程和程序的清晰描述；督导的目标；督导过程的潜在风险；对受导者的绩效预期；评估和审核方法；保密在督导过程中的限制；如果可以，提及收费说明。知情同意中督导过程和程序的部分应该包括督导师关于督导的理论假设，以及督导师对督导的教育方面、会诊方面的强调程度，以及对咨询师本人的关注程度。

督导的目标应该明确陈述，还应该包括一般目标（如为获得从业执照，追求职业发展）和受导者认为重要的具体目标。督导过程的潜在风险也应该被提及，包括告知在督导的某些过程中咨询师需要自我暴露和反思，以及这种反思可能造成的不舒服和焦虑的程度。督导的风险可能有受导者自我评价的降低，甚至在个别案例中会被取消从业执照。

绩效预期应该包括预期的督导会面的频率，督导师对处理来访者紧急事件的要求，来访者紧急事件中督导师的告知程序。绩效预期还应该明确督导过程是面对面的，或通过音频或视频，或案例笔记，还是这三方面的结合。评估的方法这一部分应该描述评估的过程和标准，无论是形成性的评估还是总结性的或是两者都有，无论是口头上的还是书面的或两者兼具，哪些来源的信息作为评估的依据，以及除了受导者谁能够得知或者接触到评估的结果。

督导保密的限制也应该清楚描述，包括什么样的信息可能会透露给第三方（比如，受导者的部门总管或临床主任）。其中最有可能透露给第三方的信息包括评估结果，受导者对困难的、有争议个案的处理，伦理违背问题，关怀标准能力不足，也可能包括受导者处理非常得当的个案。如果合适的话，可以说明督导收费，在知情同意书的最后应该签上名字和日期。专栏 14.12 是督导知情同意书所要包含的所有要素。

专栏 14.12	督导知情同意书的要素

督导师在督导中的理论立场

关于督导师对督导和临床模型的描述

督导将包括：

　　教育方面

　　建议指导方面

　　咨询师个人或反思方面

督导目标

一般目标

获得执照

认可督导师地位

职业发展

其他

具体目标

列出受导者和督导师关于个案概念化、技能发展、治疗师自我、对职业咨询的认同发展的 1 到 5 个具体目标

目标 1

目标 2

目标 3

目标 4

目标 5

督导过程的潜在风险

受导者的绩效预期

督导会面的频率

受导者有责任准备或提供：

现场督导

咨询的录像

咨询的音频

个案记录

处理来访者紧急情况的程序

告知当局这个个案，来访者可能对自己或他人造成伤害

如果当局已通知，告知来访者的家庭成员

如果来访者威胁到第三方，告知第三方

告知机构督导师

告知临床督导师

紧急事件的报告应该包括治疗师对个案的处理

评估方法

形成性评估（频率，书面/口头，信息来源）

总结性评估（频率，书面/口头，信息来源，可能获得评估结果的人）

评估标准（个案概念化，技能展示，治疗师自我问题，困难/危机处理，遵守督导程序等）

批准执照/专业推介（是否有获得执照的目标，或是想成为督导师，或是需要专业推介？是否在知情同意书中告知有拒绝的风险？）

保密的限制

违背伦理

临床行为能力不足

未能建立督导程序

危急情况和高风险的个案

卓越的临床表现	
可能告知谁	
收费说明	
受导者签字、日期	

或许最重要的是，为了帮助受导者能对督导真正知情并同意，督导师有义务让受导者知道治疗师自我这部分工作包括什么，以及督导师期待受导者对于个案相关个人问题反思的程度。受导者的自主性和选择自由应被尊重，他们有权知道督导过程所包括的咨询、教育、会诊所占的比重。如果受导者还没准备好，督导师就提前强调治疗师自我这部分内容，受导者可能会感到自己很脆弱（见专栏 14.13）。

专栏 14.13　　　　　　　督导中的治疗师自我，不够还是太过？

心理健康咨询和家庭治疗博士项目又有了一名新教员。通常来说，新教员对客体关系和原生家庭治疗领域的新观点，学生们都能抱以接纳的态度。然而，在见习和实习课上，学生们开始抱怨，不喜欢这种深度自我暴露的要求，特别是关于自己原生家庭的部分。有一名学生讲出了自己酗酒和儿童时期遭受性虐待的历史，这使她非常不舒服，于是她去找了系主任，哭诉说，关于督导中深度关注治疗师自我和原生家庭这部分的内容，并没有得到自己的知情同意。另外，这名学生说她不愿意继续这个课程，因为她不想去经历这些她从一开始就没想同意的督导内容。

在这个案例中，职业价值观和目标发生了冲突。作为督导治疗师，有自己偏好的理论框架和实践模型是可以接受的。为保护将来的来访者以及提升受导者的个人和职业发展，专注于治疗师自我的问题，或是在学生咨询师的培训中进行个体咨询可能是非常重要的。让人不能接受的是，一个咨询督导师竟然在督导过程初始阶段与受导者的对话中，忽略了谈及督导过程的基本要素。这些要素包括但不仅限于：专注于治疗师自我的程度、督导师的理论取向、受导者偏好的督导方式，以及如果受导者感觉不舒服时应该如何处理。受导者有权对督导本质和过程的信息进行了解，才能做到知情同意。督导师有权按照自己的偏好实践，但也有责任出于保护来访者的目的做一个行业守门人并维护关怀的最低标准。

利益冲突和界限

利益冲突

督导中的利益冲突对应着下一阶段治疗中的利益冲突。在督导中，当督导师陷入了冲突的角色或者冲突的利益，以至于影响到了督导师的真诚和职业判断能力时，就出现了利益冲突（见专栏 14.14）。在督导中，当督导师和受导者的界限不明确时，利益冲突最可能发生。例如有个案例，督导师和受导者共同拥有一家心理治疗机构，督导师与受导者之间形成了双重关系。就像以下将要讨论的，督导中双重或多重关系并不总是能避免的，也不一定就是有害的。判断是否有害的标准是这种角色和关系中是否有不当利用，督导师是否因为多重角色而对受导者产生了不恰当的影响。关系型督导师的伦理要求是：假定自己是一个不断反思的督导师，在督导关系中将自己充分暴露在权力分歧、利益冲突的潜在情况下，不断审核自己是否存在权力滥用。

专栏 14.14	利益冲突：督导师没有报告双重角色

　　某一机构主任督导一名咨询的实习生。这是一个涉及儿童与家庭服务部门的困难个案，这个家庭因为母亲对孩子的疏忽行为而被迫送走孩子。家长来这里接受咨询是为了最终能够改变他们目前的生活和关系，并希望重新得到孩子的监护权。这名主任非常赞同这对父母希望家庭团聚的愿望，并指示他督导的实习生写信给法院，争取重新考虑他们家庭的重聚问题。个案相关的一些实习生其实并不认为这么早让孩子回归这个家庭是好事，这起案件中指定的小孩目前的监护人也这么认为。

　　后来在与这个家庭工作期间，主任辞职了，机构聘用了一名新主任。法院指定新主任带着录像和一些未整合的文档去一个听证会。当她到达听证现场时，儿童与家庭服务部门的人员将录像带从她手中拿走，这位新主任诧异地发现前任主任担任这个案件的专家证人。他们机构负责了案件的咨询部分，而前任主任在这起案件中也承担了法律责任并曾扮演临床督导师的角色。结果是，这家机构因涉入这个案件而不能参与听证会，但前任主任却没有报告自己的双重角色：他现在是案件的专家证人，但他在担任机构主任时已经涉入了这次案件。该案例中的关键利益冲突是，对负责这个个案的临床机构，以及对儿童与家庭服务部门，这名督导师都没有报告双重关系，而他的动机仍然未知。

权力的使用

　　一提到权力问题就涉及关系伦理以及什么是考虑其他人利益的道德方式。在传统公正取向的伦理模型中，临床督导师对受导者的影响力大于受导者对督导师的影响力，所以权力关系是不对等的，受导者是弱势群体。临床督导中的督导师有义务当心这种权力差异，以保护关系中的弱者，即受导者。

　　权力和特权是有着紧密联系的，在辩证主义的观点下，只要知道历史上谁是有特权的一方，就能知道谁是没有特权的一方。现在，少数族裔、妇女、低收入家庭，由于种种原因成了低权力的一方。也许更为重要的是，即使减少权力和特权，妇女、少数族裔和低社会经济地位的人仍然带有被统治、压抑以及无力的文化印记，这是一时之间改变不了的。督导关系中督导师有评估的权力，因此，性别、阶层、种族问题在督导中要高度重视。因为就职业认可、获得从业执照、升职和生涯轨迹中的实际影响而言，评估者的角色是否构成了一种强制的权力，这一点据伯纳德和古德伊尔（Bernard & Goodyer，1998）称还有待研究。

　　可以说，这段关系从一开始就是不平等的，再加上性别、人种、收入的差异，导致督导师和受导者的关系上升到了一个更复杂的层面。在督导中说明这种权力差异是为了以公开对话的方式讨论并让受导者也参与到其中，并反思这种督导中的权力差异到底意味着什么。费恩和特纳把公开反思和谈论权力差异的这一过程称为"透明化"（Fine & Turner，1997）。

　　无论是传统的伦理模型还是关系导向的伦理模型，敏感的督导师都会当心督导中的权力差异。这种督导师更偏向于使用关系取向模型，然而却更有可能把督导过程本身看作只是系统化的询问、确认，这种角色使督导师并不能很好地运用智慧去解决临床案例中的问题。在福柯（Foucault，1975）之后，关系型督导师开始探究督导师这个角色的构造对督导关系参与者的影响，并更愿意就督导师认为的临床实践本质和做出本质上"好"的评估决定来提问。

界限

　　在结构性家庭疗法中，界限以代际来区分，将父母亲代从兄弟姐妹子系统中分离出去。临床督导中界限是为了保证督导师不越线、不直接参与到与来访者的关系中的一种方式，因为这样的角色应该由受导者来扮演。督导师直接与受导者交流，受导者又直接与来访者交流。界限给督导师和受导者之间的关系作了一个界定，这是一种督导关系，而不是治疗关系或是纯教育关系或会诊关系。督导关系的本质是评价。参见专栏　　14.15 关于界限的案例。

专栏 14.15　　　　　　　　　　　　　谈谈督导中的界限

　　督导师向他的女性受导者阐述自己关于督导关系的理解，并引发对一些问题的思考，对督导过程表述的不确定性、迷惑性的反思："督导是一段复杂的关系，有时还有些似是而非。当督导师和受导者之间真诚而开放时，督导效果会更好，当然督导中评估部分也不容回避。作为一个督导师，我对督导的结构本质以及临床督导师角色赋予的权力有着敏锐的觉知。在督导中，我有一些经验教训，并且想知道你曾经的督导经历。我们能谈谈之前那些让你成为现在的你的那些经历吗？如果今天你在这里经历类似的督导过程，你会以同样的方式反应吗？在过去好的督导经历里，你倾向于是一个什么样的人或咨询师呢？在过去不那么好的督导经历里，你发现自己是一个什么样的人或咨询师呢？在督导关系中有什么能帮助你有安全感而不是害怕评估的过程呢？关于'我是男性而你是女性'这一点有没有什么顾虑，你认为性别差异会影响我们一起工作吗？"

　　"你在任何时候都可以对于督导中我问你的问题以及看待问题的方式提出疑问或者评论。如果你不同意我提的建议，我想让你告诉我，我们可以一起从不同的角度来看看。如果我对你在临床案例中的一些想法不清楚或是迷惑，我会向你询问，反过来我希望你也如此。如果你对我的想法和语言表达感觉不太清楚，我希望你能叫我停下并立即提出你的疑问。我担心在督导过程中我的声音会掩盖你的声音，所以我请你跟我一起留心这件事。"

督导中的双重关系

　　界限侵犯与界限跨越。许多学者阐释了关于界限侵犯和界限跨越的区别（Gutheil & Gabbard，1993；Lazarus & Zur，2002；Smith & Fitzpatrick，1995；Zur，2004）。界限侵犯和界限跨越的区别将有助于督导师和咨询师在督导或治疗关系或策略中，对相应伦理问题做出评估。在督导中，界限侵犯是指督导师对受导者的不当利用、权力滥用、威严压迫、欺骗和不实陈述。治疗中的典型案例就是咨询师与来访者发生性关系。督导中也有类似的案例发生，比如督导师认为可以接受与受导者的性关系，而其受导者又想在这段督导中获得好的评估成绩以拿到从业执照，他们就可能发生性关系。督导中这样的情形是对受导者的不当利用、极度的权力不均衡，按照界限侵犯的定义，这对受导者是有害的。界限侵犯包括对督导师和受导者不均衡权力的不当利用，和他们之间界限感的侵蚀，在督导情景下，这些案例并不是个别事件，而是关于伦理和界限侵蚀的累积事件（Peterson，1992）。就像在药物依赖方面，督导师往往告诉受导者，病情复发并不仅仅指再次喝酒或吸毒，而是包括想和做这两方面，也就是说，包括思考和做决定的过程，而不只是一个单一事件。

　　界限跨越，则由拉扎勒斯和祖尔（Lazarus & Zur，2002）表述，后来祖尔在 2004 年将其定义为一种偏离，包括情感距离上的、精神分析起源上的、在咨询室的治疗实践中的偏离，它能极大地帮助来访者，也可能帮助受导者。在督导中界限跨越的一个绝佳例子就是利用反思团队，其中督导师故意避开自己在督导中的专家角色，在反思团队中作为与受导者地位平等的参与者。在作为反思团队成员的情况下，督导师可能会分享一些个人故事，对来访者的故事产生与受导者差不多甚至更强烈的反应，以此展露其人性和脆弱。这避开了治疗和督导的组织化规则和条例的等级，避开了精神分析主导原则的刻板。

　　性吸引和性关系。大多数咨询和家庭治疗行业联合会的伦理守则中都规定督导师要避免与受导者发生性关系。美国咨询协会伦理守则规定："咨询师不能卷入与学生或受导者的性关系中，也不能对其进行性骚扰。"（ACA，1995）美国婚姻与家庭治疗协会引入了更复杂的描述："在治疗师与学生或受导者处于评估或培训阶段时，婚姻与家庭治疗师不能卷入与学生或受导者的性关系中，如果督导师与之前的受导者发生性关系，

督导师需要举证证明这对受导者并不是不当利用或伤害。"（AAMFT，2001）

大多数咨询专业人士和受训者都清楚督导关系中受导者处于弱势，以及这种权力差异的显著性，因此赞成禁止督导师和受导者之间发生性关系。也就是说，意识到督导过程中情感上的亲密是很重要的，这些可以通过督导实践来觉察，比如原生家庭或者治疗师自我的问题。这种亲密可能是受导者吸引督导师，也可能是督导师吸引受导者，或是双方相互吸引。伯纳德和古德伊尔（Bernard & Goodyear，1998）认为督导师不能否认吸引的重要性，他们认为否认或是最小化这种吸引会影响督导师对这个问题清晰反思的能力，从而增加了风险。

对于督导过程中是否及怎样谈及性吸引这个话题，没有太多的指导条例。谈及性吸引是否会增加实际卷入性关系的可能性？鉴于性吸引包含了很多的生理过程，包括性激素、神经递质增加等的强大作用，承认性吸引可能更会引发这些生理反应，因此这个问题尚未定论。在这样不平等的关系中，性激素和神经递质的增加可能更加难以觉察和克服。尚不清楚在督导师吸引受导者的情形下谈及这种吸引是否会有助于督导关系。受到受导者吸引的督导师，有义务在早期察觉到并寻求对督导关系的咨询，以帮助处理这种情感并作出恰当决定。如果性吸引仅仅是单方面受导者被督导师吸引，谈论督导中的性吸引会容易一些，可以通过对受导者更有帮助的方式，比如共同探索吸引的深层含义以及督导关系对受导者的意义。

非亲密双重关系。督导中非亲密双重关系包括与受导者的商业关系、社会交往和朋友关系，以及亲属间的督导、治疗和督导同时进行、同时接受多个拥有评估权力的督导。双重关系让督导关系变得更加复杂，因此也让督导关系中的动力和督导师做的伦理决定变得更加重要。在督导中鼓励避免双重关系或多重关系的潜在价值是，在这样权力不对等的督导关系中不能有剥削，而且要提升来访者和治疗师的福祉。如果先前存在的关系让督导师对多重关系中督导这一方面的关注减少，或者与作为朋友和生意伙伴的受导者更容易交流，此时不同角色的义务就会相互妥协。

然而，有时候双重关系的避免比较困难。卡尔·汤姆就明确反对美国婚姻与家庭治疗协会对双重关系的全面限制，认为双重关系可以提升个人和职业行为能力，当然也提到为了成功维持这些关系所要花费的时间和努力。卡尔·汤姆写道：

> 我认为美国婚姻与家庭治疗协会的这种通过伦理守则对双重关系的全面限制，其实是对我们这个领域、我们这个行业的伤害。在这种对双重关系全面限制的职业态度走向极端之前，我们需要对其本质、复杂性及大范围双重关系的后果进行进一步研究。不仅是不当利用的提法让人迷惑，人性丰富的可能性也受到限制。（Karl Tomm，未注明出版日期，p.6）

汤姆指出了在职业领域中双重或多重关系除了导致贬低和剥削之外，还有可能使督导关系和内容更丰富。专栏14.16陈述了双重关系好的和不好的作用。

专栏 14.16   督导中的双重关系

　　路易斯是一个在大型心理健康机构工作的咨询师，该机构由一名全国知名的家庭治疗师领导。虽然这个家庭治疗师不是路易斯的直接督导师，但在婚姻和家庭治疗方面，他给了路易斯很多帮助。路易斯是一个接受过培训的心理健康咨询师，但在家庭治疗方面没有工作经验，并且希望提升自己这一方面的技能。路易斯觉得自己很幸运，能够拥有这样一位全国知名的治疗师作为自己的督导师，也很乐于跟这名督导师一起工作。这位家庭治疗师督导的合作风格，以及通过临床问题和干预的反思方式帮助路易斯，使路易斯发展了一些重要的家庭治疗技巧，并在家庭治疗方面感觉更加自信。路易斯非常崇敬这位家庭治疗师，并将其视为自己的职业角色榜样。

　　在路易斯接受临床督导期间，他13岁的小妹妹遇到了严重的学业和行为问题。她开始很晚回家并对她的古巴母亲和外祖母非常不尊敬，这让她们非常迷惑和受伤。她们怀疑路易斯的妹妹可能开始抽烟喝酒。路易斯的母亲和外祖母问他她们该怎么办，路易斯认为最好的方式就是让他的督导师做家庭治疗。在第二天的临床督导会面结束时，路易斯打算问问那位家庭治疗师是否愿意帮助他们家庭度过这个危机。

督导师应该答应路易斯的请求吗？这种情形下是否存在与受导者、员工、来访者的双重关系，并让后者处于脆弱的地位上了吗？或者在这样的情景下，如果督导师可以处理好两个角色——路易斯的临床督导师和路易斯的家庭治疗师——是否可以使路易斯个人、职业，以及他的家庭生活都有所提升？因为咨询师与治疗师之间已经发展了一段工作关系，是不是就意味着一方需要帮助时另一方就不能提供帮助？路易斯一定要重新找一个他认为技能稍差一点的治疗师吗？在公正取向的伦理模型观点下，这个两难情景如何处理呢？在关怀取向的伦理模型下又应该如何处理呢？

督导能力

督导师的督导能力

监管受导者专业胜任力的问题，就涉及督导师和受导者的权力及他们之间的权力差异。在督导中，监管督导能力是一个自我行为，它需要监控自己作为督导师的能力，同时也要监控受导者的胜任力。伦理法则决定了督导师要自己设定职业角色，也就是说督导师需要将自己个人临床督导能力列表，同时还要反思自己对受导者和来访者督导实践的意义和涵义。就督导师的临床督导能力而言，许多州要求督导师执照申请人在他们正式持照从业前，有至少规定年限以上的工作经历（通常是两年或更长）。

督导师的专业胜任力并不是一个稳定的状态，但一旦到达，就要努力维持。这需要持续的职业培训、对督导的督导、个体治疗，这些是发展提升与自己和与他人关系的资源。好的督导师会经常参与对督导的自我督导。作为好的咨询师，要知道所有正式督导的终极目标是学会如何进行常规的自我督导。

功能损伤与督导能力不足

目前对于什么是督导师的功能损伤（impairment）以及什么是督导师能力不足（incompetence），尚未达成共识。一些人认为这两者本质上是相同的，如伯纳德和古德伊尔认为功能损伤就是所有督导能力不足的总和（Bernerd & Goodyear，2004，p.21）。其他人，比如兰姆、普瑞舍、波斯特、鲍姆、杰克逊、贾维斯认为，功能损伤是

职能充分履行的反面，而督导能力不足是完成必要职能所需的能力不足（Lamb, Presser, Pfost, Baum, Jackson & Jarvis, 1987）。还有一些人不使用这两个术语，而是使用另一些如"无效督导"（ineffective supervisor qualities）（Watkins, 1997）或者"差劲的督导行为"（lousy supervisor behavior）（Magnuson, Wilcoxin & Noiren, 2000）来代替原来的两个词。伦理守则和法律条文中使用了督导能力不足和功能损伤，因此我们就来对此进行定义并作出区分。另外，由于督导师和受导者的权力差异，也由于守门人功能是督导角色的不可分割的一部分，我们将描述督导功能损伤对受导者的影响。在接下来的部分也将详细讨论督导能力的问题。

督导能力不足

督导能力不足可以定义为由于培训、经验、意愿不足或灵活性不够，造成能力不足以完成督导角色的职能。美国咨询教育与督导学会（Association for Counseling Education and Supervision, ACES）的伦理守则中提到了四种督导职责：（a）监控来访者的福祉；（b）鼓励对临床实践相关法律、伦理、行业标准的承诺；（c）监控受导者的职业行为能力和绩效；（d）出于学术、选择、安置、雇用、认证等目的，对受导者当前表现和潜力进行评估和认证。通常，督导能力不足是由于受训不够或缺乏经验，而意愿不足或者灵活性不够这两个原因不那么普遍；然而，后者就有可能与单

纯的受训不足和经验缺乏造成混淆（见专栏 14.17）。通常，对于缺乏理论知识和经验的督导师，可以选择让其参与正式培训或一对一辅导来进行干预。

专栏 14.17　　　　　　　　　黛安和一个督导两难困境

雅各布博士毕业，一年前拿到了心理健康咨询师执照，之后加入了一个社区心理健康中心。最近有人请他为当地大学研究生实习课程提供督导。五周前，他开始了与黛安的督导关系。黛安正在读心理咨询的硕士学位，想获得执照，以便可以从事心理剧的实务工作。那时她已经开始实习，这之前，她已经有超过 800 小时接受督导的心理剧经历，在一个心理剧团体中做助理，那个团体由两个业内广受尊敬的精神病学家带领。她最初认为这些不能算在大学实习项目或者执照的要求内。在她与雅各布的第一次督导会面中，她就提到了对心理剧的兴趣和相关经历，他点点头，并没有说什么。

不久，她就接了个案，在他们的第二次督导会面中，她开始从心理剧的角度呈现她的一个个案。雅各布打断她并说道，以后在他们的咨询中，她只能对个案进行概念化、指定治疗计划并用认知行为治疗方法进行干预。他还说她的来访者一定对她的这种如此"相当不一样的方法"感到迷惑，而他的认知行为疗法来访者更习惯接受。黛安对认知行为疗法知道不多，也没有兴趣，于是告诉雅各布她已经与 6 名来访者签署了治疗协议，他们都认同她的疗法。雅各布对此有点不高兴，他生气地命令她只能用"标准"的方法，他认为这是临床中的"不成文的规定"。黛安立即向机构的主管和大学的督导师申诉此事，说她作为一个人、一个专业人员没有得到相应的尊重。她想要辞职。与机构主管的谈论中，雅各布承认他对心理剧一点都不了解，也没有兴趣去学习这个，尤其是向一名"精神病学家培训的在读研究生"。不幸的是，机构里没有可以督导黛安的督导师了，所以她一直待到学期末，非常不情愿地对来访者使用"标准"疗法。虽然有不错的临床效果，来访者满意度评价也非常高，但雅各布还是只给了她一个"刚刚及格"。黛安非常震惊，因为她认为他们的督导进行得很顺利。雅各布没有提供一个中期评估，也没有提到过任何评价低的原因或是提供一些补救的建议。

就美国咨询教育与督导学会要求的四种督导职能而言，在对黛安的临床表现和职业发展评估和认证上，雅各布完成了基本的职能。关于理论取向雅各布似乎不太能灵活处理，是否因此造成了他督导能力不足？如果黛安清楚督导师手中掌握的权力以及该机构的标准疗法，她是否能采取其他措施而使结果有所不同？如果能，为什么能？如果不能，为什么不能？如果你是黛安，你会怎么做？

督导功能损伤

督导功能损伤可以定义为：由于生理损伤、药物或者有关物质成瘾方面的因素，导致功能不能达到从前的心理状态下的高水平，而产生不能够完成督导角色职能的情况。功能损伤的表现包括临床抑郁、物质滥用、性侵犯、性骚扰以及其他界限侵犯、人格障碍、严重的职业倦怠以及如老年痴呆和中风等不良健康状况。心理治疗和药物治疗是常见补救和修复措施；然而，有时也会直接限制或者取消执照或者监禁，比如性侵犯的案件。与督导能力不足的督导师不同，功能损伤的督导师在明显表现出不能履行职责之前，能够保持履行自己的职业行为和督导职能。

督导师功能损伤对受导者的影响

在之前的章节中，提到了整合发展模型（Stoltenberg et al.，1998）。你可能还记得，这个模型提出了咨询师发展的三个水平，并解释了督导师的风格和模式是如何培养发展的。根据发展水平，我们可以推知督导师是如何对受导者产生一些负面影响的（Muratori，2001）。在这一节中，我们将简单考虑功能损伤的督导师对不同水平的受导者有怎样的影响。

水平一的受导者一般都有较高的动机、极

度焦虑，依赖于督导师的指导。对于所有实践目的，他们可以被认为处在从职业的婴儿期向幼儿期或学步期过渡的阶段。他们有着强烈的欲望，通过模仿有经验的治疗师和督导师来达到技能和信心的提升（Stoltenberg et al.，1998）。因此，当他们与一位指定的功能损伤的督导师一起工作时会感到非常焦虑和迷惑。总的说来，这个阶段的受导者有受到各种程度伤害的风险。即使处于水平一的受导者坚定地认为督导师的行为方式不合适、伦理上有疑问，他们也有可能受到这段督导关系的不良影响。他们对受督导经历的失望可能以各种不同形式呈现出来，包括热情降低和对"咨询"的悲观看法的增加，出现痛苦的相关症状（如抑郁、焦虑），或者决定重新评估自己的教育和职业计划，甚至完全离开助人行业（Muratori，2001）。

水平二的受导者可以被看成职业发展中的青少年，挣扎着要建立个人的自我同一性；在他们建立职业认同的努力过程中，他们会在独立履行职能、退行到水平一的依赖性两者间徘徊不前（Stoltenberg et al.，1998）。当水平二的受导者意识到督导师的功能损伤时，他们很可能会经历绝望、迷惑、不稳定。这个水平上的受导者如果处在功能损伤的督导师的指导下，其破坏性的后果就是压抑了职业独立性发展。

水平三的受导者通常已经完成了研究生训练，并已经有了专业实践。他们寻求督导是为了获取执照或进一步完善技能。通常说来，他们能够同时关注到来访者、咨询过程和他们自己的个人反应（Stoltenberg et al.，1998）。因此，在这三个水平中，处于这个阶段的受导者相对而言最不容易因为督导师功能损伤而受到负面影响。

为了更准确地估计功能损伤对受导者的影响，我们有必要去具体说明督导师功能损伤的本质和严重性。例如，一个出现严重职业倦怠的督导师，对来访者的福祉可能关注很少，而他个人和职业的幻想破灭导致他用讽刺方式对受导者进行严厉批评，这可能导致不同水平受导者的不同反应。例如，水平一的受导者先前几乎没有任何受督导的经历，可能会把督导师的讽刺和批评个人化，认为这意味着他们自身的行为能力不足。这种想法，再加上这一水平受导者高度焦虑的特点，可能使他们感觉挫败并导致他们严重质疑甚至抛弃成为治疗师和咨询师的职业计划和梦想。而对于水平二的受导者，他们面对身心疲惫的督导师，可能会将督导师的讽刺和批评内化为他们表现不好，之后可能退行到水平一那种典型的依赖状态，也因此可能让他们不愿意承担更高发展阶段的风险。另一方面，水平二的受导者也可能摒弃所有的督导反馈，努力去尝试更多超过他们技能和胜任力的自主性。不幸的是，以上两种反应对他们的职业成长和来访者的福祉都有害。而水平三的受导者更有可能识别出督导师的行为是因为职业倦怠，也有足够的职业成熟度与督导师保持适当的界限，并过滤掉督导师的负面影响（Muratori，2001）。

监控受导者的专业胜任力

在公正取向的伦理模型中，督导师的角色是被授予权威的，这甚至在与受导者工作之前就已确定。用福柯（Foucault，1975）的话来说，这种权威代表着职业权力，可以决定是否接受受导者并将胜任力符合要求的受导者与胜任力不足的受导者区分开来，由此成为一种特权。在关怀取向的伦理模型中，督导师的角色是一个执行角色，在关怀、同情和开放的氛围里，督导师有责任鼓励受导者发展技能和职业信心。在这个模型下，受导者对督导师也负有责任，需要积极参与交流，探索自己想法的含义，并始终对思考和治疗方法拓展的可能性持开放态度。

公正取向模型指导督导师用事先确定的标准评估受导者的专业胜任力。这个标准包括与个人成熟度、与来访者交往互动能力相关的一般胜任力，还应该包括与来访者评估、个案概念化、临床技能发展、危机管理、他人推荐、与来访者和同事有效沟通的能力、把握重点相关的特殊标准。在公正模型下，督导师会依照所有尺度的常模标准对受导者进行评估。

在关怀取向的伦理模型中，督导师和受导者会一起探寻这些预先制定的标准对他们的工作和作为专业人员的生活的影响。例如，当受导者焦虑或害怕时，督导师和受导者一起探讨并识别出使受导者产生这些情绪的更大的文化背景，这些背景可能以压抑的方式起作用。他们可能思考受导者可以采取哪些步骤，去减少或者逃离压抑对受导者作为一个咨询师绩效表现的影响。这种关怀伦理模型引入双方的反思，反思职业角色、职业认同和职业胜任力概念是如何被社会建构的。在这个模型中，当督导师和受导者关于评估本质的观点产生显著差异时，一种选择是考虑第三方的意见以增大考虑情景的可能性，另一种选择是让督导师和受导者充分表达自己的意见，协商直到有一个结果。潜在的督导能力不足的案例参见专栏 14.18。

专栏 14.18   **监控受导者的胜任力**

    法律责任和风险管理是某所城市非营利社区心理健康中心优先考虑的。中心的使命是以支持的、建立在专业能力上的、非病理学的方式与来访者工作。该中心的执行主管和董事会还管理了一所学校和一个娱乐场所，而且他们在这两项上所花的精力多于在社区心理健康中心所花的精力。中心的员工都非常勤奋，咨询师也很负责，在缺乏领导和资源支持的压力下尽自己最大的努力去工作，他们也没有时间去做一些公关工作，或寻求主管和董事会的关注和帮助。

    这里大多数来访者都是通过法院、儿童与家庭部门、青少年法律部门转介来的经济状况不佳的有多种问题的家庭。这些机构需要中心对它们转介的来访者进行常规报告和评估。员工，特别是临床主任，感觉自己陷入了左右为难的境地，他们尝试与来访者以非病理学的方式工作，但是转介机构却要求医学模式评估报告。他们感觉目前的混乱与他们自己的管理有关，管理者要求中心能够提供临床服务，但是又不停地警告他们要尽可能地避免卷入法律诉讼。

    临床主任用很少的经费聘请了一位签约临床督导师与她和另外两名咨询师一起工作。督导期间，督导师陪同主任一起去法院参加庭审，这是主任进行咨询服务的一个个案。律师用了极具攻击性的言语质问督导师。这个案件中的母亲希望重新获得抚养她的两个孩子的权利，主任认为在无人监管的情况下也是可以的。主任已经被卷入这个案件长达 18 个月了，律师向她提问时，她回答相信那名母亲会尽自己能力做到最好，督导师听到这个回答时感到害怕。因为孩子被从家庭中带走的原因是儿童忽视，律师问主任如果孩子出现紧急状况时这位母亲是否能够处理好。主任仅仅重复说她认为这位母亲会做到最好。律师和其他工作人员对此都很不满，因为这对他们决定是否批准这位母亲在没有监管情况下抚养孩子毫无帮助。其实主任很犹豫，她害怕如果她建议批准，一旦在无监管情况下孩子出现问题法院会让她和中心成为替罪羊。律师质询的时候，她审视了她和这位母亲的关系，发现她并不能肯定在紧急情况下这位母亲能保护好她的孩子。

    这个案例中咨询师是否胜任力不足？这位临床主任是否应该对母亲在紧急情况下保护孩子的能力做出更直接的评估？这位督导师是否有义务向中心的执行主管报告这个案件和法院审理的具体情形？这个案件涉及怎样的更广泛的组织和文化问题，这个主任的回应方式又涉及怎样的问题？这些更广泛的文化问题如何影响了主任专业胜任力的有效表现？对督导师而言，除了辞职外，怎样帮助主任摆脱目前面临的这种双重约束？

督导中的特殊考虑

督导中的公正评估和法定程序

    公正评估和法定程序是重要的概念，在公正取向的伦理模型中尤其如此。因为公正模型认定督导师的权威，公正评估和法定程序保证了督导师不能在没给受导者机会补救和甄别困难或在受导者能力不足的情况下滥用权威。程序是指在督导师对受导者做负面评价前，保证先将这个评价告知受导者，即在对受导者惩戒之前，回顾对受导者的负面评价，给受导者机会，让其陈述观点，改善或补救计划，以及有一段合理的时间提升其技能和职业行为以达到标准（参见专栏14.19 中的案例）。

专栏 14.19　　　　　　　　督导中的公正评估和法定程序

爱丽儿快要完成她在大学的临床实习了。这学期她有三次没能按约定与来访者见面，也没有告知其他同事她会缺席。她的督导师在前两次会面向她提及职业行为和问责制的重要性，也谈到了抛弃来访者的情况。爱丽儿说她并不认为她抛弃了来访者，因为她知道会有其他的咨询师和主任可以给来访者提供咨询。她还告诉督导师她有些个人困难，而且她也明白职业行为的重要性。第三次发生这种情况后，督导师给了爱丽儿一个不及格的评价，认为再跟她谈论这个问题已经没有意义了，因为前两次都好像没有作用。督导师在对爱丽儿的前两次谈话的督导记录中提到她的缺席和抛弃来访者。第三次之后，她只简单地写了个 F（译者注：指英文单词 fail，意为不及格），没有再继续讨论，感觉爱丽儿屡教不改。

在这个情境中，爱丽儿是否得到了一个公正的评估且是在法定程序下得到的？督导师的沮丧怎样影响了她对这个督导问题的处理？爱丽儿和她的督导师在问责制下各有什么样的义务？

在关怀取向的伦理模型下，法定程序不是中心，因为督导师可以做负面评价的权威本身就要接受调查。最重要的是督导师和受导者协商的结果，而不是评估的分歧，所以法定程序反而是没有实际意义的。

公正的评估包括一些元素，与之前讨论过的督导中普通伦理问题相关。公正取向的督导师致力于在咨询行业提升实践能力，尽量不受偏见影响，并持续觉察和处理督导中重要的情景因素和多元文化因素，特别是种族、阶层和性别因素，从而做出公正评估。受导者应提前了解公正评估的一致标准（包括一般和特殊）并同意签署一份知情同意书。公正评估为受导者和咨询督导师提供了一次表达的机会。公正评估是为了鼓励职业发展、解除自我怀疑或对与来访者关系的担心。

督导中的多元文化问题

督导关系，就像治疗关系一样，受到参与者的多元文化和情景的塑造，同时也是由心理健康的专业性和督导师的职业权威力来塑造的。所以不可能在忽略文化和情景因素的情况下，进行咨询和咨询督导的实践。1991 年，佩德森（Pederson）提出了一个观点，认为所有咨询都是多元文化的。因此，他认为文化因素具有普遍影响，包括种族、性别、阶层、民族、宗教、年龄、性取向及其涉及的关系。就像咨询一样，所有的咨询督导也都是多元文化的，这些文化因素持续不断地起作用，影响着其中的参与者，也被参与者们所影响。督导师和受导者带着个人和文化的历史进入督导关系，包括压抑或是特权的历史、挣扎与生存、镇压与从镇压中站起来。这些个人的与文化的历史在督导关系中相互作用，并对一些情景和事件做出带有感情色彩的认知回应。专栏 14.20 能帮助督导师探索其个人文化历史中的某些方面。

专栏 14.20	**案例：督导师**

作为一个临床督导师，为了更好地参与实践，建议你就以下问题与自己以及受导者进行开放对话：

对于你来说什么是你的文化历史中的突出之处？为什么？

你自己的文化历史中你最熟悉的是哪一方面？最不熟悉的呢？

你的文化历史中有哪些关于行使权威的观念？

你的职业认同和你所在机构中有哪些关于行使权威的观念？

你的文化历史让你如何认识边缘化问题？

权威者说起话来是大声还是温柔的，又是如何覆盖其他人声音的？

你的督导经历怎样向你传达了关于好的督导意味着什么的观点？

福柯（Foucault，1975）让我们关注专业话语权对于塑造现实和归类现实的影响。福柯的工作让我们重新思考关于督导以及督导师权威性的假设这些似乎理所当然的事。专业话语，特别是关于心理健康和疾病的专业话语，能够消除个人经验造成的偏差。督导师，作为专业心理健康话语的代表，有权对受导者的生活经验作出判断。在所有的权力关系中，伦理守则都要求督导师检查自己的权力使用，并对其负责。

督导中的宗教和灵性问题

职业伦理标准需要咨询师和治疗师对文化问题敏锐，也同样需要咨询师和治疗师注意来访者的宗教和灵性问题。第4章详细描述了咨询实践中一些宗教和灵性问题。类似地，督导中也同样存在这样的问题。这一节就简要描述督导中一些常见的宗教和灵性问题。

也许最重要也最常见的问题就是受导者价值观对来访者的影响。在前面几章，我们提到咨询和治疗不是不受价值观影响的，价值观影响着咨询过程的方方面面：问题评估、治疗目标、干预的使用、治疗结果的评估。我们将价值观暴露（value exposure）与价值观施压（value imposition）做一个区分。价值观暴露是指咨询师的价值观在适当的时候且并无其他意图地向来访者暴露，而价值观施压是有意图地暴露。最常见的是，通过价值观施压来劝诱来访者改变其价值观或者是批评来访者的价值观。

咨询中的灵性、伦理和宗教价值观学会（Association for Spiritual, Ethical, and Religious Values in Counseling，ASERVIC）已经列出了关于灵性和宗教能力的清单，这些包括在咨询及相关教育项目认证委员会标准中（Favier, Ingersoll, O'Brien & Mc-Nally，2001，pp.178-180）。这些特别提到了评定来访者宗教和灵性方面的信念和行为的能力，涉及来访者灵性与宗教信念和行为时表达共情的能力，以及评估治疗目标与来访者灵性与宗教问题的相关性的能力。一般来说，督导师会对某些特定的能力以及受导者能力水平有所觉察，并会讨论如果在治疗过程中这些能力起作用，对来访者价值观和信念会产生何种影响。

督导可能是受导者第一次或唯一一次有机会理解和处理移情、反移情的问题。当来访者谈及灵性或宗教问题时最容易出现反移情的情况，这一点并不让人意外。督导师会在面对这种宗教和灵性问题时保持觉知并用一些特定的策略去处理反移情。关于这一点斯佩罗（Spero，1981）有一个非常有用的临床参考。

除了涉及宗教和灵性价值观、信念、问题的评估这样的伦理问题外，督导师还应该在使用灵性取向的干预和方法时提供一些建议。有些情况下这样的干预是可以的。但也有些情况下这种干预会直接或间接地触及某些禁忌（Sperry，2001）（见专栏14.21）。受导者面临的一个最敏感和最复杂的伦理问题是来访者请求他们和他/她一起祈祷。祈祷作为一个治疗干预方式的合适性是需要考虑的问题。幸运的是，暗示和禁忌的问题已经有人提到（Koenig & Pritchett，1998）。即使督导师对这些问题不是特别熟悉，他们也可以通过参考文献或者咨询来获得这些信息。

专栏 14. 21　　　　　　对于"魔法石"案例的另一种看法

　　在之前蒂娜的案例中，学校咨询实习生蒂娜被指定由埃弗兰·詹姆斯担任她的督导师，他们在一个小的偏远的社区小学工作。蒂娜参加过一个提升自尊的工作坊，并学到了一个叫做"魔法石"的技术，她准备在一次小学生的班级团体活动中使用这个技术。蒂娜本打算当天下午使用这个技术，直到她的督导师检查了她的活动计划。詹姆斯小姐知道这个社区在关于"新时代"的相关问题上的看法和敏感性。她很清楚"魔法石"这个活动可能会遭到这个社区的家长和教会的一致反对。她回想了当年家长和教会对一个使用了类似技术的老师的联合抵制。这名老师的行为被称为"异端"，不久之后，当地一个新教教堂就发起了关于"新时代灵性魔力"的系列活动。接下来，这个区就禁止学校使用跟"魔法"相关的概念。詹姆斯小姐讨论了蒂娜下午团体计划的含义。蒂娜认为她并没有试图对家长、校长、学校董事的宗教敏感性产生任何潜在影响，她同意用另一个活动代替这个技术，使其在宗教和灵性问题上更加合适。这个案例表现了督导师对学生、家长、校长、学区、社区以及她的受导者的关怀和关心。这也反映了督导师在帮助受导者评估和理解社区宗教和灵性价值观上的重要作用。

临床督导、案例会诊和同伴磋商

　　区别提供督导和提供咨询两者角色、责任是很重要的，因为很多人认为咨询和督导本质上是一样的。但是就角色、目的和责任而言两者实际上很不同。临床督导师的角色是提供临床督导。这应该与会诊专家（consultant）相区别，他们提供的是会诊（consultation）。在咨询和心理治疗训练项目中，可以通过研究生临床教育项目的实习课程和实习训练中的角色来区分。比如，学生的实习训练通常是在一个校园外的临床机构中与一个临床督导师一起工作，同时还会参加一个大学里的实习研讨会。在临床机构，他们由指定的督导师提供临床督导，而大学的导师则与学生就在校园外机构的工作进行讨论和会诊，这个过程称为案例会诊。但是，大学的导师被称为大学督导师之后，与机构督导师的区分就容易让人混淆了。但实际上，大学教授在实习研讨会上的功能是会诊专家，而不是督导师。

会诊

　　会诊被定义为一个"人类服务专业的人员帮助会诊对象处理与工作相关的或者与照看相关的来访者系统的问题，目的是用特定的方式帮助会诊对象和来访者"（Douherty，2000，p. 9）。

临床督导与会诊

　　虽然会诊和督导之间有一些相似，但它们的差异也是明显的。一个明显的相似处是涉及的人。在督导中，有督导师、受导者和来访者或来访者系统。在会诊中，也有三方：会诊专家、会诊对象（即接受会诊的人）和会诊对象的来访者或来访者系统。然而，督导中有多重角色——老师、教练、朋友、建议者、评估者以及行业守门人，而在会诊中有一个主要的角色：建议者。督导中有多重责任——对于受导者福祉的责任，通常是非直接的对来访者福祉的责任，有时还有对机构的责任，而会诊只有一个责任：向会诊对象提供建议。

　　两者最重要的差别其实是它们涉及的关系本质。督导师是督导关系中的专家，也是权威，他们有评估的的权力，是咨询行业的守门人。在会诊中，会诊专家也可以被认为是专家—建议者的角色，但是他们的建议纯粹是信息性的，并不一定针对受导者。会诊中没有评估职能。最后，有效的督导需要一段建立在信任、相互协商一致的目标和角色之上的合作关系。这样的关系对于会诊而言有时是好的，但却不一定是必要的，特别是当目标就是寻求建议时。

案例会诊

在案例会诊中，受导者没有责任一定要遵照会诊者特定的指示；然而在临床督导中，受导者有责任遵从督导师关于指定来访者的特定指示。区别这两者能从某种程度上减少担负的责任。

同伴磋商

同伴磋商是一种与同事磋商，帮助了解在同样的情况下其他受训的咨询师会怎么处理的形式。同伴磋商在处理关怀伦理的法律标准问题时尤为重要。"通过与其他人的交流，一个咨询师可以在遇到某些关怀标准的问题时，采用其他咨询师可能的合理建议或措施，以达到改善和提升。"（Remley & Herlihy，2001，p. 17）

组织会诊

组织会诊是一种会诊的形式，涉及与来访者系统一起工作，可能包括一个工作团队或小组、组织或公司的一个部门，或者整个组织或公司。组织会诊致力于解决与工作相关的问题，目的是提高生产力、提高士气、提高职员对工作小组或团队的承诺度等等。咨询技巧与会诊技巧有某些程度的重合。在关怀环境中，一些心理健康从业人员开始考虑以组织会诊作为咨询的备选方案。

会诊中的伦理问题

咨询和督导中遇到的许多相同的伦理问题都不同程度地出现在会诊中。这里面包括保密、知情同意、胜任力、来访者的福祉。有兴趣的读者可以在布朗（Brown）、普瑞兹万斯基（Pryzwansky）、舒尔特（Schulte）2001 年出版的第五版《心理会诊》（*Psychological Consultation*）的第 13 章"伦理和法律问题考虑"中找到一些关于伦理和法律问题的详细阐述。

影响督导的法律问题和判例法

也许督导中最主要的法律问题就是涉及责任的问题。我们在这一章的开始就提到，督导不利是心理健康从业人员被管理机构施以处罚的一个相当常见的原因（Sacuzzo，2002）。督导师不仅对他们自己的疏忽负责，还要对受导者的行为负责。所以责任是什么呢？责任被定义为由于一个人的疏忽行为导致的或可能导致的义务。疏忽就是抛弃职责，比如提供的关怀直接造成了伤害。接下来我们将谈谈两种类型的责任：直接责任和间接或称替代责任。还将讨论风险评估以及在督导背景下降低责任风险的一些策略。

直接责任和替代责任

直接责任

在对学生和未获得执照的临床学习者的督导中，督导师要对他们的行为负直接责任。通常，这个责任要归咎于督导师的疏忽行为，一般是以疏忽督导的形式出现的。当督导师的行为与来访者伤害之间的联系建立后，责任就确定了。缺乏恰当的监控可能是直接责任的最常见因素。除非督导师功能损伤或者专业胜任力不足，直接责任相对来说是不当治疗的一个较少见原因。也就是说，替代责任是不当治疗行为的更为常见的原因。

替代责任

替代责任也被称为间接责任。从法律中的"长官负责制"（respondent superior）中衍生而来，也就是无论督导师是否有错，都可能要为他/她的督导行为负责（Disney & Stevens，1994）。这种责任的存在不依赖于督导师是否违反职责。要证明督导师有责任必须有三个要素。

第一，聘用关系必须建立——督导师必须与受导者有合约和协议，因此有权管理受导者的行为。比如，"学生可能由大学教授进行一般性指导或督导，同时也在社区机构或医院有一个机构督导师。在这些情况下，督导责任可能由借仆归责原则（borrowed servant rule）来决定。"（Sacuzzo，2003，p. 10）就大学生的离校训练而言，大学或者大学督导师被认为是普通雇主，而机构主管或督导师被称为特殊雇主。两者的本质区别和区分标准就是是否有权在受导者的疏忽行为发生时进行管理和控制（Sacuzzo，2003，p. 10）。进一步来说，可能追究企业机构的责任。它强调了当督导

师或临床机构为受导者指派来访者时，对受导者行为的预测性，因此认为督导师应该承担这个决定可能对来访者有伤害的风险。这个理论对私人安排的督导更适用。

第二，对来访者的伤害行为必须是在受导者的工作范围内。法院会依据五个因素来判定：督导师管理的权力；受导者是否有这样行为的职责；时间，地点，行为目的；受导者行为动机；督导师是否对受导者的行为有合理的预期。"一个学生或未获得执照的治疗师在有执照从业者的督导下治疗患者，很难想象什么行为不包含在其工作范围内。"（Sacuzzo，2003，p. 9）

第三，受导者的来访者必须被证实受到伤害。也就是说，来访者对疏忽进行举证。督导师的合理监控能够减少或消除替代责任的可能性。

对受导者的合理监控：一些实践考虑

在一个连续系统上考虑对受导者临床工作的监控责任，对于描述督导师的关怀标准是有用的。将这个连续系统从最小值、消极监控到仔细审查、积极监控列举如下（由 Shoener，Milgrom & Gonsiorek 修订，1989）：

- 自我报告（口述、过程记录、转录稿）
- 治疗记录的审核
- 录音
- 录像
- 关于每一次会谈来访者和受导者的正式临床结果报告
- 现场观察
- 共同治疗

一个法律学者最近得出结论说："我们已经到了某个阶段，在这个阶段里，自我报告或者自我报告和录音回顾的结合，都不能满足督导中关怀标准的最低要求了。"（Sacuzzo，2003，p. 10）因此，我们十分期望经常地、持续地对活动进行监控，即在连续统的最大值那一边——对录像、持续的临床结果数据的仔细检查，对过程记录的仔细监控。这些对于初学的受导者（如实践和实习中的学生）是有意义的。另外，自我报告的监控在培训完成阶段就已经足够了，比如对于较高水平的受导者，此时督导师已经对受导者的能力和局限有了很全面的认识（Sacuzzo，2001；Vasquesz，1992）。

专栏 14.22 是关于督导师建议可能涉及直接或替代责任的案例。

专栏 14.22　　　　　　　　让人意外的督导师建议

杰瑞米是一个心理健康咨询的实习生，在一所县心理健康机构工作，他已经在这所机构工作两周了。在他与一位青春期少女的第二次会面中，他注意到她手臂和腿上有一些伤痕，这是他在第一次会面中没有看到的。但问到来访者这些伤痕时，她总是避开眼神然后说"我不知道"。这次会面之后，杰瑞米立即去见了他的临床督导师诺玛，并报告了他的观察发现。他说他准备向儿童虐待热线

报告此事，并问她自己应该在来访者信息表中怎样记录。诺玛理解他的担心，但提示说不需要打电话。因为差不多一个月前，金恩已经向热线报告此事，这个个案正在调查中，金恩是前一位实习咨询师。起初，杰瑞米采纳了督导师的建议，因为他觉得她应该是正确的，所以他没有打电话。这个案例产生了一些问题：诺玛是否履行了作为一个督导师的职责？她是否履行了法律责任？如果有人举报杰瑞米的做法，他是否可以为自己辩护说自己只是一个实习生，听从了临床督导师的建议？诺玛是否应该负有直接责任或替代责任呢？如果你在这种情形下，你会怎么做？你怎样降低自己和督导师的责任风险？你的伦理敏感性怎样？如果你接下来发现这个机构原来一直存在漏报的情况，你应该怎样向该机构的伦理审查组织建议呢？

涉及督导的重大案件

塔拉索夫诉加州大学校委会（Tarasoff v. Regents of the University of California，1976）

在这一案件中，治疗师没能充分警告塔拉索夫，他的来访者威胁要杀害她。加利福尼亚州最高法院判决，治疗师的督导师应对此负责，因为他直接影响和控制着来访者的治疗。因此，督导师对塔拉索夫有关怀职责，就像他在扮演主治的治疗师。

阿尔塔芒特诉纽约医学院（Altamonte v. New York Medical College，1994）

在这个案件中，受导者向一个督导师提到他有恋童癖，并对他正在治疗的一个小孩进行了性侵犯。法院认为教育机构就是一个督导机构，因此要对督导的疏忽负责，因为这是对受导者的来访者的一项职责。

安德鲁诉美国（Andrews v. United States，1984）

一位督导师听到一些关于受导者不正当性关系的事，而受导者对其进行了否认，之后督导师就没再提及。美国上诉法院认为督导师存在职责疏忽，因为虽然他知道不正当性行为的流言，但没有对这件事进行充分调查。

西蒙斯诉美国（Simmons v. United States，1986）

一个主管向治疗师的督导师表示，他担心治疗师与来访者有不正当性行为。督导师没有采取任何措施。法院判决督导师要对其疏忽督导导致的来访者企图自杀以及其焦虑和抑郁负责。

督导中的伦理—职业决策的案例说明

这一部分将会讲到在督导的两难问题中伦理—职业决策策略，详见专栏 14.23。专栏之后有一个七步骤的分析方法。

专栏 14.23　　　　　　一个关于受导者与其功能损伤的督导师的案例

之前我们介绍过简，她刚进入一个大型私人临床服务机构实习，与 19 位来访者有咨询关系。她是第一个在这个机构完成研究生实习项目要求的学生。她最初与临床机构的主管和她的督导师贾斯汀博士的会面让她对这里的第一印象非常好，然而，她到这里一周后就开始变得沮丧。她的来访者抱怨说这里的员工和收费的不正规让人很不满，她与贾斯汀博士的第一次督导会面也让人很不舒服。她感觉他的有些评论不恰当。当她回绝他时，他开始报复她，批评她甚至报复性地给她指定了一些格外棘手的来访者，尤其是对于一个新的实习生而言。她感觉她被困住了：这学期没有其他可以实习的机构了，也没有其他督导师了，而她又觉得自己不能忍受贾斯汀博士滥用权力的行为；但是她还需要在这学期完成实习任务。她感觉她处境艰难，不知道该如何处理这个有伦理分歧的职业两难问题。她决定用伦理—职业实践决策策略来重新审视自己目前的情形。

步骤 1：界定问题

简开始写下现在的情景和背景，包括导致她认为她的督导师功能损伤的原因。她用以下问题（由 Muratori 修订，2001）来澄清自己的想法和感受：如果我怀疑我的督导师功能损伤，哪些行为可以证明呢？这些行为是明显的功能损伤吗？督导师的功能损伤如何影响我？我作为咨询师的发展阶段是否因为督导师功能损伤而产生负面影响？我的来访者是否受到影响了？这个临床机构的政策和程序如何受到督导师的功能损伤的影响？在这种可能影响我判断、阻碍我思考的环境下我需要做些什么呢？就我现在的发展水平，我自主工作的需要怎样影响到我对督导师及其行为的感觉和印象？如果我感到不情愿采取行动，是因为我害怕督导师或是机构其他员工的报复吗？我期望我采取行动后得到什么样的回应？如果我决定不直接采取行动，我的来访者和我自己会受到什么样的影响？由此她得出结论，督导师的功能损伤很显然是问题。

步骤 2：辨识受决策影响的参与者

参与者包括她自己、她的机构督导师贾斯汀博士、临床主管、机构员工、新任命的大学临床教育和培训主任、她目前的 8 名来访者。她与贾斯汀博士的关系是有问题的，让人感觉很不舒服，但他却表现得很友好并说他愿意帮助她。简不太确定是否能够信任他或者其他机构员工。虽然大学培训主任是新上任的，但简感觉他值得信任，并相信他们是在一条战线上。她与她所有的来访者都发展了很好的合作关系，担心他们会受这个情况的负面影响。

步骤 3：辨识对参与者来说可能采取的行动以及潜在的利益和风险

因为认定一个督导师的功能损伤，是一件非常严肃的事，所以简仔细考虑了几种可能的行动方式：（1）与督导师联系；（2）联系临床机构主任以采取行动；（3）联系督导师所在机构里的同事；（4）与大学的临床教育与培训主任商讨解决。选择 1 的好处是，如果对峙是相互尊重且能被接受的，就会有一个积极正向的结果。选择 1 的风险是失败和遭到报复。可以看到，当一个专业人员处在一个"失去发球权"的地位时，直接联系功能受损的督导师可能会导致不良结果，因为大多数直接报告的、处于"失去发球权"地位的人在对峙中都以失败告终（Kilburg，Nathan & Thoreson，1986）。穆拉托里（Muratori，2001）建议，仅在受导者对于对峙不会导致遭到报复非常自信的情况下，才采取直接联系督导师的方法。选择 2 的好处是特里蒂诺也就是临床的主管会采取行动，风险就是他不采取行动，反而让情况更加复杂和恶化，这样简在别无选择的情况下可能只能离开这个机构，导致这一学期实习白做了。选择 3 的好处是贾斯汀博士的同事会与他对峙，如果他不接受治疗的话，同事会报告给执照管理委员会。风险则是他们可能会压制或者部分压制投诉。选择 4 的好处是大学的临床培训主任可能会给她找到一个能与她有效合作的机构督导师。通常，主任会与临床机构主管就此事进行协商。不管选择哪种方法，简在描述她和督导师的工作时，要想使其具体性和客观性都更为可信，需要在不攻击督导师人格的前提下，以一种冷静而不偏颇的方式报告观察到的行为，这一点是非常重要的。

步骤 4：基于对各种因素的考虑评估各行动方案的利益和风险

背景领域内的考虑。就个人的职业发展维度而言，简正处于咨询师水平二的发展阶段。她意识到自己对于权威的公正性和批判性的倾向，不知道这些因素是否影响或促成了她目前的境况。大学临床教育与培训主任并不认为有太大影响，他提到他最近从另一所大学的临床教育部门得知了之前就有一些关于贾斯汀的督导功能损伤的报告。鉴于这个原因，对简提出的督导师督导能力不足和功能损伤，这个机构、其员工和领导都应该已经知道，但不管是书面形式还是非书面形式的规定都回避了这个问题。此外，贾斯汀可能还有性骚扰的问题，而就机构的反应立场来看，并没有对性别或是多元文化进行考虑。因此，行动选择 2 和 3 都不可行了。

专业领域的考虑。 简查阅了一些关于功能损伤的文献，几乎没有发现什么跟督导师功能损伤相关的内容。格雷格森博士是州执照管理委员会中功能损伤方面的专家，在与他的交谈中简知道了更多应对功能损伤的治疗师和督导师的策略。

伦理领域的考虑。 助人专业人员有五条道德准则需要考虑：自主性、善行、无伤害、正直、诚信。简思考了以下问题：我的督导师是否遵守了所有这些准则？如果没有，哪一些准则被忽视了？我的督导师忽视了哪些方面？在准则上表现出的能力不足，怎样影响到了我的来访者，怎样影响了我？（Muratori, 2001）在五条准则中，这位督导师似乎唯一表现出自主性。简还知道一年前，在督导师态度野蛮的问题上，一名实习生在与这位督导师的对峙中失败。这样说来，行动计划中的选择 1 也不可行了。

美国心理学会（ACA, 2005）的伦理守则和从业标准中的 F 部分提到对督导角色的伦理指导，在 C.2 部分有对功能损伤问题的说明，这部分详细陈述了咨询师在其生理、心理、情绪问题上可能对来访者或其他人产生伤害时要限制其提供专业服务。进一步说，他们应该对自己的功能损伤有所察觉，并寻求问题的解决，如果有必要，也要限制、吊销执照或终止专业职责。州执照管理法规与美国心理学会的守则类似，规定同事需要对功能损伤的从业人员就该问题向执照管理委员会报告。简知道大学临床教育与培训主任曾经有一个学期担任州立咨询执照管理委员会从业人员功能损伤委员会的成员。看来选择 4 是有希望成功的。

步骤 5：与同事或专家商讨

简既寻求了同伴磋商，又寻求了专家会诊。同伴包括她大学实习期的实习同学，他们首先给了她情感支持。专家包括大学医疗中心关于功能损伤的临床专家，以及临床教育与培训主任格雷格森博士，他在处理专业人员功能损伤问题上也很有经验。

步骤 6：决定实施最可行的备选方案，记录决策过程

简思考了以下几个问题：如果功能受损问题不提出来，涉及的各方将受到怎样的影响？如果贾斯汀博士的功能损伤恶化，以后的受导者和来访者会受到怎样的影响？她权衡了各方利弊，并将其列表，写下了每种行动方案的最佳情况和最坏情况。对于选择 1，如果非正式的对峙失败，有什么措施可以保护自己避免报复行动？如果临床机构不支持（选择 2 和 3）或者大学不支持（选择 4），谁会向受导者提供支持和充分的保护？在简不能确定谁是值得信任的专业人员的情况下，她是否能向大学的督察专员寻求保护？鉴于她对这些问题的回答和对步骤 4 的评估，好像选择 4，即向大学临床教育与培训主任寻求帮助，并探索寻找另一个实习机构，是目前最好的选择。

步骤 7：实施、评估、记录已做出的决策

简做了四项伦理测试来评估这个决定：公开性、普遍性、道德线索和公正性。因为这些测试结果都比较让人满意，所以简对她的决定更有信心了。她正式向主任助理提出这个问题寻求帮助。但不幸的是，主任向临床机构管理者提出对贾斯汀博士采取行动，但未被采纳。因此简已经不能在这个机构待下去了，担心可能遭遇报复之类的问题，于是主任将简安置到另一处实习机构中去了。唯一不足的就是她损失了有督导的 100 小时的实习时间记录，因为无论是贾斯汀还是那个临床机构都不愿意为简做实习证明。最终，通过记录重要事件，简保留了与那位督导能力不足的督导师相关的所有记录，包括具体的事件、与同事的对话等等。

要点

1. 行政督导和临床督导在督导师对受导者的控制程度上或者权力上有差别。

2. 督导师需要对受导者的法定程序权利敏感，特别是关于提供持续反馈的义务和评估受导者表现这些方面。

3. 督导的知情同意一定要包括来访者和受导者。

4. 在正式进入工作关系前，督导师和受导者需要讨论：（1）督导的目的；（2）督导所用设备；（3）关于督导师资历和督导风格的说明；（4）双方的期待、角色和责任；（5）评估；（6）关于伦理和法律问题的说明。

5. 建议有书面的督导协议来说明督导关系的本质以及一些关键问题。

6. 描述督导师胜任力的主要成分，以及美国咨询教育与督导学会的咨询督导师标准（1993）。督导师应该有表明资历的证书，有需要接受督导的继续教育的意识、发展跨文化督导技能的意识、对自己胜任力界限的自我监控。

7. 来访者在咨询关系中需要信息保密，这同样适用于督导关系。

8. 督导关系中的界限需要小心处理。督导师不能与受导者涉入亲密的私人或社交关系，也不允许双方建立商业关系，更不能用咨询关系去替代督导关系。显然，督导师与受导者之间的性亲密是既不符合伦理也不符合法律的。

9. 督导师有很大范围的责任，并为其中多数当事人负责。在法律替代责任的原则下，在一定程度上，督导师对受导者有直接控制权和权威，督导师对受导者的疏忽行为负责。

10. 在督导关系中，督导师和受导者都有权利和责任。双方都了解这些为了工作进行的督导的权利和责任，这是非常重要的，可以促进受导者的成长，保护来访者的福祉。

11. 受导者也可以使用专家会诊及同伴磋商。因为会诊专家对接受服务的人没有直接控制和权威，因此通常对受导者的疏忽行为没有法律责任。

12. 会诊专家要保护受导者和来访者的个人隐私权和知情同意。

13. 伦理—职业决策模型可用于处理涉及督导师的挑战。

总结： 观点三与督导

持观点三的督导师倾向于将督导视为一个他们自己和受导者双方个人成长与专业成长的过程。比较典型的是，他们作为水平四的督导师行使功能。这样的督导师拥有相当高的技术和关系性督导技能水平，并且能够将理论与实践进行整合。并不令人感到惊奇的是，他们能够准确和有效地监控和评估受导者的表现。根据我们的经验，这些督导师能够与很大范围的受训者很好地工作。有意思的是，这些督导师似乎很少涉及法律诉讼问题，可能是因为他们预料到一些潜在的伦理和法律问题，并且积极与受导者工作，以最大化咨询效果，同时最小化风险。因为他们是终身学习者，所以胜任力不足是不可能的。这些督导师认为自我关怀和幸福是重要的和最基本的，因此很少有功能损伤。正是因为这些和其他一些原因，我们向所有临床督导师倡议，采取观点三的状态。

复习问题

1. 在你的见习和实习中，如果你觉得给你提供的督导不合适，你会做什么？

2. 在什么情况下与你的督导师进行社交是恰当的？

3. 如果你的督导师对你有性吸引力，你会做什么？如果你对你的督导师有性吸引力，你会做什么？

4. 你认为一个理想的督导师应该具备什么品质？

5. 如果你的督导师必须承担因为你的疏忽行为导致的替代责任，你会有什么感受？

第四部分
伦理与有效的咨询与治疗

第 15 章　追求个人与专业的卓越

　　这个部分只有第 15 章一章，题目是"追求个人与专业的卓越：视伦理为一种生活方式"。这一章与本书的其他章节不同，这章没有学习目标、重要定义、新的主题，也没有特别的伦理守则或法律条例。这一章只是那些将伦理与个人生活和专业生活相整合的个人的真实日常生活。希望这一章可以使全书的思想和主题看起来更加真实和贴近现实。

追求个人与专业的卓越

视伦理为一种生活方式

正如前言中对第四部分的介绍所述，这一章不同于本书中的其他章节。我们将不再讨论专业实践中的伦理内容，而是详细阐述两个咨询专业工作者有代表性的一周生活，他们的工作涉及教学、督导学生以及提供相关咨询服务。

比尔·詹姆斯（Bill James）和格里·杰克逊（Geri Jackson）都是化名，之所以使用化名是因为这两个专业人士想要保护他们所提到的来访者和学生的秘密和隐私，也同样保护他们自己和家人的秘密和隐私。比尔和格里都是极受同行尊敬和敬仰的资深咨询师，这意味着假设他们主要是以观点三而不是观点一或观点二进行工作的。这也意味着他们已经达到了一种把个人生活和工作有效整合的状态，所以他们能够把他们与学生、同事以及来访者的工作调整成一种充实、有挑战性和满足的状态。

我们请他们叙述他们典型的一周的专业生活和个人生活。典型的一周也可能是特殊的一周，或者这也可能是平时工作经验的综合。我们请他们描述那些能够引起和反映涉及任何伦理相关考虑的专业实践的情景和问题。我们希望他们能够轻松地描述包括所有这一类思考的工作和生活方面，是整整一周的，而不仅仅是他们工作日的。我们请他们提供一盒磁带录音或是一种日记形式的报告。他们呈交的报告都使用第一人称，然后转录并呈现在下面部分中，同时还附有我们添加的一些简要的关于他们的环境和咨询工作背景的介绍。

 比尔·詹姆斯的一周生活

威廉·詹姆斯（William R. James）博士，他更喜欢别人叫他比尔，是一个有执照的心理健康咨询师。比尔在获得了咨询心理学博士学位并完成了博士后实习之后，已经有了 15 年的咨询实践经验。在做了四年专职的大学教师后，他认为他更适合做全职的临床实践，同时有一些业余时间参与咨询专业的研究生培养工作，而不是全日制的学术工作。相对于出席例会和任职大学委员会那一类全职教员做的事情，他更喜欢督导实习生和带领团体咨询课程。因为他已经在这个部门担任了多年兼职教授，所以他接受了兼职临床

教育副主任的职位。这样每学期都会给他分配几个棘手的实习生。詹姆斯博士一直以来都因为高超的技术和人际交往能力以及他对专业伦理的敏感和承诺而得到广泛认同。尽管詹姆斯博士没有为研究生开设咨询与心理治疗中有关法律和伦理问题的相关课程，但是他在咨询理论和方法课程、团体咨询理论课程，以及他督导的咨询实践活动中都整合了有关伦理思考、伦理问题以及伦理敏感性等问题。下面是他的报告。

星期一

星期一是我们这学期的第一天。我开车去学校，路上想起自己的教学方法在过去几年里发生的变化，我不禁微笑。现在每当备课的时候，我都会问自己一个问题：在课程结束时，我想要学生思考和感受到的是什么？因为我现在已经开始相信，伦理的敏感性和专业能力是紧密相关的，我现在把课程的重点集中在咨询与心理治疗的理论以及以研究为基础的方面，包括伦理和专业技能两方面。我尝试把伦理问题与我所讲授的其他话题同样对待，从实践的、临床的角度切入而不是单纯的理论讲授，寻找那些能说明临床相关问题并阐述主要理论观点的案例材料。另外，每堂课我都试着举出至少一个包含专业和伦理两方面内容的案例。

选取实例的目的是给我的学生们机会去思考和解决在日常临床实践中可能会遇到的一些典型的咨询实践问题。案例同样鞭策他们将理论与实践相联系，从而提升他们的认识，使他们意识到，伦理实践问题与专业实践问题不是分裂的，而是同一件事物的两个方面。我喜欢鼓励和鞭策

学生思考一个行动的各个方面，先从专业实践角度出发，也就是先从理论、研究以及临床知识出发，然后再从伦理和价值观角度出发。

除了利用实际案例之外，我还慎重考虑如何在我的课堂中利用其他教学方法和技巧。这在过去的两星期中一直是我严肃思考的内容之一。在开学两周前，我参加了一个为兼职教师召开的关于教学策略的学术研讨会。我被研讨会中其他教员的观点深深触动。研讨会的主持者说，选择教学方法的准则应该是选择一个能有最好教学效果的方法。一个来自商学院的教员说，他选择教学方法的准则是当两个教学方法有同样好的效果时，他选择那种能更好地实现他一直为他的学生坚持的核心价值观的那一种。例如，他会考虑哪种方法更尊重他的学生，或者，哪种方法更公正。我被这些准则深深吸引，因为它们相当符合我的一贯教学目标，即帮助学生们思考专业实践与伦理实践问题的联系。我相信，选择这些教学准则不仅仅可以提高我自己的认识，同时也能使我更加努力为学生示范伦理的敏感性和对专业的承诺。

星期二

今天下午一个即将毕业的研究生跟我见面讨论关于他的就业前景问题，他是我一直督导的学生。这个学生叫马蒂（Marty S.），他说一个离学校大概 50 英里的乡村社区心理健康中心给他提供了一个职位。马蒂是在一个类似现在提供职位的社区的小型农村社区长大的，他对这个充满关怀和爱心的社区有着美好回忆。他在那个社区

长大，那里的专业人员似乎喜欢社区中的每个人。这也正是困扰他的地方，他尤其担心界限问题以及在小镇进行咨询实践的伦理困境。他对这个职位很感兴趣，但是担心双重关系的问题。我很认真地倾听并且很快了解了马蒂的困惑，因为我也出生在一个小社区中。我们讨论了关于双重关系的伦理标准、利益冲突以及在来访者和临床

治疗师数量都很少的社区中这些问题的应用。基于他对伦理标准的理解，他认为在这样的社区中专业工作是无法维持的。我指出，双重关系的潜在原则和基本伦理思考不是要求完全避免双重关系，而是来访者的利益远远大于专业工作者的利益。随着我们讨论的深入，马蒂似乎感觉舒服了很多，因为他在双重关系标准中看到一些更微妙的差别。

星期三

今天早上，我在我的私人咨询中心接待了一个 14 岁的男孩洛奇（Rocky L.）。洛奇是由一个学校心理咨询师转介给我的，因为他在学习方面表现出抑郁和低成就。他是家中三个孩子中最小的一个，他的父母都有酒精滥用史。尽管他的父亲按期出席匿名戒酒会，但他在控制自己的情绪方面依然有问题。洛奇说他的父亲近期总是因为他厌学，不守学校规章制度，缺乏长期的人生规划而斥责他。虽然目前我还没找到这个来访者的父母或其他家庭成员体罚或者变相体罚他的证据，但是有可能有口头的谩骂。这只是我们的第四次咨询，我计划在近期请他的父母来一起进行咨询。有趣的是，这个州的报告条例基本上都规定，可能造成伤害的任何形式的辱骂都应该报告。我思考报告这种可能存在的言语虐待的方案，如果报告就可能不能给此少年及其家庭继续提供治疗了，因为家长停止治疗的可能性很大。我希望继续治疗，让他的父母参与治疗过程，从而尝试去改变、校正压力源以及在这个家庭中存在的谩骂和侮辱的模式。现在，如果洛奇给出任何受到体罚的证据，或者我发现任何体罚的迹象，我会立刻报告。我思考了很久，并且仔细考虑职业和伦理层面涉及报告可能存在口头谩骂的问题。从经验中我也发现，成就目标导向的家庭对于那些在学业、运动或者社会成就等方面没有达到要求的家庭成员会很严格。我知道只有一次机会帮助来访者和他的家庭改变这种倾向于口头谩骂的模式。从临床经验我也知道，过度热情地报告这类假定的行为，通常会导致一个孩子或青少年提前结束咨询。

星期四

今天下午，我见了珍妮特（Jeanette R.），她是我近八个月每周都要见一次的咨询专业的实习生。珍妮特这个月就要毕业了。在督导刚开始的时候，她的每一个案例我都监控并认真回顾。在过去的两个月中，因为她的信心和能力逐渐增加了，我给了她更多独立决定的空间。今天，回顾完她的个案后，话题转移到了她自己的担心上。她现在已经受聘于一家诊所，不久前在一次聚会中，她遇到了很久没有联系的高中同学，她得知珍妮特即将毕业并且已经受聘于一家社区诊所后，就询问珍妮特是否可以为她安排一次个人咨询。这使珍妮特陷入了一个困境：她是应该拒绝为一个在高中时期她当做朋友的人提供治疗，还是应该接受这个咨询预约呢？珍妮特从专业和伦理的角度询问我她所面临的处境。我区分了提供咨询服务给家人或亲戚和提供类似的服务给朋友或同事。家庭成员和亲戚在很多方面与朋友和同事不同，而且给家人做咨询的坏处已经有很多证明。另外，我相信，在一些特定的环境下为同事或者一些朋友提供咨询还是可以接受的。

周四晚上，我在整理一些记录和票据来核对我的税务账目时，想起了八年前我的审计经历。税务机关在我做的账目中发现了一些漏洞。首先，我因被怀疑税款减免有问题而遭到控告感到很愤怒，但是我不得不承认在记录的保留方面我不是特别仔细，可我责备税务机关而不是自己承担责任。然而我也及时开始留意我的税务情况，不仅仅把这个当成一个责任和义务，而是当成一个伦理训练。现在回想起来，我就看清楚了，时过境迁，我保证我是完全诚实地做我的税务账目，并且尽力增强意识去减少损耗或索赔的经费开支。但是，我发现自己不论何时整理税务材料都没有耐心，我反省是什么样的动机和情绪比如说贪婪或是害怕在影响我。之后我打算去改变我的动机和情绪。结果，处理缴税事务变成我个人成长的一堂课而不是不公平的待遇或煎熬。因此，税务机关就变成了检查我在哪里不仔细、违

背了良知或者没有遵循伦理的一个老师。结果是我再也没有因为做税务账目而焦虑或者因为收到税务机关的电子邮件而畏缩。

星期五

周五傍晚，我搭乘航班去一个中西部城市，在那里我将负责主持一个每周周末举办的青少年心理治疗工作坊，这个工作坊共进行三次，这是第二次。它是由一个为团体治疗提供毕业学分的研究生咨询项目举办的。学生们参加 45 个学时的工作坊可以得到 3 个毕业学分，并且可以以此替代团体咨询这门必修课。工作坊由三部分组成。第一部分是以团体动力学和团体过程为主要内容的教学训练。第二部分是观察和回顾对青少年实际进行的团体治疗。第三部分是参加者作为工作组参与的体验过程。在研究生计划中，团体咨询的必修课包含两部分：一个小时左右的理论课程，通常是由一位全职教授来讲；实践部分则由兼职教授负责。这种安排试图避免潜在的双重角色问题，所担心的是，如果由同一个全职教授负责这两部分，会由于过度了解关于学生的个人

信息而影响学生们决定是否愿意继续留在培训项目中。自从我不再担任评估学生是否可以继续留在培训项目的角色后，我相信双重角色的问题对我而言已经最小化了。我认为我可以客观地评价学生们在这个工作坊中的表现，因为他们要想得到这门课的学分，必须得完成写作作业。

我之所以采取这种方式，是为了让学生们从手写作业中而不是他们的学生证号中去识别自己。而且，我不会跟研究生项目主任或者教员分享工作坊中学生们的任何信息。在我看来，如果团体咨询的理论与实践两部分分开，并且由两个不同的人来负责，是一件很不幸的事。而同一个老师则可以通过强调体验和讨论特定团体经验使理论与实践相结合。然而，在我所在的大学，团体咨询课程是以分开的形式进行的，这一模式我没有改变成功。

评论

詹姆斯博士是一个经验丰富的治疗师、教师和督导师。在过去的数年中，他获得了诚实可信、专业扎实的名声。他看起来完全把自己交付给了工作，并且享受他的专业工作以及他的个人与家庭生活。对他而言，专业咨询似乎是一种发自内心的召唤，是一种专业生活方式，在这里他可以对咨询者或者学生的生活产生影响。他旗帜

鲜明地支持观点三，并且发展形成了高水平的伦理敏感性和专业能力。此外，他似乎已经将他的专业实践哲学和个人生活哲学相结合。但并不是每个人都完全赞成他关于特定专业和伦理的观点。例如，他教授团体咨询课程的方式——很显然，他已经在思考以一种尊重来访者和对学生负责的方式，考虑特定专业实践的决策。

 格里·杰克逊的一周生活

杰拉尔丁·S·杰克逊（Geraldine S. Jackson）博士——她更喜欢被叫做格里——是一位有执照的心理健康咨询师和婚姻与家庭治疗师。她成功完成了婚姻与家庭咨询方面的博士课程后已经实践了 13 年，是一个咨询方面研究生项目

的终身教授。该项目培养硕士水平的研究生，所涉及的内容包括学校咨询、心理健康咨询、婚姻与家庭治疗。她教授的研究生课程包括多元文化咨询、咨询过程、夫妻治疗以及儿童咨询。她在多元文化、文化以及伦理问题方面提供咨询服

务。她将伦理思考、伦理议题和伦理敏感与她教授的课程和督导相结合。下面是她的报告。

星期一

现在是早上 8:30，9:20 我要上课。我要在事先确定的答疑时间赶到办公室，但我发现凯西已经等了我半小时。这是秋季学期第一周的第一天，凯西在夏季学期的一门核心课程中得到了 F，但我并不知道这件事。在已经完成的所有咨询课程中，她除了那门课之外，其他的 18 个学分全部得了 A。

> 格里：你已经等了很久？
>
> 凯西：没有。我只是需要和你谈谈。
>
> 格里：好，我来开门。进来吧。
>
> 凯西：这个夏天我遇到了一些问题，私人问题。
>
> 格里：你想要告诉我吗？
>
> 凯西：嗯，我遇到一个问题，所以我想我完成不了"创伤与虐待"这门课程，所以我就退课了。
>
> 格里：嗯。
>
> 凯西：然后我又遇到一个更大的问题，我没有再退其他的课，结果得了 F。我和那个老师谈过，但是他说他无能为力。
>
> 格里：你能告诉我那个"更大的问题"是什么吗？
>
> 凯西：嗯……（一个很长的停顿）是身体健康方面的，我想。

很明显，凯西对于谈论这个问题很犹豫，无论它究竟是什么问题。我并不想强迫她这么做，但是我知道她面临着一个不太严重的学业困难。如果我知道更多的细节的话，或许我可以帮助她去解决。我开始想：唔，可能是一个身体健康方面的问题，或许是有生命危险的问题或者是一个说起来非常尴尬的问题，尤其是在一个周一的早晨。或许是一个发生在别人身上的健康问题，或许是她的双胞胎姐妹，在这个夏天完全吸引了她的注意力。我可以仅仅将它作为一个学业问题来回应，但是她看起来承受了更多的压力。如果我开启了另一种可能性，就是去关注她的个人生活，那么我是进入了一个"咨询"关系吗？一次会谈也算得上是咨询关系吗？我和她的师生关系这个事实是否已经决定了我可以跟她谈及个人问题？是不是这些想法就已经使我的能力打了折扣，让我难以像一个有同情心的普通人一样去回应她？对一个学生的同情和作为一个咨询师的共情，它们之间的界限在哪里呢？或者说它们之间究竟应不应该有界限呢？避免多重关系的专业要求，以及不要对同一个学生既做咨询师又做老师的专业要求，这些都很重要，但是它并非不受外界影响，而是受各种不同方面的影响（ACA，2005）。

> 格里：我可以看出这对你来说很困难。我很乐意听任何你想告诉我的事情。但是如果对你来说和另外什么人谈更方便的话，我们可以安排一下。
>
> 凯西：不，我不想和别人谈，我只需要看看怎么解决一下这个 F。
>
> 格里：好，那我们从这儿开始。改变这个分数可能是非常困难的，你已经和老师谈过了，而且不管是什么原因，他看起来并不想在你这个问题上再做什么了。
>
> 凯西：是的，是这样。
>
> 格里：那么下一步就是就这个分数向系主任提请审核，但是她不太可能推翻老师的决定或是要求老师改分数，除非有非常非常充分的理由，并且是比身体健康问题更为明确的原因。（略停）另一方面，你在其他课程里都得了 A，这一点会被考虑在内。事实上你已经得了足够的 A，你的 GPA 不会落到 3.0 以下，更不会因为这个 F 面临试读。如果愿意的话，你可以直接选择重修这门课程，两次的成绩都会保留在你的成绩单里，以备某时你可能需要向你将来的工作单位解释。如果你的成绩保持良好，也通过了综合考试，你就会毕业并且获得学位。
>
> 凯西：（语调中有一些伤感）我会考虑的。
>
> 格里：好的，明天下午一点到三点我会

有空，如果需要帮助的话再来找我。

星期二

我到办公室的时候发现凯西已在等我了。她已经准备要说了，但是她不想让任何其他人知道她所说的。

> 凯西：你能向我保证完全保密吗？
>
> 格里：当然。
>
> 凯西：好，对我来说谈及这件事情很难，尤其是对您说这件事。我知道您是赞成堕胎的，但是您知道，我是一个基督徒……（停顿）我想您并不是。但是我需要帮助，我想您不会让我为难的。（又一次停顿）这个夏天我怀孕了。我父母甚至不知道我跟人约会。我不想让我的整个生活都被毁掉，我很自私。（她开始哭泣）我……我就去……做了流产手术……

我记得所有的时光，那些我同我的朋友们或者咨询者们一起为他们所经历的丧失而忧伤的时光——即使他们自由选择为了他们生活的最大利益，也为了未来的孩子而堕胎。我的感情喷涌而出。凯西也被情感所占据：她比我更激烈、更感到绝望。这不是一个建议转介的合适时机，我们还必须一起在双重关系的边缘继续工作。

> 格里：我现在感觉到了你如此大的悲伤。从你的语言中我听出对你而言这是很大的丧失。我知道你已经体验到了胎儿在你体内成长，你必然会哀悼你的丧失。你也可能哀悼你认为是关于你自己的，对你而言很重要的丧失。但是很大限度上，你肯定会感觉到非常孤独。
>
> 凯西：在这件事情上我非常孤独。我是如此孤单。

接下来的一个小时内，我只是倾听。我尽力去理解她、关心她。对她而言，这是个意义多么重大的转折点啊！我重申她作为一个人的价值，并建议说，悲伤实际上是一个重要的部分，不管什么时候痊愈，我向她保证说，肯定会痊愈的，不管是内在的，还是外在的，都会得到宽恕。我听着这些话语从我的嘴里冒出来，从一个只是基本关心但没有信仰的人的嘴里冒出来。我，她的老师和未来的见习督导师，现在和她在一起，给她咨询：这是个双重关系，但我将永不会伤害她，而她现在是不会知道的。她仅仅需要倾诉、被倾听，而不被评判。我想让她明白：她的秘密在我这里是安全的，没有她的允许，这些秘密不会离开我的办公室。这个书面的说明也进行了足够的改动，并且与其他学生的数据放在一起，以保护她的身份。我们也谈到了她需要重新找回作为基督徒的她自己和获得情感支持。她允许我帮她联系基督教女权主义治疗师和支持团体。这并没有结束我们在剩下的一起经历的时间中的双重关系。我将始终知道并需要保护她的秘密，而她也将始终知道我知道她的秘密。不管怎样，这将把双重关系置于一个危险较小的地方。

星期三

今天讲了一节团体咨询课程。这是我们的学生在这个重要领域的唯一课程。我们需要至少两门必修的团体课程和一门见习课，但是由于存在其他认证的需要以及学校对我们的学位要求是48学分，这些不可能全部实现。到时间了，我走进教室；这是我们在一起的第一天。我介绍我自己，说明这项课程与我们项目中其他课程一样是体验性的，在培训体验中很重要的一部分就是作为组员参与其中，甚至有时共同领导一组同伴。

在这里双重关系问题很大，所以我要确保我的学生懂得这一点并做出选择［ACA，2005，A.8，实践标准（SP）6，12和41］。我告诉学生，作为一个咨询教育者，评估他们是否适合咨询专业（ACA，2005，F.5 和 SP42）是我职业责任的一部分。我进一步说明学院已经在他们的学生手册中列出了好的咨询实践所需的质量、特点及价值。这个评估过程有正当程序：每一个从咨询项目中被开除的人都必须经过几次全体教员大会讨论，如果必要，在补救基础上给其机会接受监督指导，甚至可能诉诸中期或终期决定。

这些与团体有什么关系？我告诉他们，我努力让我在组内对他们的了解不影响我随后对他们的评估，但我不是完美的，我无法随时都清楚意识到进入我的评价印象的所有事情。我在与其他教员讨论学生评估时从不使用我在团体内获得的信息，这一点我可以保证。

要避免这一问题，他们的一个选择是成为学校中其他小组的成员，例如我们的学生咨询中心或者社区的心理健康机构。做出这一选择的人还是要来上课，但是他们可以不参加团体过程。我在不同机构教授此课程已经超过四分之一个世纪，这么长的时间里，没有人曾做出这个选择，这曾使学生们怀疑这是否真是一个选择。然后是课程评分问题，要确保评估过程不会影响小组体验，也不会使学生因担心他们说了什么影响成绩而受束缚（ACA，2005，F.7.b 和 SP42）。在此，幸亏有现代技术，我处于更容易（安全）的境地。与大多数其他咨询课程一样，这门课程也放在我们学院网站上，我已经上传了三个多项选择测试，覆盖了阅读材料和课堂演讲。学生可以登录并在做好准备的任何时候进行测试。如果他们在第一个测试中得到了他们想要的分数然后不再继续，那这个成绩就将是他们这门课程的期末分。如果他们得了个低分，或者至少是比他们想要的分数低，他们可以进行第二个测试，我会给他们两个分数中较高的一个。如果他们要求进行第三个测试，我会要求他们首先私下与我见面，看看是不是可以帮他们进行测验准备，第三个测试后，他们的成绩将是第三次测试成绩与前两次成绩中较高的那个成绩的平均分。如果学生不需要帮助，那么直到在课程结束正式录入分数时我才能知道他的分数。有这么多选择和可能性，成绩分布还是与典型研究生课程一样趋于平坦，并且确实有学生进行了所有三个测试。

接下来，我必须提出预先筛选团体成员的问题。我对出勤的学生说他们将会以最普通的方式分组。毕竟他们参加了我们全天的个人和小组访谈，也是因为这个他们才被咨询项目录取。他们被告知我们的许多课程多少都要包括体验部分——正如作为录取面试的一部分，它本身也是体验性的。但是没有什么地方对这个团体体验过程进行描述：没有请学生们考虑过这个团体是否合适，他（她）参与这个团体有何目的以及对团体中角色的期待。缺乏预先筛选有几个原因：（1）这与可能真实发生在社区机构和学校（这些地方人们经常被分组）中的情况相类似；（2）出于培训的目的，我们的项目要求有团体体验，如果有人不适合进行团体体验，那这个人很可能也不适合这个项目或这个专业；（3）作为一个团体领导者，我不能接受预先筛选。

在美国咨询协会和团体工作专家协会伦理准则中曾有一个推荐筛选的说法是"与个人理论倾向一致"，但最近的准则都删除了这一点（ACA，2005；ASGW，1989）。"咨询师筛选未来的团体咨询（治疗）成员"（ACA，2005，A.8.a）这一点也没有回旋余地。我被进一步要求筛选团体成员，剔除那些需要及目标与团体目标不相符的人。这一强制要求意味着领导者决定团体的目标是什么，而不是团体成员，并且在团体成员碰面之前已经这样做了。这又是一个团体领导者在理论和实际上都不会支持的立场。我也被要求只接受那些不会影响团体进程的团体成员。这也是在团体成员碰面之前就决定好了的。

这个判断是依据什么做出来的？来自其他背景的团体来访者的知识？咨询师的直觉？一次不确定长度的面谈？就我经验而言，对参加团体是否适合的实际判断可归结为一件事：团体领导者是否喜欢这个人。由于我的理论倾向，我拒绝筛选团体成员，因为这有悖于我的治疗倾向的民主原则。每次我开始一个团体，我都在技术上违反了美国咨询协会关于筛选部分的伦理准则，并且我猜大多数住院治疗中心的咨询师、多数社区机构以及学校中的咨询师都会这样做。

在介绍完自己，讲了关于双重关系以及评分问题中两个必须阐明的问题，并且说明了为何我反对预先筛选团体成员的原因之后，我表示想知道是否还有人原意待在这个班，但奇怪的是他们都留下了。我们的团体这样开始：让他们每个人用15分钟时间去访谈团体内另外一个人并让那个人再来访谈他们。我希望学生们能回过头来在大团体阶段中互相介绍。在介绍阶段，我仔细听了每个人想与其他人分享的东西。这给了我关于成员们的开放性和安全需求的信息。我也为自己设定了一个目标，就是在最后说出每个人的名字。

在这次课前半部分某个时间，我想介绍"周哈里窗"（Johari Window）。尽管35岁了，这仍旧是我用来讲授拓展彼此交往界限的最好方法之一。我想警示成员们不要进展太深；长期以来的研究表明，团体进程可能被误用，人们会被伤害，但是没有冒险团体咨询就无法进行。我希望团体对人们来说是一个足够安全的地方，让他们比平时冒的险多一点。团体应该为参与者提供一个安全的避难所。

大多数团体将形成团体协议当做首要任务之一。我用"协议"这个词，而不是"规则"或者"行动准则"，因为民主团体需要能反映自由意愿的协议和合约。"行动准则"的整个概念只属于我们专制的过去，并且反映着那个由团体领导者宣布的近乎专权的时代。协议是有促进作用的，规则是从上至下传达的。

保密的问题几乎是不可避免的——它意味着什么，它将如何在我们团体成员之间实行，以及它的局限性有哪些，这些会在我们探索、订立协议的过程中产生。只有在极少的情况下才不会涉及保密问题，这正是我要团体成员考虑和讨论的一点。我们的伦理准则和实践标准要求对保密问题进行思考（ACA，2005，B.2.a），但是对个人暴露形成信任和创建安全区也是必要的。

星期四

见习课下午1:30开始。我要见一个新的学生助手。我们之前在社区咨询诊所没有一起工作过，但我们将会在这个夏天接手别人咨询过的来访者，并且我们会有新的来访者寻求帮助。我在之前那个春天已经见过一些学生。我们谈论过我如何督导见习课。我们谈论过他们选择追随哪种理论倾向以及他们目前喜欢使用哪种技术和干预方法。但是他们对这一专业一无所知。我们需要在真正的实践中看会出现什么。所有咨询将被录音。在我们的诊所中我一次可以监听最多五个咨询会话，而这恰好是这个秋天分配给我的见习生的数目。在第一个来访者来之前，我们最后一次回顾了知情同意过程，又进行了一次角色扮演，对保密局限方面法律和专业实践所规定的步骤进行了审核（ACA，2005，B.1.d）。每个学生都祈祷不要面对被迫打破支持我们工作的信任根基的那一刻。

下午晚些时候，詹妮弗带她的两个男孩来咨询，那个大点的孩子已经被学校咨询师转介给我们诊所。詹妮弗的孩子是迈克尔和罗伯特，年龄分别是8岁和6岁。詹妮弗是一个在快餐店工作的单亲妈妈，她已经筋疲力竭。学生咨询师与来访者完成了知情同意过程并让来访者签了知情协议。

詹妮弗：我一直都单身，孩子们的爸爸曾经有一段时间在我身边。后来他进了监狱。现在他出来了，但是他从来不看望他们。他想重回我身边，但是他甚至都不过问孩子。他现在不再回来了。

咨询师：所以你不得不单独带着你的孩子生活。你说的每一句话都在告诉我你感到多么疲惫——似乎你八年来都几乎没有歇息过。

詹妮弗：我觉得我确实没有歇息过。我总是很疲惫。

咨询师：是的。我完全能够想象。（停）能告诉我是什么让你今天来这儿的吗？

詹妮弗：迈克尔在学校的咨询师，鲍恩先生。迈克尔跟人打架了，他很生气。他总是生气，尽管不是跟我——我不会惹他生气——但是在学校，他跟人打架，然后学校给我打了电话。他们在我上班时打了电话，可我什么都做不了。我不能离开。

咨询师：因此学校的咨询师想让我们见迈克尔，因为他的愤怒和打架？

詹妮弗：嗯。我猜是的。

咨询师：好，那么我想我们可以跟迈克尔聊聊这件事。那罗伯特呢？他上学了吗？

他平时表现如何？

詹妮弗：是的，他今年一年级。他在学校不打架。他和他哥哥老是打架。晚上那噪音让我抓狂。他们一直都针锋相对。你没办法让他们睡觉：他们在一间屋子睡，但他们一直在打架。他们简直让我发疯。我两个孩子一起打，也打得挺狠，可一点作用都没有。他们只是尖叫嚎哭，但他们不长记性。有时，我一天晚上要打他们三四次。

咨询师：也就是孩子们打架、噪音让你无法忍受，于是你试图用打他们的方式来停止他们的打架。

詹妮弗：是的。我用一根皮带打他们的屁股和腿，但是没有一点用。

咨询师：那你觉得你伤害了他们吗？

詹妮弗：哦，那肯定是伤害到了。他们有伤痕可以证明这一点。

咨询师：你的意思是青一块紫一块的伤痕？

詹妮弗：是的。

咨询师：那现在迈克尔或者罗伯特身上有这样的伤痕吗？

詹妮弗：我想现在没有。今年他们上学时间不够长，这使情况很糟糕。但是他们今天晚上不会打架，当然，是因为今天不得不来这。

咨询师：好的。我很抱歉，但是我需要先打断一下，去与我的督导师商讨。你还记得在开始前我跟你介绍的那个人吗？（詹妮弗点头）嗯，我需要简单跟他谈谈，然后我就回来好吗？

这是这个咨询师的第一个来访者。对她来说，她听到的似乎是虐待儿童，尽管那个母亲清楚地认为那"只是打屁股"。而我一直在听这段谈话，即使我也认为打屁股就是虐待儿童，我也必须斟酌在我们州虐待儿童的合法定义是什么，并且我必须帮助这个受训的咨询师思考接下来该做什么。

受导者：杰克逊博士，您一直在听吗？这是不是虐待儿童？

格里：我一直在听。对此你怎么看？

受导者：我觉得她说的是虐待儿童，不

是吗？我是说青一块紫一块的伤痕：这听起来超过了我的底线。

格里：是的，这也是我的感受。

受导者：那我要不要报告这件事？她说那些孩子现在身上甚至都没有伤痕了。

格里：只是说他们今天晚上不会有。

我全心全意希望情况有所不同。我已经感觉到我们必须报告这件事而且结果对任何人都不好。儿童保护部门会在一两周内调查这件事，可能最长从现在开始的一个月内。案件有许多，而调查员非常少。如果孩子身上没有淤青或明显伤痕，他们会在某个橱柜内归档一份报告，但是对那位母亲或那些孩子来说不会有任何改变。如果在我们中心接见他们，我们可以在游戏治疗室中对男孩们进行子女治疗。我们可以帮迈克尔理解他的愤怒，那种激发了他在家庭和学校行为的情绪，并且思考他与他的母亲及其他人交往的新的可能性。我们可以帮助詹妮弗理解她对孩子的愤怒并找出其他的教养方式，我们甚至可以帮她找出从疲惫中放松的方法——过一段时间就休息一下，以便她能够为自己的幸福做些什么。

如果我们向儿童保护部门举报她，几乎可以确定她再不会回来。当任何可能的干预方案都不再起作用时，治疗的希望会轻易被另一个以为能提供保护和帮助的法律授权机构所代替，然而就像大多数这样的干预措施一样以无效告终——做得太少太迟了。真正的伦理不会要求我去告发这个女人。回到伦理是施行美德、做更大的善事以及建立某种连接以便形成"好的社会"，我就完全不必违背保密原则。我能为这个女人和她的孩子提供真正的服务，让他们的生活有所不同。甚至今天我还想冒险不顾法律，因为它的无效性本质上是一种道德上的厌恶刺激。但我还有一个学生，一个大学以及我们中心的同事需要考虑。我不是在真空中生活，在此我有许多人要保护。我还是个老师，我有责任在那些对此领域几乎没有经验的新学生面前注意相关道德的运用。

我和我督导的学生观察那两个孩子与另一个学生在游戏室中的情形。外面是晚夏天气，两个孩子都穿着短裤。如果他们身上有淤伤，我们能看到。同样，那个母亲的自我报告证明了虐待行为。我们没有选择。

格里：你如何向詹妮弗表达这一点非常重要。我希望你可以从重申我们理解她自己抚养两个孩子的不易开始。然后，她需要知道如果她选择回这里可能会发生些什么。但是我们也需要告诉她我们受州法律限制必须上报这件事，并且要让她知道可能会发生什么。

受导者：我想我能够做第一部分，向她表达共情，但是我从来没做过其他的。我甚至都没看过别人完成这些。

格里：你想要我跟你一起进去吗？

受导者：是的。

当我们进屋时，詹妮弗站起身，我重新向她介绍了我自己。我提醒她我是咨询师的督导师，然后我表明咨询师请我在讨论接下来要发生的事情时在场。

咨询师：我只是想让你知道我理解你今天来这里有多艰难。我能听出你感觉多么疲惫，而且我知道你希望你的儿子是最好的，即使有时他们很难教育。我的问题与谈话开始时我们讨论的以及你签字的那张纸有关。你告诉我们你有时会抽打孩子导致青紫的伤痕，那的确构成了虐待，而且我不得不上报这件事。

詹妮弗：我没有故意做伤害他们的事。没有任何事情需要上报。

咨询师：我听到你说这件事了。

格里：独自抚养两个男孩非常艰难。我们都理解。如果可能，我们非常想提供帮助。我

们有个游戏治疗室，你的孩子们现在在里面玩得很高兴，而且对他们的行为和情感有所认识。这是两个孩子继续学习不去打架所非常需要的东西。我们可以教你和他们一起做。我们有能够帮助迈克尔控制愤怒并学会在被激怒时做出不同选择的计划。我们甚至能够帮助你放松，那样你就不会在养育过程中始终疲惫不堪。但是首先，我们必须向儿童保护部门报告你告诉我们的一切：有时你狠狠抽打孩子导致了淤伤。最有可能发生的事情是有人会来调查。如果孩子身上没有淤伤，并且你告诉他们你在这里寻求帮助，他们可能只在办公室存档一份报告然后顺其自然。我真的希望你能再来这里一段时间，让我们看看是否能够帮到你、迈克尔和罗伯特。

詹妮弗：我不知道。我不想发生任何上报。我有一个朋友，他们把她的孩子带走了。我不想要任何上报。

接下来的 20 分钟，咨询师和我意识到詹妮弗的恐惧，试图区分她以及发生在她朋友家的不同情况，并重申我们希望她能来我们中心，在这里我们能努力让她与她的孩子们生活得更好，也让迈克尔在学校生活得更好。当她打算离开时，她说她还得再想想是否还会来。她仍然不想被报告，我们告诉她我们不得不报告，但不一定会有严重后果。在詹妮弗、迈克尔和罗伯特离开后，我们的结束语相当短：

咨询师：她不会回来了，是吗？

格里：也许是吧。

星期五

我帮那个受训的咨询师完成需要的报告后，又一起讨论那天发生了什么以及我们应该为下一次会见准备些什么。我们谈论了我们的善行职责与州法律强加给我们的职业要求之间通常存在的差距。我被问及："是不是有时候我们应该违法，因为法律是错误的？"在我内心，我知道答案是"是的"，但是我告诉他如果人们以特殊方式执行

其不遵守和相对主义的立场，那么任何专业都不会存在。如果我们相信，无论是从个人的角度还是专业的角度来看，某些法律都是错误的或是被误用的，那我们就有责任提倡改变。这些当然都是正确的，所有这一切都是说比做容易。后来，我考虑我是否会私下与詹妮弗及她的孩子见面，是否还会向儿童保护部门报告。很可能不会。

我还有最后一个来访者要见，她从上学期开始咨询，一直延续到现在。这个来访者知道见习生会看我们的咨询。我们上学期也被观看过。跟詹妮弗一样，这个来访者玛丽很可怜。她的生活很艰苦有时候甚至残酷，但她一直坚持着。她在工厂做工，但她几乎挣不到足够的钱维持她和两个孩子的生计。玛丽很有勇气。她去年对自己有了一些自信。正直和自尊对她很重要。她没钱交治疗费，我也没要求她交。我告诉过她很多次她的费用就是允许研究生来看我们并学会我教他们的东西。然而对她来说这还不够。

玛丽种花。她把前一年收获的种子种到院子里，她的房子甚至有个带植物生长灯的塑料大棚，这样她就可以在冬天的几个月里种花了。她喜爱花，她知道我也喜欢花。她每次来都会带给我一些花，通常是放在一个破旧的番茄酱瓶中，有时是放在她在路上捡到的罐子中。这是她给咨询付的费用。这是以货易货（ACA，2005，A. 10. c），用她的物品与我的服务进行交换。在这个个案中，这不是剥削，因为我除了高兴且感激地接受她的花之外什么也没做。如果玛丽做了一些对我的福祉有用的事，比如为我开了车道或者打扫了我的房子，假如我对她的工作不满意，可能的冲突就会破坏咨询关系的安全和价值。我接受玛丽送的

花实际上保护了她的尊严，并带来了我们工作协议中的价值平等感。尽管我的专业伦理守则不赞成以货易货的方式，但在这个个案中，接受她以货易货的报酬似乎更为合适。

至于 A. 10. c 准则的其他要求，我明确表示反对。玛丽提出了以货易货的请求，我愿意接受，但是与大多数这样的约定一样，这个协议也只是靠握手确定。由于我们的安排而要求玛丽与我签订协议会十分不敬而且会带来多余的侵害。无论如何，我都不会承认以货易货是"在我们专业领域中可接受的做法"。玛丽在农村住。我确定她在那里也会用物品来交换其他服务，但在我居住的城市以及我工作的大学中，我可能是唯一一个有时会参与实物交易的人。我为她免费提供服务这件事对她是重要的，但这不会改变我和玛丽有这个约定的事实。我一次又一次思考我们的约定是支持了她的治疗还是使她从治疗中分心：一年多之后，我仍然感觉那是我们工作中很有用的一部分。

这一周结束了。下一周，会有另外的挑战——更多反思和更多需要再考虑的事情。咨询和治疗中的无伤害与提供有质量的帮助和服务是不同的。真正的伦理通常是努力在困难抉择中做得比我希望的更好。挑战仍旧存在，我已经做好了迎接它的准备，因为我对教学和咨询的工作充满热情。

评论

就像詹姆斯博士一样，杰克逊博士是个经验丰富的咨询师、教师及督导师，并且由于其真诚和专业知识而广受赞誉。对她来说，专业咨询不只是项工作，更是一种天职。她的专业生活反映了观点三，她似乎能够很好地整合她的实践哲学

与她生活的个人哲学。比尔和格里似乎用同样的方式解决了团体咨询训练中专业的和伦理的问题，这多少有点不可思议。显然，格里是个资深的咨询师和治疗师，为她的学生和同事充当了重要的行为榜样。

总结

在咨询和其他心理健康专业，伦理立场通常是在课程或工作坊中作为容易解决的问题或避免玩忽职守和职业谴责的策略而被阐述的。然而在咨询的日常实践中，不断出现没有正确答案的问题，或者不断出现个人伦理与法律条例、伦理标

准、组织动力学及社会风俗、实证研究和最佳实践相冲突的问题。这一章提供了两位咨询专业人员在他们的咨询实践中对伦理和专业方面的思考，反映了他们如何处理这些问题和困境。

附录 A
伦理理论

咨询师和治疗师的行为受其所秉持的伦理观指导。这些伦理观反映着一个或多个伦理理论。无论咨询师和治疗师是否认识和理解他们所偏爱的伦理理论，这些理论都会影响他们的伦理决策。对大多数人而言，其所持有的伦理理论是内隐的，也就是说虽然这些理论影响着个体的行为，但个体并不能在意识层面上认识并理解它

们。我们主张从业者在咨询中做决策时，能够认识、理解和重视这些影响着他们思维和行为的理论。提升自我觉察和自我认知是培养个人与专业效能的重要因素，本附录的内容将有助于个体提升自我认知，并促进对伦理理论的理解，而这也是在做咨询决策时常被忽视但实则极其重要的标准和支撑。

 伦理理论

那么什么是伦理理论？伦理理论是关于伦理情境的观点，是个体体现其价值观的行为方式，是个体选择表现并诠释其价值观的方式。伦理理论涉及个体潜在的价值观，决定个体在任一特定情境中优先体现的价值观。该理论是个体解释并应用价值观的方式。换句话说，伦理理论指的是一名专业人士在其专业领域内将他/她所认为有价值的选择付诸实践的方式。

伦理理论至少有两个目的。第一是为伦理情境提供一个导向。理论针对伦理情境应该如何加以重视、伦理情境中哪个部分应该优先考虑等问题有一系列的假设。第二个目的是解决标准与价值观的冲突。当标准之间存在冲突或者对立的价值观无法同时起作用时，伦理理论对价值观进行排序，评估冲突，为伦理决策提供基本的依据和支持。总体而言，伦理理论能帮助个体解决伦理两难困境，为

解决方案提供支持（Brincat & Wikes，2000）。

简而言之，伦理理论是以个人认同的价值观为基础，同时带入其伦理经验、个人生活和专业生活的更广阔范围内的观点。

 ## 伦理理论类型

有两类不同的伦理理论：行动理论和存在理论。行动理论是规范行为的规则，而存在理论则在道德层面上表现个体的特征、关系或生活轨迹。行动理论包括结果伦理、权利伦理和职责伦理。存在理论包括美德伦理、关怀伦理和叙事伦理。本部分对每个理论的来源、对正确行为的假设、在伦理决策中的应用以及优势和不足进行阐述。更详细的内容可参见布兰卡及威克斯的著作（Brincat & Wikes，2000）。表 A.1 对六个理论的要点进行了总结。

表 A.1　　　　　　　　　　　　　　　伦理理论比较

理论	简述	优势	不足
结果伦理	目的在于实现最佳的结果。如果某一行为能够对所有涉及的人产生更多好的结果，则认为该行为是正确的。	平等对待每个个体的利益，有完整的步骤评估正确的行为。	无法精确确定结果，会为了更大的群体利益牺牲个体的权利。
权利伦理	认为个体是所赋予权利的承载体。尊重权利的行为被视为正确的，破坏权利的行为被视为错误的。	尊重个体的价值，与个体主义相一致。	无法确定个体的权利，会为了个人利益而牺牲群体利益。
职责伦理	会考虑个体选择行为的动机、方式、行为本质。正确的行为为了职责而做，有良好的动机，采用可接受的方式，有良好的行为本质。	尊重个体的价值，认可道德情境、动机、方式、结果和行为本质的复杂性。	倾向于忽略结果，会为了个体的职责牺牲更大的群体利益。
美德伦理	美德令个体成为一个道德上良好的人。伦理主要是指个体内在的特征和品质，而不是外在的行为或行动。	以人为中心而不是以规则为中心，认可个体与情境的经验。	没有解释如何从美德转为正确的行动；无法普遍运用，因为各个个体和文化对美德的诠释不同。
关怀伦理	做伦理决策时聚焦于关系。如果某一行为表达了关心，或者维持了互相关怀的关系，该行为在道德上是正确的。	以人为中心而不是以规则为中心，强调个体生活中关系和情绪的部分。	没有解释如何从关怀转为正确的行动；无法普遍运用，因为各个个体和文化对关怀的诠释不同。
叙事伦理	做伦理决策时聚焦于叙事或故事以及背景。正确的行为反映了个体正在发生的生命故事以及他/她所处的文化和传统。	以人为中心而不是以规则为中心，强调个体的连贯性和整体性。	无法解释如何从叙事转为正确的行动；无法普遍运用，因为每个人的故事都是独特的。

来源：改编自 Brincat & Wikes（2000）。

结果伦理

结果伦理是旨在实现最佳结果的伦理理论。它是未来导向的，力图实现最佳的结果。结果主义者会比较做与不做某一行为的好坏。从结果主义的观点来看，只有在某一行为的结果的好处大于坏处时，该行为才被视作正确的。换言之，实施某一行为的基本原则是使所有相关人员的好处最大化。结果伦理理论最初是由约翰·斯图亚特·米尔斯（John Stuart Mills）和杰里米·边沁（Jeremy Bentham）提出的。该理论的拥护者在对什么是好结果的定义上存在分歧。现今的结果理论包括了自我主义（Edwards，1990；Hinman，1994）、情境伦理等不同的种类（Fletcher，1996）。

根据结果伦理来操作相对简单：第一，考虑可行的选择；第二，就每个选择列出受影响的人群，包括积极和消极的影响；第三，评估每个选项中个体的好处及坏处，可以进行量化或者对每个人得到的好处及坏处打分，比如采用计分的方法，1 代表极糟糕，10 代表极好，对每个人的每个选项都进行打分；第四，评估所有人的打分，选择好处多于坏处的那个正确的行为。

虽然这个方法看似简单，但实际上还存在一些复杂的因素。比如，决定某一个选项是否会对个体产生好或不好的结果，评估某个选项对个体有多少好处或坏处，这些都很有挑战性。尽管结果伦理理论采用了貌似客观、量化的过程，但仍然包含主观的评估因素，而且对未来的预测也不得而知。

结果伦理理论的主要优势在于其系统的、包罗万象的、富有逻辑的决策过程。这是一个公平的过程。在决策过程中，每个涉及的个体都被平等地对待，每个个体得到的好处和坏处也得到了权衡和计算，被考虑在内。但另一方面，结果伦理理论要求决策者预测结果，而结果本身是很难明确的。此外，理论要求全面、综合、优先达成对所有人而言最好的利益，而不关心单个个体的利益，这些都是它的问题。结果伦理理论为整个群体的利益服务，忽视甚至会牺牲个体的好处和权利。

权利伦理

与结果伦理理论形成鲜明对比的是权利伦理理论。该理论认为如果某一行为没有侵犯个体的权利，那就是道德上正确的行为。如果某一行为侵犯了个体的权利，那么这就是错误的行为。权利是指道德或法律上合理的要求或是个体对他人或社会有所要求的权力。据此，隐私权要求咨询师和治疗师对来访者的隐私保密。平等治疗权要求诊所、学校、机构对少数族裔、无家可归者等等不得区别对待。权利理论认为个体的权利是伦理问题中最重要的考虑因素。简而言之，某一行为只有维护了权利才被视为正确的。罗纳德·德沃金（Ronald Dworkin）和罗伯特·诺齐克（Robert Nozick）是两位拥护权利理论的杰出伦理学家（Dworkin，1977；Nozick，1974）。

权利伦理学家将如何处理伦理问题呢？首先考虑有哪些人的权利存在争议。接着决定如何保留和维护这些权利。如果暂时没有明显的最佳选择，伦理学家将评估哪些权利可以忽略，哪些权利需要优先考虑。最后，权利伦理学家在考虑了当时的情况及相关人员之后，做出最能维护权利的选择。他们需要决定谁的公正或隐私应该更多地被考虑，哪些权利是更为基础的。但这种决定并不容易，因为这需要考虑一系列的问题：公正的权利是否比平等对待权更基础？哪个权利必须最先满足？个体真正拥有的是哪种权利？是否有些人可能声称他们拥有实际上并没有的权利？谁能决定个体拥有什么权利？权利从何而来？这些都是权利伦理学家所面临的难题。

从正面看，权利伦理理论认可个体固有的价值，认为个体所拥有的某些权利是作为人本身所被赋予的。权利理论主张个体是上帝、自然或社会所赋予的权利的承载体，而伦理决策就是基于这一信念而来的，这也是强调公民权的美国宪法中的权利法案提到过的。

从反面来看，权利伦理理论在其合理性和应用上也面临一些问题。关于哪些是基本权利，个体拥有什么权利以及这些权利起源于哪里等问题，伦理学家很少能达成一致。另外，在个体是否可以丧失权利这一问题上，学者也存在争论。许多伦理学家包括结果主义者对这一理论的主要批评在于，权利理论尤为关注个体的权利，忽略了整个群体的利益。与结果伦理理论不同的是，权利理论根据个体的伦理特权而不是所有人的利益来决定正确的行为。因此，该理论牺牲了群体的利益来保证个体的权利。

职责伦理

运用职责伦理的个体不一定会得出特定的结论。一个职责伦理学家可能会决定采取某个行动，也可能不行动。我们无法知道职责伦理学家会做出何种决定，但我们肯定会知道他们为何做出这样的决定。他们在做出决定前会考虑要做些什么，尤其会考虑职责，而不是结果或权利。职责伦理学家可能会跟结果伦理学家和权利伦理学家采取一样的行动，但是他们采取行动的原因是不同的。职责伦理认为行动的正确与否不仅仅依赖于结果的好坏。他们要采取正确的行动，不管结果如何。而且，职责伦理学家相信某些事情比如遵守以往的承诺和义务是正确的，无论这么做的结果是好是坏。

职责理论的独特之处在于它看重个体选择的动机或意图、行为完成的方式以及行为自身的本质。因此，职责理论会考虑道德情境的多个方面——动机、方式、行为、权利和结果，绝不会仅根据结果或权利来做出决策。根据职责理论，至少满足以下一个条件才能说明行为是正确的：该行为是为了职责而做出的；行为有良好的动机；行为方式可接受；行为本身是好的。职责理论可追溯到托马斯·阿奎那（Thomas Aquinas）。他强调行为的内在本质，并认为某些行为从本质上是存在善恶的（Finis，1980）。伊曼纽尔·康德（Immanuel Kant）认为动机或意图是确定行为对错的关键因素，他坚信个体只有在为职责采取行动时才是正确的。

从某一角度来说，基于职责的决策过程比基于结果更为容易；但从另一角度而言，这一过程又更困难。说容易是因为在做决策时不需要经历计算后果、评估每个结果、综合各个结果的优劣等冗长的过程。基于职责的决策过程不是一个复杂的、需要计算的过程，因此较为简单。但另一方面，这也是导致这一过程较为复杂的原因。事实上，并没有什么简单的方法来比较各种冲突的职责和行为本质。基于职责的决策过程更依赖于直观的或不言而喻的主张。比如，一名职责伦理学家可能会说造成伤害的行为本质上比避免伤害

的行为更不对。他可能发现很难解释为什么一种职责比另一种职责更为紧迫。

职责伦理学家认为道德情境中的许多方面都是相关的，比如动机、方式、行为本质，有些职责伦理学家甚至认为结果也是相关的。在决定不考虑某一方面前审视所有相关的方面是很有价值的。职责理论也尊重个体的尊严及其所拥有的职责。它并不支持总是将集体的利益置于个人利益之上。在职责伦理中，某个职责或者对某人的承诺在道德上优先于集体的利益。职责伦理认可单个个体的利益比群体利益重要。例如，精神病学家及调查人员会拒绝泄露来访者和来源的信息，即使他人认为了解这些信息对整个群体有利。

职责理论的问题具有两面性。第一，该理论的有些版本不考虑结果。这似乎有点极端，因为考虑到道德情境的复杂性，将结果与其他变量一起考虑才更为合理。从我们的经验来看，有些结果是可预测的，较为清晰、确定，如果没有考虑这类信息就做出决定并不明智。第二，职责理论似乎不够重视公众的部分，认为个体的职责和承诺高于行为对他人的影响。人必须要跟社会接触，与人交往，因此评论家担心职责理论有孤立主义的倾向。职责理论允许个体自己确定职责、收回承诺等等行为，而且不要求个体评估其行为对他人的影响。这是该理论的缺点，尤其对于那些坚信人与人之间有联结，信奉我们是社会人的那些人而言更是如此。

正如我们所看到的，所有的伦理理论都有优缺点。差异在于那些理论的不足在我们看来到底有多严重。你对每个伦理理论的评价取决于你是否同意该理论对人及其行为的本质的假设。我们也应该保持开放性，整合几种理论，这样，某一理论的缺点就能被另一个的优势所弥补。介绍完强调行为的行动理论后，下文将介绍存在理论以及它们对个体行为的观点。

美德伦理

美德指的是积极或良好的品质或性格，是促进个体利益的行为倾向。美德的反面是恶行，指

坏的或消极的品质或特征，是不促进个体利益的行为倾向。比如，勇气是一种美德，公正、仁爱

亦是如此。而相反，怯懦、不公平、恶意是恶行。根据美德理论，如果行为能够反映美德或良好的品质，即这一行为是有道德的个体会做出的，那么该行为就是正确的。过去的美德伦理起源于亚里士多德（Aristotle，1980）。亚里士多德列出了一些美德，包括公正、友善、坦率、勇气。当代的美德伦理理论由阿拉斯代尔·麦金太尔（Alasdair MacIntyre，1984）提出。而最为畅销的一本关于美德的书是由威廉·班内特（William Bennett，1993）撰写的，书中认为忠实、工作是美国人的基本美德。

美德理论坚持好人会从事正确的行动。因此，如果要知道什么是正确的，就需要知道一个好人是什么样的，再从中推断一个好人会做什么。据此，美德理论的唯一要求就是个体的行为必须合乎道德，必须为了美德而做，或者必须像有道德的个体那样会做。因此，有伦理的行为标准与结果、动机、权利、关系等等无关，只与有道德的个体或者美德本身有关。美德理论学家的角色相当简单：列出当下情境中什么是美德，考虑每个选项是否能实现美德，接着选择能够表现更多美德或更重要的美德的行为。

不幸的是，美德理论学家无法自动地辨别仁爱与对老板忠诚之间，或者仁爱与对同事公正之间哪个是更好的选择。为了提供一个更全面的伦理视角，美德伦理需要其他伦理理论的指导。比如，一个影响更多个体的美德会比影响个别人的美德更好；向许多个体表达仁爱比向个人表达仁爱更可取；此外，一个能体现许多美德的选择会比体现仅仅几个美德的选择更佳。这样，结果伦理理论为美德理论提供了指导。结果理论告诉美德理论学家实现更多的美德更好，而且那些能影响更多人的美德更为重要。

然而，美德理论学家并不需要全然接受结果理论的指导。他们可能会发现实现更多的美德并不一定总是更好的，因为那些较少的美德可能比其他许多美德都重要。换言之，美德理论不能通过结果来做出决定，不能依据实现了哪个美德或者哪个行为最能体现美德来决定。美德理论学家可以对美德进行排序，或者决定在某些关系中，有些美德必须首先要向某些个体表现，才能再对其他人表现。比如，美德理论学家会主张个体应该在给朋友送礼前先还清贷款，或者要先使自己的父母受益再让自己或朋友受益。

美德理论是富有吸引力的，因为它关注个体而非规则。它从一个人的整体而非孤立的行为来进行评估，是整合的、人道的视角。这也是一个灵活的理论，因为它允许对家人和朋友采取不同的行为方式。另外，该理论不要求所有的个体和情境都被同等对待。另一方面，美德理论并不特别实用，因为并没有简单或清晰的方式将品质转换成具体的行为。在一个复杂的情境下，当所有人都指望着好人的品质时，他/她时常不知道该做些什么。美德的普遍性也是一个棘手的问题。哲学家和伦理学家至今仍未在什么是最重要的美德这一问题上达成共识，可能永远都不可能达成。而且，在不同的文化背景下，对于美德的诠释不同，不会有两种文化列出同样的最重要的美德。因此，美德理论在处理伦理问题时就是一个主观的视角。

关怀伦理

关怀伦理理论强调个体在亲密关系、朋友、家庭和社会中相互支持关怀的方式。根据关怀理论，行为正确与否取决于个体、情境和关系。在某一特定情境下，只能做表示关怀的事情。关怀的行为是正确的，而不关怀的行为是错误的。行为正确与否取决于是否体现了对他人的关怀。简而言之，一个正确的行为是向他人表达了关心，或者维持、促进了互相关怀的关系。关怀理论大部分由女性或一些女性主义者提出（Manning，1992；Noddings，1984）。关怀理论的起源可追溯到20世纪70年代的卡罗尔·吉利根（Carol Gilligan，1982）。她指出女孩和男孩的伦理态度不同，女孩更关注关系，而男孩更注重规则。

在特定的情境中，采用关怀理论意味着想办法鼓励表达关怀，维持关系；意味着避免为难、忽视和伤害别人，而是向尽可能多的人表达关怀，包括那些最需要或最值得关怀的人。显然，该理论看似是利他的，但仍存在一些有趣的问题，比如，是向一些人表达更多的关怀更好，还是向更多的人表达一些关怀更好？某些人是否比另一些人更值得关怀？关怀理论早期以母性角色为原型，因为许多人认为母性角色是关怀、养育的化身。那么该理论的普遍性就成了主要的问题。为了保持这一理论的长期有效，关怀理论应该更加综合，毕竟不仅仅只有母亲或女人才会关怀别人。

与美德理论一样，关怀理论植根于人与关系。和其他理论不同的是，基于关怀伦理所做出的伦理决策关注人，尤其是他们的关系，而不关注行为、职责、结果或美德。这是最人性化的、个人的决策方式。关怀理论会考虑生活中的情绪、精神和关系维度，并坚持所有伦理行为的基础是与他人之间互相关怀的关系。该理论那么有说服力，是因为它将这些维度都整合在一起。但从消极的一面来说，关怀伦理存在着和美德理论一样的缺陷。至今，关怀伦理仍无法将关怀清晰、具体地转换为实际的操作，即无法对关怀具体化。

如上文所提到的，普遍性是关怀理论的另一个主要问题。对于各个文化中的男性女性，关怀没有也不应该有通用的标准。目前，该理论没有足够的证据和发展程度来反驳对其主观性和相对内在的批评。其他的问题包括：个体是否只应该关心那些关心他们的人？是否应该关心那些他们不在乎的人？是否应该关心他们不认识的人？

叙事伦理

叙事理论认为正确的行为可以反映个体正在发生的故事，个体生活中的文化和传统。伦理决策以个体独特的过去、目标、文化和情境为基础，由正处在生命故事中特定时间点的个体做出。因此，根据这一观点，在做决策时要参照决策者的生活、被培养的方式、其他相关人员的过去、传统文化等等。叙事理论是近期发展出来的，与阿拉斯代尔·麦金太尔（Alasdair MacIntyre，1984）和保罗·利柯（Paul Ricoeur）这样的哲学家有关（Ricoeur，1985—1989；Rosentstad，1997）。

叙事理论强调伦理展现一个文化中的生活，与个体的特征和特定的关系无关。该理论是情境性的，关注个体的过去和社会传统。叙事理论的目标是让个体在了解了他们是谁，他们关心什么和他们做了什么的情况下做出决定，而不是要求他们为了美德或职责来采取行动。叙事理论学家运用故事来让伦理情境和决策富有意义。在实际运用叙事理论时，叙事理论学家会努力理解情境、个体的过去及个体对自我的认识。在做决策时需要重点考虑的包括个体的孩童时期、教育和培训经历、家庭和专业角色、职业抱负、成败史、信念和核心价值观、以往的决定、法律意识、传统、个体所属机构的文化。这些伦理情境的背景信息有助于理解个体的生命故事。在伦理理论看来，越了解个体的生活和文化传统，越能做出最符合个体需求和情况的决定。

叙事理论的应用是有问题的，因为我们不清楚叙事如何能够建立一个伦理标准。换言之，在了解了个体的过去及目标后，依然不清楚个体在伦理情境中该做些什么。这一问题在涉及多人时更为复杂，因为每个人都有各自的过去和故事。此外，叙事理论如何普遍化也是一个问题。如果该理论认为要考虑独特的个体及其过去，那如何能够运用通用的规则？因此，叙事理论虽然是重要的、必不可少的理论，但不能算作完整的伦理理论。

值得赞赏的是，叙事伦理是以人为中心的。它将行动和决策看做生活和文化连续体的一部分，个体所做的决策是个体生活和文化的一部分。作为一个伦理理论，它为个体及其文化提供了一种完整感和连续感。因此，该理论可以对其他理论进行矫正。

正如前面所指出的，该理论的应用是主要的问题。在面临伦理两难困境时，个体无法通过将自己的生活看作故事来知晓该做些什么。叙事理论没有设立伦理标准，因此叙事伦理更像是描述伦理情境的一种伦理技术而不是解释如何应对伦理情境的理论。个体需要设立某个独立于"如故事般的生命"的标准或目标作为决策的基础。此外，叙事理论的普遍性也是一个问题，该理论强调叙事的独特性，这必然限制其推广性。

案例： 咨询实践中的伦理理论

许多人认为伦理理论是学术的、无形的，与日常的个人和专业生活无关。但事实是伦理理论影响着咨询心理学家日常的思维和决策。这一点常常令那些专家惊讶。再进一步，他们可能因为同事所提出的不同的伦理观点而受到冲击。专栏A.1举例说明了一个常见的伦理两难困境。

专栏 A.1	一名来访者与五个伦理理论

马里萨·加西亚是一名20岁的美籍墨西哥裔女性，她被大学的学业指导老师转介到西尔维亚这里接受咨询。西尔维亚是心理健康咨询方向的实习生。指导老师说马里萨好像有点抑郁，很犹豫是否要继续上学。第一次咨询时，马里萨很安静，看似有些孤僻，很少与西尔维亚有眼神接触。当西尔维亚询问她的家庭背景时，马里萨说他们一家是在她6岁的时候移民到美国的。她有两个弟弟，杰米，18岁，乔斯，15岁。还有一个妹妹，玛利亚，7岁。在第二次咨询时，马里萨依然很沉默。西尔维亚问："我可以做些什么对你更有帮助呢？"马里萨想了一会说："也许你可以来我家吃一顿饭，见见我的家人。这个周日是我妹妹第一次领圣餐，家里会举办一个盛大的庆祝活动。我所有的亲戚都会去。我真的很希望你可以去。如果我爸爸见见你，可能他就不会对我来咨询那么反感了。他说你的咨询让我有了不好的想法。"

西尔维亚在她所实习的诊所的督导小组中报告了这个案例。讨论很快集中于一个伦理两难问题：避免双重关系的同时要顾及马里萨的文化需求。随着讨论的继续，督导小组的成员提出了非常不同的伦理观点。

杰西，临床心理学实习生。他认为西尔维亚应该做能让最多人获最多益的行为。他觉得让马里萨的父亲高兴可能不是所有有关人员的最大利益，包括诊所中其他的治疗师和来访者。他认为西尔维亚不应该接受邀请。杰西的观点看似反映了结果主义的伦理理论。

卡珊多拉，临床社会工作实习生，认为西尔维亚绝对有必要坚守避免双重关系的伦理标准。"你不能因为一个来访者有特殊的需求就破例，就是为了防止咨询师有不当的行为才会设立伦理标准的。"很明显，她认为西尔维亚接受邀请将是一个非常错误的决定。卡珊多拉的观点似乎反映了职责伦理理论或者是基于规则的伦理理论。

贾马尔，心理健康咨询实习生。他觉得西尔维亚应该接受邀请，因为这标志着对马里萨和她父亲的尊重。他的成长经历告诉他家庭真的很重要，做一名好儿子或好女儿意味着尊重家庭的愿望，忠实于家庭。贾马尔说，在他看来，马里萨正在经历对父亲忠诚、尊重和做真正的自己之间的冲突。贾马尔相信参加晚宴会让马里萨的父亲觉得马里萨是尊重他和家庭的。"她父亲会认为你是一个好人，很可能会祝福马里萨的咨询。"贾马尔似乎支持美德伦理理论。

杰基，持照的心理健康咨询师和督导师。她指出关心咨询关系是关键的，即意味着要表示关怀和关注。"在这个案例中，表示关怀和关注就是指识别和处理影响咨询关系的文化和宗教因素。"她鼓励西尔维亚探索马里萨作为美籍墨西哥裔女性的世界，以及马里萨与拥有权力和威望的美籍欧洲裔女治疗师之间的互动。杰基问西尔维亚："你觉得你的世界和马里萨的世界有多少差异？这些差异对你和她及她家庭的关系有何启示？"

　　西尔维亚说她相信文化差异是显著的，但是并非不可逾越。她想知道如果她为了建立信任和支持去赴宴是否可以满足马里萨的需要，而且还不会破坏她的利益或者对她造成剥削。杰基说去赴宴不但是可以考虑的而且其实还很必要。她又补充道，与马里萨建立有效的咨询关系很大程度上取决于与马里萨的家庭首次建立的社会关系。杰基的观点似乎反映了关怀理论。

总结

　　伦理理论提供了一个伦理上的心态来处理和解决道德问题。每个理论都提供了思考和决定伦理问题和两难问题的方法。正如之前所提过的，没有一个伦理理论是完整的或者完美的。每个理论都有其优缺点。我们建议所有的咨询师和治疗师在一开始可以有偏爱的伦理理论。发现和理解自己喜爱的伦理理论是需要时间的。或者，如果当下的情况选择另一个理论更好时，个体也可以选择另一个理论，或者在不同的情境中选择不同的理论。个体也可以结合各种理论，整合不同的观点，采用不同理论的优点。无论是何种情况，在所有伦理决策中一贯使用同一种理论也是某种智慧。

复习问题

　　1. 六个理论中哪个对你来说最有意义？请给予解释。

　　2. 你觉得六个理论中哪个有问题？请给予解释。

　　3. 你认识的人中是否有谁在他/她的行为或决策风格中非常支持某个理论？

　　4. 你觉得是否可能在咨询实践中整合这些理论？

　　5. 你觉得咨询师最常用的伦理理论是哪个？

附录 B
伦理和法律术语词汇

学业发展（academic development）：某一职业的国家标准和模式所反映出来的三种能力之一，即将个人的态度、技能和知识应用于以下三个方面：（1）在学校及终身的有效学习；（2）为高中、大学专本科毕业后的进一步深造所做的学术准备；（3）对学业与工作、私人生活、社区生活之间的关系有一定的认识。

问责制（accountability）：在学校咨询中，这个术语是指，学生参与了学校咨询项目，从而产生了学业发展、职业生涯、个性/社会性发展的结果。

认证（accreditation）：是一个过程，在这个过程中，一个教育项目使参与者达到了进入某种职业的高标准，该标准高于授予某个学位的标准。

认证委员会（accrediting bodies）：是一个组织机构，该机构对教育项目的标准是否达到了超过大学授予学位的标准进行评估。例如，对研究生咨询学位的专业认证，是通过康复教育委员会（CORE）中的咨询和相关教育项目认证委员会（CACREP）来进行的。而心理学方面，美国心理学会（APA）认证博士学位。

特例谬论（ad hoc fallacy）：逻辑上来说，特例（ad hoc）这个词是拉丁短语 ad hoc ergo propter hoc 的缩写，意思是"因为甲事曾在乙事后发生过一次，所以甲事总是在乙事后发生"。根据对双重关系的伦理禁令，这个三段论就变成了"所有的剥削关系都是不好的，剥削关系在本质上是双重的，所以所有双重关系都是不好的"。这句话通常用来解释为什么要禁止所有多重关系，以防止出现"滑坡"。

美国学校咨询师协会（American School Counselors Association，ASCA）：一个专业组织，其会员都持有学校咨询的证书/执照，他们拥有独特的资格和技能，解决全体学生的学业发展、个性/社会性和生涯发展问题。

《美国残疾人法案》（Americans with Disabilities Act，ADA）：保障残疾人士公民权利的法案，于 1990 年颁布。

美国心理健康咨询师协会（American Mental Health Counselors Association，AMHCA）：是监督心理健康咨询从业情况的主要专业组织之一。

应用伦理学（applied ethics）：伦理学的分支，关注案例或情境，并将其运用于理解或发展标准、规则或理论。应用伦理学还可以细分为职业伦理学、组织伦理学、环境伦理学、社会和政治伦理学等。

理想伦理（aspirational ethics）：比职业伦理所要求的标准更高。该标准是被专业人员认可的，并且能够给来访者、咨询师以及精神卫生职业群体这一整体带来积极、健康的结果。

自主（autonomy）：为自己的行动和自我提供指导的伦理价值观和伦理原则，指在不妨碍他人自由的前提下做选择的自由。在咨询情境中，指的是来访者有权决定自己的思想、行动、未来以及操控自己的行为。

善行（beneficence）：为了他人的福祉而采取行动的伦理价值观和伦理原则，意味着对他人做好事。

善行（benevolence）：一种无私的伦理价值观，关心他人，与人共享，助人且慷慨地对待他人。

界限（boundary）：围绕治疗关系的框架和限制，规定了来访者和治疗师的角色和规则。由于治疗师和来访者之间有权力差异，且来访者处于较弱势的位置，因此恰当的界限能保护来访者的福祉。界限是一个有助于理解利益冲突的核心概念，涉及两个极端观点：分类界限观和维度界限观。在界限的研究领域中，界限跨越和界限侵犯是主要的争论点。

界限跨越（boundary crossings）：对临床实践的界限的设置和约束存在一些传统期望，而界限跨越是对这些期望的良性的、有益的偏离。任何与传统的、保守的、强调情绪上保持距离或减少临床上冒险和责任的治疗方法相背

离的行为都属于界限跨越行为，比如在暴露疗法中陪一位患有病态恐惧的来访者一起坐电梯，或是以拥抱来迎接一位西班牙裔来访者（对其文化来说这是敏感动作）。这些跨越行为在很多人本主义、行为主义和系统模式的心理治疗中得到了广泛接受。有证据表明，界限跨越行为可能促进治疗联盟以及积极的来访者结果。

界限侵犯（boundary violations）：在心理治疗中，治疗师为了他们自己的性目的、情感目的或经济目的越过界限而发生剥削性的或有害的行为。例子包括与来访者有性行为，成为来访者的生意合伙人，或是为了满足治疗师的个人情感需要而向来访者吐露私人信息。

违背合约（breach of contract）：不提供合约上商定的服务。

违背职责（breach of duty）：专业人士不履行其由职业道德、地位或判例法所规定的法律职责，是提起玩忽职守诉讼的理由之一。

关怀伦理（care ethics）：植根于人和人际关系的伦理理论，是指做出道德决定时关注人际关系而不是行动、职责或行为的结果。如果一个行为表达出了关怀或是维持了一段关心他人的关系，就被认为在道德上是好的和正确的行为。

职业发展（career development）：某一职业的国家标准和模式所反映出来的三种能力之一，即将个人的态度、技能和知识应用于以下三个方面：（1）自我认知和基于可靠消息的职业决定；（2）成功而满足地达成未来的职业目标；（3）了解个人品质、教育与为工作而进行培训等三者之间的关系。

个案结束（case closure）：通常指的是 26 号状态的结束，即个体已经成功地工作了至少 90 天。

案例会诊（case consultation）：也称为专家会诊，是与一位知识渊博、能力出众的专业人士交流，以获得对某一特殊案例中的一些问题的另一种观点或建议。

分类界限（categorical boundaries）：对界限的分类方法所采取的观点是：界限是人类交互作用的一部分，目的是展现角色功能并促进治

疗进程。这些界限是一种先验假设，总的来说是不可改变、无可争辩的。

分类界限观（categorical boundaries view）：认为界限是人类交互作用的一部分，目的是展现角色功能并促进治疗进程的观点。在该观点中，专业关系中的界限被认为是不可改变、无可争辩的，不能因任何原因而跨越。而且，界限跨越被视作一种"滑坡"，并最终导致严重的界限侵犯。

班级指导课程（classroom guidance curriculum）：渗透于学校全部课程中的结构化发展性课程，在K～12年级中系统地进行，其目的是帮助学生获得能改进其学业、职业和个性/社会性结果所需的各项能力。

来访者援助服务（client assistance program）：有些消费者的需求和国家的职业康复项目所能提供的服务之间存在矛盾，该服务则为这些人提供帮助。

临床督导（clinical supervision）：由资历较深的专业人士对资历较浅者所提供的干预。这种干预是可评估的、持续的，目的在于提高资历较浅者的专业技能，监测其为来访者提供服务的质量，以及充当该行业的守门人角色。

合作性决策（collaborative decision making）：治疗师、咨询师、来访者、来访者的家属及社会人际网络（如果适用的话）共同进行合作性的对话，来确定问题，形成治疗计划和策略并付诸行动。合作性决策也要求所有的关键人物来对治疗的本质、治疗的选择、治疗是否有效以及什么时候终止治疗进行共同决策。

团体价值观（community values）：指的是特定团体中的理想、信念、规范等风气，可引起支持或反对它们的情绪反应。

行为能力（来访者）[competence (client)]：来访者能够为自己的福祉做决定的能力。这是提供知情同意的前提。

专业胜任力（咨询师）[competence (counselor)]：咨询师或治疗师能够在专业范围内提供最基本的服务。法律上，胜任力是在相同情况下，根据其他明智且谨慎的咨询师的做法来衡量的。

保密性（confidentiality）：咨询师或治疗师有尊重来访者隐私的义务。在咨询过程中，不得将来访者传达的信息透露给其他人。不过，在夫妻与家庭治疗中，除非有人申明，否则信息对整个家庭是开放的。

利益冲突（conflict of interest）：在与来访者工作时，咨询师或治疗师的某种利益干扰其专业判断能力和技巧而产生的冲突。

结果伦理（consequential ethics）：以达到最佳结果为目标的伦理理论。某种行为只有在对所有涉及的人趋向于产生更多好结果而不是坏结果时才被认为是好的和正确的。

磋商（consultation）：正式安排的会议，咨询师或治疗师就某个或某些问题向另一个有能力的同事寻求建议、看法或督导。

消费者（consumer）：一些康复专家使用的术语，用以代替"来访者"或"病人"，表明在咨询过程中他们有选择的权利。

咨询及相关教育项目认证委员会（Counseling and Counseling Related Educational Programs, CACREP）：美国高等教育认证委员会认可的独立机构。对咨询及相关教育项目进行认证，旨在提高包括学校咨询在内的相关领域的专业准备程度。

择优（creaming）：在就业网络中选择最有可能在就业市场取得成功的消费者，抑制或消极对待其他的消费者。

文化封闭（cultural encapsulation）：咨询师或治疗师倾向于从自己的文化角度出发对待来访者和他人，而不考虑文化差异。

文化敏感性（cultural sensitivity）：能够识别并充分意识到其他种族、文化的个体和群体间存在文化价值观、风俗、习惯的差异。

证言（deposition）：审判前的一种材料，证人宣誓后以问答形式得到的陈述，在交互讯问时呈现给对方。

维度界限（dimensional boundaries）：维度界限的理论认为有权力差异的关系并不必然存在滥用或剥削。因此，既然界限不会消除，那么咨询师和来访者可以公开讨论并共同建立界限，然后增加到对关系的定义中。

维度界限观（dimensional boundaries view）：该观点认为，有权力差异的关系并不必然存在滥用或剥削。既然界限在咨访关系中是有益的、必要的，那么咨询师和来访者可以公开讨论界限。在适当的时候，跨越界限可以促进咨访关系及治疗效果。

功能减弱（diminished capacity）：心理功能降低到正常水平下的状态。

直接责任（direct liability）：由被督导者造成的伤害是由于督导本身所引起的，这时候产生的责任。

双重关系（dual relationship）：笼统地看，是指与他人有不止一种关系。因此，双重关系包含两种角色。在咨询情境中，指除了咨询关系外，同时还存在另一种关系，比如私人关系、社会关系、商业关系。如果超过了两种关系，则称为多重关系。

职责伦理（duty ethics）：顾及个体选择意图、行为方式及行为本质的伦理理论。如果做出某一行为是出于职责，有良好动机，方式可以接受，行为本身的本质良好，则认为该行为在道德上是良好的、正确的。

保护职责（duty to protect）：咨询师或治疗师有义务保护可能的受害者。这个职责涉及的范围比警告职责更为宽泛。有些人认为这一职责可应用于有自杀倾向的来访者。

报告职责（duty to report）：（在某些州）若孩子、老人、残疾人有受虐情况或受虐嫌疑，咨询师或治疗师有义务及时报告。

警告职责（duty to warn）：当确定来访者会造成某一严重威胁时，咨询师或治疗师有义务通知有危险的群体。

基本职责（essential functions）：某一工作特有的职责。

关怀伦理（ethic of care）：参见 care ethics。

伦理氛围（ethical climate）：组织文化中的一个维度，反映了员工对于组织的伦理程序及实践所共同持有的观念。

伦理两难困境（ethical dilemma）：令专家困惑的伦理困境，或者是因为适用的伦理标准互相冲突，或者是因为伦理标准和道德标准之间存在矛盾。

伦理原则（ethical principles）：社会更高水平的标准或方针，与社会的道德原则一致，构成了更高标准的道德行为、态度。这些原则建立于一个或多个伦理价值观之上，并赋予这些价值观意义，对价值观起指导作用。

伦理敏感性（ethical sensitivity）：有能力识别涉及他人福祉的情境。伦理意识是伦理敏感性的先决条件。

伦理理论（ethical theories）：为伦理情境提供导向性的广泛观点，也是个人选择实践及诠释其价值观的方式。主要的伦理理论包括结果伦理、权利伦理、职责伦理、美德伦理、关怀伦理和叙事伦理。

伦理价值观（ethical values）：能够用来指导日常生活的信念、态度或者美德。一般是单个的词语，用来表示理想的事物。在心理咨询和治疗中常见的伦理价值观包括善行、无伤害、自主、诚信、正直、公正、对人的尊重。

伦理美德（ethical virtues）：被一贯实行并与个人基本性格融为一体的伦理价值观。

伦理学（ethics）：研究道德行为、道德决策，以及如何过美好生活的哲学学科。

伦理审查（ethics audit）：该审查对伦理政策的实施情况以及组织背景下的伦理事件进行回顾和评估。

督导中的公正评估和法定程序（fair evaluation and due process in supervision）：是两种权利，其保证督导师不能在没有提供如何处理问题、纠正技术缺陷的方法或者没有给予进行消极评估提醒的情况下，武断地评估被督导者。

家庭系统理论（family systems theory）：大多数夫妻与家庭治疗流派的基础，认为同一事件或同一情况有多种背景，允许对同一事件或同一情况有多种看法。

诚信（fidelity）：一种伦理道德和伦理原则，引导个体遵守诺言。

1996 年的《健康保险携带及责任法案》（Health Insurance portability and Accountability Act, HIPAA）：该法案保护来访者医疗信息的私密性。联邦法律规定了全美保障医疗信息（包括心理咨询和治疗的信息）私密性的标准程序。在这个信息传输迅速、数据量庞大的电子时代，该法律有利于提高消费者对储存及传播医疗信息的信心。

功能损伤（impairment）：由于药物损害、物质滥用或心理状态等原因造成功能削弱，无法实现咨询中的角色。

缺乏胜任力（incompetence）：由于缺乏训练、没有经验、不情愿或不具有灵活性，无法实现咨询师的角色。三种缺乏胜任力的类型是：技术不胜任、认知不胜任和情感不胜任。

独立生活运动（independent living）：20 世纪 90 年代初强调残疾人士需要独立生活的运动。

知情同意（informed consent）：在清楚地向来访者说明和解释咨询或治疗的相关信息后，由来访者决定是否接受咨询或治疗（包括评估和干预）的权利。相关信息应包括治疗目的、风险及收益、其他选择（包括不接受治疗）、保密的例外情况。对于法院命令或强制转介的来访者，应说明需要何种报告。

正直（integrity）：一种伦理价值观和伦理原则，提倡准确、诚实、坦率。信守承诺，避免轻率和不明确的承诺。

公正（justice）：一种伦理道德及伦理原则，鼓励公平、平等，对所有个体均同等对待。

层级督导（layered supervision）：一种督导类型，博士生接受老师的督导，硕士生接受博士生的督导。

责任（liability）：由于某一疏忽的行为所引起或可能引起的责任。疏忽行为指玩忽职守，如未能提供合理的关怀标准，结果直接造成伤害。

长臂法案（long-arm statutes）：若某人在非所属州内进行商业活动（特别是网络治疗），这个法案将允许这个州对其行使司法权。

玩忽职守（malpractice）：违背了专业职责或者没有承担起所期望的适度的、谨慎的专业责任，表现低于专业水准。

强制转介的来访者（mandatorily referred clients）：指来访者的法律状况、孩子的探访或监护权利、心理健康状态，或者生活的其他方面受到司法或心理健康机构监管，被要求进行心理咨询或治疗，以从司法或心理健康机构中获益。强制转介的来访者以服从司法或者心理健康机构的安排作为交换条件而获取一些权利，比如，同意参加酒后驾车心理教育而从监狱中获释，或者参加家庭治疗和父母教育，从而得以不受监控地探访他们的孩子。

管理式医疗组织（managed care organization, MCO）：以保证医疗质量和控制成本为目的，由既不是临床咨询师也不是来访者的人员（通常是保险公司）来管理或监督心理健康服务的提供的单位。

多元文化因素（multicultural dimension）：广义的理解是指如种族、国籍、经济状况、性别、年龄、残障、性取向、信仰以及灵性这些影响咨询过程的因素。

叙事伦理（narrative ethics）：一种伦理理论，强调叙述或者故事及其背景在伦理决策中非常重要。一种行为如果能够反映出个体生活及其生活环境中的文化和传统正在发生的故事，那么从道德的角度它被认为是好的和正确的。

美国国家职业发展学会（National Career Development Association, NCDA）：与职业咨询相关的专业学会。

学校咨询服务的国家模型（National Model for School Counseling Programs）：1997 年基于美国国家标准为学校咨询专业人员制定的规范。该规范为能力取向，涉及学生的学业、职业，以及个性/社会性需求，同时为一个综合发展项目的推广、管理和责任制提供指导。

学校咨询服务的国家标准（National Standards for School Counseling Programs）：基于研究的标准，1997 年由坎贝尔和达依尔为指导学校咨询的远景和目标而制定。该标准为学校咨询人员提供了一个系统的、合作的、综合性的模型架构，以用于将涉及学生学业、个性/社会性、职业需求的综合发展目标与学校的教学课程相结合。

自然支持（natural supports）：强调利用环境中自然存在的人和物作为为残障人士提供合理膳食的来源。

疏忽（negligence）：玩忽职守，如未能提供合理的关怀标准，结果直接造成伤害。

2001 年《不让一个孩子落后法案》（No Child left Behind Act of 2001）： 也被称为公法 107—110，该法律要求增加学校对学生成绩结果的责任。学校必须通过标准化测验来展示所有学生实现学业目标的进展。该法案的部分结果是，学校咨询项目增强了对成绩的关注，包括开展以学业成果为目标的发展项目，以及排除学习的社会障碍项目。

无伤害原则（nonmaleficence）： 伦理价值及原则，要求人们避免任何可能导致伤害的行为，又称不作恶原则（nonmalfeasance）。

网络咨询（online counseling）： 发生在有执照并得到认证的注册咨询师与来访者之间的一种咨询或心理治疗，仅包含极少的面对面接触，甚至完全没有。治疗会谈的过程和内容是通过邮件或者其他电子的、以网络为基础的方式进行的。

组织伦理（organizational ethics）： 伦理的形式承认组织因素的影响，并涉及在组织系统中有意识地运用价值观去指导决策。与从个人角度看待特定伦理问题的商业伦理和专业伦理不同，组织伦理会从系统的角度看待同样的伦理问题。

同伴磋商（peer consultation）： 与同事磋商的过程，以确定其他理智的、受过相似培训的咨询师在同样的情形下会如何行事。

残障人士（person with a disability）： 个体存在身体或精神损伤，包括：（1）对该个体一种或多种主要的生活活动造成实际限制；（2）有过此类损伤的记录；（3）被认为有过此类损伤。

个人伦理（personal ethics）： 这种伦理形式反映个体应当如何生活、应当争取什么的内在感觉，作为道德决定或判断的基础引导行为。一个人的"道德指针"或是"良知"反映了这些伦理信念或是伦理观。

个性/社会性发展（personal/social development）： 美国专业国家标准和国家规范中反映的三种能力领域之一，目标在于有助于下列方面的态度、技能和知识的发展：（1）发展对自我的尊重以及对他人的理解；（2）设定目标，

并就计划和监控实现这些目标的行动步骤做出相关决策；（3）对安全和生存技能的理解。

受保护的健康信息（protected health information, PHI）： 受到法律保护的任何与来访者的情况或健康状况有关的信息。

游戏治疗（play therapy）： 夫妻与家庭治疗师在和孩子工作时的一种专门化形式。治疗师通过游戏来观察和破译孩子的表象世界、他们对自身环境的感知、他们的经验，以及他们与他人的关系。

隐私（privacy）： 在伦理中，一个人免于不必要的监控，以及控制个人信息的权利。咨询师有义务保护来访者的隐私。

特许保密通讯（privileged communication）： 一般理解为心理治疗工作者与来访者之间的交流，这种交流受到法令保护，不得被强制向第三方透露，法律有明确说明的例外。特许保密通讯基于法律确认心理治疗旨在必须保证隐私以发挥效果，同时，心理治疗旨在促进公众的心理健康和福祉。

权力（power）： 在咨询领域，一个人（咨询师）有能力去影响另一个人（来访者）的行为。而这可能对来访者有益，也可能被滥用而对其有害。

行业（profession）： 即此类人群的集合体，他们承诺获取专业知识和技能以便服务于他人的需要，以称职和符合伦理的方式行事，拥有一个自治组织，为提供服务建立胜任力、伦理和实践指导的标准。

专业人员（professional）： 行业的成员之一，基于行业的优秀标准应用专业知识和技能，旨在满足来访者的需求而非满足和谋取专业人员的个人需求和利益。

专业实践与伦理实践的决策策略（professional and ethical practice decisional strategy）： 一个非线性的七步骤决策策略，强调环境的、专业的和伦理的多方面因素综合考虑，而非仅仅出于伦理的和法律的考虑。

专业与伦理决策（professional and ethical decision making）： 专业行为和伦理行为中的决策包含类似的策略和过程。同时它们也是相互依存的，具体说来即首先考虑专业信息与

分析（如研究、最优方法、理论或临床知识），随后考虑伦理信息（如理论、价值观、原则以及守则）以支持、重新考虑或调整决策。

专业界限（professional boundaries）：可以被理解为一些限制、约束和框架，用以安排和定义专业关系中人们关系的特点。在咨询中，关系的特点服从于以下义务：行为方式最大限度地为了来访者的利益（善行），避免对来访者造成伤害（无伤害），促进来访者的自主性，并依照承诺提供称职的临床咨询服务（诚信）。

专业胜任力（professional competence）：专业人员能够在专业范围内提供最基本的服务。胜任力是在相同情况下，根据其他明智且谨慎的专业人员的做法来衡量的。

专业咨询（professional counseling）：将心理健康、心理学和人类发展的原则应用于认知、情感、行为和系统干预策略，强调健康、个人成长、职业发展和病理学。

专业伦理（professional ethics）：该伦理形式致力于帮助专业人员，当他们面临某个涉及伦理或道德问题的个案或情境时帮他们决定如何应对。它认为一个人专业决定的道德以及由伦理守则与标准告知的道德是由其行业来详细规定的。

合理调节（reasonable accommodation）：任何使得一个工作的核心功能得以完成的事物或适应过程，包括设置设备或调整工作进度。

关系维度（relational dimension）：内容宽泛的维度，指那些既反映又影响个体之间的联结以及他们在咨询过程中合作的能力的因素。如信任、亲密、伦理敏感性，以及接受独特性的能力。它对过程和结果均有促进作用。

关系督导（relational supervision）：在督导过程中明确承认督导师与被督导者均处于更大的专业领域和社会语境之中，而且那些语境同时影响督导的过程和结果。

宗教信仰（religion）：通过宗教的方式，即在共享的信念体系背景下，通过教义或是公共的仪式行为如礼拜或公开的崇拜仪式来寻求意义。

对人的尊重（respect of persons）：一种伦理价值观和伦理原则，包括尊重尊严、价值、个体差异，以及所有个体的隐私、保密和自我决定的权利。

权利伦理（rights ethics）：该伦理理论假定个体是其被赋予的那些权利的载体。当一种行为尊重权利时，它就被认为在道德上是好的和正确的，反之，当它侵犯权利时就被认为是错的。

儿童的权利（right of children）：一种内容宽泛的理解，即认为孩子由于依赖他人而获得自由和生存，因而是天性脆弱的特殊群体，要确保孩子的权利，使其免受不当伤害，同时满足他们成长以及身体、情绪健康发展的基本需求。

从业范围（scope of practice）：被某行业中经过认证或已经注册的人认为是可接受的专业实践行为的范围及限制。一个受到认可的精通领域，包括通过适当的教育和经验获取的特定的能力、熟练度或技能。

自我决定（self-determination）：指个体有能力和权利采取行动谋求自己的利益，引导自己的发展方向，包括一个人自己的选择、行动，以及认知/情绪行为。

自我督导（self-supervision）：咨询师们与自己发生的主动的、不断进行的对话，关于他们的来访者、他们对来访者的思考、他们的临床个案概念化、他们对于自己专业效能的评估，以及他们对于自己对来访者的临床方案和干预会产生何种政治和伦理影响进行关注。

滑坡观点（slippery slope argument）：该观点认为一个特定方向的行为会导致对道德约束的进一步侵蚀。例如关于双重关系和跨越界限，该观点相信微小的"无辜的"越界行为会最终导致严重的、剥削性的行为，比如与来访者有性接触。

SOAP 记录表（SOAP notation）：临床记录中使用最为广泛的格式之一。SOAP 是单词的首字母缩写，代表主观（subjective）、客观（objective）、测评（assessment）和治疗计划（plan），分别对应记录的每个部分中信息的类型。

灵性敏感性（spiritual sensitivity）：有能力觉察并认识到宗教或精神信仰、价值以及其他因素在他人生活中的重要性或影响力。

灵性（spirituality）：每个人无法满足的、最深的欲望，以及个人应对这种欲望的方式：个人如何思考、感受、行动，以及这些在其寻求满足这难以满足的欲望过程中如何相互作用；给予我们生活意义和目的的生活中先验的方面。

关怀标准（standard of care）：一种行为描述，这种行为是一般成员在其专业内被期待做出的行业实践，当一个专业行为被提起诉讼时，会与之相比较以进行衡量。

督导师功能损伤（supervisor impairment）：由于药物、物质成瘾或精神状况等原因使人衰弱，导致之前的高水平机能降低，没有能力实现督导角色的功能。

督导师能力不足（supervisor incompetence）：由于培训、经验、意愿不足或是灵活性不够，没有能力实现督导角色的功能。

支持性就业（supported employment）：一种雇佣形式，针对那些第一次工作的人，他们在一小段时间内需要工作教练的帮助。

对他人的威胁（threats to others）：在咨询的语境中，是指来访者对咨询师透露的对第三方人身安全的威胁。

价值（value）：使得某物有用或令人想要得到的特质。

替代责任（vicarious liability）：由于被督导者的疏忽行为而导致的督导师的责任，如果这种行为发生在督导关系的过程和范围之内。

美德伦理（virtue ethics）：该伦理理论认为伦理主要是关于内在特质和性格，而非外在表现和行为。基于该理论可以假定美德能使一个人成为道德上的好人。

工作取向（work orientation）：工作取向指对待工作的观点和态度，它们是由内在的价值观、抱负或工作态度决定的，反映在关于工作的想法、感受和行为之中。

参考文献

第 1 章

Ahia, C. (2003). *Legal and ethical dictionary for mental health professionals.* Lanham, MD: University Press of America.

American Counseling Association. (2005). *Code of ethics* (Rev. ed.). Alexandria, VA: Author.

Behnke, S., Winick, B., & Perez, A. (2000). *The essentials of Florida mental health law: A straightforward guide for clinicians of all disciplines.* New York: Norton.

Brincat, C., & Wike, V. (2000). *Morality and the professional life: Values at work.* Upper Saddle River, NJ: Prentice-Hall.

Handlesman, M., Knapp, S., & Gottlieb, M. (2002). Positive ethics. In C. Snyder & S. Lopez (Eds.), *Handbook of positive psychology* (pp. 731–744). New York: Oxford.

Jennings, L., Sovereign, A., Bottoroff, N., & Mussell, M. (2004). Ethical values of master therapists. In T. Skovholt & L. Jennings (2004). *Master therapists: Exploring expertise in therapy and counseling* (pp.

107–124). Boston: Allyn and Bacon.

Skovholt, T., & Jennings, L. (2004). *Master therapists: Exploring expertise in therapy and counseling.* Boston: Allyn and Bacon.

Sperry, L., & Prosen, L. (1998). Contemporary ethical dilemmas in psychotherapy: Cosmetic psychopharmacology and managed care. *American Journal of Psychotherapy, 52*(1), 54–63.

Sperry, L. (1993). Chapter 11: Confidentiality and ethical issues. In *Psychiatric consultation in the workplace* (pp. 239–248). Washington, DC: American Psychiatric Press.

Sperry, L. (1996). *Corporate therapy and consulting.* New York: Brunner/Mazel.

Sperry, L. (1999). *Cognitive behavior therapy of the DSM-IV personality disorders.* New York: Brunner-Routledge.

Sperry, L. (2002). Organizational ethics in the corporation: Beyond personal, professional, and business ethics. In Kahn, J. & Langlieb, A. (Eds.), *Mental health and productivity in the workplace* (pp. 387–404). San Francisco: Jossey-Bass.

Sperry, L. (2003). *Effective leadership: Strategies for maximizing executive productivity and health.* New York: Brunner-Routledge.

Sperry, L. (2005). Health counseling with individual couples, and families: Three perspectives on ethical and professional practice. *The Family Journal: Counseling and Therapy for Couples and Families, 22,* 10.

Stoltenberg, C., McNeill, B., & Delworth, U. (1998). *IDM supervision: An integrated development model for supervising counselors and therapists.* San Francisco: Jossey-Bass.

Wampold, B. (2001). *The great psychotherapy debate: Models, methods, and findings.* Mahwah, NJ: Erlbaum.

Worthley, A. (1999). *Organizational ethics in the compliance context.* Chicago: Health Administration Press.

 第 2 章

Ahia, C. (2003). *Legal and ethical dictionary for mental health professionals.* Lanham, MD: University Press of America.

American Counseling Association. (2005). *Code of ethics. Revised edition.* Alexandria, VA: Author.

American Psychological Association. (2002). *The ethical principles of psychologists and code of conduct.* Washington, DC: Author.

Beauchamp, T., & Childress, J. (1989). *Principles of biomedical ethics* (2nd ed.). New York: Oxford University Press.

Bernard, J., Murphy, M., & Little, M. (1987). The failure of clinical psychologists to apply understood ethical principles. *Professional Psychology: Research and Practice, 18,* 489–491.

Brincat, C., & Wike, V. (2000). *Morality and the professional life: Values at work.* Upper Saddle River, NJ: Prentice-Hall.

Conte, H., Plutchik, R., Picard, S., & Knauss, T. (1989). Ethics in the practice of psychotherapy: A survey. *American Journal of Psychotherapy, 43,* 32–42.

Corey, G., Corey, M., & Calanan, P. (2003). *Issues and ethics in the helping professions.* Pacific Grove, CA: Brooks/Cole.

Eberlin, L. (1987). Introducing ethics to beginning psychologists: A problem-solving approach. *Professional Psychology: Research and Practice, 18,* 353–359.

Gilligan, C. (1982). *In a different voice: Psychological theory and women's development.* Cambridge, MA: Harvard University Press.

Gottlieb, M., Knapp, S., & Handlesman, M. (2002, August). Training ethical psychologists: An acculturation model. In S. Knapp (Chair), *New directions in ethics education.* Paper presented at the meeting of the American Psychological Association, Chicago.

Handlesmen, M., Knapp, S., & Gottlieb, M. (2002). Positive ethics. In C. Snyder & S. Lopez (Eds.), *Handbook of positive psychology* (pp. 731–744). New York: Oxford University Press.

Hass, L., Malouf, J., & Meyerson, N. (1998). Personal and professional characteristics as factors in psychologist's ethical decision making. *Professional Psychology: Research and Practice, 19,* 35–42.

Jensen, J., & Bergin, A. (1988). Mental health values of professional therapists: A national interdisciplinary survey. *Professional Psychology: Research and Practice, 19,* 290–297.

Kitchener, K. (1984). Intuition, critical evaluation, and ethical principles: The foundation for ethical decisions in counseling psychology. *Counseling Psychologist, 12,* 43–55.

Kuther, T. (2003). Promoting positive ethics: An interview with Mitchell M. Handelsman. *Teaching of Psychology, 30*(4), 339–343.

Lambert, M. J. (1992). Psychotherapy outcome: Implications for integrative and eclectic therapists. In J. Norcross & M. Goldfried (Eds.), *Handbook of psychotherapy integration.* New York: Basic Books.

Peluso, P. (2003). The ethical genogram: A tool for helping therapists understand their ethical decision making styles. *The Family Journal: Counseling and Therapy for Couples and Families, 14*(3), 286–291.

Pope, K., & Bajt, T. (1988). When laws and values conflict: A dilemma for psychologists. *American Psychologist, 43,* 828–829.

Rest, J. (1984). Research on moral development: Implications for training counseling psychologists. *Counseling Psychologist, 12,* 19–29.

Skovholt, T., & Jennings, L. (2004). *Master therapists: Exploring expertise in therapy and counseling.* Boston: Allyn and Bacon.

Smith, T, McGuire, J., Abbott, D., & Blau, B. (1991). Clinical ethical decision making: An investigation of the rationales used to justify doing less than one believes one should. *Professional Psychology: Research and Practice, 22,* 235–239.

Stoltenberg, C., McNeill, B., & Delworth, U. (1998). *IDM supervision: An integrated development model for supervising counselors and therapists.* San Francisco: Jossey-Bass.

Wampold, B. (2001). *The great psychotherapy debate: Models, methods, and findings*. Mahwah, NJ: Lawrence Erlbaum.

Wilkins, M., McGuire, J., Abbott, D., & Blau, B. (1990). Willingness to apply understood ethical principles. *Journal of Clinical Psychology, 46,* 539–547.

 第 3 章

American Counseling Association. (2005). *Code of ethics. Revised edition.* Alexandria, VA: Author.

American Psychiatric Association. (2000). *Diagnostic and statistical manual of mental disorders* (4th ed.; text revision). Washington, DC: American Psychiatric Association.

Arredondo, P., Toporel, R., Brown, D., Jones, J., Locke, D., Sanchez, J., & Stadler, H. (1996). Operationalization of the multicultural counseling competencies. *Journal of Multicultural Counseling and Development, 24,* 42–78.

Bernard, J. M., & Goodyear, R. K. (2004). *Fundamentals of clinical supervision* (3rd ed.). Boston: Allyn and Bacon.

Bradley, L., & Ladany, N. (2001). *Counselor supervision: Principles, process and practice* (3rd ed.). Philadelphia: Brunner/Routledge.

Cottone, R. (2001). A social constructivism model of ethical decision making in counseling. *Journal of Counseling and Development, 79,* 39–45.

Davis, A. (1997). The ethics of caring: A collaborative model for resolving ethical dilemmas. *Journal of Applied Rehabilitation Counseling, 28*(1), 36–41.

Duncan, B., Solovey, A., & Rusk, G. (1992). *Changing the rules: A client-directed approach to therapy.* New York: Guilford.

Favier, C., Ingersoll, R., O'Brien, E., & McNally, C. (2001). *Explorations in counseling and spirituality: Philosophical, practical, and personal reflections.* Pacific Groves, CA: Brooks/Cole.

Garcia, J., Cartwright, B., Winston, S., & Borsuchowska, B. (2003). A transcultural integration model for ethical decision making in counseling. *Journal of Counseling and Development, 81,* 268–277.

Gilligan, C. (1977). In a different voice: Women's conceptions of self and morality. *Harvard Educational Review, 47,* 481–517.

Gilligan, C. (1982). *In a different voice: Psychological theory and women's development.* Cambridge, MA: Harvard University Press.

Holloway, E. (1995). *Clinical supervision: A systems approach.* Thousand Oaks, CA: Sage.

Jennings, L., Sovereign, A., Bottoroff, N., & Mussell, M. (2004). Ethical values of master therapists. In T. Skovholt & L. Jennings (Eds.), *Master therapists: Exploring expertise in therapy and counseling.* (pp.

107–123): Boston: Allyn and Bacon.

Koenig, H., & Pritchett, J. (1998). Religion and psychotherapy. In H. Koenig (Ed.), *Handbook of religion and mental health* (pp. 323–336). San Diego: Academic Press.

Kohlberg, L. (1981). *Essays in moral development: Vol. 1. The philosophy of moral development.* New York: Harper & Row.

Kohlberg, L. (1984). *Essays in moral development: Vol. 1. The psychology of moral development: Moral stages and their nature and validity.* San Francisco: Harper & Row.

Lambert, M. J. (1992). Implications of outcome research for psychotherapy integration. In J. C. Norcross & M. R. Goldfried (Eds.), *Handbook of psychotherapy integration.* New York: Basic Books.

McNamee, S., & Gergen, K. J. (Eds.). (1999). *Relational responsibility: Resources for sustainable dialogue.* Thousand Oaks, CA: Sage.

Nelson, M., Gray, L., Friedlander, M., Ladany, N., & Walker, J. (2001). Toward relationship-centered supervision: Reply to Veach (2001) and Ellis (2001). *Journal of Counseling Psychology, 48*(4), 407–409

Orlinsky, D., Grawe, K., & Parks, B. (1994). Process and outcome in psychotherapy. In A. Bergin & S. Garfield (Eds.), *Handbook of psychotherapy and behavior change* (4th ed., pp. 270–376). New York: Wiley.

Pedersen, P. (2000). *A handbook for developing multicultural awareness* (3rd ed.). Alexandria, VA: American Counseling Association.

Rogers, C. (1951). *Client-centered therapy.* Boston: Houghton Mifflin.

Spero, M. (1981). Countertransference in religious therapists of religious patients. *American Journal of Psychotherapy, 35,* 565–575.

Sperry, L. (2001). *Spirituality in clinical practice: Incorporating the spiritual dimension in psychotherapy and counseling.* New York: Brunner/Routledge.

Sperry, L., & Shafranske, E. (Eds.). (in press). Introduction to spiritually-oriented psychotherapy. In L. Sperry & E. Shafranske (Eds.), *Spiritually-oriented psychotherapy: Contemporary approaches.* Washington, DC: APA Books.

Steere, D. (1997). *Spiritual presence in psychotherapy: A guide for caregivers.* New York: Brunner/Mazel.

Strupp, H. (1995). The psychotherapist's skills revisited.

Clinical Psychology, 2, 70–74.

Sue, D. (1998). *Multicultural counseling competencies: Individual and organizational development.* Thousand Oaks, CA: Sage.

Tarvydas, V. (1998). Ethical decision-making processes. In R. Cottone & V. Tarvydas (Eds.), *Ethical and professional issues in counseling* (pp. 144–155). Columbus, OH: Merrill Prentice-Hall.

Wampold, B. (2001). *The great psychotherapy debate: Models, methods, and findings.* Mahwah, NJ: Lawrence Erlbaum.

Welfel, E. (2002). *Ethics in counseling and psychotherapy: Standards, research and emerging issues* (2nd ed). Pacific Grove, CA: Brooks/Cole.

Wrenn, C. (1962). The culturally encapsulated counselor. *Harvard Educational Review, 32,* 444–449.

第 4 章

Bottorff, D. (1997, February). How ethics can improve business success. *Quality Progress,* 57–60.

Bowen, S. (2004). Organizational factors encouraging ethical decision making: An exploration into the case of an exemplar. *Journal of Business Ethics, 52*(4), 311–322.

Boyle, P., DuBose, E., Ellingson, S., Guinn, D., & McCurdy, D. (2001). *Organizational ethics in health care: Principles, cases and practical solutions.* San Francisco: Jossey-Bass.

Ells, C., & MacDonald, C. (2002). Implications of organizational ethics to healthcare. *Healthcare Management Forum, 15*(23), 32–38.

Magill, G., & Prybil, L. (2004). Stewardship and integrity in health care: A role for organizational ethics. *Journal of Business Ethics, 50*(3), 225–238.

Moffic, S. (1997). *The ethical way: Challenges and solutions for managed behavioral healthcare.* San Francisco: Jossey-Bass.

Nash, L. (1993). *Good intentions aside: A manager's guide to resolving ethical problems.* Boston: Harvard Business School Press.

Reamer, F. (2000). The social work ethics audit: A risk-management strategy, *Social Work, 45*(4), 355–362.

Reamer, F. (2001). *Social work ethics audit: A risk-management strategy.* Washington, DC: NASW Press.

Shelton, C. (2000). *Achieving moral health.* New York: Crossroads.

Sims, R. (1991). The institutionalization of organizational ethics. *Journal of Business Ethics, 10*(7), 493–506.

Sperry, L., Grissom, G., Brill, P., & Marion, D. (1996). Changing clinicians' practice patterns and managed care culture with outcome systems. *Psychiatric Annals, 27*(2), 127–132.

Sperry, L., & Prosen, H. (1998). Contemporary ethical dilemmas in psychotherapy: Cosmetic psychopharmacology and managed care. *American Journal of Psychotherapy, 52*(1), 54–63.

Sperry, L. (1993). Chapter 10: Confidentiality and ethical issues. In *Psychiatric consultation in the workplace* (pp. 239–248). Washington, DC: American Psychiatric Press.

Sperry, L. (1996). *Corporate therapy and consulting.* New York: Brunner/Mazel.

Sperry, L. (2003). *Effective leadership: Strategies for maximizing executive productivity and health.* New York: Brunner/Routledge.

Verchsoor, C. (2003). Ethical corporations are still more profitable. *Strategic Finance* (June), 22–23.

Worthley, A. (1999). *Organizational ethics in the compliance context.* Chicago: Health Administration Press.

第 5 章

American Counseling Association. (2005). *Code of ethics. Revised edition.* Alexandria, VA: Author.

Corey, G., Corey, M., & Callanan, P. (2003). *Issues and ethics in the helping professions* (6th ed). Pacific Grove, CA: Brooks/Cole.

Cottone, R., & Tarvydas, V. (2003). *Ethical and professional issues in counseling* (2nd ed). Upper Saddle River, NJ: Merrill/Prentice-Hall.

Davis, A. (1997). The ethics of caring: A collaborative model for resolving ethical dilemmas. *Journal of Applied Rehabilitation Counseling, 28*(1), 36–41.

Kitchener, K. (1984). Intuition, critical evaluation, and ethical principles: The foundation for ethical decisions in counseling psychology. *Counseling Psychologist, 12,* 43–55.

Remley, T., & Herlihy, B. (2001). *Ethical, legal, and professional issues in counseling.* Upper Saddle River, NJ: Merrill/Prentice-Hall.

Sperry, L. (1999). *Cognitive behavior therapy of the DSM-IV personality disorders.* New York: Brunner/Routledge.

Welfel, E. (2002). *Ethics in counseling and psychotherapy: Standards, research and emerging issues.* Pacific Grove, CA: Brooks/Cole.

 第 6 章

Barrett, R. L. (2000). Confidentiality and HIV/AIDS. In J. J. Gates & B. S. Arons (Eds.), *Privacy and confidentiality in mental health care* (pp. 157–172). Baltimore: Paul H. Brookes.

Bates, D. W., Shore, M. F., Gibson, R., & Bosk, C. (2003). Patient safety forum: Examining the evidence. *Psychiatric Services, 54,* 1599–1603.

Cozolino, L. J. (2002). *The neuroscience of psychotherapy: Building and rebuilding the human brain.* New York: Norton.

Damasio, A. (2003). *Looking for Spinoza: Joy, sorrow, and the feeling brain.* New York: Harcourt Trade.

Durham, M. L. (2002). How research will adapt to HIPAA: A view from within the healthcare delivery system. *American Journal of Law and Medicine, 28,* 491–502.

Gaston, L. (1990). The concept of the alliance and its role in psychotherapy: Theoretical and empirical considerations. *Psychotherapy, 27,* 143–153.

Gilligan, C. (1982). *In a different voice.* Cambridge, MA: Harvard University Press.

Gilligan, C., & Attanucci, J. (1988). Two moral orientations. In C. Gilligan, J. V. Ward & J. M. Taylor with B. Bardige (Eds.), *Mapping the moral domain: A contribution of women's thinking to psychology and education* (pp. 73–87). Cambridge, MA: Harvard University Graduate School of Education.

Hoyt, M. F. (Ed.). (1998). *The handbook of constructive therapies: Innovative approaches from leading practitioners.* San Francisco: Jossey-Bass.

Hubble, M. A., Duncan, B. L., & Miller, S. D. (1999). *The heart and soul of change: What works in therapy.* Washington, DC: American Psychological Association.

Institute of Medicine. (2000). *To err is human: Building a safer health system.* Washington, DC: National Academies Press.

Isaacs, M. L., & Stone, C. (2001). Confidentiality with minors: Mental health counselors' attitudes toward breaching or preserving confidentiality. *Journal of Mental Health Counseling, 23,* 342–357.

Lambert, M. J., & Bergin, A. E. (1994). The effectiveness of psychotherapy. In A. E. Bergin & S. L. Garfield (Eds.), *Handbook of psychotherapy and behavior change* (4th ed., pp. 143–189). New York: Wiley.

Leape, L. L. (1994). Error in medicine. *Journal of the American Medical Association, 272,* 1851–1857.

Lens, V. (2000). Protecting the confidentiality of the therapeutic relationship: *Jaffee v. Redmond. Social Work, 45,* 273–277.

Mitchell, C. W., Disque, J. G., & Robertson, P. (2002). When parents want to know: Responding to parental demands for confidential information. *Professional School Counseling, 6,* 156–162.

Myers, J. E. B. (1982). Legal issues surrounding psychotherapy with minor clients. *Clinical Social Work Journal, 10,* 303–314.

Prochaska, J., & Norcross, J. (2002). *Systems of psychotherapy: A transtheoretical analysis.* Belmont, CA: Wadsworth.

Remley, T. P. (1993, June). *Legal issues for professional counselors in schools.* Paper presented at the American School Counselor Association Annual Conference, McClean, VA.

Schore, A. N. (1994). *Affect regulation and the origin of the self: The neurobiology of emotional development.* Hillsdale, NJ: Erlbaum.

Skovholt, T. M., & Jennings, L. (Eds.). (2004). *Master therapists: Exploring expertise in therapy and counseling.* Boston: Allyn and Bacon.

Siegel, D. J. (1999). *Developing mind: Towards a neurobiology of interpersonal experience.* New York: Guilford.

Tarasoff v. Regents of the University of California (Cal. 1974). 529 P.2d 553.

Tarasoff v. Regents of the University of California (Cal. 1976). 551 P.2d 334, 331.

White, M., & Epston, D. (1990). *Narrative means to therapeutic ends.* New York: Norton.

第7章

American Counseling Association. (1999). *Ethical standards for internet online counseling.* [Online]. available: Http://www.counseling.org/Content/NavigationMenu/RESOURCES/ETHICS/

American Psychiatric Association. (2000). *Diagnostic and statistical manual of mental disorders* (4th ed., Text revision). Washington, DC: Author.

Anderson, H., & Goolishian, H. (1988). Human systems as linguistic systems: Preliminary and evolving ideas about the implications for clinical theory. *Family Process, 27,* 371–393.

Behnke, S. H., Winick, B. J., & Perez, A. M. (2000). *The essentials of Florida mental health law: A straightforward guide for clinicians of all disciplines.* New York: Norton.

Florida Statutes. (2004). 394.4784.

Gottman, J. M. (1999). *The marriage clinic: A scientifically based marital therapy.* New York: Norton.

Howard, M. L. (2002). Informed consent. *eMedicine,* 1–9. [Online]. Available: Http://www.emedicine.com/ent/topic181.htm

International Society for Mental Health Online (2000). *Suggested principles for online provision of mental health services.* [Online]. Available: Http://www.ismho.org/suggestions.html

Kuczewski, M., & McCruden, P. J. (2001). Informed consent: Does it take a village? The problem of culture and truth telling. *Cambridge Quarterly of Healthcare Ethics, 10,* 34–46.

McCurdy, K. G., & Murray, K. C. (2003). Confidentiality issues when minor children disclose family secrets in family counseling. *The Family Journal: Counseling and Therapy for Couples and Families, 11,* 393–398.

Pinsoff, W. M., & Wynne, L. C. (1995). The efficacy of marital and family therapy: An empirical overview, conclusions, and recommendations. *Journal of Marital and Family Therapy, 21,* 585–610.

Rosoff, A. J. (1981). *Informed consent: A guide for health care providers.* Rockville, MD: Aspen.

Walter, M. I., & Handelsman, M. M. (1996). Informed consent for mental health counseling: Effects of information specificity on clients' ratings of counselors. *Journal of Mental Health Counseling, 18,* 253–263.

第8章

Ahia, C. E. (2003). *Legal and ethical dictionary for mental health professionals.* Lanham, MD: University Press of America.

Berzoff, J. (1989). The therapeutic value of women's adult friendships. *Smith College Studies in Social Work, 59,* 267–278.

Catalano, S. (1997). The challenges of clinical practice in small or rural communities: Case studies in managing dual relationships in and outside of therapy. *Journal of Contemporary Psychotherapy, 27,* 23–35.

Corey, G., & Herlihy, B. (1997). Dual/multiple relationships: Towards a consensus of thinking. In B. Herlihy & G. Corey (Eds.), *The Hatherleigh guide series: Vol. 10. Ethics in therapy* (pp. 183–194). New York: Hatherleigh Press.

Doyle, K. (1997). Substance abuse counselors in recovery: Implications for the ethical issue of dual relationships. *Journal of Counseling and Development, 75,* 428–432.

Edelwich, J., & Brodsky, A. M. (1991). *Sexual dilemmas for the helping professional.* New York: Brunner/Mazel.

Fay, A. (2002). The case against boundaries in psychotherapy. In A. Lazarus & O. Zur (Eds.), *Dual relationships and psychotherapy* (pp. 98–114). New York: Springer.

Gutheil, T. G., & Gabbard, G. O. (1993). The concept of boundaries in clinical practice: Theoretical and risk-management dimensions. *American Journal of Psychiatry, 150,* 188–196.

Hill, M. R., & Mamalakis, P. M. (2001). Family therapists and religious communities: Negotiating dual relationships. *Family Relations, 50,* 199–208.

Lazarus, A., & Zur, O. (2002). *Dual relationships and psychotherapy.* New York: Springer.

McNamee, S., & Gergen, K. J. (1998). *Relational responsibility: Resources for sustainable dialogue.* Thousand Oaks, CA: Sage.

Olarte, S. W. (1997). Sexual boundary violations. In Hatherleigh Editorial Board (Ed.), *The Hatherleigh guide to ethics in therapy* (pp. 195–209). New York: Hatherleigh Press.

Peterson, M. (1992). *At personal risk: Boundary violation in professional–client relationships.* New York:

Norton.

Reamer, F. G. (2001). *Tangled relationships: Managing boundary issues in the human services*. New York: Columbia University Press.

Reamer, F. G. (2003). Boundary issues in social work: Managing dual relationships. *Social Work, 48*, 121–134.

St. Germaine, J. (1996). Dual relationships and certified alcohol and drug counselors: A national study of ethical beliefs and behaviors. *Alcoholism Treatment Quarterly, 14*, 29–44.

Smith, D., & Fitzpatrick, M. (1995). Patient–therapist boundary issues: An integrative review of theory and research. *Professional Psychology: Research and Practice, 26*, 499–506.

Stake, J. E., & Oliver, J. (1991). Sexual contact and touching between therapist and client: A survey of psychologists' attitudes and behavior. *Professional Psychology: Research and Practice, 22*, 297–307.

Tomm, K. (n.d.). The ethics of dual relationships. [Online]. Available: http://www.familytherapy.org/documents/EthicsDual.PDF

Tomm, K. (2002). The ethics of dual relationships. In A. Lazarus & O. Zur (Eds.), *Dual relationships and psychotherapy* (pp. 32–43). New York: Springer.

Woody, R. H. (1998). Bartering for psychological services. *Professional psychology: Research and practice, 29*, 174–178.

Zur, O. (2004). To cross or not to cross: Do boundaries in therapy protect or harm? *Psychotherapy Bulletin, 39*, 27–32.

 第9章

Ahia, C. (2002). *Legal and ethical dictionary for mental health professionals*. Lanham, MD: University Press of America.

American Counseling Association. (2005). *Code of ethics*. (Rev. ed.). Alexandria, VA: Author.

American Psychological Association. (2002). *The ethical principles of psychologists and code of conduct*. Washington, DC: Author.

Baumeister, R. (1991). *Meaning of life*. New York: Guilford.

Behnke, S., Winick, B., & Perez, A. (2000). *The essentials of Florida mental health law: A straightforward guide for clinicians of all disciplines*. New York: Norton.

Bellah, R., Madsen, R., Sullivan, W., Swidler, L., & Tipton, S. (1985). *Habits of the heart: Individualism and commitment in American life*. New York: Harper & Row.

Bernard, J. M., & Goodyear, R. K. (2004). *Fundamentals of clinical supervision* (3rd ed.). Boston: Allyn and Bacon.

Brems, C. (2000). The challenge of preventing burnout and assuring growth: Self-care. In C. Brems, *Dealing with challenges in psychotherapy and counseling* (pp. 262–296). Pacific Grove, CA: Brooks/Cole.

Brincat, C., & Wike, V. (2000). *Morality and the professional life: Values at work*. Upper Saddle River, NJ: Prentice-Hall.

Davidson, J., & Caddell, D. (1994). Religion and the meaning of work. *Journal for the Scientific Study of Religion, 33*, 135–147.

Dreyfus, H., & Dreyfus, S. (1986). *Mind over machine*. New York: Free Press.

Farber, B., & Heifetz, L. (1982). The process and dimensions of burnout in psychotherapists. *Professional Psychology: Resource and Practice, 13*, 293–301.

Jennings, L., Sovereign, A., Bottoroff, N., & Mussell, M. (2004). Ethical values of master therapists. In T. Skovholt & L. Jennings (Eds.), *Master therapists: Exploring expertise in therapy and counseling* (pp. 107–124). Boston: Allyn and Bacon.

Keith-Spiegel, P., & Koocher, G. (1985). *Ethics in psychology: Professional standards and cases*. New York: Random House.

Kottler, J. (1993). *On being a therapist*. San Francisco: Jossey-Bass.

Lamb, D., Presser, N., Pfost, K., Baum, M., Jackson, R., & Jarvis, P. (1987). Confronting professional impairment during the internship: Identification, due process, and remediation. *Professional Psychology: Resource and Practice, 18*, 597–603.

Pines, A., & Aronson, E. (1988). *Career burnout: Causes and cures*. New York: Free Press.

Prochaska, J., & Norcross, J. (1983). Psychotherapists' perspectives on treating themselves and their clients for psychic distress. *Professional Psychology: Resource and Practice, 14*, 642–655.

Rich, J. (1984). *Professional ethics in education*. Springfield, IL: Charles C. Thomas.

Skovholt, T. (2001). *The resilient practitioner: Burnout prevention and self-care strategies*. Boston: Allyn and Bacon.

Skovholt, T., & Ronnestad, M. (1995). *The evolving professional self: Stages and theories in therapist and counselor development*. New York: Wiley.

Skovholt, T., & Jennings, L. (2004). *Master therapists: Exploring expertise in therapy and counseling*. Boston: Allyn and Bacon.

Stoltenberg, C., McNeill, B., & Delworth, U. (1998). *IDM supervision: An integrated development model for supervising counselors and therapists.* San Francisco: Jossey-Bass.

Weber, M. (1958). *The Protestant ethics and the spirit of capitalism.* New York: Scribners.

Wrzesniewski, A., McCaukley, C. Rozin, P., & Schwartz, B. (1997). Jobs, careers, and callings: People's relations to their work. *Journal of Research in Personality, 31,* 21–33.

第 10 章

Alexander, K., & Alexander, M.D. (2005). *American public school law.* Belmont, CA: Thompson Learning.

American Counseling Association. (2005). *Code of ethics and standards of practice.* Alexandria, VA: Author.

American Psychiatric Association (2000). *Diagnostic and statistical manual of mental disorders.* (4th ed., Text revision). Washington DC.: Author.

American School Counselor Association. (2004a). *The ASCA national model workbook.* Alexandria, VA: Author.

American School Counselor Association. (2004b). *Ethical standards for school counselors.* Alexandria, VA: Author.

American School Counselor Association. (2004c). *Position statement: The professional school counselor and parent consent for services.* Alexandria, VA: Author.

American School Counselor Association. (2004d). *Position statement: The professional school counselor and the special needs student.* Alexandria, VA: Author.

American School Counselor Association. (2003a). *The American school counselor association national model: A framework for school counseling programs.* Alexandria, VA: Author.

American School Counselor Association. (2003b). *Position statement: The professional school counselor and child abuse and neglect prevention.* Alexandria, VA: Author.

American School Counselor Association. (2003c). *Position statement: The professional school counselor and credentialing and licensure.* Alexandria, VA: Author.

American School Counselor Association. (2002). *Position statement: The professional school counselor and confidentiality.* Alexandria, VA: Author.

American School Counselor Association. (2000). *Position statement: The professional school counselor and the sexual orientation of youth.* Alexandria, VA: Author.

Association for Specialists in Group Work. (1998). *Best practice guidelines.* Alexandria, VA: Author.

Blake, N. (1996). Against spiritual education. *Oxford Review of Education, 22,* 443–456.

Blumenfeld, W. J., & Lindop, L. (1995) *Gay/straight alliances: A student guide.* Malden, MA: Massachusetts Department of Education.

Brigman, G. A., & Webb, L. D. (2004). *Student success skills: A classroom manual.* Boca Raton, FL: Atlantic Education Consultants.

Bullis, R. (2001). *Sacred calling, secular accountability: Law and ethics in complementary and spiritual counseling.* Philadelphia: Brunner/Routledge.

Campbell, C. A., & Dahir, C. (1997). *Sharing the vision: The national standards for school counseling programs.* Alexandria, VA: American School Counseling Association.

Capuzzi, D. (2003). Legal and ethical challenges in counseling suicidal students. In T.P. Remley, Jr., M.A. Herman, & W.C. Huey (Eds.), *Ethical and legal issues in school counseling* (2nd ed., pp. 64–81). Alexandria, VA: American School Counselor Association.

Collins, N., & Knowles, A. (1995). Adolescents' attitudes towards confidentiality between the school counsellor and the adolescent client. *Australian Psychologist, 30*(3), 179–182.

Daniels, J. A. (2003). Assessing threats of school violence: Implications for school counselors. In T. P. Remley, Jr., M. A. Herman, & W.C. Huey (Eds.), *Ethical and legal issues in school counseling* (2nd ed., pp. 152–160). Alexandria, VA: American School Counselor Association.

Davis, J. L., & Mickelson, D. J. (1994). School counselors: Are you aware of legal and ethical aspects of counseling. *The School Counselor, 42,* 5–13.

Dye, H. A., & Borders, L. D. (1990). Counseling supervisors: Standards for preparation and practice. *Journal of Counseling and Development, 69,* 27–29.

Ells, C., & MacDonald, C. (2002). Implications of organizational ethics to healthcare. *Healthcare Management Forum, 15*(23), 32–38.

Education Trust National Initiative for Transforming School Counseling. (2001). *Achievement in America: 2001.* Washington, DC, Author.

Erk, R. (1999). Attention deficit disorder: Counselors, laws, and implications for practice. *Professional School Counseling, 2,* 318–326.

Ford, C. Millstein, S. Halpern-Felsher, B., & Irwin. C. (1997). Influence of physician confidentiality assurances on adolescents' willingness to disclose information and seek future health care: A randomized control trial. *The Journal of the American Medical*

Association, 278, 1029–1034.

Gay, Lesbian, Straight Education Network. (1998). *Homophobia 101: Anti-homophobia training for school staff and students.* New York: Author.

Glosoff, H. L., & Pate, R. H. (2002). Privacy and confidentiality in school counseling. *Professional School Counseling, 6,* 20–27.

Gysbers, N. C., & Henderson, P. (2000). Comprehensive guidance and counseling programs: A rich history and a bright future. *Professional School Counseling, 4,* 246–256.

Henderson, P., & Lampe, R. (1992). Clinical supervision of school counselors. *The School Counselor, 39,* 151–157.

Herlihy, B., Gray, N., & McCollum, V. (2002). Legal and ethical issues in school counselor supervision. *Professional School Counseling, 6,* 55–60.

Herman, M. A. (2002). A study of legal issues encountered by school counselors and their perceptions of their preparedness to respond to legal challenges. *Professional School Counseling, 6,* 12–19.

Herman, M. A., & Finn, A. (2002). An ethical and legal perspective on the role of school counselors in preventing violence in schools. *Professional School Counseling, 6,* 46–54.

House, R. M., & Hayes, R. L. (2002). School counselors: Becoming key players in school reform. *Professional School Counseling, 5,* 249–256.

Ingersoll, R. E., & Bauer, A. L. (2004). An integral approach to spiritual wellness in school counseling settings. *Professional School Counseling, 7,* 301–308.

Issacs, M. L. (1997). The duty to warn and protect: Tarasoff and the elementary school counselor. *Elementary School Guidance and Counseling, 31,* 326–342.

Issacs, M. L., & Stone, C. (1999). School counselors and confidentiality: Factors affecting professional choices. In T. P. Remley, Jr., M. A. Herman, & W. C. Huey (Eds.), *Ethical and legal issues in school counseling* (2nd ed., pp. 48–60). Alexandria, VA: American School Counselor Association.

Linde, L. (2003). Ethical, legal, and professional issues in school counseling. In B.T. Erford (Ed.), *Transforming the school counseling profession* (pp. 39–62). Upper Saddle River, NJ: Merrill/Prentice-Hall.

Littrell, J., & Zinck, K. (2005). Individual counseling from good to great. In C. A. Sink (Ed.), *Contemporary school counseling: Theory, research and practice* (pp. 45–81). Boston: Houghton Mifflin.

Lonborg, S., & Bowen, N. (2004). Counselors, communities and spirituality: Ethical and multicultural considerations. *Professional School Counseling, 7(5),* 318–323.

Massachusetts Governor's Commission on Gay and Lesbian Youth. (1993). *Making school safe for gay and lesbian youth: Breaking the silence in schools and in families.* Boston: Author.

McFarland, W., & Dupuis, M. (2001). The legal duty to protect gay and lesbian students from school violence. In T. P. Remley, Jr., M. A. Herman, & W. C. Huey (Eds.), *Ethical and legal issues in school counseling* (2nd ed., pp. 341–457).

McWhirter, J. J., McWhirter, B. T., McWhirter, E. H., & McWhirter, R. J. (2004). *At risk youth: A comprehensive response* (3rd ed.). Belmont, CA: Brooks/Cole-Thomson Learning.

Myrick, R. D. (2003). *Developmental guidance and counseling: A practical approach* (4th ed.) Minneapolis, MN: Educational Media Corporation.

National School Safety Center. (1998). Checklist of characteristics of youth who have caused school-associated violent deaths. In *School associated violent deaths report.* Westlake Village, CA: Author.

Page, B., Pietrzak, D., & Sutton, J. (2001). National survey of school counselor supervision. *Counselor Education and Supervision, 41,* 142–150.

Reddy, M., Borum, R., Berglund, J., Vossekuil, B., Fein, R., & Modzeles, W. (2001). Evaluating risk for targeted violence in schools: Comparing risk assessments, threat assessment and other approaches. *Psychology in the Schools, 38,* 157–172.

Remley, T. P. (1985). The law and ethical practices in elementary and middle schools. *Elementary School Guidance and Counseling, 19,* 181–189.

Remley, T., Herlihy, B., & Herlihy, S. (1997). The U.S. Supreme Court Decision in *Jaffee v. Redmond:* Implications for school counselors. *Journal of Counseling and Development, 75,* 213–218.

Remley, T. P, Jr., Herman, M. A., & Huey, W. C. (Eds.). (2003). *Ethical and legal issues in school counseling* (2nd ed.). Alexandria, VA: American School Counselor Association.

Remley, T., & Sparkman, L. (1993). Student suicides: The counselor's limited legal liability. *The School Counselor, 40,* 164–169.

Sears, S. J. (2005). Large group guidance: Curriculum development and instruction. In C. A. Sink (Ed.), *Contemporary school counseling: Theory, research and practice* (pp. 152–189). Boston: Houghton Mifflin.

Sciarra, D. T. (2004). *School counseling: Foundations and contemporary issues.* Belmont, CA: Brook/Cole-Thomson Learning.

Sermat, V., & Smyth, M. (1973). Content analysis of verbal communication in the development of a relationship: Conditions influencing self-disclosure. *Journal of Personality and Social Psychology, 26,* 332–346.

Simonson, N., & Bahr, S. (1974). Self-disclosure by the professional and paraprofessional therapist. *Journal of Counseling and Clinical Psychology, 42,* 359–363.

Sink, C. (2004). Spirituality and comprehensive school counseling programs. *Professional School Counseling, 7(5),* 309–317.

Sink, C. (2005). *Contemporary school counseling: Theory, research and practice.* Boston: Houghton Mifflin.

Sink, C., & Richmond, L. (2004). Introducing spirituality to Professional School Counseling. *Professional School Counseling, 7,* 291–292.

Stenger, R. L. (1986). The school counselor and the law: New developments. *Journal of Law and Education, 15,* 105–116.

Stone, C. (2000). Advocacy for sexual harassment victims: Legal support and ethical aspects. *Professional School Counseling, 4,* 23–30.

Stone, C. (2002). Negligence in academic advising and abortion counseling: Court rulings and implications. *Professional School Counseling, 6,* 28–35.

Stone, C. (2005). *School counseling principles: Ethics and law.* Alexandria, VA: American School Counselor Assoc.

Sue, D. W., & Sue, D. W. (2002). *Counseling the culturally diverse: Theory and practice* (4th ed.). Hoboken, NJ: Wiley.

Tarver-Behring, S., Spagna, M.E., & Sullivan, J. (1998). School counselors and full inclusion for children with special needs. *Professional School Counseling, 1*(3), 51–55.

U.S. Department of Education. (2001). *No child left behind act of 2001.* Washington, DC: Author.

U.S. Department of Education, National Center for Education Statistics. (2003). *Digest of education statistics—2002.* Washington, DC: Author.

Weed, L. L. (1971). Quality control and the medical record. *Archive of Internal Medicine 127,* 101–105.

Wittmer, J. (2000). *Managing your school counseling program: K-12 developmental strategies.* Minneapolis, MN: Educational Media Corporation.

Zingaro, R. (1983). Confidentiality: To tell or not to tell. *Elementary School Guidance & Counseling, 17,* 261–267.

 第11章

American Mental Health Counselors Association. (2000). *Code of ethics of the American Mental Health Counselors Association.* Alexandria, VA: Author.

Association for Specialists in Group Work. (2000). *Professional standards for the training of group workers.* Alexandria VA: Author.

Barstow, S. (2003). *Public health programs and professional mental health counselors: Practice impact and advocacy needs.* Alexandria, VA: American Counseling Association.

Bernstein, B. E., & Hartsell, T. L. (2000). *The portable ethicist for mental health professionals: An A-Z guide to responsible practice.* New York: Wiley.

Brooks, D., & Riley, P. (1996). The impact of managed health care policy on student field training. *Smith College Studies in Social Work, 66*(3), 307–316.

Brown, S. P. (2001). Report of the ACA ethics committee: 1999–2000. *Journal of Counseling and Development, 79,* 237–241.

Brown, S., & Espina, M. R. (2000). Report of the ACA ethics committee: 1998–1999. *Journal of Counseling and Development, 78,* 237–241.

Cameron, S., & turtle-song, i. (2002). Learning to write case notes using the SOAP format. *Journal of Counseling and Development, 80*(3), 286–292.

Caudill Jr., O.B. (2002). Risk management for psychotherapists: Avoiding the pitfalls. *Innovations in Clinical Practice: A Source Book, 20,* 307–323.

Clarkson, P. (1990). A multiplicity of psychotherapeutic relationships. *British Journal of Psychotherapy, 7*(2), 148–163.

Clarkson, P. (2000). *Ethics: Working with ethical and moral dilemmas in psychotherapy.* London: Whurr.

Coale, H. W. (1998). *The vulnerable therapist: Practicing psychotherapy in and age of anxiety.* New York: Haworth Press.

Corcoran, K. J., & Vandiver, V. (1996). *Maneuvering the maze of managed care: Skills for mental health practitioners.* New York: Free Press.

Cottone, R. R. (2001). A social constructivism model of ethical decision making in counseling. *Journal of Counseling and Development, 79,* 39–45.

Daniels, J. A. (2001). Managed care, ethics and counseling. *Journal of Counseling and Development, 79*(1), 119–122.

Daniels, J. A., Alva, L. A., & Olivares, S. (2002). Graduate training for managed care: A national survey of psychology and social work programs. *Professional Psychology: Research and Practice, 33*(6), 587–590.

Dineen, T. (2002). The psychotherapist and the quest for power: How boundaries have become an obsession. In A. A. Lazarus & O. Zur (Eds.), *Dual relationships and psychotherapy* (pp. 115–139). New York: Springer.

Ewing v. Goldstein. (2004). Cal App. 2 Dist. WL 1588240.

Fay, A. (2002). The case against boundaries in psychotherapy. In A. A. Lazarus & O. Zur (Eds.), *Dual relationships and psychotherapy* (pp. 98–114). New York: Springer.

Ford, G. G. (2001). *Ethical reasoning in the mental health professions.* Boca Raton, FL: CRC Press.

Freeman, A. (2000). Treating high-arousal patients: Differentiating between patients in crisis and crisis-prone patients. In F. M. Dattilio & A. Freeman (Eds.), *Cognitive-behavioral strategies in crisis in-*

tervention (2nd ed.; pp. 27–58). New York: Guilford Press.

Garcia, J. G., Cartwright, B., Winston, S. M., & Burzuchowska, B. (2003). A transcultural integrative model for ethical decision making in counseling. *Journal of Counseling and Development, 81,* 268–277.

Genia, V. (2000). Religious issues in secularly based psychotherapy. *Counseling and Values, 44*(3), 213–221.

Heinlen, K. T., Welfel, E. R., Richmond, E. N., & Rak, C. F. (2003). The scope of web counseling: A survey of services and compliance with the *NBCC Standards for the Ethical Practice of Web Counsleing. Journal of Counseling and Development, 81,* 61–69.

Hoffman, R. M. (1995). Sexual dual relationships in counseling: Confronting the issues. *Counseling and Values, 40*(1), 15–23.

Hubert, R. M., & Freeman, L. T. (2004). Report of the ACA Ethics Committee: 2002–2003. *Journal of Counseling and Development, 82*(3), 286–292.

Issacs, M. L., & Stone, C. (2001). Confidentiality with minors: Mental health counselors' attitudes toward breeching or preserving confidentiality. *Journal of Mental Health Counseling, 23*(4), 342–356.

Ibrahim, F. I., & Arrendondo, P. M. (1986). Ethical standards for cross-cultural counseling: Counselor preparation, practice, assessment, and research. *Journal of Counseling and Development, 64*(5), 349–351.

Keith-Spiegel, R. & Koocher, G. (1985). *Ethics in psychology: Professional standards and cases.* New York: Random House.

Kitchener, K. S. (1988) Dual role relationships: What makes them so problematic? *Journal of Counseling & Development, 67*(4), 217–221.

Lambert, M. J. (1992). Implications of outcome research for psychotherapy integration. In J. C. Norcross & M. R. Goldstein (Eds.), *Handbook of psychotherapy integration.* New York: Basic Books.

Lambert, M. J., & Barley, D. E. (2002). Research summary on the therapeutic and psychotherapy outcome. In J. C. Norcross (Ed.), *Psychotherapy relationships that work: Therapist contributions and responsiveness to patients* (pp. 17–32). New York: Oxford University Press.

Lazarus, A. A. (2002). How certain boundaries and ethics diminish therapeutic effectiveness. In A. A. Lazarus & O. Zur (Eds.), *Dual relationships and psychotherapy* (pp. 25–31). New York: Springer.

Lazarus, A. A., & Zur, O. (Eds.). (2002). *Dual relationships and psychotherapy.* New York: Springer.

Leslie, R. S. (2003). Ethical and legal matters: The dangerous patient and confidentiality. *Family Therapy Magazine, 2*(6), 43–45.

National Board for Certified Counseling. (1997). *Standards for the ethical practice of web counseling.* Greensboro, NC: Author.

National Institute of Drug Abuse. (2005). *NewsScan for January 10, 2005.* Retrieved June 9, 2005, from http://www.nida.nih.gov/newsroom/05/NS-01.html

Peluso, P. R. (2003). The ethical genogram: A tool for helping therapists understand their ethical decision making styles. *The Family Journal: Counseling and Therapy for Couples and Families, 14*(3), 286–291.

Pope, K.S., & Bajt, T.R. (1988). When laws and values conflict: A dilemma for psychologists. *American Psychologist, 43*(10), 828–829.

Pope, K. S., & Vasquez, M. A. (1998). *Ethics in psychotherapy and counseling: A practical guide* (2nd ed.). San Francisco: Jossey-Bass.

Rubin, S. (2002). The multiple roles and relationships of ethical psychotherapy: Revisiting the ideal, the real, and the unethical. In A. A. Lazarus & O. Zur (Eds.), *Dual relationships and psychotherapy* (pp. 98–114). New York: Springer.

Sanders, J. L., & Freeman, L. T. (2003). Report of the ACA ethics committee: 2001–2002. *Journal of Counseling and Development, 81,* 251–254.

Scheflin, A. W. (2002). Are dual relationships antitherapeutic? In A. A. Lazarus & O. Zur (Eds.), *Dual relationships and psychotherapy* (pp. 257–272). New York: Springer.

Shah, S. T. (1970). Privileged communications, confidentiality, and privacy: Confidentiality. *Professional Psychology: Research & Practice, 1*(2), 159–164.

Siegel, M. (1979). Privacy, ethics, and confidentiality. *Professional Psychology: Research & Practice, 10*(2), 249–258.

Skovholt, T. M., & Jennings, L. (2004). *Master therapists: Exploring expertise in therapy and counseling.* Boston: Allyn and Bacon.

Sommers-Flanagan, R., Elliott, D., & Sommers-Flanagan, J. (1998). Exploring the edges: Boundaries and breaks. *Ethics and Behavior, 8*(1), 37–48.

Sperry, L., Carlson, J., & Kjos, D. (2003) *Becoming an effective therapist.* Boston: Allyn and Bacon.

Sperry, L., & Giblin, P. (1996). Marital and family therapy with religious persons. In E. P. Shafranske (Ed.), *Religion and the clinical practice of psychology* (pp. 511–532). Washington DC: American Psychological Association.

Stevens, P. (2000). Practicing within our competence: New techniques create new dilemmas. *The Family Journal: Counseling and Therapy for Couples and Families, 8*(3), 278–280.

Stoltenberg, C. D., McNeill, B., & Delworth, U. (1998). *IDM supervision: An integrated developmental model for supervising counselors and therapists.* San Francisco: Jossey-Bass.

Sue, D. W., Arrendondo, P., & McDavis, R. J. (1992). Multicultural counseling competencies and standards: A call to the profession. *Journal of Counseling and Development, 70,* 477–487.

Sue, D. W., & Sue, D. (1999). *Counseling the culturally different: Theory and practice.* New York: Wiley.

Vasquez, M. (2003). Ethical responsibilities in therapy: A feminist perspective. In M. Kopala & M. A. Keitel (Eds.), *Handbook of counseling women* (pp. 557–573). Thousand Oaks, CA: Sage.

Walden, S. L., Herlihy, B., & Ashton, L. (2003). The evolution of ethics: Personal perspectives of ACA ethics committee chairs. *Journal of Counseling and Development, 81,* 106–110.

Wedding, D. (2004). Contemporary issues in psychotherapy. In R. Corsini & D. Wedding (Eds.), *Contemporary psychotherapies* (7th ed., pp. 475–492). New York: Wadsworth.

Weed, L. L. (1971). Quality control and the medical record. *Archive of Internal Medicine, 127,* 101–105.

Williams, M. H. (2002). Multiple relationships: A malpractice plaintiff's litigation strategy. In A. A. Lazarus & O. Zur (Eds.), *Dual relationships and psychotherapy* (pp. 224–248). New York: Springer.

Williams, C. B., & Freeman, L. T. (2002). Report of the ACA ethics committee: 2000–2001. *Journal of Counseling and Development, 80,* 251–254.

Wolf, C. T., & Stevens, P. (2001). Integrating religion and spirituality in marriage and family counseling. *Counseling and Values, 46*(1), 66–75.

Yalom, I. D. (2000). *Theory and practice of group psychotherapy* (5th ed.). New York: Basic Books.

Zur, O. (2002). In celebration of dual relationships: How prohibition of nonsexual dual relationships increases the chance of exploitation and harm. In A. A. Lazarus & O. Zur (Eds.), *Dual relationships and psychotherapy* (pp. 44–54). New York: Springer.

Zur, O., & Lazarus, A. A. (2002). Six arguments against dual relationships and their rebuttals. In A. A. Lazarus & O. Zur (Eds.), *Dual relationships and psychotherapy* (pp. 3–25). New York: Springer.

 第 12 章

American Association of Marriage and Family Therapy. (2001a, June/July). Do all ethics complaints end in termination of membership? *Family Therapy News,* 8–9.

American Association of Marriage and Family Therapy. (2001b). *AAMFT code of ethical principles for marriage and family therapists.* Washington, DC: Author.

American Association of Marriage and Family Therapy. (2004, March/April). What do MFTs get paid? *Family Therapy Magazine,* 32–33.

Aponte, H. J. (1994). How personal can training get? *Journal of Marital and Family Therapy, 20*(1), 3–15.

Aponte, H. J. (2002). Spirituality: The heart of therapy. *The Journal of Family Psychotherapy, 13*(1/2), 13–27.

Aponte, H. (2003, September/October). The soul of the marriage and family therapist. *Family Therapy Magazine, 2*(5), 15–19.

Bernstein, B. E., & Hartsell, T. L. (2000). *The portable ethicist for mental health professionals: An A–Z guide to responsible practice.* New York: Wiley.

Bevcar, D. S. (2003). Utilizing spiritual resources as an adjunct to family therapy. *Family Therapy Magazine, 2*(5), 31–33.

Carter, B., & McGoldrick, M. (2004). *The expanded family life cycle: Individual, family, and social perspectives* (3rd ed.). Boston: Allyn and Bacon.

Caudill, O. B. (2000, February/March). Let your fingers do the walking to the courthouse: Long distance liability. *Family Therapy News.*

Coale, H. W. (1998). *The vulnerable therapist: Practicing psychotherapy in and age of anxiety.* New York: Haworth Press.

Corey, G., Corey, M. S., & Callanan, P. (1998). *Issues and ethics in the helping professions.* Monterey, CA: Brooks/Cole.

Cornille, T. A., McWey, L. M., Nelson, T. S., & West, S. H. (2003). How do master's level marriage and family therapists view their basic therapy skills? An examination of generic and theory specific clinical approaches to family therapy. *Contemporary Family Therapy, 25*(1), 41–61.

Erickson, S. K., & McKnight-Erickson, M. S. (1988). *Family mediation casebook: Theory and process.* Philadelphia, PA: Brunner/Mazel.

Folberg, J., & Milne, A. (1988). *Divorce mediation: Theory and practice.* New York: Guilford.

Ford, G. G. (2001). *Ethical reasoning in the mental health professions.* Boca Raton, FL: CRC Press.

Fraenkel, P., & Pinsof, W. M. (2001). Teaching family therapy-centered integration: Assimilation and beyond. *Journal of Psychotherapy Integration, 11*(1), 59–85.

Glick, I. D., Berman, E. M., Clarkin, J. F., & Rait, D. S. (2000). *Marital and family therapy* (4th ed.). Washington, DC: American Psychiatric Press.

Haber, R. (1996). *Dimensions of psychotherapy and supervision: Maps and means.* New York: Norton.

Heiman, J., LoPiccolo, L., & LoPiccolo, J. (1981). The treatment of sexual dysfunction. In A. Gurman & D. Kniskern (Eds.), *Handbook of family therapy.* New York: Brunner/Mazel.

International Association of Marriage and Family Counselors. (2002). *IAMFC ethical codes.* Available from http://www.iamfc.org/ethicalcodes.htm

Jacobson, N. S., & Gottman, J. M. (1998). *When men bat-*

ter women. New York: Simon and Schuster.

Job Accommodation Network (JAN). (2004). *ADA questions and answers.* [Online]. Retrieved October 2004 from www.jan.wvu.edu/links/ADAqta.html

Kitchener, K. S. (1986). Teaching applied ethics in counselor education: An integration of psychological processes and philosophical analysis. *Journal of Counseling and Development, 64*(1), 306–310.

Kottman, T. (2003). *Partners in play: An Adlerian approach to play therapy* (2nd ed.). Alexandria, VA: American Counseling Association.

Lazarus, A. A. (2002). How certain boundaries and ethics diminish therapeutic effectiveness. In A. A. Lazarus & O. Zur (Eds.), *Dual relationships and psychotherapy* (pp. 25–31). New York: Springer.

Leslie, R. S. (2002a, March/April). New federal privacy regulations: What you need to know and do. *Family Therapy Magazine, 1*(2), 41–43.

Leslie, R. S. (2002b, September/October). Practicing therapy via the Internet: The legal view. *Family Therapy Magazine, 1*(5), 39–41.

Leslie, R. S. (2003). Ethical and legal matters: The dangerous patient and confidentiality. *Family Therapy Magazine, 2*(6), 43–45.

Margolin, G. (1998). Ethical issues in marital therapy. In R. M. Anderson, T. L. Needles, et al. (Eds.), *Avoiding ethical misconduct in specialty areas* (pp. 78–94). Springfield, IL: Charles C. Thomas.

McCarthy, B. W. (2002). Sexuality, sexual dysfunction, and couple therapy. In A. S. Gurman & N. S. Jacobson (Eds.), *Clinical handbook of couple therapy* (3rd ed., pp. 629–652). New York: Guilford.

Minuchin, S. (1974). *Families and family therapy.* Cambridge, MA: Harvard University Press.

Norcross, J. C., & Beutler, L. E. (2000). A prescriptive eclectic approach to psychotherapy training. *Journal of Psychotherapy Integration, 10*(3), 247–261.

Odell, M. (2003). Intersecting worldviews: Including vs. imposing spirituality in therapy. *Family Therapy Magazine, 2*(5), 26–30.

O'Malley, P. (2002). Demystifying the AAMFT code of ethics principle three: Professional competence and integrity. *Family Therapy Magazine, 1*(4), 50–56.

Peluso, P. R. (2003). The ethical genogram: A tool for helping therapists understand their ethical decision-making styles. *The Family Journal: Counseling and Therapy for Couples and Families, 14*(3), 286–291.

Peterson, C. (1996). Common problem areas and their causes resulting in disciplinary actions. In L. J. Bass, S. T. DeMers, et al. (Eds.), *Professional conduct and discipline in psychology* (pp. 79–81). Washington, DC: American Psychological Association.

Pope, K. S., & Vasquez, M. A. (1998). *Ethics in psychotherapy and counseling: A practical guide* (2nd ed.). San Francisco: Jossey-Bass.

Robson, M., Cook, P., Hunt, K., Alred, G, & Robson, D. (2000). Toward ethical decision-making in counseling research. *British Journal of Guidance and Counseling, 28*(4), 532–547.

Schnarch, D. (1997). *Passionate marriage: Love, sex, and intimacy in emotional committed relationships.* New York: Henry Holt.

Skovholt, T. M., & Jennings, L. (2004). *Master therapists: Exploring expertise in therapy and counseling.* Boston: Allyn and Bacon.

Sommers-Flanagan, R., Elliott, D., & Sommers-Flanagan, J. (1998). Exploring the edges: Boundaries and breaks. *Ethics & Behavior, 8*(1), 37–48.

Sperry L., Carlson, J., & Peluso, P. R. (2005). *Couples therapy: Integrating theory, research, & practice* (2nd ed.). Denver, CO: Love.

Taylor, A. (2002). *The handbook of family dispute resolution.* San Francisco, CA: Jossey-Bass.

Tomm, K. (2002). The ethics of dual relationships. In A. A. Lazarus & O. Zur (Eds.), *Dual relationships and psychotherapy* (pp. 44–54). New York: Springer.

Vasquez, M. (2003). Ethical responsibilities in therapy: A feminist perspective. In M. Kopala & M. A. Keitel (Eds.), *Handbook of counseling women* (pp. 557–573). Thousand Oaks, CA: Sage.

Weed, L. L. (1971). Quality control and the medical record. *Archive of Internal Medicine, 127,* 101–105.

 第13章

Adams, J. E. (1991). Judicial and regulatory interpretation of employment rights of persons with disabilities. *Journal of Applied Rehabilitation Counseling, 22,* 28–46.

American Psychology Association. (1991). *Legal liability related to confidentiality and the prevention of HIV transmission.* Washington, DC: APA Council of Representatives.

Americans with Disabilities Act of 1990, 42 U.S.C. 12101.

Alston, R. J., & Bell, T. (1996). Multiculturalism in rehabilitation education: History, pedagogy, and future trends. *Rehabilitation Education, 10,* 2.

Atkins, B., & Wright, G. (1980). Three views of vocational rehabilitation of blacks: The statement. *Journal of Rehabilitation, 46,* 40–46.

Beauchamp, T., & Childress, J. (1989). *Principles of bio-*

medical ethics (3rd ed.). New York: Oxford University Press.

Bolton, B., & Brookings, J. (1996). Development of a multifaceted definition of empowerment. *Rehabilitation Counseling Bulletin, 39,* 256–264.

Bozarth, J. D. (1981). Philosophy and ethics in rehabilitation counseling. In R. M. Parker & C. E. Hansen (Eds.), *Rehabilitation counseling* (pp. 59–81). Boston: Allyn and Bacon.

Brubaker, D. R. (1977). Professionalization and rehabilitation counseling. *Journal of Applied Rehabilitation Counseling, 8,* 208–217.

Burns, C. I., & Holloway, F. L. (1989). Therapy in supervision: An unresolved issue. *The Clinical Supervisor, 7,* 47–57.

Byington, K., Fischer, J., Walker, L., & Freedman, E. (1997). Evaluating the effectiveness of multicultural counseling ethics and assessment training. *Journal of Applied Rehabilitation Counseling, 28,* 15–19.

Chan, F., & Leahy, M. (1999). *Health care and disability: Case management.* Lake Zurich, IL: Vocational Consultant Press.

Chan, T. (2004). *Qualified personnel recruitment and retention: Challenges and opportunities.* Paper presented at the National Conference on Rehabilitation Education, Washington, D.C.

Commission on Rehabilitation Counselor Certification. (2001a). *Code of professional ethics for rehabilitation counselors.* Rolling Meadows, IL: Author.

Commission on Rehabilitation Counselor Certification (2001b). *Scope of practice for rehabilitation counseling.* Rolling Meadows, IL: Author.

Conger, J. A., & Kanungo, R. N. (1988). The empowerment process: Integrating theory and practice. *Academy of Management Review, 13,* 471–482.

Cornell Empowerment Group. (1989). Empowerment through family support. *Networking Bulletin,* 1(1), 2.

Cottone, R. R. (1982). Ethical issues in private-for-profit rehabilitation. *Journal of Applied Rehabilitation Counseling, 13,* 14–17.

Cottone, R. R., & Tarvydas, V. M. (2003). Ethical and professional issues in counseling. Columbus, OH: Merrill Prentice-Hall.

Dalton, H. L., Burris, S., & Yale Law Project. (1986). *AIDS and the law: A guide for the public.* New Haven, CT: Yale University Press.

Denkowski, K., & Denkowski, G. (1982). Client–counselor confidentiality: An update of rationale, legal status and implication. *Personnel and Guidance Journal, 60,* 371–375.

Emner, W. G. (1991). An empowerment philosophy for rehabilitation in the 20th century. *Journal of Rehabilitation, 57,* 7–12.

Fawcett, S., White, G., Balcazar, F., Suarez-Balcazar, Y., et al. (1994). A contextual-behavioral model of empowerment: Case studies involving people with physical disabilities. *American Journal of Community Psychology, 22*(4), 471–496.

Ferrell, O. C., & Gresham, L. G. (1985). A contingency framework for understanding ethical decision making in marketing. *Journal of Marketing, 49,* 87–96.

Ferrin, J., Frain, M., Leech, L., & Holcomb, J. (2004, October). *Employment patterns of rehabilitation counselors: A national study using Multiple Regression Analysis.* Paper presented at the National Training Conference on Rehabilitation Education, Washington, DC.

Fisher, J., & Chambers, E. (2003). Multicultural counseling ethics and assessment competencies: Directions for counselor education programs. *Journal of Applied Rehabilitation Counseling, 34,* 17–21.

Flaherty, S., & Parashar, D. (2002). *Consumerism, empowerment and independent living.* Unpublished manuscript, University of Wisconsin at Madison.

Flowers, J. G., & Parker, R. (1984). Personal philosophy and vocational rehabilitation job performance. In W. G. Emner, A. Patrick & D. K. Hollingsworth (Eds.), *Critical issues in rehabilitation counseling* (pp. 45–64). Springfield, IL: Thomas.

Fowler, C., & Wadsworth, J. (1991). Individualism and equality: Critical values in North American culture and the impact of disability. *Journal of Applied Rehabilitation Counseling, 22,* 19–23.

Frain, M., Berven, N. L., & Chan, F. (in press). Family resiliency, uncertainty, optimism, and the quality of life of individuals with HIV/AIDS. *Rehabilitation Counseling Bulletin.*

Gatens-Robinson, E., & Rubin, S. E. (2001). Societal values and ethical commitments that influence rehabilitation services delivery behavior. In S. E. Rubin & R. T. Roessler (Eds.), *Foundations of the vocational rehabilitation process.* Austin, TX: Pro-Ed.

Goodyear, R. K., & Bernard, J. M. (1998). Clinical supervision: Lessons from the literature. *Counselor Education and Supervision, 38*(1), 6–22.

Greenwood, R. (1987). Expanding community participation by people with disabilities: Implications for counselors. *Journal of Counseling and Development, 16,* 2.

Guess, D., Benson, H. A., & Siegel-Causey, E. (1985). Concepts and issues related to choice-making and autonomy among persons with severe disabilities. *Journal of the Association for Persons with Severe Handicaps, 10,* 79–86.

Guiterrez, L. (1990). Working with women of color: An empowerment perspective. *Social Work, 35,* 149–153.

Handelsman, M. M. (1986). Problems with ethics training by "osmosis." *Professional Psychology: Research and Practice, 17,* 371–371.

Harding, A., Gray, L., & Neal, M. (1993). Confidentiality limits with clients who have HIV: A review of ethical and legal guidelines and professional policies. *Journal of Counseling and Development, 71,* 297–305.

Hopkins, B., & Anderson, B. (1990). *The counselor and the law.* Alexandria, VA: American Association for

Counseling and Development.

Howie, J., Gatens-Robinson, E., & Rubin, S. E. (1992). Applying ethical principles in rehabilitation counseling. *Rehabilitation Education, 6,* 41–55.

Hummell, D. L., Talbutt, L. C., & Alexander, M. D. (1985). *Law and ethics in counseling.* New York: Van Nostrand Reinhold.

Ivey, A., & Ivey, M. (1999). Toward a developmental diagnostic and statistical manual: The vitality of a contextual framework. *Journal of Counseling and Development, 77,* 484–491.

Jaffee v. Redmond et al., 1996 WL 314841 (U.S. June 13, 1996).

Kermani, E., & Weiss, B. (1989). AIDS and confidentiality: Legal concept and its application in psychotherapy. *American Journal of Psychotherapy, 43*(1), 25–31.

Kieffer, C. (1984). Citizen empowerment: A developmental perspective. *Prevention in Human Services, 3*(2–3), 9–36.

Kitchener, K. (1984). Intuition, critical evaluation, and ethical principles: The foundation for ethical decisions in counseling psychology. *Counseling Psychologist, 12*(3), 43–55.

Knapp, S., & VandeCreek, L. (1990). *What every therapist should know about AIDS.* Sarasota: Professional Resource Exchange.

Kolata, G. (1993, January 4). A losing battle. *Chicago Tribune,* pp. T1, T3.

Koenig, H., & Pritchett, J. (1998). Religion and psychotherapy. In H. Koenig (Ed.), *Handbook of religion and mental health.* (pp. 323–336). San Diego: Academic Press.

Koocher, G., & Keith-Spiegel, P. (1990). *Children, ethics, and the law: Professional issues and cases.* Lincoln, NE: University of Nebraska Press.

Kosciulek, J. (1994). Dimensions of family coping with head injury. *Rehabilitation Counseling Bulletin, 37,* 244–257.

Kosciulek, J. F. (1999). The consumer-directed theory of empowerment. *Rehabilitation Counseling Bulletin, 42*(3), 196–213.

Kuehn, M. D. (1991). An agenda for professional practice in the 1990s. *Journal of Applied Rehabilitation Counseling, 22,* 6–15.

Leahy, M. J. (1997). Qualified providers of rehabilitation counseling services. In D. R. Maki & T. F. Rigger (Eds.), *Rehabilitation counseling: Profession and practice* (pp. 95–110). New York: Springer.

Leahy, M. J., & Szymanski, E. (1995). Rehabilitation counseling: Evolution and current status. *Journal of Counseling and Development, 74,* 163–166.

Levine, L. S. (1959). The impact of disability. *Journal of Rehabilitation, 25,* 10–12.

Marshall, C., Leung, P., Johnson, S., & Busby, H. (2003). Ethical practice and cultural factors in rehabilitation. *Rehabilitation Education, 17,* 55–65.

Maton, K. I., & Salem, D. (1995). Organizational characteristics of empowering community settings: A multiple case study approach. *American Journal of Community Psychology, 23*(5), 631–656.

Melchert, T. P., & Patterson, M. M. (1999). Duty to warn and intervention with HIV-positive clients. *Professional Psychology: Research and Practice, 30*(2),180–186.

National Career Development Association. (1997). *Career counseling competencies.* Retrieved May 26, 2005, from http://www.ncda.org

National Career Development Association. (2003). *Ethical standards.* Tulsa, OK: author.

Middleton, R., A., Rollins, C., Sanderson, P., Leung, P., Harley, D., Ebner, D., & Leal-Idrogo, A. (2000). Endorsement of professional multicultural rehabilitation competences and standards: A call to action. *Rehabilitation Counseling Bulletin, 43,* 219–240.

Olney, M. F., & Salomone, P. R. (1992). Empowerment and choice in supported employment: Helping people to help themselves. *Journal of Applied Rehabilitation Counseling, 23,* 41–44.

Ong, L., Lee, G., & Frain, M. (2002, March). *Ethical issues in rehabilitation.* Paper presented at the American Counseling Association Conference. New Orleans, Louisiana.

Pape, D. (1987). Teaching professional ethics: The heart of the matter. *Rehabilitation Education, 1,* 129–131.

Parson, F. (1909). *Choosing a vocation.* Boston: Houghton Mifflin.

Patterson, J. B., Patrick, A., & Parker, R. M. (2000). Choice: Ethical and legal rehabilitation challenges. *Rehabilitation Counseling Bulletin, 43,* 203–208.

Patterson, J. B. (1998). Ethics and ethical decision making in rehabilitation counseling. In R. M. Parker & E. Szymanski (Eds.), *Rehabilitation counseling: Basics and beyond* (3rd ed.). Austin, TX: Pro-Ed.

Patterson, C. H. (1960). The counselor's responsibility in rehabilitation. In C. H. Patterson (Ed.), *Readings in rehabilitation counseling* (pp. 113–116). Champaign, IL: Stipes.

People of the State of Illinois v. Hubert. 91CM-6948 (St. Clair County, IL, March 18, 1992).

Rehabilitation Act of 1973, 87 stat. 355, 29 U.S.C. 701.

Rounds, J. B., & Tracey, T. J. (1990). From trait-factor to person-environment fit counseling: Theory and process. In W. B. Walsh & S. H. Osipow (Eds.), *Career counseling: Contemporary topics in vocational psychology* (pp. 1–44). Hillsdale, NJ: Erlbaum.

Rubin, S., & Roessler, R. T. (1995). *Foundations of the vocational rehabilitation process* (2nd ed.). Austin, TX: Pro-Ed.

Rubin, S., & Roessler, R. T. (2001). *Foundations of the vocational rehabilitation process* (3rd ed.). Austin, TX: Pro-Ed.

Salomone, P. (1988). Career-counseling: Steps and stages beyond Parsons. *Career Development Quarterly, 36,*

218–221.

Salomone, P. (1996). Career counseling and job placement: Theory and practice. In E. Szymanski & R. Parker (Eds.), *Work and disability: Issues and strategies in career development and job placement* (pp. 365–420). Austin, TX: Pro-Ed.

Saunders, J. L., & Peck, S. L. (2001). The code of professional ethics for rehabilitation counselors: The administrator and supervisor perspective. *Journal of Applied Rehabilitation Counseling, 32,* 20–27.

Seelman, K., & Sweeney, S. (1995). The changing universe of disability. *American Rehabilitation, 3,* 2–13.

Shertzer, B., & Stone, S. (1980). *Fundamentals of counseling.* Boston: Houghton Mifflin.

Simons-Morton, B., & Crump, A. (1996). Empowerment: The process and the outcome. *Health Education Quarterly, 23*(3), 290–292.

Smart, J., & Smart, D. (1992). Curriculum changes in multicultural rehabilitation. *Rehabilitation Education, 6,* 105–122.

Smith-Fess Act (Vocational Rehabilitation of Persons Disabled in Industry Act of 1920), 41, Stat. 735.

Stanard, R., & Hazler, R. (1995). Legal and ethical implication of HIV and duty to warn for counselors: Does Tarasoff apply? *Journal of Counseling and Development, 73,* 397–400.

Sue, D. W., Arredondo, P., & McDavis, R. (1992). Multicultural counseling competencies and standards: A call to the profession. *Journal of Counseling and Development, 70,* 477–486.

Super, D. (1990). A life-span, life-space approach to career development. In D. Brown, L. Brooks & Associates (Eds.), *Career choice and development* (pp. 197–261). San Francisco: Jossey-Bass.

Szymanski, E. M. (1987, Fall). Rehabilitation counseling: A profession based on values. *Interaction,* p.1.

Szymanski, E. M., & Parker, R. (2003). *Work and disability: Issues and strategies in career development and job placement* (2nd ed.). Austin, TX: Pro-Ed.

Taylor, H., Kagay, M., & Leichenkor, S. (1986). *The ICD survey of disabled Americans: Bringing disabled Americans into the mainstream.* New York: Louis Harris and Associates.

Tarvydas, V. M. (1987). Decision-making models in ethics: Models for increased clarity and wisdom. *Journal of Applied Rehabilitation Counseling, 18,* 50–52.

Tarvydas, V. M. (1995). Ethics and the practice of rehabilitation counselor supervision. *Rehabilitation Counseling Bulletin, 38,* 294–305.

Tarvydas, V. M. (2003). The ethical imperative for culturally competent practice. *Rehabilitation Education, 17*(2), 117–123.

Tarvydas, V. M., & Cottone, R. R. (2000). The code of ethics for professional rehabilitation counselors: What we have what we need. *Rehabilitation Counseling Bulletin, 43,* 188–196.

Vash, C. L. (1987). Fighting another's battles: When is it helpful? Professional? Ethical? *Journal of Applied Rehabilitation Counseling, 18,* 15–16.

Van Hoose, W. H., & Kottler, J. A. (1985). *Ethical and legal issues in counseling and psychotherapy* (2nd ed.). San Francisco: Jossey-Bass.

Verona, T., Layton, K., & Morrison, M. (1998). Notable legal developments affecting lesbians and gay men. *Lawbriefs, 1,* 1–5.

Vietnam Era Veterans' Readjustment Assistance Act of 1974, 38 U.S.C. 4212.

Vocational Rehabilitation Act of 1918 (PL 65–178).

Welfel, E. (1987). A new code of ethics for rehabilitation. *Journal of Applied Rehabilitation Counseling, 22*(1), 30–33.

Wendell, S. (1989). Towards a feminist theory of disability. *Hypatia, 4*(2), 104–124.

Wheaton, J. (1995). Vocational rehabilitation rates for European Americans and African Americans: Another look. *Rehabilitation Counseling Bulletin, 38,* 224–231.

Williamson, E. G. (1964). *Vocational counseling.* New York: McGraw-Hill.

Wilson, K. B., Harley, D. A., McCormick, K., Jolivette, K., & Jackson, R. L. (2001). A literature review of vocational rehabilitation acceptance rates and explaining bias in the rehabilitation process. *Journal of Applied Rehabilitation Counseling, 32,* 24–35.

Wolfensberger, W. (1983). Social role valorization: A proposed new term for the principle of normalization. *Mental Retardation, 21,* 234–239.

Woods, G., Marks, R., & Dilley, J. (1990). *AIDS law for mental health professionals: A handbook for judicious practice.* San Francisco: The AIDS Health Project.

Wright, B. (1983). *Physical disability: A psychosocial approach.* New York: Harper & Row.

Wright, G. (1980). *Total rehabilitation.* Boston: Little, Brown.

 第 14 章

Altamonte v. New York Medical College, 851 F. Supp. 34 (D. Conn. 1994).

American Association for Marriage and Family Therapy. (2001). *Code of ethics* (rev. ed.). Alexandria, VA:

Author.

American Counseling Association. (2005). *Code of ethics* (rev. ed.). Alexandria, VA: Author.

Andrews v. United States, 732 F. 2d 366 (4th Cir. 1984)

Association for Counselor Education and Supervision. (1993). *Ethical guidelines for counseling supervisors.* Retrieved February 28, 2004, from Association for Counselor Education and Supervision (ACES) website: http://www.acesonline.net/ethicalguidelines.htm

Behnke, S. H., Winick, B. J., & Perez, A. M. (2000). *The essentials of Florida mental health law: A straightforward guide for clinicians of all disciplines.* New York: Norton.

Bernard, J. M., & Goodyear, R. K. (2004). *Fundamentals of clinical supervision* (3rd ed.). Boston: Allyn and Bacon.

Bernard, J. M., & Goodyear, R. K. (1998). *Fundamentals of clinical supervision* (2nd ed.). Boston: Allyn and Bacon.

Bierman, N. (2004, March 17). Shelter worker left teenage boy hanging. *The Miami Herald,* pp. B1–B2.

Brown, D., Pryzwansky, W., & Schulte, A. (2001). *Psychological consultation* (5th ed.). Boston: Allyn and Bacon.

Crossley, N. (1998). Emotions and communicative action. In G. Bendelow & S. J. Williams (Eds.), *Emotions in social life: Critical themes and contemporary issues.* London: Routledge.

Crossley, N. (2000). Emotion, psychiatry, and social order: A Habermasian approach. In S. Williams, J. Gabe & M. Calnan (Eds.), *Health, medicine, and society: Key theories, future agendas.* London: Routledge.

Damasio, A. R. (1994). *Descartes' error: Emotion, reason, and the human brain.* New York: Putnam.

Disney, M., & Stevens, A. (1994). *Legal issues in clinical supervision.* Alexandria, VA: American Counseling Association.

Dougherty, A. (2000). *Consultation: Practice and perspectives.* Pacific Groves, CA: Brooks/Cole.

Favier, C., Ingersoll, R., O'Brien, E., & McNally, C. (2001). *Explorations in counseling and spirituality: Philosophical, practical, and personal reflections.* Pacific Groves, CA: Brooks/Cole.

Fine, M., & Turner, J. (1997). Collaborative supervision: Minding the power. In T. C. Todd & C. L. Storm (Eds.), *The complete systemic supervisor: Context, philosophy, and pragmatics* (pp. 229–240). Boston: Allyn and Bacon.

Foucault, M. (1975). *The birth of the clinic: An archeology of medical perception.* A. M. Sheridan Smith, Trans. New York: Vintage Books.

Gilligan, C. (1977). In a different voice: Women's conceptions of self and morality. *Harvard Educational Review, 47,* 481–517.

Gilligan, C. (1982). *In a different voice: Psychological theory and women's development.* Cambridge: Harvard University Press.

Gray, L., Ladany, N., Walker, J., & Ancis, J. (2001). Psychotherapy trainees' experience of counterproductive events in supervision. *Journal of Counseling Psychology, 48,* 371–383.

Gutheil, T. G., & Gabbard, G. O. (1993). The concept of boundaries in clinical practice: Theoretical and risk-management dimensions. *American Journal of Psychiatry, 150,* 188–196.

Kilburg, R. R., Nathan, P. E., & Thoreson, R. W. (Eds.). (1986). *Professionals in distress: Issues, syndromes, and solutions in psychology.* Washington, DC: American Psychological Association.

Koenig, H., & Pritchett, J. (1998). Religion and psychotherapy. In H. Koenig (Ed.), *Handbook of religion and mental health* (pp. 323–336). San Diego: Academic Press.

Kohlberg, L. (1981). *Essays in moral development: Vol. 1. The philosophy of moral development.* New York: Harper & Row.

Kohlberg, L. (1984). *Essays in moral development: Vol. II. The psychology of moral development: Moral stages and their nature and validity.* San Francisco: Harper & Row.

Lamb, D., Presser, N., Pfost, K., Baum, M., Jackson, R., & Jarvis, P. (1987). Confronting professional impairment during the internship: Identification, due process, and remediation. *Professional Psychology: Resource and Practice, 18,* 597–603.

Ladany, N., Hill, C., Corbett, M., & Nutt, E. (1996). Nature, extent, and importance of what psychotherapy trainees do not disclose to their supervisors. *Journal of Counseling Psychology, 43,* 10–24.

Lazarus, A., & Zur, O. (2002). *Dual relationships and psychotherapy.* New York: Springer.

Magnuson, S., Wilcoxin, S., & Noiren, J.K. (2000). A profile of lousy supervisors: Experienced counselors' perspectives. *Counselor Education and Supervision, 39,* 189–202.

McNamee, S., & Gergen, K. J. (Eds.). (1999). *Relational responsibility: Resources for sustainable dialogue.* Thousand Oaks, CA: Sage.

Meyer, R. G., Landis, E. R., & Hays, J. R. (1988). *Law for the psychotherapist.* New York: Norton.

Muratori, M. (2001). Examining supervisor impairment from the counselor trainee's perspective. *Counselor Education and Supervision, 41,* 41–57.

Nelson, M., Gray, L., Friedlander, M., Ladany, N., & Walker, J. (2001). Toward relationship-centered supervision: Reply to Veach (2001) and Ellis (2001), *Journal of Counseling Psychology, 48*(4), 407–409.

Neufeldt, E., Allstetter, S., & Holloway, E. (1995). Supervision: Its contributions to treatment efficacy. *Journal of Consulting and Clinical Psychology, 63*(2), 207–213.

Pedersen, P. B. (1991). Multiculturalism as a generic approach to counseling. *Journal of Counseling and Development, 70,* 6–12.

Peluso, P. (2003). The ethical genogram: A tool for helping therapists understand their ethical decision-making styles. *The Family Journal: Counseling and Therapy for Couples and Families, 14*(3), 286–291.

Peterson, M. (1992). *At personal risk: Boundary violation in professional–client relationships.* New York: Norton.

Remley, T., & Herlihy, B. (2001). *Ethical, legal and professional issues in counseling.* Upper Saddle River, NJ: Merrill Prentice-Hall.

Sacuzzo, D. (2002). Liability for failure to supervise adequately: Let the master beware. Part I. *The Psychologist's Legal Update, 13*(1), 1–14.

Sacuzzo, D. (2003). Liability for failure to supervise adequately: Let the master beware. Part II. *The Psychologist's Legal Update, 13*(2), 1–13.

Schoener, G., Milgrom, J., & Gonsiorek, J. (1989). Thereapeutic response to clients who have been sexually abused by psychotherapists. In G. Schoener & J. Milgrom (Eds.), *Psychotherapists' sexual involvement with clients: Intervention and prevention* (pp. 95–112). Minneapolis, MN: Walk-In Counseling Center.

Simmons v. United States, 805 F. 2d 1363 (9th Cir. 1986)

Skovholt, T., & Ronnestad, M. (1995). *The evolving professional self: Stages and themes and therapist and counselor development.* New York: Wiley.

Smith, D., & Fitzpatrick, M. (1995). Patient–therapist boundary issues: An integrative review of theory and research. *Professional Psychology: Research and*

Practice, 26, 499–506.

Spero, M. (1981). Countertransference in religious therapists of religious patients. *American Journal of Psychotherapy, 35,* 565–575.

Sperry, L. (2001). *Spirituality in clinical practice: Incorporating the spiritual dimension in psychotherapy and counseling.* New York: Brunner/Routledge.

Stoltenberg, C., McNeill, B., & Delworth, U. (1998). *IDM supervision: An integrated development model for supervising counselors and therapists.* San Francisco: Jossey-Bass.

Tarasoff v. Regents of the University of California, 551 P. 2d 334, 331 (Cal. 1976).

Tomm, K. (n.d.). *The ethics of dual relationships.* Retrieved February 22, 2004, from the University of Calgary, Family Therapy Program website: http://www.familytherapy.org/documents/EthicsDual.pdf

Vasquesz, M. (1992). Psychologist as clinical supervisor: Promoting ethical practice. *Professional Psychology: Research and Practice, 23,* 192–202.

Watkins, C. E. (1997). The ineffective psychotherapy supervisor: Some reflections about bad behaviors, poor process, and offensive outcomes. *The Clinical Supervisor, 16,* 163–180.

Woody, R. H., and Associates (1984). *The law and the practice of human services.* San Francisco: Jossey-Bass.

Zur, O. (2004). To cross or not to cross: Do boundaries in therapy protect or harm? *Psychotherapy Bulletin, 39,* 27–32.

第 15 章

American Counseling Association. (ACA). (2005). *Code of ethics and standards of practice.* Alexandria, VA: Author.

Association of Specialists in Group Work. (ASGW). (1989). *Code of ethics.* Alexandria, VA: American Counseling Association.

附录 A

Aristotle. (1980). The *Nicomachean ethics.* Trans. D. Ross. Oxford: Oxford University Press.

Bennett, W. (1993). *The book of virtues.* New York: Simon & Schuster.

Brincat, C., & Wikes, V. (2000). *Morality and the professional life: Values at work.* Upper Saddle River, NJ: Prentice-Hall.

Edwards, P. (1990). *Utilitarianism and its critics.* New York: Macmillian.

Dworkin, R. (1977). *Taking rights seriously.* Cambridge,

MA: Harvard University Press.

Finis, J. (1980). *Natural law and natural rights.* Oxford: Oxford University Press.

Fletcher, J. (1996). *Situational ethics: The new morality.* Philadelphia: Westminister Press.

Gilligan, C. (1982). *In a different voice: Psychological theory and women's development.* Cambridge, MA: Harvard University Press.

Hinman, L. (1994). *Ethics: A pluralistic approach to moral theory.* Forth Worth, TX: Harcourt Brace.

Kant, I. (1785/1964). *Groundwork of the metaphysics of morals.* New York: Harper & Row.

MacIntyre, A. (1984). *After virtue* (2nd ed.) Notre Dame, IN: University of Notre Dame Press.

Manning, R. (1992). *Speaking from the heart: A feminist perspective on ethics.* Lanham, MD: Rowman & Littlefield.

Noddings, N. (1984). *Caring: A feminist approach to ethics and moral education.* Berkeley, CA: University of California Press.

Nozick, R. (1974). *Anarchy, state, and utopia.* New York: Basic Books.

Ricouer, P. (1985–1989). *Time and narrative. Volumes I–III.* Chicago: University of Chicago Press.

Rosentstad, N. (1997). *The moral of the story: An introduction to questions of ethics and human nature.* Mountainview, CA: Mayfield.

译后记

　　2007 年中国心理学会制定并颁布《中国心理学会临床心理学与咨询心理学工作伦理守则》，时间已经过去了五年。虽然临床与咨询心理学工作者对伦理的认识比以往提高了很多，但是每一次伦理培训的参与者相对于咨询与治疗技术培训的参与者还是少得可怜。多数咨询师和治疗师都将伦理守则看成是"法律条文"，通常不会触犯这些条条框框，但是在咨询与治疗实践中对伦理问题的思考却远远不够，甚至在实践中很少考虑伦理的问题。

　　在最近刚刚结束的一个学术会议工作坊上，有一个咨询师提出了一个伦理两难问题。她接待了一个学生来访者，其有幻听的症状出现，咨询师怀疑其有精神问题，推荐来访者就医。按照学校规定，咨询师应该向院系报告来访者的情况。但是来访者要求咨询师不要报告，因为如果咨询师报告，来访者就可能被送回家。而来访者家住偏远农村，父母没有文化，如果被送回家后情况可能更糟。咨询师不知道该如何处理这个问题。参加工作坊的人就这个问题进行了讨论，有人说，按照学校的规定做就行了，因为我们需要对学校负责，如果不报告学校，我们就没有尽职尽责。有人说，将来访者送回家就可能把学生毁了，因为这个学生家里的情况未必能够对他的康复有帮助。有人说，让学生接受精神科治疗的同时接受心理治疗，可以报告学校相关人员，并为该学生保密，但是不必送回家里……其实对这个问题的处理没有标准的伦理答案。每个人在做判断的时候都是基于自己的伦理价值观，虽然许多咨询师未必学过伦理理论，但是在每个人心里其实都有处理这样问题的"个人理论"。如果通读本书，就可以知道，上面这个真实情景中的问题实际上至少包括了以下的伦理问题：个人伦理与组织伦理问题，咨询师的胜任力问题，咨询师进行伦理决策是基于关怀原则、责任原则还是权利原则。这样的伦理两难问题在我们日常的咨询与治疗服务中随处可见，它不是按照伦理守则的"条文"就可以简单地给出答案的，也难以用正确或者错误进行判断。

　　这几年参与中国心理学会临床与咨询专业委员会伦理工作组的工作以及翻译伦理相关书籍使我深深体会到，伦理问题关乎专业的发展，也关乎咨询师与治疗师的个人成长。那些资深的咨询师和治疗师通常都不是把伦理守则作为条条框框遵守的，而是在他们的咨询与治疗实践中对之时刻关注。咨询师的伦理水平也伴随着其专业发展和个人成长而得以提升。

　　本书是一本咨询与治疗的伦理教材，也是咨询师与治疗师的专业发展与个人成长的参考教材。本书的作者也将此作为该书的重要议题考虑，所以咨询师与治疗师的专业成长与个人发展问题贯穿全书。另外，可能为了强调和行文的方便，书中前后有几处类似的内容，有几个用词不一致的术语，翻译时均本着尊重原著的原则保留，特此说明。

　　我的研究生倪竞、邵瑾和珠玛参与了全书大部分内容的翻译工作。姚莹颖对本书中所有人名、地名的翻译和校对做了很多贡献。此外还有北京师范大学心理学院的其他研究生和本科生刘艺羚、危悦、刘颖娴等参与过翻译过程的一些工作。

　　由于翻译水平有限，时间也比较匆忙，在翻译中仍然感觉用词生涩，还远远没有达到翻译的"信达雅"的水平和境界。我们真诚希望得到读者朋友和专家同行的批评指正。

侯志瑾

北京师范大学心理学院

2012 年 1 月

尊敬的老师：

您好！

为了确保您及时有效地申请培生整体教学资源，请您务必完整填写如下表格，加盖学院的公章后传真给我们，我们将会在 2～3 个工作日内为您处理。

请填写所需教辅的开课信息：

采用教材				□ 中文版 □ 英文版 □ 双语版
作　者			出版社	
版　次			ISBN	
课程时间	始于　　年　月　日		学生人数	
	止于　　年　月　日		学生年级	□ 专　科　□ 本科 1/2 年级 □ 研究生　□ 本科 3/4 年级

请填写您的个人信息：

学　校			
院系/专业			
姓　名		职　称	□ 助教 □ 讲师 □ 副教授 □ 教授
通信地址/邮编			
手　机		电　话	
传　真			
official email（必填） （eg：×××@ruc. edu. cn）		E-mail （eg：×××@163. com）	
是否愿意接受我们定期的新书讯息通知：　□ 是　□ 否			

系/院主任：＿＿＿＿＿＿＿＿（签字）

（系 / 院办公室章）

＿＿＿年＿＿＿月＿＿＿日

资源介绍：

——教材、常规教辅（PPT、教师手册、题库等）资源：请访问 www. pearsonhighered. com/educator。　（免费）

——MyLabs/Mastering 系列在线平台：适合老师和学生共同使用；访问需要 Access Code。　（付费）

100013　北京市东城区北三环东路 36 号环球贸易中心 D 座 1208 室

电话：（8610）57355003　　传真：（8610）58257961

Please send this form to：copub. hed@pearson. com

图书在版编目（CIP）数据

心理咨询的伦理与实践/（美）斯佩里著；侯志瑾译. —北京：中国人民大学出版社，2012.5
（心理咨询与治疗系列教材）
ISBN 978-7-300-15395-7

Ⅰ．①心… Ⅱ．①斯…②侯… Ⅲ．①心理咨询 Ⅳ．①R395.6

中国版本图书馆 CIP 数据核字（2012）第 074556 号

心理咨询与治疗系列教材
心理咨询的伦理与实践
[美] 莱恩·斯佩里　著
侯志瑾　译
Xinli Zixun de Lunli yu Shijian

出版发行	中国人民大学出版社			
社　　址	北京中关村大街 31 号		邮政编码	100080
电　　话	010 - 62511242（总编室）		010 - 62511770（质管部）	
	010 - 82501766（邮购部）		010 - 62514148（门市部）	
	010 - 62515195（发行公司）		010 - 62515275（盗版举报）	
网　　址	http://www.crup.com.cn			
	http://www.ttrnet.com（人大教研网）			
经　　销	新华书店			
印　　刷	北京七色印务有限公司			
规　　格	215 mm×275 mm　16 开本		版　次	2012 年 6 月第 1 版
印　　张	23.75 插页 1		印　次	2021 年 1 月第 4 次印刷
字　　数	640 000		定　价	68.00 元

版权所有　侵权必究　印装差错　负责调换